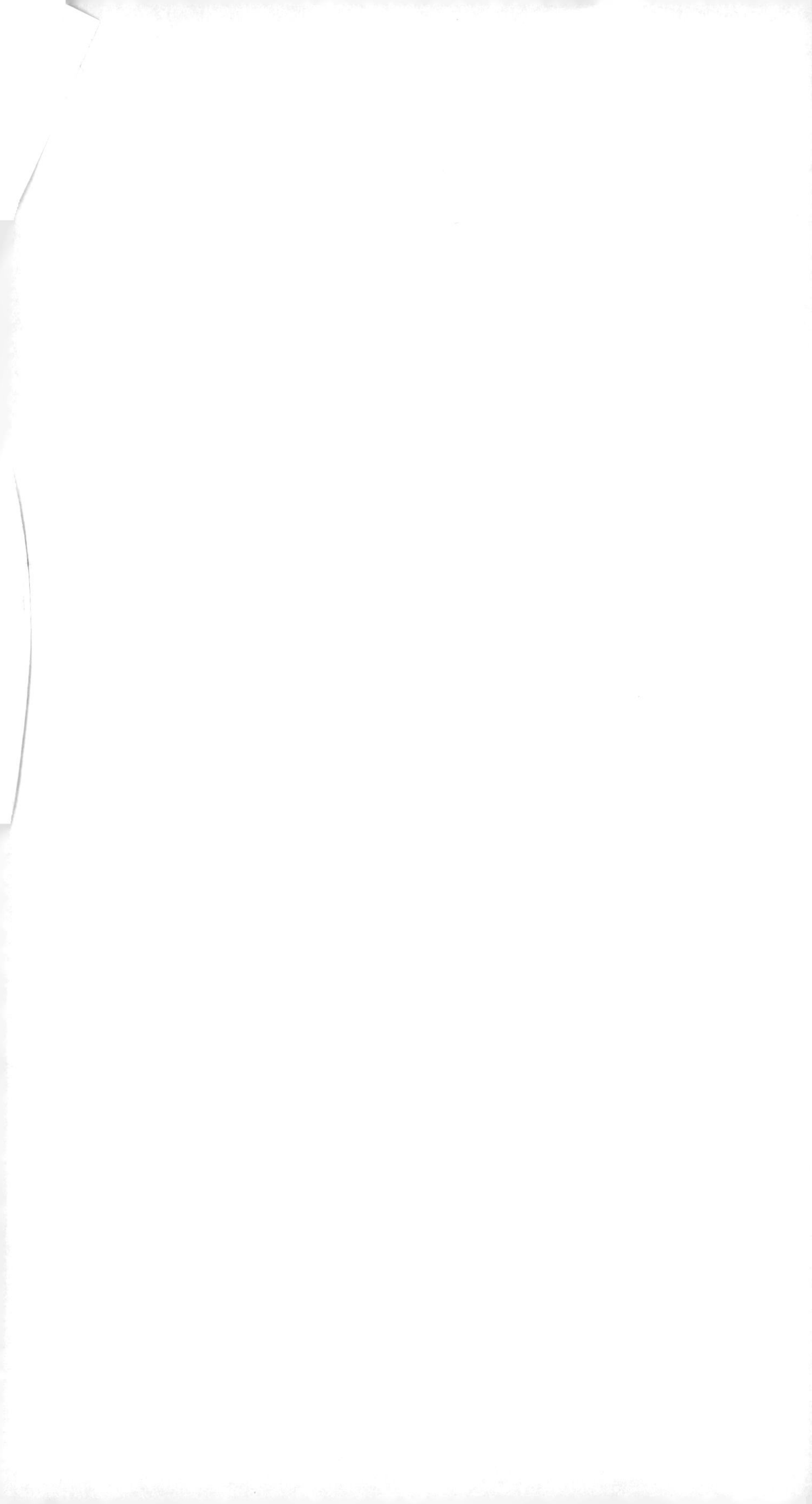

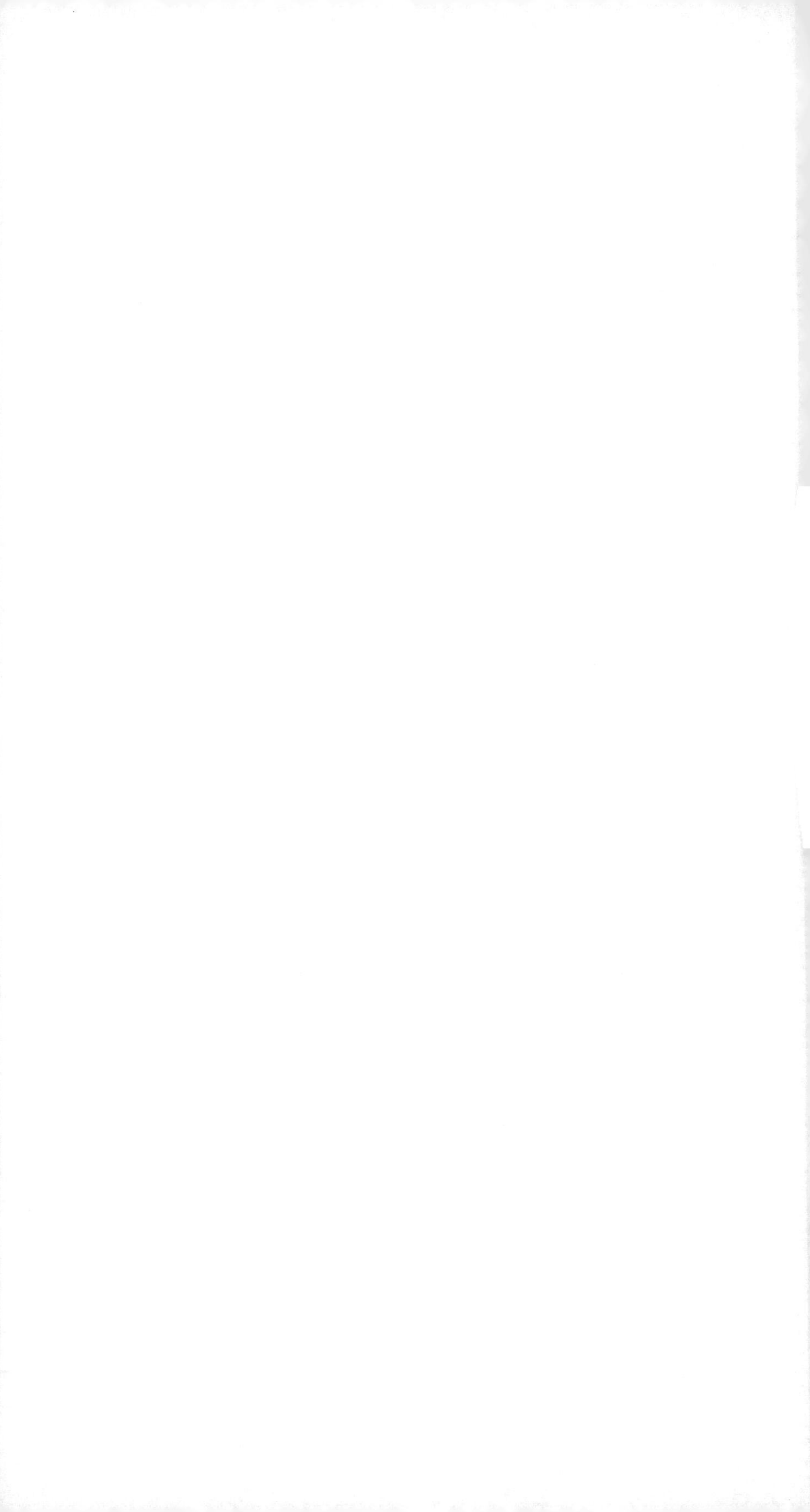

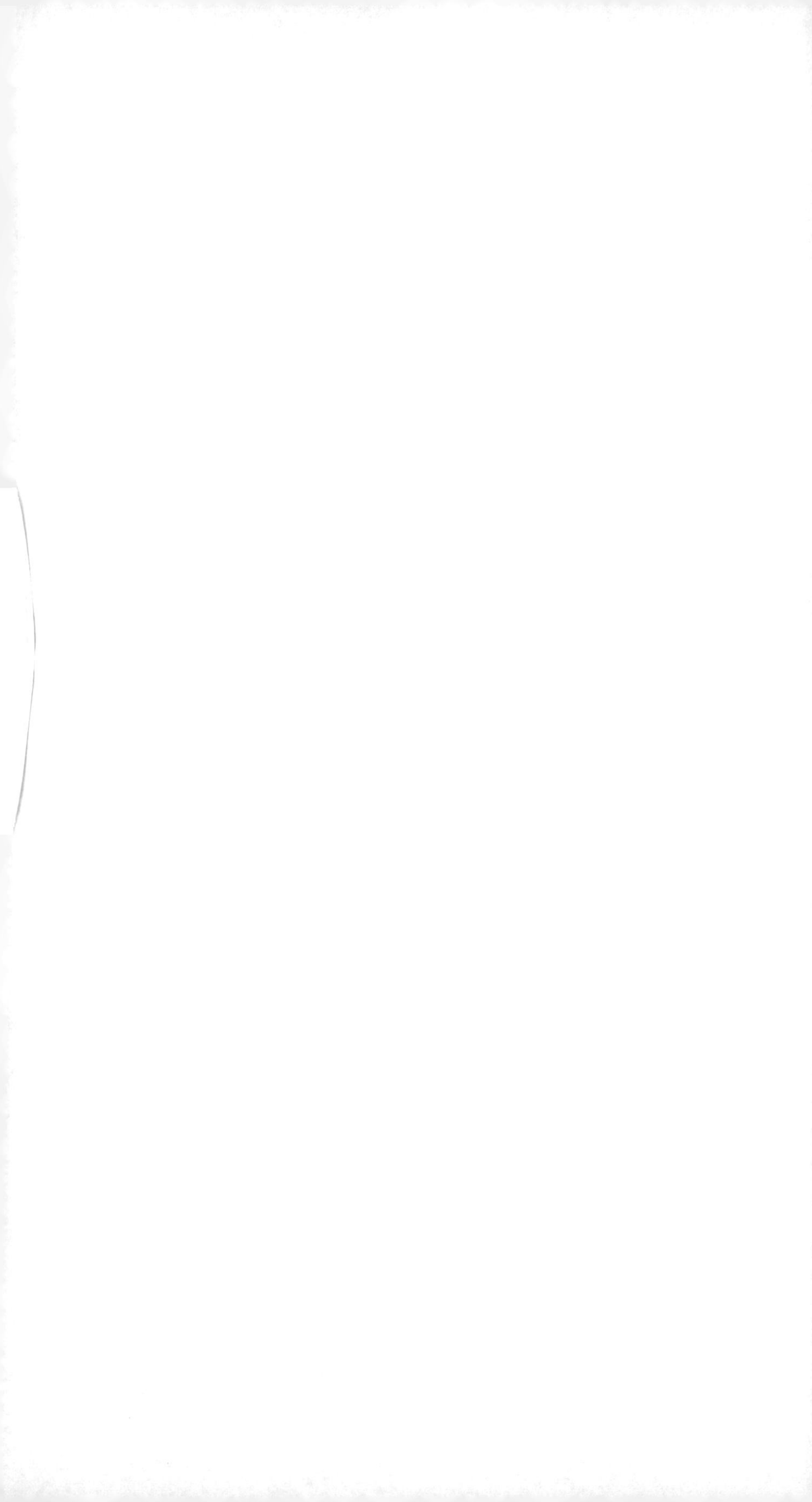

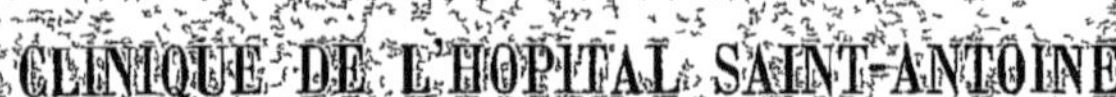

CLINIQUE DE L'HOPITAL SAINT-ANTOINE

LEÇONS

SUR LES

MALADIES DU SANG

PAR

GEORGES HAYEM

PROFESSEUR A LA FACULTÉ DE MÉDECINE DE PARIS
MEMBRE DE L'ACADÉMIE DE MÉDECINE

RECUEILLIES PAR MM.

E. PARMENTIER
Médecin des hôpitaux

R. BENSAUDE
Chef du laboratoire d'anatomie pathologique
à l'hôpital Saint-Antoine

4 Planches en couleurs

PARIS
MASSON ET Cie, ÉDITEURS
LIBRAIRES DE L'ACADÉMIE DE MÉDECINE
120, BOULEVARD SAINT-GERMAIN

1900

LEÇONS

SUR LES

MALADIES DU SANG

7155-99. — Corbeil. Imprimerie Ed. Crété.

CLINIQUE DE L'HOPITAL SAINT-ANTOINE

LEÇONS

SUR LES

MALADIES DU SANG

PAR

GEORGES HAYEM

PROFESSEUR A LA FACULTÉ DE MÉDECINE DE PARIS
MEMBRE DE L'ACADÉMIE DE MÉDECINE

RECUEILLIES PAR MM.

E. PARMENTIER
Médecin des hôpitaux.

R. BENSAUDE
Chef du laboratoire d'anatomie pathologique
à l'hôpital Saint-Antoine.

4 Planches en couleurs

PARIS
MASSON ET Cie, ÉDITEURS
LIBRAIRES DE L'ACADÉMIE DE MÉDECINE
120, BOULEVARD SAINT-GERMAIN

1900

A M. le Docteur MILLARD

MEDECIN HONORAIRE DES HOPITAUX

Georges Hayem.

AVANT-PROPOS

Depuis le jour où j'ai publié mon livre *du Sang*, j'ai eu la satisfaction de voir mes prévisions se réaliser. L'hématologie a si bien captivé l'attention du monde savant, qu'elle est aujourd'hui une des principales études mises à l'ordre du jour. Toutes les faces de la question ont été examinées avec soin et des découvertes importantes ont surgi.

Il n'en est pas, dont la portée pratique soit plus considérable que celle de la valeur thérapeutique des sérums. De nombreuses expériences, parmi lesquelles prennent rang celles que j'ai faites sur les transfusions intravasculaires, avaient appelé l'attention sur les qualités spécifiques du sang. En multipliant les recherches expérimentales, on parvint à obtenir des sérums doués de remarquables propriétés thérapeutiques. Le fait est considérable; il démontre qu'on peut inciter l'organisme à fabriquer, en quelque sorte, des agents thérapeutiques.

Ces résultats ont mis en évidence le rôle important qu'il faut attribuer aux qualités chimiques du sang. Ce rôle n'est pas moins grand en pathologie qu'en thérapeutique.

J'ai pris un vif intérêt à suivre ces travaux, mais, comme professeur de clinique, je devais limiter mon champ de recherches personnelles. Il m'était impossible d'envisager par moi-même l'hématologie dans toute sa complexité. Tout en poursuivant mes études de technique clinique et d'anatomie pathologique, je devais surtout chercher à préciser et à étendre les notions concernant les maladies dites du sang. Que se dégage-t-il de l'ensemble de ces études?

Un fait capital, à savoir que la plupart de ces maladies sont des *toxémies*. C'est encore la chimie qui triomphe. Mais, en apercevant clairement la part qui lui reviendra dans l'explication des faits d'hématologie pathologique, nous ne faisons que signaler une vaste lacune à combler.

Le clinicien ne constate guère que des effets ; il peut en soupçonner la cause, mais il ne la tient pas.

Comparons, par exemple, deux états essentiellement différents quant à l'origine, l'anémie cancéreuse et l'anémie dite pernicieuse progressive. Que la tumeur cancéreuse reste inaccessible et le diagnostic différentiel de ces deux affections, quelque distinctes qu'elles soient au fond, pourra être, cependant, d'une grande difficulté. Dans l'un et l'autre cas, en effet, le symptôme prédominant consiste en une anémie pouvant devenir extrême sans qu'il y ait perte de sang, par déglobulisation due vraisemblablement au passage dans le sang d'un poison destructeur des hématies. On peut supposer que, dans l'anémie cancéreuse, le poison se forme dans le néoplasme ; dans l'anémie pernicieuse l'agent toxique est d'une origine plus mystérieuse. Et, d'ailleurs, connaîtrions-nous les sources diverses des toxémies de cet ordre, qu'il nous resterait à découvrir la nature des agents toxiques.

Voilà les difficiles problèmes avec lesquels nous sommes aux prises. Il nous faut chercher dans l'état anatomo-pathologique du sang, dans certaines nuances sémiologiques, des éléments de diagnostic et des indications pour le traitement. Cette tâche, quoique limitée, est très étendue.

Parmi les anémies spontanées, la chlorose a une individualité propre dont j'ai tâché de faire ressortir les caractères ainsi que les diverses formes. En me fondant sur la pathogénie de cette maladie, j'ai réussi, je l'espère, à en instituer le traitement rationnel.

Je me suis appliqué ensuite à différencier l'anémie pernicieuse protopathique des anémies symptomatiques et à faire une étude détaillée des anémies graves de l'âge adulte, qui, reconnues en temps opportun, sont souvent susceptibles de guérir. De nombreux exemples cliniques m'ont permis de mettre en lumière les principaux traits des anémies symptomatiques liées à l'infection, à la tuberculose, au cancer et à l'ulcère de l'estomac. Sous le nom d'ictère infectieux chronique, splénomégalique, j'ai décrit une affection anémiante, constituant un type morbide qui m'a paru nettement distinct des autres maladies hépato-spléniques.

Enfin, j'ai tenté de faire avancer l'étude difficile des maladies hémorragipares et des affections graves de l'appareil hématopoiétique.

Telles sont les principales questions abordées dans cette série de leçons cliniques qui sont, pour ainsi dire, le complément de mes recherches antérieures.

Quel que soit l'intérêt que puisse présenter un recueil de leçons faites, dans un temps donné, sur les sujets les plus divers, au hasard de la clinique, il m'a paru plus utile de rassembler en faisceau celles qui se rapportent à un sujet déterminé. Un tel recueil permet aux élèves et aux médecins de mieux comprendre les descriptions didactiques ressortissant à un chapitre particulier de pathologie, en leur fournissant les enseignements que donnent seules les études cliniques.

Or, il y a peu de chapitres qui soient d'une étude plus technique et plus complexe que celui des maladies dites du sang ; il y en a peu où les faits cliniques observés avec précision et interprétés comme il convient soient plus nécessaires pour rendre compréhensibles les détails des tableaux forcément schématiques des traités.

J'aurai atteint mon but si les leçons que je présente au public médical peuvent, à cet égard, rendre service.

Les divers élèves qui se sont succédé à la clinique de Saint-Antoine ont mis à les recueillir un empressement dont je leur suis vivement reconnaissant. La plupart ont été rédigées par MM. Parmentier et Bensaude, auxquels je suis heureux d'offrir ici mes remerciements. Quelques-unes d'entre elles ont déjà été publiées, ainsi qu'il en est fait mention dans le corps de l'ouvrage. Les leçons actuelles sont, en quelque sorte, la seconde édition de ces publications ; elles ont été revues et corrigées au besoin. Un assez bon nombre voient le jour pour la première fois.

Il m'a paru indispensable, pour faire mieux saisir les descriptions anatomiques et anatomo-pathologiques, d'enrichir ce volume de dessins histologiques. L'exécution de ces dessins, faite d'après des préparations originales, a été confiée à un artiste aussi consciencieux qu'habile, M. Karmanski.

CLINIQUE DE L'HOPITAL SAINT-ANTOINE

LEÇONS

SUR LES

MALADIES DU SANG

PREMIÈRE LEÇON

DE L'ENSEIGNEMENT CLINIQUE MODERNE (1).

MESSIEURS,

Ce n'est pas sans une réelle émotion que j'inaugure aujourd'hui mon cours de clinique, malgré la présence au milieu de vous d'anciens élèves et d'amis qui ont tenu à m'apporter un témoignage d'intérêt dont je leur suis bien reconnaissant. Et, pourtant, je ne suis pas novice comme professeur : j'ai fait pendant quatorze ans le cours difficile de thérapeutique. L'enseignement clinique n'est pas, non plus, entièrement nouveau pour moi, car j'ai eu l'honneur, en 1875, de remplacer Bouillaud pendant une année. Mais j'ai bien des raisons d'aborder avec une certaine appréhension l'enseignement de la clinique médicale.

Et, tout d'abord, je succède dans cet enseignement à Peter, praticien des plus éminents qui sut retenir

(1) Leçon d'ouverture (nov. 1893), publiée *in Bulletin médic.*, déc. 1893.

autour de lui un auditoire de choix, grâce à son autorité de clinicien et au charme de sa parole facile, toujours pleine de verve et d'esprit. Élève de Trousseau, il en avait quelques-unes des brillantes qualités : la finesse d'observation et l'art de présenter les faits cliniques d'une manière saisissante, originale, en une langue d'une rare pureté. Je ne vous ferai pas oublier un tel maître et je m'associe à vous pour en regretter la perte prématurée.

Mon principal souci vient de la manière dont je conçois l'enseignement actuel de la clinique, de la grande complexite des connaissances que doit posséder aujourd'hui le professeur de clinique pour être à la hauteur de la science contemporaine. Je tremble de ne pas avoir les épaules assez larges, de ne pas posséder les multiples qualités nécessaires pour accomplir dignement la tâche que j'ai acceptée.

Ne croyez pas, Messieurs, qu'il s'agisse là d'une formule banale d'entrée en matière. Je vous parle avec une entière sincérité, et si vous voulez bien me prêter un moment d'attention, vous allez voir, avec moi, quelles sont les exigences vraiment grandes de la clinique moderne.

Vous n'attendez pas de moi un exposé doctrinal. Il y a déjà assez longtemps que la médecine est devenue définitivement une science d'observation pour que les questions de doctrine n'aient plus qu'un intérêt historique. Mais vous êtes probablement curieux de savoir ce que je pense des rapports qui existent entre la médecine clinique et l'expérimentation. Vous avez raison ; ce point important vaut la peine qu'on s'y arrête, d'autant que quelques-uns d'entre vous ont peut-être des motifs pour croire à une opposition complète, à une sorte d'antagonisme, entre la clinique proprement dite et la pathologie expérimentale.

Je vous disais il y a un instant que j'avais déjà fait œuvre de professeur de clinique en 1875. La médecine a singulièrement marché depuis. Que de progrès considérables ont été réalisés ! En quelques années, nous avons vu surgir, coup sur coup, des découvertes qui auraient pu illustrer plusieurs siècles.

Je venais à cette époque de terminer, depuis peu, les épreuves pénibles qui mènent au bureau central et à l'agrégation. J'avais suivi les leçons d'excellents maîtres et les services de cliniciens de premier ordre ; j'avais tout lieu de croire que mon instruction médicale était suffisante, que l'expérience qui s'acquiert avec l'âge me permettrait de tenir convenablement le rang acquis par les concours. J'assistai alors à un phénomène des plus remarquables dont je vais essayer de vous tracer un tableau. C'est une page d'histoire contemporaine fort instructive.

Représentez-vous les chefs de notre École, les cliniciens éminents qui sont l'honneur de la médecine française, comme des voyageurs ayant marché longtemps et qui, au moment où ils croient être arrivés à la fin de leur course fatigante, sur le point de prendre un repos mérité, voient tout à coup s'élever sur leur route une montagne escarpée. A leur suite ils ont entraîné toute une phalange d'élèves auxquels ils ont servi de guides ; les voilà arrêtés comme par une barrière. Ces voyageurs très las font halte ; mais ils ne tiennent pas tous le même langage. Sur la montagne dont le sommet reste invisible, quelques hommes vaillants, ayant pris un tout autre chemin, portent un drapeau et font des signes d'encouragement.

Nos voyageurs s'installent dans la plaine et quelques-uns disent : « Nous n'irons pas plus loin, l'horizon que nous découvrons d'ici est suffisant pour nous ; vous qui êtes jeunes, montez, suivez ces hardis pionniers, et venez nous dire les merveilles que vous découvrirez à leur suite. Nous regrettons de ne plus avoir la force d'achever ce long et pénible voyage. » Quelques autres — en plus petit nombre heureusement — se montrent sceptiques et railleurs : « Ce chemin n'est pas le nôtre, disent-ils. Cette montagne n'est entourée que de nuages. Vous allez faire une ascension inutile, vous serez comme ces excursionnistes qui, parvenus aux sommets renommés des Alpes, sont éblouis par un soleil resplendissant, mais ne voient rien à leurs pieds, la terre étant couverte de nuages opaques.

Vous saisissez, je pense, le sens de cette petite allégorie. Cette grande montagne représente non pas seulement la microbiologie, mais la pathologie expérimentale, la chimie biologique, toutes ces sciences nouvelles ou presque nouvelles qui sont venues tout à coup nous imposer une revision de nos connaissances médicales.

Messieurs, à l'époque dont je parle, j'étais encore parmi les jeunes. J'avais pour principal maître, Vulpian — dont j'aime à évoquer ici le souvenir inoubliable pour moi, — homme d'avant-garde, aussi remarquable comme savant que comme clinicien, travailleur infatigable, ne connaissant pas la lassitude, et qui est tombé brusquement, comme un soldat sur le champ de bataille. Son bras était tendu du côté du bon chemin. Je ne pouvais pas hésiter. Je poursuivis donc ma route, mais je pris plaisir à chercher moi-même un sentier à ma guise. Laissant mes premiers maîtres dans la plaine, je ne voulus pas prendre de nouveaux guides, et bientôt je ne fus pas fâché d'être un peu à l'écart de la grande route où se précipitèrent les tout jeunes, les nouveaux venus, se bousculant les uns les autres, se marchant sur les talons. Ces joyeux compagnons qui grimpent allégrement la montagne, devenue maintenant d'un accès facile, ne savent pas, eux qui sont partis de la base, qu'il a fallu un certain courage aux hommes de ma génération pour en entreprendre l'ascension.

Ceux d'entre nous qui ont eu l'ambition de se distinguer, ont dû refaire entièrement leur éducation médicale. Tout ce qu'ils avaient appris sur les bancs de l'école, tout ce qu'ils avaient lu dans leurs livres pour la préparation des examens et des concours, toute cette science d'un certain jour et d'une certaine heure, tout cela a dû être laissé en partie de côté ; il leur a fallu redevenir de simples écoliers.

Puisque je suis un de ceux qui ont eu ce courage, c'est assez vous dire l'importance que j'attache à la pathologie expérimentale, aux travaux de laboratoire, aux recherches biologiques. N'en doutez pas, Messieurs, je suis un de vos condisciples. Bien que je sois chargé de faire de l'enseignement, je suis et resterai un des vôtres, un étudiant, un élève.

Notre science est en pleine période d'évolution. Cette excursion dont je vous parlais tout à l'heure, elle est loin d'être terminée ; elle ne le sera pas prochainement, et, de nos jours, enseigner la médecine, c'est continuer à s'instruire soi-même. N'est-ce pas, d'ailleurs, ce qui fait le charme incomparable, captivant, de notre belle profession. Toutes les sciences, dont l'homme peut être fier à bon droit, ne sont que les esclaves de la médecine ; elles ne méritent une étude approfondie que parce que la médecine les féconde en les faisant concourir à un but humanitaire.

Cette profession de foi doit vous suffire, je pense. Je n'aperçois aucun antagonisme entre la science proprement dite et la médecine appliquée. Toutes les vérités acquises par l'anatomiste, le physiologiste, le naturaliste, le bactériologiste, le chimiste, nous intéressent au plus haut point ; elles doivent nous servir à mieux connaître l'homme, nous aider quand nous nous appliquons à lui conserver la santé, ou bien — chose plus difficile encore — quand nous luttons contre un état maladif.

Dans ce vaste faisceau de connaissances, quelle est la place occupée par la Clinique médicale? Vous allez voir qu'elle est considérable.

Les études médicales proprement dites comprennent deux genres d'enseignement : celui de la pathologie interne, celui de la clinique, divisé lui-même en clinique générale et en clinique spéciale.

Pour caractériser ces deux genres d'enseignement, on a dit que la pathologie est l'étude des maladies, la clinique celle des malades. Cette distinction doit être précisée. En réalité, il n'y a que des malades et nous n'avons pas à opposer le terme « maladies » au terme « malades ». Mais les malades, quelque variés qu'ils soient, forment des groupes plus ou moins naturels. En rapprochant ceux qui se ressemblent le plus, on est arrivé à dégager l'idée d'espèce morbide, à synthétiser et à reconnaître les traits principaux des maladies. Mais, en somme, cette synthèse n'a abouti qu'à des schémas qui se rapprochent plus ou moins exactement de la vérité. L'ensemble de ces schémas — qui résument les observations accumulées par un grand nombre de générations — constitue le domaine de la pathologie interne.

Quelques-uns d'entre eux sont d'une exactitude suffisante. Tels par exemple, ceux qui nous indiquent les traits des maladies formant une espèce naturelle — comme les maladies microbiennes — maladies qui se sèment de germes, ainsi que le disait notre grand Trousseau, et qui sont comme les espèces considérées en histoire naturelle. Mais les schémas concernant les maladies chroniques sont encore bien imparfaits, bien artificiels. Les uns et les autres ont pour fondement l'observation du malade ; ils sont indispensables comme moyens de classer, de retenir les enseignements de la clinique. La pathologie interne est donc la conséquence même, le résultat écrit de la clinique médicale. Les deux enseignements sont complémentaires l'un de l'autre, et, naturellement, l'enseignement schématique est essentiellement revisable au fur et à mesure des progrès réalisés dans l'observation des malades. Il n'y a donc pas d'enseignement médical sans enseignement clinique. Ceux d'entre vous qui voudraient apprendre la médecine sans s'approcher du malade, sans faire de la clinique, ressembleraient à des artistes qui auraient la prétention d'apprendre le dessin et la peinture en copiant les tableaux des maîtres. De même que le peintre doit s'inspirer de la nature, qui est la source de l'art, de même le médecin doit étudier l'homme malade, qui est le substratum même de la médecine. On peut dire que l'étude de l'homme malade est la médecine tout entière ; il n'y a rien en dehors de lui, rien qui ne s'y rapporte directement ou indirectement.

C'est pour apprendre à le connaître que nous avons vaincu le préjugé du respect des cadavres humains, que nous surmontons — en faisant des vivisections — la compassion naturelle que nous avons pour les souffrances des animaux; que nous étudions la vie dans tout le règne animal et végétal, et tous les phénomènes qui la révèlent; que nous demandons à la physique et à la chimie, non l'explication de ces manifestations de la vie, mais la détermination des conditions dans lesquelles elles ont lieu. C'est donc à l'hôpital que se trouve le point de départ de toutes nos études, et à l'hôpital que convergent toutes celles que nous faisons en dehors de lui.

Mais nous devons négliger ces considérations générales pour examiner en quoi doit consister l'étude pratique de la clinique médicale.

Si je ne m'abuse, le professeur de clinique doit vous enseigner à faire œuvre de médecin. La clinique médicale est essentiellement une science appliquée, et c'est en cela qu'on a pu dire qu'elle est plutôt un art qu'une science. Elle doit vous former à l'exercice de notre difficile profession et vous montrer comment il faut faire servir toutes les connaissances acquises en dehors même du lit du malade au soulagement de nos semblables atteints par la maladie.

Le médecin, aux prises avec les difficultés de la pratique, doit faire deux choses principales : poser un diagnostic, instituer un traitement. Ajoutons qu'il est également de son devoir de formuler un pronostic aussi précis qu'il est possible.

Le diagnostic et le pronostic — que je n'ai pas à vous définir — reposent essentiellement sur l'individualisation du cas, c'est-à-dire sur la détermination exacte des conditions précises dans lesquelles se trouve un malade donné. L'individualisation, le déterminisme des cas particuliers est le domaine propre de la clinique. Pour être clinicien, il faut savoir observer, c'est-à-dire relever les signes ou symptômes des maladies, ce qui implique la connaissance de ces signes et des caractères à l'aide desquels on les distingue les uns des autres, ainsi que des méthodes qui servent à les rechercher et à les mettre en évidence.

Sous ce rapport, des progrès considérables ont été réalisés dans ces vingt-cinq dernières années. L'essor des différentes sciences, dont je vous entretenais il y a un instant, est tel que beaucoup de tout jeunes gens pourraient en remontrer, sur quelques points, aux cliniciens de la vieille école.

A l'époque où j'ai fait mes études médicales, les moyens d'observation étaient assez limités. Notre immortel Laënnec nous avait laissé ses incomparables travaux sur l'auscultation, méthode admirable qu'il a porté lui-même à un tel degré de perfection que depuis l'on n'y a presque rien ajouté. Piorry vivait encore et s'adonnait à la plessimétrie. En faisant la part de quelques excentricités, il est juste de dire qu'en nous montrant tout ce que la percussion peut donner, il a complété l'œuvre de Laënnec.

Nous avons appris ainsi à relever chez les malades tout ce que l'ouïe et le toucher bien exercés permettent de reconnaître. Ces deux modes d'examen, l'auscultation et la percussion, sont restés précieux entre tous; mais, à eux seuls, ils représentaient, à peu près uniquement, les méthodes courantes d'examen clinique. Je dois ajouter, toutefois, Messieurs, que la thermométrie avait également fait son apparition et rendu déjà des services signalés. Depuis cette époque, nos méthodes d'examen se sont singulièrement multipliées et, aujourd'hui, la science de l'observation clinique, la *propédeutique*, comme on l'appelle à l'étranger, représente en réalité une partie complexe et des plus importantes de la clinique médicale.

Un nouvel outillage scientifique, chaque jour plus compliqué et plus parfait, a été mis à la disposition des cliniciens. Il a été obtenu grâce à la création d'instruments de physique et de procédés chimiques pouvant mettre en évidence des faits importants que les sens sont incapables de nous révéler directement.

Le sphygmographeet les appareils graphiques, le microscope, le spectroscope, les intruments mesureurs : spiromètres, pneumatomètres, dynamomètres, etc., les méthodes de chimie clinique, plus récemment encore, les procédés de microbiologie, propres à mettre en évidence la présence des microbes dans les produits de l'organisme et à isoler ces microbes, sont venus en peu de temps perfectionner et étendre singulièrement nos moyens d'analyse clinique.

Messieurs, dans les sciences d'observation, comme la médecine, les méthodes d'observation, la *technique*, jouent un rôle des plus importants, auquel vous ne sauriez attacher trop d'attention pendant le cours de vos études.

Permettez-moi de vous citer brièvement quelques-uns des progrès accomplis dans cette voie, en ce qui concerne l'examen des malades.

Le principal liquide de l'organisme, le sang, le

milieu intérieur de Cl. Bernard, qui sert d'intermédiaire entre le monde extérieur et la cellule organique, ce liquide toujours en mouvement, par lequel passent tous les principes de vie, l'oxygène et les matériaux de la nutrition cellulaire, et, d'autre part, tous les principes de mort, les toxines d'origine microbienne et les substances toxiques résiduelles, provenant du mouvement nutritif, ce liquide complexe, de première importance, était presque inconnu des cliniciens. La saignée ayant disparu de nos prescriptions thérapeutiques, les chimistes, qui seuls nous avaient fourni quelques renseignements sur les altérations pathologiques du sang, n'avaient plus l'occasion d'intervenir.

Aujourd'hui, à l'aide du microscope et de certains procédés bactériologiques, on possède une technique relativement assez simple de l'examen clinique du sang, à la portée de tout médecin, de tout étudiant. Comme vous n'ignorez pas la part que j'ai prise au perfectionnement de cette technique, je ne veux pas insister sur l'application qu'on en a faite au diagnostic d'un grand nombre d'états morbides, non pas seulement des maladies dites du sang ou de l'appareil hématopoiétique, mais des maladies aiguës, telles que les phlegmasies et les pyrexies infectieuses, les septicémies, etc., et aussi des maladies chroniques, la carcinose par exemple.

J'aurai souvent l'occasion, dans mon enseignement, de vous montrer les services que vous pouvez demander aux divers procédés d'examen praticables avec quelques gouttes seulement de sang.

Je vous citerai en second lieu la technique bactériologique clinique. Les procédés de laboratoire relatifs à la recherche et à la culture des microbes n'ont pas tardé à se simplifier et à devenir ainsi des procédés applicables à la clinique.

Il n'est pas un service dans les hôpitaux où l'on ne puisse couramment faire l'examen des crachats pour y découvrir soit des pneumocoques, soit des bacilles de la tuberculose.

Vous n'ignorez pas, non plus, que des recherches de même ordre peuvent être faites avec le sang, les différents exsudats. Si quelques-unes de ces études exigent l'intervention d'inoculations aux animaux : cobayes, souris, lapins, ces opérations sont, en général, assez rapides et assez simples pour constituer des procédés cliniques à l'aide desquels on peut résoudre des problèmes du plus haut intérêt.

Entre temps, la chimie clinique a fait également des progrès. Je vois encore parfois des malades, — surtout parmi ceux qui viennent de la province — atteints depuis plus de dix ans d'une maladie chronique, chez lesquels on n'a pas fait une seule fois l'analyse des urines. Mais cela est de plus en plus rare. L'examen clinique des urines est devenu vulgaire. A l'aide de procédés assez simples, le médecin peut lui-même interroger les urines et y puiser des documents précieux pour le diagnostic.

Il y a quelques années, j'ai fait voir tout le parti que l'on pouvait tirer du petit spectroscope à main pour la recherche des pigments et en particulier de l'urobiline, dont la signification pathologique a pu être précisée. Mais c'est surtout dans les maladies dites de la nutrition que les analyses d'urine rendent de grands services. A cet égard, les méthodes courantes, à proprement parler cliniques, laissent encore beaucoup à désirer. Ce chapitre de la technique clinique demande à être perfectionné.

Mais puisque je vous parle du secours que nous apportent les procédés chimiques, je ne puis passer sous silence les enseignements que nous devons à l'étude du chimisme stomacal.

L'idée de demander au contenu stomacal, extrait pendant le cours de la digestion, des renseignements sur la manière dont l'estomac accomplit ses fonctions, nous est venue d'Allemagne. Toutefois, les premiers observateurs, en ne se souciant que de la recherche de l'acide chlorhydrique libre, qu'ils ont effectuée souvent par des procédés peu précis, — acide que l'on croit encore actuellement sécrété directement par les glandes, — n'ont introduit dans la science que des données confuses, sans grande portée clinique.

Dans le cours des recherches que j'ai entreprises sur la dyspepsie des chlorotiques, avec mon préparateur M. Winter, celui-ci eut le mérite de doser pour la première fois les différentes formes du chlore et d'imaginer un procédé chimique simple, véritablement clinique, qui a fait faire un progrès décisif à l'étude du chimisme gastrique, normal et pathologique. Une longue série d'études cliniques faites à l'aide de ce procédé, qui est appliqué journellement depuis plusieurs années dans mon service, m'a permis d'acquérir des idées personnelles sur les maladies de l'estomac, et vous me verrez faire le diagnostic, non pas des états dyspeptiques mal déterminés, nerveux et non nerveux, admis dans les livres, mais des lésions variables que présente si communément l'appareil glandulaire de l'estomac. Je n'insiste pas sur ce sujet. Ces exemples suffisent pour vous montrer combien l'étude en quelque sorte scientifique du malade s'est perfectionnée, et pour vous permettre d'apprécier jusqu'à quel point le problème à résoudre par le clinicien, celui du diagnostic et du pronostic, est devenu de nos jours plus précis dans la majorité des cas.

Mais ce n'est pas tout : le clinicien doit encore savoir instituer un traitement. On peut même dire que c'est là le but réel de nos études. Il est clair qu'une plus grande précision dans le diagnostic, qu'une détermination plus exacte, plus mathématique en quelque sorte, de l'état dans lequel se trouve un malade, vient grandement faciliter cette tâche. Mais si la thérapeutique rationnelle doit reposer avant tout sur le diagnostic, elle fait, en outre, appel à d'autres connaissances et notamment à l'étude des effets des remèdes dans les très nombreuses circonstances créées par les maladies. Il existe, en d'autres termes, une thérapeutique clinique, qui diffère autant de la thérapeutique théorique que la pathologie interne diffère de la clinique. C'est-à-dire que l'individualisation est aussi nécessaire en thérapeutique qu'en clinique.

Comme professeur de thérapeutique, j'ai réclamé à maintes reprises la création, dans notre Faculté, d'une chaire de thérapeutique clinique. Il m'a toujours semblé que cette lacune était des plus regrettables. C'est, en somme, le professeur de clinique qui est chargé de cet enseignement ; mais ses devoirs sont si multiples, qu'une division du travail serait certainement fort avantageuse. Je pourrai maintenant accorder un soin particulier à cette partie de mon enseignement; j'y suis invité en quelque sorte par mes antécédents.

Vous voyez assez clairement, je l'espère, l'objet de la clinique médicale. Comment devons-nous chercher à remplir notre tâche ? C'est le dernier point à examiner aujourd'hui avant de nous séparer.

Il m'a semblé qu'en raison des nouvelles exigences de cet enseignement, quelques-unes des cliniques de notre Faculté avaient besoin d'être profondément remaniées au point de vue des installations matérielles. Il fallait entrer à cet égard dans une voie de réforme. Le service de clinique de Necker laissait beaucoup à désirer sous bien des rapports et il était impossible de l'améliorer. J'en ai demandé l'abandon.

Je possède ici, à Saint-Antoine, un des plus beaux services des hôpitaux, le plus beau service général peut-être. Sans me préoccuper de m'épargner du temps et de la peine, j'ai considéré comme un devoir de faire acquérir à notre Faculté ce service parfaitement disposé pour un enseignement clinique.

Ma proposition a été acceptée, et j'en suis d'autant plus satisfait que vous allez vous trouver ici dans un excellent milieu médical. L'hôpital Saint-Antoine est vaste, abondamment pourvu de matériaux d'étude pour la clinique générale, et il possédera bientôt une maternité importante. Vous y trouverez, en outre — et c'est une des raisons qui m'ont le plus attaché à cet hôpital — des médecins des plus distingués, faisant remarquablement leur service et tout disposés à me prêter leur précieux concours. Ma conception à cet égard n'a pu être réalisée, mais j'espère que dans un avenir très rapproché, plusieurs de mes collègues seront utilisés pour l'enseignement, ce qui fera de l'hôpital Saint-Antoine un centre important pour les études, centre vers lequel les élèves pourront s'acheminer avec profit.

Malheureusement je n'ai pour le moment à vous offrir que des malades; nous serons obligés de nous contenter d'une organisation provisoire. Je puis, cependant, vous dire un mot du projet qui, j'ai tout lieu de le croire, sera exécuté à bref délai.

Le choix de mon service est particulièrement heureux parce qu'il est installé dans un bâtiment isolé, entouré de jardins. Dans le vaste terrain qui s'étend à l'Est, vont s'élever bientôt un amphithéâtre et des laboratoires, reliés au bâtiment des malades par des passerelles. On aura ainsi un tout compact, au lieu d'une disjonction des différentes parties du service, comme cela a lieu dans la plupart des cliniques. Je pourrai alors faire venir les malades, même les aigus, dans l'amphithéâtre, les examiner devant vous et réaliser un genre d'enseignement essentiellement pratique qui n'a jamais pu être donné chez nous jusqu'à présent (1).

(1) La nouvelle clinique de Saint-Antoine, terminée en 1898 a été inaugurée officiellement au commencement de l'année scolaire 1898-99. Elle est aménagée de manière à répondre pleinement aux divers besoins de l'Enseignement.

DEUXIÈME LEÇON

DE L'INFLUENCE DES TRAVAUX DE PASTEUR SUR LA THÉRAPEUTIQUE CONTEMPORAINE (1).

Messieurs,

Au lendemain de la mort de Pasteur, je ne veux pas commencer mon cours sans déplorer avec vous la perte que vient d'éprouver la science française. Cet homme considérable n'appartenait pas à notre profession et, cependant, il a fait faire à la Médecine de tels progrès qu'il doit être regardé comme un illustre médecin et un des grands bienfaiteurs de l'humanité. Je n'ai pas à vous présenter un résumé de ses mémorables travaux ; mais, pour honorer sa mémoire, sans sortir du cadre des questions que comporte mon enseignement, je me propose de jeter un rapide coup d'œil sur les conséquences pratiques de ses principales découvertes.

Vous savez que la clinique doit s'approprier les recherches scientifiques et les utiliser, d'une part, pour faciliter le diagnostic des maladies, de l'autre, pour en perfectionner le traitement. Les travaux de Pasteur ont, dans le vaste champ des infections, fait faire un grand pas au diagnostic et introduit de nouvelles méthodes de traitement. De là la nécessité de moderniser,

(1) Leçon inaugurale du cours de 1895-96.

pour ainsi dire, sur certains points notre enseignement, de le rendre plus scientifique.

Si vous voulez bien parcourir avec moi, d'une manière sommaire, les diverses étapes par lesquelles nos connaissances cliniques ont successivement passé, vous apprécierez facilement le point où les a amenées les découvertes pastoriennes.

Au début, la médecine a été une science d'observation pure. Elle s'est appliquée à relever les phénomènes par lesquels se révèlent les états pathologiques : elle a donc été tout d'abord *sémiologique*.

Les anciens excellaient déjà dans la description des maladies malgré la pénurie des moyens dont ils se servaient pour étudier les malades. Cette phase descriptive n'a pu subir un haut développement qu'à une époque très rapprochée de nous, grâce au perfectionnement de la technique clinique. Laënnec, en découvrant l'auscultation, lui a fait faire un pas considérable.

La clinique n'est entrée dans sa seconde phase évolutive qu'au commencement de notre siècle, lorsque les médecins se sont préoccupés d'établir des rapports entre les phénomènes morbides et les lésions cadavériques. Pendant cette phase *anatomique*, l'acte médical a eu pour unique but le diagnostic de la lésion. L'œuvre de Laënnec est, à cet égard, un chef-d'œuvre.

Pendant ce temps la thérapeutique ne pouvait être qu'empirique. Bientôt on devait entrer dans la troisième et dernière période évolutive de la médecine, en découvrant les causes des maladies. Cette période *pathogénique* devait servir de base à une thérapeutique rationnelle.

C'est à un savant étranger à la profession qu'est due

la grande découverte des causes des maladies appelées autrefois spécifiques et mieux nommées actuellement infectieuses.

Il n'y a pas lieu de s'en étonner, car cette découverte a découlé pour ainsi dire naturellement des travaux de biologie générale qui ne pouvaient être conçus et exécutés que loin des soucis et des occupations absorbantes de la pratique médicale. Il fallait la tranquillité, le recueillement du laboratoire, pour pouvoir établir sur des preuves nombreuses et irréfutables le rôle des infiniment petits dans la nature. C'est à ce rôle — qui n'est encore qu'incomplètement déterminé — que se rattachent nos connaissances sur la pathogénie des maladies infectieuses.

Il y a longtemps que certains médecins avaient pour ainsi dire deviné la nature parasitaire de ce groupe de maladies. Incontestablement, Pasteur a eu des précurseurs, et, parmi eux, il est juste de mentionner d'une manière particulière Davaine. Mais, c'est bien à Pasteur qu'on doit la démonstration expérimentale de la nature vivante des causes pathogènes des maladies infectieuses. Le médecin sait actuellement que ces causes peuvent être isolées, cultivées en dehors de l'organisme et servir à des recherches de divers ordres sur la physiologie pathologique des maladies dites spécifiques, ainsi que sur les moyens propres à les combattre.

Ces notions nouvelles ont entraîné une refonte de nos divisions nosologiques.

Ouvrez vos traités de pathologie ; vous y trouverez dans tous, même dans les plus récents, l'empreinte des conceptions de la période anatomo-pathologique. Les chapitres pneumonie, pleurésie, angines, et, d'une manière générale, tous ceux qui traitent des phlegmasies des organes, prennent pour point de départ la lésion et s'occupent surtout de la question des rapports entre les symptômes et les lésions.

Pendant longtemps on a estimé le talent du clinicien d'après l'habileté et la sûreté de son diagnostic anatomique.

Notez bien que je ne mets aucunement en doute l'intérêt qui s'attache à ce genre de diagnostic. Tout au contraire. Faire un bon diagnostic anatomique est toujours de la plus haute importance. Je le proclame très haut et regrette même de voir que les jeunes médecins, que les étudiants, ne s'appliquent plus aujourd'hui comme autrefois à cette partie essentielle de nos études.

L'examen précis des malades, facilité par diverses méthodes de technique clinique, dans le but de découvrir les signes caractéristiques des lésions organiques, a toujours une grande valeur et nul ne saurait le négliger. Le problème clinique à résoudre ne s'est pas transformé en un autre, il s'est élargi et en quelque sorte compliqué.

Nous devons compléter le diagnostic anatomique par la recherche de la cause.

Si les signes objectifs des lésions accessibles à la vue, et, de même, si les signes permettant de reconnaître certaines maladies infectieuses à lésions diffuses et à localisations internes particulières, étaient, dans tous les cas, variables suivant la nature de la maladie, le problème relatif au diagnostic pathogénique se confondrait avec celui du diagnostic anatomique et pourrait être pleinement résolu à l'aide des vieux errements de l'examen clinique.

Fort heureusement pour la simplification de notre tâche, il en est assez souvent ainsi. Mais dans un certain nombre de circonstances, qui sont encore assez fréquentes, le diagnostic reste insuffisant lorsqu'on ne le fait pas porter sur la cause même de la maladie.

L'angine diphtéritique nous offre un remarquable exemple de cette insuffisance.

La fausse membrane accessible à la vue et produite sous l'influence d'un mode inflammatoire particulier n'a pas, comme on a pu le croire pendant un certain temps, la valeur d'un signe pathognomonique.

Trousseau avait déjà entrevu la variabilité des espèces d'angines à fausses membranes et il avait inversement reconnu que la diphtérie peut se présenter à nous sous des aspects anatomiques divers et sans provoquer d'exsudat plastique.

Nous avons aujourd'hui la preuve certaine que les angines membraneuses ne sont pas toutes de nature diphtéritique; que, d'autre part, la diphtérie peut exister sans que la lésion anatomique revête l'apparence couenneuse.

Vous connaissez les travaux récents sur les angines pseudo-diphtéritiques, sur les associations microbiennes concourant à la production des diverses formes d'angines.

Dans ces cas la vue nous permet de voir la lésion, d'en distinguer les caractères, d'en suivre l'évolution. Cela ne nous suffit pas pour arriver au diagnostic causal.

Rien d'étonnant donc à ce que les procédés ordinaires d'examen soient insuffisants, lorsque les manifestations sont internes, pour nous permettre de reconnaître la nature de l'affection.

Les pneumonies et broncho-pneumonies, les pleurésies séro-fibrineuses et purulentes et nombre d'autres lésions dont le diagnostic est relativement facile, peuvent relever de causes pathogènes multiples. Et, lorsque le clinicien a fait dans ces cas le diagnostic anatomique par les procédés d'examen usuels, il lui reste encore à établir, à l'aide de recherches spéciales, la nature précise de la lésion, car de la connaissance de la cause découlent des indications thérapeutiques de la plus haute importance pratique.

Ce qui a fait la gloire de Pasteur, ce qui a rendu populaire le nom de ce savant, c'est la valeur pratique de ses découvertes.

Les faits relatifs à la pathogénie ont cet avantage : de conduire à la thérapeutique rationnelle des maladies. En dévoilant la cause du mal, en permettant d'expérimenter sur les animaux avec l'agent qui produit la maladie humaine, les recherches bactériologiques ont permis de faire l'essai de divers procédés de prophylaxie et de traitement et de pousser ainsi la thérapeutique dans des voies nouvelles.

A cet égard les travaux de Pasteur et de son école ont été si productifs en quelques années que nous avons lieu de compter sur de nouvelles conquêtes thérapeutiques à brève échéance.

Il me serait impossible de vous énoncer en quelques mots les progrès accomplis en hygiène et en prophylaxie par les travaux bactériologiques.

Je me bornerai à envisager sommairement les applications qui concernent la thérapeutique médicale proprement dite.

La transformation des pratiques chirurgicales a découlé tout naturellement de la connaissance des germes des suppurations et des infections locales. Elle a été réalisée d'une manière relativement simple par l'asepsie et l'antisepsie. Vous connaissez les merveilleux résultats qu'on en a obtenus.

En hygiène, les conséquences des nouvelles doctrines n'ont pas été moins considérables. Les germes morbides démontrés, il a suffi de trouver les moyens pratiques de les détruire, de les écarter ou de les rendre inoffensifs pour se mettre à l'abri de la contagion et pour enrayer les épidémies. Le but a été atteint à l'aide des procédés de désinfection et des pratiques préservatrices, telles que l'isolement, les quarantaines, etc. Ici encore, les résultats ont été des plus remarquables et facilement acquis toutes les fois que l'Administration, dont l'intervention est indispensable dans l'espèce, est sortie de son habituelle torpeur.

En ce qui concerne la pathologie médicale proprement dite, les applications des doctrines pastoriennes devaient forcément rencontrer de plus grandes difficultés. Il s'agissait de découvrir, non plus des moyens prophylactiques, mais des *traitements*.

On a tout d'abord comparé l'organisme à un milieu de culture, ce qui a fait naître l'espoir de trouver des microbicides internes. La connaissance déjà ancienne de certains spécifiques d'ordre chimique (iode, mercure, quinine) devait encourager les recherches entreprises dans cette direction.

Vous remarquerez que, malgré de très nombreuses expériences sur les animaux, malgré la découverte d'un nombre élevé de corps nouveaux, introduits dans ces dernières années en thérapeutique, on n'a pas trouvé un seul autre spécifique. Dans mes leçons sur les médications, notamment dans celles de 1888-89, j'ai présenté des considérations critiques sur les vues théoriques qui poussent les médecins à se servir de microbicides internes, et indiqué les raisons qui me portent à croire que les spécifiques chimiques connus n'agissent peut-être sur les germes pathogènes que d'une façon indirecte, c'est-à-dire par l'intermédiaire de l'organisme.

En tout cas, c'est en envisageant les réactions de cet organisme lui-même dans la lutte engagée contre les processus infectieux et en s'appliquant à les provoquer et à les rendre plus fortes, qu'on devait trouver la véritable voie des applications thérapeutiques.

Le fait le plus considérable, par lequel se traduit le mieux la propriété que possèdent les organismes supérieurs de se défendre contre les processus infectieux, est certainement celui de l'*immunité*. Ce phénomène remarquable s'imposait à l'attention de l'école de Pasteur. Il importait au plus haut point d'en pénétrer le mystère.

Grâce à la connaissance des germes pathogènes, à la possibilité de reproduire chez les animaux la maladie microbienne, on pouvait tenter l'étude expérimentale de l'immunité acquise, préciser les procédés à l'aide desquels on la confère et même s'efforcer de recueillir des notions sur les moyens dont dispose l'organisme pour arriver à cet état si particulier de résistance à la cause pathogène.

Sans entrer dans des détails dont le développement demanderait trop de temps, laissez-moi vous rappeler brièvement les efforts successivement tentés pour multiplier et perfectionner les procédés d'immunisation.

Il était naturel de chercher tout d'abord à étendre l'œuvre de Jenner, à généraliser un procédé de prophylaxie qui paraissait pouvoir être considéré comme un cas particulier d'une loi plus générale. On a ainsi trouvé de nouveaux vaccins et de nouveaux procédés de vaccination.

Pendant cette période d'étude, Pasteur a mis en lumière un fait nouveau d'une grande valeur.

Vous n'ignorez pas que la vaccine jennerienne concède un genre particulier d'immunité à l'aide de l'inoculation d'une maladie voisine de la variole, mais qui n'est pas la variole. Les vaccinations nouvelles provoquent l'immunité à l'aide des produits virulents de la maladie elle-même. Il est vrai que l'on connaissait déjà la variolisation ; que le microbe de la vaccine est peut-être une simple modification de celui de la variole ; mais, à l'époque où les expériences de Pasteur ont été entreprises, la vaccine semblait encore appartenir au groupe des faits spéciaux. Ce sont les travaux récents sur les vaccins atténués par divers procédés qui ont permis d'étendre les bienfaits de la vaccination à d'autres maladies infectieuses et, par suite, mis en lumière la portée générale de ce mode de prophylaxie.

L'acquisition de ce premier point constituait un grand progrès. Mais il ne s'agissait pas encore de thérapeutique. Jusque-là on ne pouvait pas avoir l'espoir d'utiliser les produits morbifiques d'une maladie au traitement de cette maladie.

Le traitement de la rage après morsure, d'après la méthode de Pasteur, a été une révélation presque inattendue ; pour la première fois il a fait sortir la pratique des vaccinations du champ de la prophylaxie pour la faire entrer dans le cadre des moyens de traitement.

Certes, il y a encore une différence notable entre une maladie en incubation et une maladie déjà déclarée. Il n'est pas douteux, cependant, que le traitement de la rage après morsure, représente un nouveau pas fait en avant dans le sens de la thérapeutique proprement dite. A partir de ce moment on pouvait avoir légitimement l'espoir d'arriver à découvrir des moyens propres à juguler les maladies infectieuses en évolution. Et effectivement après la morsure, c'est-à-dire après l'inoculation de la rage, l'organisme est déjà en puissance de maladie. Toute action capable d'empêcher l'évolution de cette maladie, bien que celle-ci ne soit pas encore *déclarée*, est incontestablement une action à proprement parler thérapeutique.

Cependant, il ne pouvait être question d'appliquer un traitement analogue aux autres maladies infectieuses, puisque dans ces cas l'imprégnation de l'organisme n'est pas marquée, comme pour la rage, par le fait palpable de l'inoculation faite par la morsure. Vous savez que la période d'incubation de ces maladies échappe à l'analyse la plus fine, qu'elle reste méconnue et ne peut être l'occasion d'une tentative thérapeutique. Il fallait donc franchir un nouveau pas et trouver des moyens applicables pendant la période de la maladie déclarée, c'est-à-dire à l'époque de l'apparition des symptômes révélateurs.

Nous sommes entrés dans cette troisième phase des procédés d'immunisation, celle qui offre le plus d'intérêt pour la pratique courante, avec la découverte de Behring, relative au traitement de la diphtérie.

A l'aide de quels procédés est-on parvenu à obtenir ces divers effets prophylactiques et thérapeutiques?

Les vaccinations, telles que la vaccination charbonneuse, ont été produites à l'aide de virus dont on a atténué l'activité. Indiquée par Toussaint, la préparation des virus atténués a été mieux fixée par Pasteur.

C'est encore à l'emploi des produits vaccinaux que se rattache le traitement de la rage après morsure.

Le traitement de la diphtérie, c'est-à-dire le véritable procédé thérapeutique de la maladie confirmée, découle d'une méthode sensiblement différente.

C'est dans le sang d'animaux vaccinés, en état d'immunisation, qu'on a trouvé l'agent thérapeutique, ou plutôt c'est ce sang lui-même, modifié par l'organisme à la suite des pratiques vaccinales, qui s'est montré doué de propriétés thérapeutiques remarquables.

La découverte de ces propriétés du sang recueilli dans des conditions particulières n'est pas la moins précieuse, ni la moins originale de celles qui ont vu le jour dans ces dernières années; elle sera à coup sûr la plus féconde en applications pratiques.

Ces faits établis, dans le but de perfectionner les méthodes et d'obtenir de nouveaux résultats, on a fait des efforts pour se rendre compte du mode d'action de ces divers procédés. Permettez-moi, pour terminer cette rapide revue, de retenir un instant votre attention sur ce dernier point.

Bien que ces découvertes soient sorties des laboratoires de différents pays, qu'elles soient issues de la méthode expérimentale, elles relèvent, cependant, pour une assez large part, de l'empirisme. C'est empiriquement que Toussaint a trouvé la propriété vaccinante appartenant au sang charbonneux chauffé; c'est empiriquement que Pasteur a découvert le traitement de la rage après morsure, sans avoir pu isoler le virus rabique; c'est aussi empiriquement que l'on a été conduit à employer comme médicament un liquide aussi complexe que le sérum du sang.

Il en est toujours ainsi au début des grandes découvertes thérapeutiques. Le fait est connu bien avant qu'on en puisse fournir l'explication.

Aussi, les théories de ces diverses actions prophylactiques et thérapeutiques sont-elles l'objet de discussions qui probablement resteront ouvertes pendant assez longtemps encore.

Je n'ai pas qualité pour prendre part à ce grand débat ; mais il me semble que déjà on peut entrevoir de quel côté viendra la lumière et je tiens à vous le signaler.

Remarquez d'abord que tous les procédés dont nous venons de nous occuper, quel qu'en soit le but, qu'il s'agisse de prophylaxie ou de traitement, semblent tous découler, ainsi que je le disais tout à l'heure, du processus de l'immunisation de l'organisme, considéré en général. C'est là un fait qui n'a pas échappé, en ce qui concerne les vaccinations, à la sagacité de M. Chauveau.

Le traitement de la rage, de même que la vaccination contre le charbon, ne sont que des variantes dans les procédés propres à inciter l'organisme à se mettre en état d'immunité. Tous ces procédés semblent agir en suscitant des réactions intra-organiques à l'aide de l'introduction dans la circulation de principes doués d'une certaine virulence.

Le traitement de la diphtérie emprunte à un organisme déjà immunisé des produits ayant une grande valeur thérapeutique. On tend à y voir un nouveau mode de traitement susceptible de multiples applications et qu'on désigne sous le nom de *sérothérapie*.

Soit, mais il ne faudrait pas que cette expression consacrât une manière un peu étroite d'envisager la question soulevée par l'emploi du sérum comme agent thérapeutique. Sans contester ce que la méthode offre d'original, on peut lui reconnaître une étroite parenté avec d'autres procédés de prophylaxie ou de traitement.

Et, en effet, il est juste de faire observer qu'avant de reconnaître au sérum sanguin des propriétés curatrices, on en avait déjà signalé les propriétés vaccinantes. Celles-ci ont été mises en évidence par les expériences de MM. Ch. Richet et Héricourt.

Les recherches de ces observateurs ont elles-mêmes, ainsi que j'ai cherché à le montrer dans mes leçons de 1889, un certain rapport avec un procédé d'immunisation imaginé antérieurement par Wooldrige. Cet ingénieux expérimentateur obtenait son liquide immunisant avec les extraits d'organes auxquels il donnait le nom de *fibrinogènes des tissus*.

Il semble donc que la sérothérapie ne soit qu'une pratique particulière se rattachant à une méthode plus générale, à savoir celle de l'emploi thérapeutique des produits formés par les cellules de l'organisme. Peut-être convient-il d'en rapprocher l'usage des sucs organiques, suivant la méthode de Brown-Séquard, c'est-à-dire l'*opothérapie*.

S'il en est ainsi, nous serions en présence de divers procédés d'une thérapeutique nouvelle, se servant d'agents empruntés, non plus au monde minéral ou à celui des végétaux, mais à l'organisme animal lui-même.

N'est-il pas intéressant de constater cette évolution de la thérapeutique? Après s'être adressés aux corps relativement simples, représentés par les minéraux, les médecins ont trouvé des agents très actifs dans les produits élaborés par les cellules végétales. Ils ont, enfin, franchi un échelon de plus en demandant aux animaux des produits plus complexes, plus vivants en quelque sorte, élaborés par le protoplasma de la cellule animale, et, chose absolument remarquable, l'organisme animal leur en a fourni dont les qualités semblent dépendre de conditions pathologiques ou tout au moins spéciales, suscitées par certains germes pathogènes.

Le sang qui renferme des produits cellulaires acquiert des propriétés particulières lorsque les cellules de l'économie ont été actionnées par certains agents morbigènes. On a pu transformer ainsi les animaux en sorte d'officines d'agents médicamenteux.

Voilà certes toute une moisson de faits nouveaux, ayant déjà fait sortir la médecine pratique de ses vieilles ornières.

Pour le moment, ces progrès soulèvent, au point de vue scientifique, des questions de physiologie et surtout de chimie biologique qui ne seront éclaircies qu'à l'aide de nombreux efforts.

Mais nous pouvons dire que les faits pratiques déjà acquis créent aux cliniciens des obligations nouvelles et, entre autres, celle de faire le diagnostic causal ou pathogénique des maladies infectieuses, puisque ce diagnostic commande le traitement dans des cas aujourd'hui fort restreints, mais qui promettent de se multiplier.

TROISIÈME LEÇON

DES INJECTIONS SALINES INTRAVEINEUSES (1).

Messieurs,

Vous savez que j'ai l'habitude de considérer l'enseignement clinique comme essentiellement pratique, et de faire mon cours sur des malades examinés et interrogés devant vous. Mais ma première leçon est généralement consacrée à l'examen d'une question d'actualité, digne d'attirer votre attention.

L'année dernière, au moment de ma leçon inaugurale, nous venions, depuis peu, d'éprouver une grande perte en la personne de Pasteur. J'ai voulu rendre hommage à cet illustre savant en vous énumérant les principales modifications que la thérapeutique médicale a subies, grâce à ses découvertes. Je vous ai rappelé que ses travaux ont eu pour conséquence d'imprimer une direction nouvelle au traitement d'un certain nombre de maladies, et notamment, des maladies infectieuses. J'ai ajouté que la découverte de l'action thérapeutique des sérums est quant à présent la plus remarquable application des doctrines nouvelles. Ces sérums — quelle qu'en soit la provenance, quel qu'en soit le mode de préparation — possèdent des propriétés générales plus ou moins marquées, mais toutes analogues, que, par abus de

(1) Leçon inaugurale du cours de 1896-97, recueillie par M. Lenoble, interne du service et publiée in *Presse médicale*, 9 déc. 1896.

langage, on a désignées sous le mon de *propriétés toxiques*. Quelques-unes d'entre elles avaient été mises en évidence à l'aide d'expériences faites sur les animaux, avant la découverte de la *sérothérapie*.

L'action dite *toxique* porte, en premier lieu, et peut-être avec une certaine élection, sur le sang et atteint bientôt tous les éléments anatomiques. Il y a donc lieu de se demander si les divers procédés thérapeutiques, à l'aide desquels on peut susciter des modifications plus ou moins profondes du sang, ne possèdent pas des propriétés ayant une certaine analogie avec celles des sérums. De tous ces procédés, le plus actif est certainement l'injection intraveineuse de solutions salines. Je désire, comme complément de ma leçon inaugurale de l'année dernière, attirer aujourd'hui votre attention sur ces injections. L'étude vient d'en être mise à l'ordre du jour par la publication de faits intéressants, qui tendent à leur attribuer une action désinfectante générale.

Tout d'abord, permettez-moi de vous rappeler le point de départ de cette méthode de traitement. On paraît l'avoir un peu perdu de vue.

L'idée d'introduire dans les veines un liquide propre à diluer le sang remonte à l'épidémie de choléra qui décima l'Europe de 1830 à 1832.

En Russie, Hermann, après avoir reconnu que l'attaque cholérique produit un épaississement du sang, proposa d'injecter de l'eau dans les vaisseaux des malades. Il avait remarqué, en outre, que les déjections sont acides, et il attribuait cette acidité à la présence d'acide acétique dans le sang. Son collègue Jähnichen, pour remplir les indications qui découlaient de cette donnée, fit une injection d'eau, légèrement acidulée par de l'acide acétique, chez une malade agonisante. 6 onces de liquide furent injectées. A la suite de l'opération, le pouls reparut dans les radiales pendant un quart d'heure. La mort, imminente depuis vingt-quatre heures, survint au bout de deux heures.

Cette expérience ne fut pas répétée.

A Berlin, en 1831, Dieffenbach tenta la transfusion du sang sans résultat.

Ce n'est qu'un peu plus tard, en 1832, que les médecins écossais posèrent nettement l'indication des injections intra-veineuses, et prouvèrent, par des succès, le bénéfice qu'on en peut attendre. En tête, il faut citer Thomas Latta, le véritable créateur de la méthode. O'Shaughnessy avait constaté la perte d'eau et des sels du sang. Latta, s'inspirant de ces recherches, se servit, pour ses injections, d'une solution dont il me paraît intéressant de rappeler la formule. Elle était ainsi composée :

Chlorure de sodium	3 à 5 gr. environ.
Sous-carbonate de soude	1gr,70 —
Eau	3lit,400 —

Le Dr Lewins a indiqué une solution plus concentrée, dont il rapporte la formule à Latta. Elle renferme :

Chlorure de sodium	3 gr. environ.
Sous-carbonate de soude	1gr,70 —
Eau	1lit,700 —

Thomas Latta préconisa la méthode des injections massives. Souvent, il injecta dans les veines 3 litres et plus, en une première séance, et l'opération fut renouvelée, à courte échéance, trois à quatre fois dans les vingt-quatre heures. Les doses employées furent considérables : Latta a injecté, en douze heures, jusqu'à 9 kilogr. 240 ; en cinquante-trois heures, 10 kilogr. 630. Dans un fait de Weatherill, on pratiqua sept injections dans l'espace de treize heures, et la dose totale de liquide s'éleva à 7 kilogr. 980. Le malade fut guéri, et cette guérison semble due aux injections.

Ces tentatives furent généralement considérées comme audacieuses.

En France, on ne fit que de rares injections intraveineuses, parmi lesquelles je ne citerai que les trois essais infructueux de Magendie. Puis, après l'épidémie, le silence se fit sur cette méthode, et les auteurs classiques conseillèrent d'y renoncer.

Cependant, en 1855, Duchaussoy reprit la question et en fit l'historique ; mais il s'occupa surtout d'introduire divers médicaments directement dans les veines.

Enfin, en 1873, Dujardin-Beaumetz, à propos de la courte épidémie qui régnait alors, rappela la pratique des médecins écossais et pensa qu'il y aurait avantage à en faire de nouveau l'essai.

Malgré ces derniers travaux, lorsque le choléra apparut en France, en juillet 1884, la question des injections intraveineuses était encore au point où l'avait laissée Latta en 1832. Je fus le seul, à cette époque, à reprendre une pratique, je ne dirai pas tombée dans l'oubli, mais abandonnée.

En m'appuyant sur des expériences que je rappelerai bientôt, je fis résolument des injections intraveineuses à tous mes cholériques algides. Le liquide dont je fis usage a la composition suivante :

Eau distillée	1000	grammes.
Chlorure de sodium pur	5	—
Sulfate de soude	10	—

Je ne parlerai pas du manuel opératoire, fort simple, que je mis en œuvre.

La méthode de traitement comportait une dose moins forte que celle des Ecossais : 2 litres à 2 litres 1/2 de liquide étaient introduits dans les veines. Les séances étaient aussi moins fréquentes et plus espacées ; elles n'étaient pas répétées plus de trois à quatre fois. Mais j'ai indiqué la possibilité de les multiplier (1).

Cette méthode a été depuis employée dans le choléra, en province, à l'étranger, en particulier, en Espagne et en Italie. Plusieurs de mes élèves, notamment MM. Lesage et Galliard, en ont fait un fréquent usage.

Les injections salines intra-veineuses n'ont pas été pratiquées uniquement dans le choléra. Je dois, pour compléter cette étude historique, vous rappeler qu'elles ont été utilisées, dans ces dernières années, dans l'*anémie ad vacuum* à la suite des expériences faites en France par MM. Jolyet et Lafont ; en Allemagne, par Kroneker et Sander, en 1879. Le but était, dans ce cas, de remplir les vaisseaux et de faire remonter la tension sanguine. J'ai démontré qu'en outre de ces effets en quelque sorte mécaniques, les injections intravasculaires possédaient de remarquables propriétés hémostatiques, en raison de la manière dont elles agissent sur le sang.

En résumé, les injections salines ont été, jusqu'à présent, employées dans deux cas principaux :

1° Dans le traitement de l'algidité et du collapsus cholériques.

2° Dans l'anémie aiguë post-hémorragique. Je lais-

(1) *Traitement du cholera*. Paris, 1885.

serai de côté aujourd'hui cette partie du sujet (1).

Les choses en étaient là, lorsque, dans le courant de ces derniers mois, divers chirurgiens attirèrent tout à coup l'attention sur les applications de cette méthode dans le choc chirurgical et dans certains cas d'infection (Berlin (de Nice), Lejars, Jayle, Michaux, Pierre Delbet, Duret, Tuffier, etc.). En même temps, les études expérimentales sur les animaux furent reprises.

Je vais, en raison de ces nouveaux travaux, examiner rapidement avec vous les deux questions suivantes :

1° Quels sont les effets des injections intraveineuses sur l'organisme ?

2° Peut-on admettre que les injections excercent une action désinfectante ?

Les effets physiologiques des injections salines ont été étudiés expérimentalement et sur l'homme.

Les premières expériences ont été faites dans le but de ranimer des animaux exsangues (Kroneker et Sander, Jolyet et Lafont, 1879). A peu près à la même époque, j'ai repris ces études et fait des recherches avec l'eau distillée et diverses solutions salines (1882). Je n'ai entrepris le traitement du choléra qu'après avoir fait de nombreuses expériences. Ces expériences se rapportent directement à la question, parce que je les ai pratiquées sur des animaux non saignés. Je vais vous rappeler les principaux résultats que j'ai obtenus (2).

On peut, chez un chien, injecter, en une séance, une quantité d'eau distillée s'élevant du vingtième au douzième du poids du corps de l'animal sans provoquer

(1) Voir sur ce point, *Leçons de thérapeutique. Les medications*, 2e série, p. 329 et suiv., 1890.

(2) *Traitement du choléra*, p. 41 et suiv., 1885. — *Du sang*, p. 980, 1889.

d'autres désordres qu'une légère hémoglobinurie passagère, avec ou sans hématurie. Ces derniers accidents sont évités avec des doses moins fortes. On peut injecter de l'eau distillée en quantité égale à la moitié et même à la totalité de la masse du sang sans susciter d'autre phénomène pathologique notable que des variations de température. Pour produire la mort, il faut injecter, en une heure, une quantité d'eau distillée s'élevant à deux fois et demie la masse totale du sang.

La résistance des animaux est encore plus grande quand on se sert, au lieu d'eau distillée, de solutions salines — solutions chlorurées, ou bien chlorurées et sulfatées. — On ne voit survenir, dans ces cas, ni hémoglobinurie ni hématurie.

Au moment où éclata l'épidémie cholérique, pressé par le temps, je ne fis pas de recherches sur la limite de résistance aux injections. Je me suis préoccupé seulement de deux points : 1° obtenir une solution saline n'altérant pas les globules du sang; 2° choisir cette solution de façon à faire acquérir au sang une constitution saline, capable d'amoindrir la transsudation au niveau de l'intestin. Je repris, à ce sujet, l'étude des solutions chlorurées sodiques et des solutions chlorurées et sulfatées. Je savais depuis longtemps que les solutions salines faites à un certain taux altèrent peu les éléments du sang. A l'époque déjà éloignée (1875) où je me suis occupé de la numération de ces éléments, j'ai étudié un nombre considérable de formules avant de fixer mon choix sur le liquide dont je fais usage. On ne peut pas trouver de solution chlorurée sodique, quel qu'en soit le taux, qui ne détruise pas ou n'altère pas quelques-uns des éléments du sang. La moins mauvaise est celle dans laquelle la proportion de chlorure de sodium s'élève à 9 ou 10 p. 1000. Les observations publiées récemment par M. Malassez confirment absolument celles que j'ai faites. Mais, pour pratiquer une numération, on est obligé de mettre une petite quantité de sang dans une grande quantité de sérum.

Les conditions sont bien différentes quand on injecte une solution dans le sang : on mélange une quantité relativement petite de liquide avec une grande masse, et on introduit le liquide d'une manière progressive. Aussi peut-on se servir de solutions salines de 5 à 10 p. 1000 presque indifféremment. MM. Bosc et Vedel ont même trouvé récemment que l'eau ordinaire n'est pas nocive.

Les solutions chlorurées sodiques conservent donc suffisamment les globules rouges ; et elles sont d'autant plus recommandables, que le chlorure de sodium est le principal sel du sang. J'ai associé le sulfate de soude au chlorure de sodium pour atteindre le second but que je visais. Je ne crois pas sans intérêt de rappeler pourquoi mon attention s'est portée sur le sulfate de soude, qui est d'ailleurs aussi un bon préservateur de la destruction globulaire. Voici comment j'en rends compte dans mon opuscule sur le *Traitement du choléra*, p. 67.

« Rabuteau avait fait voir, qu'introduit dans les veines, le sulfate de soude, loin de provoquer de la diarrhée, produit de la constipation.

Je fis donc des expériences avec la solution suivante :

Eau	1000	grammes.
Chlorure de sodium	5	—
Sulfate de soude	25	—

Je doublai, avec ce liquide, la masse sanguine d'un chien de 10 kilos, (injection de 835 grammes, représentant 20 grammes de sulfate de soude). Après l'opération, l'animal fut pris de vomissements, puis d'une fièvre légère. Il resta constipé cinq jours. Une forte diurèse se produisit et l'urine renferma de grandes quantités de sulfate de soude. Une heure après l'injection, le sang de l'animal, recueilli dans un tube, se comporta comme à l'état normal. La séparation du sérum se fit facilement et avec rapidité; le sérum était clair. Les mêmes expériences, répétées plusieurs fois, furent toujours suivies des mêmes effets. »

Cependant, en raison de l'état des reins chez les cholériques, je crus prudent de réduire à 10 grammes la quantité de sulfate de soude dans la solution devant servir chez l'homme. Cette formule ainsi modifiée, employée nombre de fois, tant dans le choléra que dans d'autres maladies, n'a jamais provoqué ni destruction globulaire, ni aucun symptôme fâcheux, pouvant être attribué à l'action du sulfate de soude. C'est donc un peu à la légère qu'on a critiqué ma formule. M. Pozzi, dans un récent rapport lu à l'Académie de médecine, s'est demandé si le sulfate de soude ne modifie pas la vitalité des globules. Les faits observés chez l'homme permettent d'écarter cette objection, car presque tous les médecins qui ont pratiqué des injections intraveineuses ont employé la solution chlorurée-sulfatée, et aucun d'eux n'a pu lui découvrir la moindre action nocive, soit sur le sang, soit sur l'organisme.

Ce qu'on peut dire, c'est que, lorsqu'on ne vise pas l'action constipante, on peut supprimer le sulfate de soude et augmenter la dose de chlorure de sodium. J'ai même recommandé l'emploi de la solution chlorurée sodique pure pour les injections intrapéritonéales que j'ai pratiquées chez les malades dont les veines n'étaient pas accessibles à la canule, la solution chlorurée-sulfatée étant mal résorbée lorsqu'on l'introduit dans la cavité péritonéale.

Les effets physiologiques des injections intraveineuses, pratiquées chez l'homme suivant la méthode précédemment indiquée, se dégagent nettement des observations des médecins écossais et des miennes, bien qu'elles aient été faites chez des cholériques. Ils sont surtout sensibles sur la circulation, la respiration, les sécrétions, la thermogenèse, etc. Je n'y reviendrai pas ; ils sont décrits en détail dans le livre que je vous ai cité.

Jusque-là, les expériences sur les animaux et les observations sur l'homme démontraient surtout que ces injections étaient inoffensives, qu'elles ne provoquaient pas de destruction globulaire, qu'elles pouvaient être supportées à haute dose et renouvelées sans danger dans un espace de temps relativement court. Évidemment, au point de vue physiologique, l'étude de ces injections pouvait être considérée comme insuffisante. Aussi a-t-elle été reprise par MM. Dastre et Loye (1888-89), auxquels on doit des notions intéressantes. Mais vous allez voir que leur travail — ils en conviennent d'ailleurs, — n'est qu'un commencement d'étude (1). Il a, en effet, uniquement pour but la fixation de la limite de résistance de l'organisme en fonction de la vitesse de l'injection et de la dose de liquide injecté, proportionnellement au poids du corps (le kilogramme pris pour unité). Or, si les conditions expérimentales choisies par ces physiologistes distingués pour produire l'acte qu'ils appellent le

(1) Dastre et Loye, Le lavage du sang (*Arch. de phys.*, 15 août 1888) et Nouvelles recherches sur l'injection de l'eau salée dans les vaisseaux (*Ibid.*, 1889, p. 253).

lavage du sang et des tissus sont favorables à la production de certains faits intéressants au point de vue de la physiologie générale, il n'en est pas moins vrai que l'inondation de l'organisme, portée à l'extrême limite de la tolérance, s'éloigne singulièrement des méthodes thérapeutiques, et cela, autant qu'une hémorragie provoquée dans le but de déterminer la résistance aux pertes de sang s'écarte d'une saignée pratiquée à un malade.

Il était bon de reprendre cette étude expérimentale dans d'autres conditions. C'est ce que viennent de faire MM. Bosc et Vedel (1). Les résultats qu'ils ont obtenus ne sont guère que la confirmation de faits connus. Ils ont pu, chez le chien, avec des solutions chlorurées sodiques à 5-7 pour 1000, tripler la masse totale du sang, en injectant 86 à 261 centimètres cubes de liquide par kilogramme, avec une vitesse de 15 à 87 centimètres cubes par minute, ce qui démontre une fois de plus, la résistance extrême à ces injections. Retenez, toutefois, que ces chiffres n'ont pas de signification absolue, la résistance pouvant certainement varier suivant les espèces, et suivant les circonstances créées par les états morbides.

D'autres questions intéressantes ont encore été tranchées par les expérimentateurs que je viens de citer. Néammoins, l'action physiologique des solutions chlorurées sodiques reste encore incomplètement déterminée. J'espère que MM. Carrion et Hallion arriveront à des résultats intéressants en suivant une voie nouvelle, ouverte par les très remarquables études de

(1) Bosc et Vedel, Recherches expérimentales sur les effets et la valeur physiologiques des injections massives de la solution salée simple (NaCl à 5 et 7 p. 1000) et de la solution saline composée (Chlorure de sodium et sulfate de soude à 7 p. 1000. Injections isolées et en série) (*C. R. de la Soc. biolog.*, 11 juillet 1896, p. 744).

M. Winter, touchant l'équilibre moléculaire des humeurs, auquel le chlorure de sodium prend une part prépondérante (1).

J'arrive maintenant à un sujet qui intéresse de plus près la pratique : celui des effets thérapeutiques. Ces derniers sont absolument remarquables dans le collapsus cholérique, et beaucoup d'entre eux sont immédiats : le relèvement du pouls et des contractions cardiaques, le retour du consensus, la disparition de la cyanose, la reprise de certaines sécrétions, etc. D'autres sont consécutifs, et notamment la fièvre de réaction, puis la reprise de la miction, suivie de diurèse. Tous ces faits sont trop connus pour que j'y insiste. Ils sont malheureusement souvent passagers. Quand le malade retombe dans le collapsus, une nouvelle intervention est suivie des mêmes effets immédiats. Dans les cas heureux, la réaction est définitive.

L'indication de ces injections a été tirée de l'épaississement du sang dans le choléra. J'ai contribué à donner la mesure de cet épaississement, et fait jouer un grand rôle à la déshydratation dans la production du collapsus algide. Il est donc bien certain que, jusqu'à présent, on avait recherché les effets mécaniques des injections intraveineuses. L'emploi récent qu'on en a fait dans des états morbides autres que le collapsus algide, constitue une application nouvelle, mais n'est que l'extension d'une methode connue.

En effet, le procédé de traitement des états infectieux, par les injections intraveineuses, est exactement celui que j'ai employé dans le choléra, et, le

(1) Carrion et Hallion, Influence des injections intravasculaires de chlorure de sodium sur la constitution moléculaire de l'urine (*Soc. de biolog.*, 25 juillet 1896) et sur le lavage du sang (*Ibid.*, 5 déc. 1896).

plus souvent, le liquide injecté a été fabriqué suivant ma formule. L'idée de combattre par ce moyen une altération du sang, qui paraît être aujourd'hui l'idée dominante, n'est pas, non plus, aussi neuve qu'on semble le penser généralement. Déjà, à l'époque où l'on s'occupait activement de la transfusion du sang (1874), Lücke croyait qu'elle pourrait servir à la cure des états septicémiques et des pyohémies, et Küster a publié des observations d'infection purulente guéries à la suite de cette opération. Berns a fait observer, à ce propos, que l'infection purulente peut guérir spontanément, et il a soumis l'opinion des auteurs précédents au contrôle de l'expérimentation. Les effets de la transfusion chez des lapins et chez des chiens, intoxiqués par des injections dans le tissu cellulaire de sang contenant des bactéries, ont été nuls. Chez ces sujets, la survie fut moindre que sur des animaux témoins. Je vous rappellerai aussi qu'Hilton Fagge (1874) a employé un des premiers, sinon le premier, les injections salines en dehors du choléra. Il a injecté dans la veine céphalique droite une solution de phosphate de chaux et de chlorure de sodium dans un cas de coma diabétique. Il voulait combattre le dessèchement de l'organisme produit par le diabète, — mais plus tard, vous le savez, — Stadelmann est revenu à une pratique analogue (solution salée et bicarbonatée sodique), cette fois, pour combattre l'empoisonnement acide du sang.

Tout en m'attaquant dans le choléra à la déshydratation du sang et des tissus, j'ai montré toute la part prise par les altérations du sang dans l'intoxication cholérique. J'en ai énuméré de nombreuses causes : perte d'eau et de sels par le sang et, par suite, par les tissus, entraînement dans le sang de matériaux de désassimilation et rétention de ces matériaux par suspension des sécrétions, diminution de la fonction globulaire, action des poisons sur le cœur et sur le système nerveux, et j'ai admis que la transfusion saline sert à combattre la toxémie par le réveil de l'hématose et des sécrétions et, d'une façon générale, de toutes les grandes fonctions. Je n'ai pas omis les poisons cholériques, désignés alors sous le nom de ptomaïnes, mais en faisant remarquer que nos connaissances sur ce sujet sont encore bien imparfaites.

Aujourd'hui, l'étude de l'infection a marché et l'idée dominante est que les grands symptômes des états infectieux (atteinte du système nerveux, adynamie générale et asthénie cardiaque) sont dus à l'action de toxines. Aussi voit-on souvent dans l'injection saline un moyen de laver le sang et l'organisme, de faciliter l'élimination de ces toxines. Mais c'est là une simple hypothèse.

Cette hypothèse pouvait être soumise au contrôle de l'expérimentation; on n'a pas manqué de le faire. Dans la voie ouverte par Berns pour la transfusion du sang, se sont engagés ceux qui ont voulu approfondir l'action antitoxique des injections salines.

M. Dastre et Loye voient, contrairement à leurs prévisions, que le « lavage du sang » n'empêche pas l'intoxication par le charbon, par la morve, par la maladie pyocyanique (1). Les animaux lavés succombent plus rapidement que les témoins. Comme les expériences ont été faites dans des conditions qui peuvent porter atteinte à la résistance des animaux, il était nécessaire de les

(1) Dastre et Loye, Le lavage du sang dans les maladies infectieuses (*C. R. de la Soc. de biologie*, 6 août 1889).

reprendre dans des circonstances plus analogues à celles des opérations pratiquées dans un but thérapeutique. C'est ce qui a été essayé cette année même, dans les recherches faites par M. Chassevant (1) sur la strychnine, par MM. Bosc et Vedel (2) sur l'infection colibacillaire, par M. Delbet sur la strychnine et sur quelques autres poisons (3).

Avec la strychnine, les injections intraveineuses ne peuvent réussir que pratiquées avant l'apparition des phénomènes nerveux. Il faut donc qu'elles soient très précoces.

MM. Bosc et Vedel ont produit l'infection coli-bacillaire par introduction de cultures dans les veines. Ils ont vu que l'injection salée intraveineuse retarde l'évolution de la maladie et atténue les troubles généraux ; que plusieurs injections successives peuvent amener la guérison ; mais à la condition qu'elles soient immédiates et pratiquées le plus près possible de l'inoculation.

Ces diverses recherches expérimentales sont donc, jusqu'à présent, bien peu favorables aux transfusions intraveineuses, en cas d'empoisonnement par des substances alcaloïdiques ou par des poisons virulents. Mais on peut objecter qu'une question thérapeutique doit, avant tout, être jugée par l'observation chez l'homme. L'empirisme en thérapeutique précède la théorie. Voyons donc ce que démontrent les observations.

Frappé des résultats obtenus en 1884, j'ai pratiqué, en 1885, une injection saline intraveineuse chez deux

(1) Chassevant, Injections de sérum artificiel dans l'empoisonnement strychnique (*C. R. de la Soc. de biologie*, 1896, p. 499).

(2) Bosc et Vedel, Traitement des infections expérimentales, etc. (*Ibid.*, 25 juillet 1896).

(3) P. Delbet, Recherches expérimentales, etc. (*Ibid.*, 6 juin 1896, p. 589).

malades : l'une atteinte de collapsus typhoïdique, l'autre d'infection puerpérale. Je n'ai obtenu aucun résultat. La dernière malade avait une endocardite infectieuse. Ces essais ne m'ont pas encouragé dans cette voie et je ne les ai pas publiés.

Les faits relatés récemment par divers chirurgiens concernent des cas assez différents les uns des autres. Dans beaucoup d'entre eux, les malades étaient dans un état analogue à celui du collapsus cholérique, et il semble que l'action mécanique de l'injection ait été le résultat le plus frappant. C'est ce qu'a remarqué M. Tuffier.

Les injections ont-elles produit, de plus, une action désinfectante ou antitoxique ? Dans la discussion qui a eu lieu à l'Académie de médecine, à la suite du rapport de M. Pozzi, plusieurs praticiens très expérimentés ont pris la parole pour faire les réserves les plus expresses touchant la valeur de ces injections dans les septicémies.

La question est pendante ; elle est loin d'être tranchée. Mais, avant que la clinique se prononce, je vais vous présenter quelques considérations nouvelles sur l'action des injections intraveineuses, considérée en général.

Cette action me paraît beaucoup plus complexe qu'on ne l'imagine. Elle soulève des problèmes qui, n'ayant pas été aperçus, sont loin d'être résolus.

On semble croire qu'un liquide salin, n'altérant pas sensiblement les globules rouges, ne produisant pas d'hémoglobinémie, est un liquide de dilution simple du sang. On a même appelé la solution chlorurée sodique à 5-7 pour 1000, *sérum artificiel* ou *sérum physiologique*. Certes, on a raison de se préoccuper de la conservation des hématies. Mais il n'y a pas de solution saline qui puisse être considérée comme un liquide de dilution du sang, un liquide physiologique. Il n'existe pas de semblable liquide. Il faudrait se servir, pour ne produire aucune modification cellulaire, d'un plasma vivant et d'un plasma emprunté à un animal de la même espèce. Le sérum n'est déjà plus du plasma et jouit de qualités particulières et profondément modificatrices. Chose importante à remarquer : malgré la constitution équimoléculaire des sérums, établie par les belles recherches de M. Winter, le sérum d'un animal agit souvent chez un animal d'une autre espèce de manière à amener la mort en quelques instants. Un sérum d'animal est donc un agent perturbateur et, par suite, thérapeutique des plus puissants. L'injection saline, et notamment l'injection chlorurée sodique, est certainement moins altérante du sang et, par suite, des éléments anatomiques que les sérums. Mais elle l'est, cependant, à un degré marqué, et probablement variable suivant les circonstances dans lesquelles on la fait intervenir. Cela est bien facile, d'ailleurs, à comprendre — bien plus facile pour l'eau salée que lorsqu'on emploie un sérum. En allongeant le sang avec de l'eau salée — quel que soit le taux de la solution, — on change brusquement la constitution chimique du sang, et immédiatement on fait entrer l'organisme en travail pour rétablir l'équilibre chimique rompu dans cette partie importante de l'organisme. Les émonctoires doivent contribuer pour une large part à cette réaction ; mais, pendant qu'ils fonctionnent, tous les éléments anatomiques sont impressionnés ; d'abord les éléments du sang, puis, très certainement aussi, tous ceux de l'organisme auxquels le sang altéré est apporté immédiatement par les vaisseaux. J'en ai fourni une preuve intéressante et péremptoire, il y a longtemps déjà. J'ai fait voir que toute injection intraveineuse altère au moins une des propriétés du sang, à savoir celle que possède ce liquide de se coaguler (la coagulabilité). Quand il s'agit d'eau distillée ou d'eau salée qui, en apparence, ont peu d'effet sur cette propriété, on peut mettre l'action en évidence par un artifice. Un sang dont la coagulabilité est modifiée peut ne pas se coaguler tant qu'il continue à circuler dans les vaisseaux, et se prendre en masse lorsque la circulation est interrompue en un point. Or, après les injections salines qui laissent intact, en apparence, le sang circulant, le sang en stagnation se coagule. Cet effet ne peut s'expliquer que par une altération des matières albuminoïdes ou de la manière dont s'en fait le groupement, altération à laquelle prennent part les éléments figurés : globules rouges, leucocytes, hématoblastes. D'ailleurs, les globules peuvent être légèrement modifiés sans être détruits.

Toute injection dans le sang doit donc produire une profonde perturbation dans l'organisme et non un simple lavage. A cet égard, la pratique des injections salines se rapproche de l'emploi des sérums. Elle peut être considérée comme capable de produire de grands effets thérapeutiques. On ne saurait donc trop encourager les études qui se poursuivent en ce moment.

Ce sujet est de la plus haute importance pratique, puisque nous n'avons eu à enregistrer que des déceptions lorsque nous avons voulu faire de l'antisepsie interne à l'aide des agents médicamenteux.

Les médicaments, y compris les antiseptiques, perdent chaque jour du terrain en thérapeutique médicale. Il faut espérer que la sérothérapie, et que les pratiques qui s'y rattachent, même de loin, nous fourniront des armes plus sérieuses.

En tout cas, les injections intraveineuses ont, dans certaines circonstances, donné d'excellents résultats. C'est le moyen par excellence de la médication que j'ai appelée « sthénique ». Après avoir contribué à faire connaître la valeur thérapeutique de ces injections, je serais très heureux de voir la méthode que j'ai préconisée trouver des applications nouvelles plus étendues.

Addendum. — J'ai décrit, dans mon petit livre sur le *Traitement du choléra*, la technique des injections intraveineuses. Celle-ci est très simple ; je n'y reviendrai pas. Mais comme dans ces dernières années, on a proposé divers instruments pour obtenir un liquide aseptique, je désire appeler votre attention sur un des plus pratiques. Il a été imaginé par deux de mes élèves, MM. Hallion et Carrion. En voici la description :

Cet appareil (fig. 1) comprend les pièces suivantes : 1° une ampoule de verre disposée de manière à être aisément suspendue à une hauteur convenable ; 2° un tuyau de caoutchouc qui est adapté à une effilure inférieure de cette ampoule, et qui a deux mètres de long ; 3° une aiguille de platine stérilisée, qui termine ce tuyau et qui est contenue dans un tube à essai stérilisé, d'où il est facile de la dégager en temps opportun ; 4° une pince à vis placée sur le tuyau et qui permet d'en faire varier à volonté la lumière intérieure, et par conséquent le débit.

La pièce la plus originale de l'appareil (fig. 2 et 3) est un « bouchon-robinet » qui occupe le goulot supérieur de l'ampoule de verre. Cette pièce est constituée par un bouchon de caoutchouc dont la tubulure centrale reçoit un tube de verre coudé, capable de pivoter sur son axe. En lui faisant exécuter ce mouvement de pivot, on peut à volonté intercepter ou établir une communication entre le contenu de l'ampoule et l'air extérieur. Comme cette communication se produit à travers une bourre d'ouate filtrante, le liquide est remplacé, à mesure qu'il s'écoule du récipient, par de l'air filtré, aseptique.

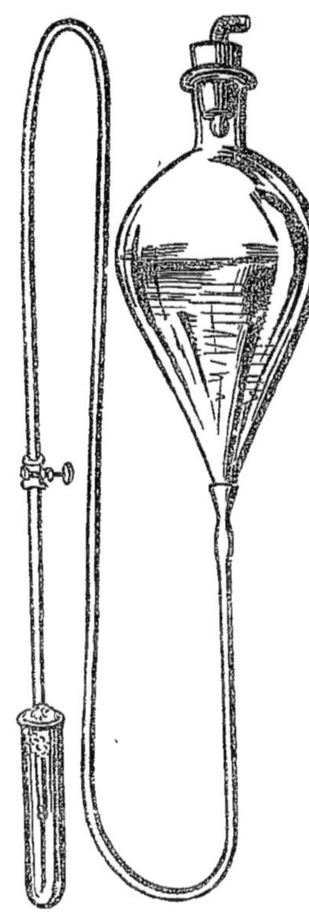

On peut ainsi, sans qu'il puisse se contaminer, fractionner le contenu de l'appareil en plusieurs injections successives. Il suffit pour cela,

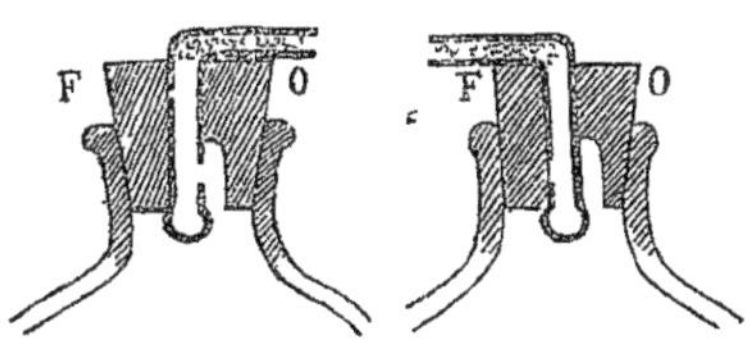

Fig. 1. — Appareil à injections Carrion-Hallion.

Fig. 2.

Fig. 3.

La figure 2 représente le bouchon-robinet ouvert.

Dans la figure 3, on a fait accomplir au tube de verre une demi-rotation de O en F, en vertu de laquelle l'orifice latéral du tube a cessé de répondre à l'excavation du bouchon, et s'est appliquée hermétiquement au caoutchouc.

entre deux injections, de fermer le bouchon-robinet ainsi que le tuyau de caoutchouc, et de flamber l'aiguille.

J'ajoute qu'au lieu de suspendre l'appareil de telle

sorte que le liquide s'en écoule par son propre poids, on pourrait aussi, l'appareil étant placé à une hauteur quelconque, adapter une poire de caoutchouc au tube du bouchon-robinet, et, celui-ci étant ouvert, produire dans l'ampoule une pression suffisante pour en expulser le contenu.

QUATRIÈME LEÇON

CONSIDÉRATIONS SUR LES ORIGINES DE LA SÉROTHÉRAPIE (1).

Messieurs,

La sérothérapie est sans conteste la découverte médicale la plus importante de ces dernières années. Quoique de date récente, elle a déjà suscité tant de travaux qu'il serait trop long de les énumérer dans cette première leçon, consacrée, suivant mon habitude, à une question générale d'actualité. Je me bornerai aujourd'hui à vous montrer comment la sérothérapie se rattache aux anciennes recherches sur les propriétés physiologiques et thérapeutiques du sang et du sérum.

Malgré les succès incontestables obtenus chez l'homme, les expériences nombreuses faites sur les animaux, la sérothérapie ne relève guère encore que de l'empirisme, car le mode d'action en reste ignoré. Elle n'en est pas moins intéressante à étudier, pour qui veut bien rapprocher de nos connaissances actuelles les anciennes études auxquelles je me suis livré dès 1881. A cette époque, on était loin de soupçonner les applications thérapeutiques des sérums et mes expériences, faites à un point de vue particulier, ont

(1) Leçon inaugurale du cours de 1897-98, recueillie par M. Parmentier, chef de clinique et publiée in *Presse médicale*, 11 décembre 1897, p. 357.

été un peu oubliées. Elles ont cependant établi sur des preuves indiscutables les propriétés remarquables du sang et du sérum, dont dépendent, au moins en partie, les actions thérapeutiques.

Si l'on voulait rechercher les origines de la sérothérapie, on pourrait, ce me semble, les faire remonter aux origines mêmes de la transfusion du sang. Quelles que soient les différences existant entre le sang et le sérum, la parenté est évidente ; et, malgré le plus ou moins de complexité des liquides, les analogies sont remarquables.

Fait singulier, les premières transfusions furent pratiquées avec du sang d'une espèce différente. Pendant longtemps même, l'usage de ce sang conserva d'ardents défenseurs. Et savez-vous, Messieurs, quelles étaient les idées thérapeutiques des promoteurs? Elles ne différaient guère de celles d'aujourd'hui : les premiers expérimentateurs voulaient, non pas combattre une anémie grave, ainsi qu'on serait tenté de le supposer, mais faire disparaître la viciation des humeurs, remplacer, par un sang sain, un sang altéré, c'est-à-dire infecté.

Ecoutez plutôt le résumé de l'opération faite en 1667, par Emmerez, sous l'inspiration de Denis (de Montpellier), qui connaissait les expériences de Lower et d'Ed. King et les avait répétées.

Il s'agissait d'un jeune homme de seize ans, atteint depuis deux mois d'une affection fébrile avec stupeur et somnolence. Ce malade avait déjà subi 20 saignées et son état allait en s'aggravant. Après lui avoir retiré 90 grammes de sang, on lui transfusa 270 grammes de sang d'agneau. Le malade guérit. L'opération n'avait eu qu'un but : remplacer le sang vicié par un sang normal

D'ailleurs, à cette époque, la notion de l'altération humorale dominait toute la pathologie, et les médecins d'alors sont bien les précurseurs des médecins modernes, relativement à l'emploi des sérosités animales contre l'infection (1).

A la fin du XVIIIe siècle et au commencement du XIXe, physiologistes et thérapeutes étudièrent la transfusion à tous les points de vue. L'esprit d'analyse devait conduire à examiner les effets du sérum. Je vais vous les exposer, en m'efforçant de bien mettre en relief les propriétés du sérum des animaux sains. Et bien que, par l'emploi des injections hypodermiques, certains effets soient annihilés ou atténués, je parlerai surtout des injections intra-veineuses.

Reprenons, si vous le voulez bien, les expériences les plus anciennes, les plus propres à mettre en relief la puissance d'action de ces injections sur l'organisme.

Quand on se mit à étudier le sérum, on vit avec surprise qu'il possédait presque à l'égal du sang complet la faculté de produire des hémorragies inquiétantes ou légères. Quelle en était la cause? Dès 1882, j'ai pu, en variant les procédés, provoquer des lésions hémorragiques et m'assurer qu'elles étaient dues à la formation de concrétions sanguines intra-vasculaires (2).

Lorsqu'on emploie les injections de sérum, le sang de l'animal transfusé peut subir trois sortes de modifications aboutissant aux trois variétés de coagulation suivantes :

(1) G. HAYEM, *Leçons sur les emissions sanguines, la transfusion, etc.* Paris, 1884, p. 339 et suiv.

(2) *Du Sang*, p. 422 et suiv. Résumé des travaux publiés de 1882 à 1889.

1re variété : coagulation du sang stagnant, sans modification apparente du sang circulant ;

2e et 3e variétés : coagulation par précipitation du sang circulant : *a.* coagulation en grumeaux (grumeleuse) ; *b.* coagulation massive (thrombus). Ce sont là sans doute des degrés successivement croissants d'une même altération du sang.

Coagulation par stase. — Avec des doses faibles ou fortes de sérum de la même espèce, par exemple, de chien à chien, de lapin à lapin, ou avec une dose très faible de sérum étranger (chien à lapin), on peut obtenir la coagulation par stase. La preuve expérimentale est des plus élégantes et des plus faciles à réaliser.

On commence par lier entre deux ligatures sur l'animal vivant, sur un chien par exemple, un segment veineux, tel que la jugulaire, de manière à ce qu'il reste gonflé de sang. Vous savez qu'il peut s'écouler un temps assez long avant que le sang soustrait ainsi à la circulation se coagule. On prépare la jugulaire du côté opposé ; puis, on injecte dans une autre veine, la saphène, par exemple, du sérum de sang emprunté à l'animal ou à un autre chien, et immédiatement après on lie la jugulaire, de façon à ce qu'elle reste gonflée de sang. Au bout de quelques minutes on observe des particularités singulières.

D'un côté, dans la première jugulaire, liée avant l'injection intraveineuse, le sang en stagnation est parfaitement liquide ; dans l'autre, au contraire, il est complètement coagulé. En sectionnant les deux veines à l'aide de ciseaux, la première laisse s'écouler un sang liquide, se coagulant hors du corps comme à l'état normal, la seconde donne, au contraire, issue à un caillot cruorique, absolument semblable à celui qui se forme lorsqu'on recueille le sang dans un vase.

Et, cependant, la circulation générale n'est pas troublée, les propriétés du sang ne paraissent pas modifiées, et le chien n'est en rien incommodé par l'injection de sérum.

Le mouvement, la circulation, est donc, dans certaines conditions, une cause conservatrice de fluidité.

Précipitation grumeleuse. — La précipitation grumeleuse s'obtient avec certaines espèces de sérum étranger, par exemple, en opérant sur le chien, avec le sérum de bœuf ou le sérum de cheval, avec le sérum de chien si l'on opère sur le chevreau, etc. On peut, bien entendu, multiplier à volonté les expériences de ce genre. Le sang de l'animal récepteur prend aussitôt un aspect spécial, analogue à la précipitation chimique d'un sel. Si on le fait couler sur la paroi d'un vase, il paraît grumeleux. Les plus gros des petits caillots sont visibles à l'œil nu ; au microscope, ils sont innombrables.

Ce mode particulier de coagulation, inconnu avant mes recherches, est une des causes de production des hémorragies consécutives aux injections de sérum.

Coagulation massive du sang circulant. — Il suffit, pour provoquer la troisième variété de coagulation, la coagulation massive du sang circulant, de transfuser, même à très petite dose, du sang ou du sérum de chien au lapin. Le lapin meurt en un temps qui varie de trois à cinq minutes, de thrombose cardiaque. Le procédé était nouveau au moment où j'ai publié mes expériences; mais des faits analogues étaient déjà bien connus. Naunyn avait obtenu des résultats semblables avec l'hémoglobine ou plutôt avec le sang dissous,

Wooldrige avec une solution de fibrinogène extrait des tissus.

Pendant l'opération, l'animal est pris de tremblements, de mouvements respiratoires précipités, de battements de cœur irréguliers; il blêmit, s'agite, étend les pattes, tombe sur un côté ; il est alors secoué par des convulsions tétaniques, puis cloniques, au milieu desquelles il meurt.

Si l'on examine les cavités droites du cœur, on les trouve remplies de caillots; la mort se produit par arrêt de la circulation, comme si on avait posé une ligature sur l'artère pulmonaire. Ce mode de coagulation représente le maximum des effets nocifs observés sur l'animal transfusé.

Les résultats que j'ai annoncés ont été vérifiés par divers expérimentateurs et récemment par MM. Mairet et Bosc (1).

Les autres effets des transfusions de sérum, tels que les frissons, les modifications de la température, les troubles respiratoires, les symptômes nerveux, sont moins intéressants.

Examinons maintenant le mode d'action. Et d'abord, que se passe-t-il dans les injections de sérum de la même espèce?

Le sang continue à rester fluide en circulant, comme si la transfusion avait été faite avec du plasma ; cependant, l'arrêt forcé du sang dans un segment veineux et la coagulation qui en résulte montrent bien la différence qui sépare le sérum du plasma.

On pourrait accuser le ferment de la fibrine d'être la cause de cette influence modificatrice qu'exerce le

(1) Mairet et Bosc, *C. R. de la Soc. de Biologie*, juin-juillet 1894.

sérum sur le sang. Mais cette hypothèse tombe devant le fait que l'injection d'eau distillée (sans addition de ferment) produit une action analogue.

Serait-ce donc que le sérum injecté *altère les éléments du sang ?*

Il est un point capital qu'il ne faut pas oublier. Tous les éléments du sang prennent part à l'acte de la coagulation fibrineuse : globules rouges, globules blancs, hémotablastes surtout. Mis dans du sérum, les globules s'altèrent, les hématies se déforment, deviennent polyédriques, se disposent en piles irrégulières ; les leucocytes perdent la propriété de se mouvoir ; les hématoblastes se détruisent. Le sérum du même animal, pas plus que les transsudats pathologiques, ne peut servir à faire la numération des hématoblastes : il en active plus qu'il n'en retarde la destruction.

Etant donnés ces faits et le rôle primordial que jouent les hématoblastes dans la coagulation, n'est-il pas légitime d'admettre que le sérum modifie les propriétés du sang et fait coaguler le sang en stagnation, parce qu'il en altère les éléments constituants et, en particulier, les hématoblastes?

J'arrive au second point sur lequel je veux insister : l'action du sérum d'une espèce différente.

Les premières expériences sur le mode d'action de ce liquide ont été faites en mélangeant *in vitro* du sang et du sérum d'origine étrangère (Creite, Landois). Landois, qui a surtout étudié le sérum de chien, a pu constater l'action dissolvante très énergique, quoique fort variable, qu'il exerce sur les autres espèces de sang. Il en jugeait par la teinte plus ou moins foncée que prenait le sérum devenu « *laqué* », après dissolution des globules. J'ai préféré me servir de la numération, moyen beaucoup plus précis, et j'ai fait le compte des globules en mélangeant le sang étranger à du sérum de chien. En procédant ainsi, j'ai vu que l'action du sérum de chien variait avec la dilution du mélange d'une part, avec les espèces animales, d'autre part.

Creite et surtout Landois ont examiné au microscope les mélanges qu'ils avaient faits avec du sang de porc, de lapin, etc. et du sérum de chien. Ils ont constaté le gonflement, la déformation des hématies, la formation d'amas de stromas globulaires, auxquels Landois attribue une grande importance. D'après lui, ces amas seraient la cause des oblitérations vasculaires et, par suite, des hémorragies consécutives aux transfusions sanguines, faites avec le sérum d'une espèce étrangère. Il admet aussi que l'hémoglobine dissoute est capable de provoquer des thromboses comme dans l'expérience de Naunyn. Ces explications sont imparfaites. Le processus varie suivant qu'il se produit une coagulation par *précipitation* ou une *thrombose massive*. Dans le premier cas les hématoblastes s'altèrent rapidement et après s'être conglomérés se fusionnent pour former une masse granuleuse, puis translucide, visqueuse, autour de laquelle s'amassent des globules rouges et blancs. C'est ainsi que naissent les thrombus particuliers (*par précipitation*) et, par suite les embolies, qui déterminent les infarctus hémorragiques.

Dans beaucoup de cas, l'effet du sérum d'une espèce étrangère ne va pas plus loin. Dans d'autres, il provoque la *coagulation massive*, qui correspond à une forte action dissolvante du sérum.

Cette fois les générateurs et excitateurs de la coagulation fibrineuse sont mis en liberté à dose suffisante pour que le sang se prenne en masse, comme dans les expériences de Naunyn et de Wooldrige. Naunyn, je vous l'ai dit, obtient la formation de thrombus massifs en injectant dans le sang une solution d'hémoglobine. Wooldrige arrive au même résultat avec des extraits d'organes : thymus, testicules, c'est-à-dire avec une matière albuminoïde à laquelle il donne le nom de fibrinogène des tissus. Dans notre cas (injection de sang ou de sérum de chien au lapin) les matières fibrinogènes ne sont plus fournies par le liquide introduit dans l'organisme, mais par les éléments mêmes du sang de l'animal transfusé.

Ces faits établis, on s'est préoccupé d'en découvrir la cause physico-chimique.

Dans ces dernières années, on a beaucoup parlé d'*effets toxiques*. La définition très compréhensive qu'on a donné de la toxicité le permet à la rigueur. Mais, je n'ai pas accepté l'idée de la toxicité du sérum, car elle semble faire croire à l'existence dans ce liquide de poisons proprement dits. Or, on ne peut pas prétendre que le sérum d'une espèce soit toxique pour les animaux de la même espèce. D'autre part, l'effet du sérum étranger varie avec l'espèce dans d'énormes proportions. Ces propriétés dépendant de l'espèce, je les ai appelées *spécifiques*.

Il est probable qu'elles sont liées à la présence dans le sérum de matières variables avec les espèces, c'est-à-dire de produits cellulaires provenant de l'organisme. Cependant, le sérum paraît avoir sensiblement la même composition chimique chez l'homme et chez les animaux de laboratoire. En tout cas, ainsi que M. Winter l'a démontré récemment, il est chez tous *équimoléculaire.* Mais tout en conservant une même constitution générale, il peut offrir suivant les espèces des variations dans la composition des matières albuminoïdes, des impuretés spécifiques pour ainsi dire.

Ces idées, que j'ai émises dans mes publications antérieures, ne me paraissent pas détruites par les expériences, à l'aide desquelles MM. Mairet et Bosc ont cherché à établir la toxicité du sérum, car ils arrivent à attribuer cette prétendue toxicité aux matières albuminoïdes.

Je me bornerai, sur ce point, à rappeler celles de mes recherches qui tendent à rattacher les propriétés coagulatrices du sérum à ces matières.

Le plasma diffère du sérum au point de vue chimique, par la présence d'une substance qu'Hammarsten a décrite sous le nom de fibrinogène, et qui a la propriété de se coaguler en masse à la température de + 56°. Frédéricq a démontré l'existence de ce fibrinogène dans le plasma contenu encore dans l'intérieur de la veine, au moyen de l'habile expérience suivante :

Une veine de cheval gorgée de plasma peut être chauffée à + 55°, sans que le plasma perde sa limpidité et la propriété de se coaguler spontanément au sortir du vaisseau ; mais si on la chauffe à + 56°-57°, le liquide se trouble, le fibrinogène se précipite.

Avec l'aide de M. Winter, j'ai repris ces expériences et poursuivi l'étude des effets du chauffage sur le sérum et les sérosités.

Le sérum, bien qu'il ne renferme plus de fibrinogène, est sensible au chauffage à 57°-59° (il faut élever la température à 59° pour certaines espèces animales, pour le chien, par exemple). En effet, lorsqu'il a été porté à cette température, il perd, tout en restant clair et en apparence non modifié, la propriété de faire coaguler les sérosités non spontanément coagulables (liquides d'hydrocèle, du péricarde et du péritoine.) qui fournissent de la fibrine par addition de sérum non chauffé. D'autre part, ces sérosités sont également sensibles au même mode de chauffage. Portées à la température de 57-59°, elles ne donnent pas, par ce procédé, de fibrinogène. Néanmoins, elles ont perdu la propriété de fournir de la fibrine par addition de sérum.

Cette température de 57-59° est donc critique pour les divers principes qui, dans les sérosités (plasmas, transsudats, sérums), interviennent dans la formation de la fibrine (1).

Ces faits connus, il était indiqué de voir ce que deviendraient, après chauffage, les propriétés coagulatrices du sérum introduit par injection sur le vivant. Les expériences que j'ai exécutées sur ce point ont montré que le sérum préalablement chauffé a perdu la propriété de provoquer les diverses variétés de coagulation intravasculaire dont nous venons de faire une étude rapide.

Injectez, par exemple, au lapin, du sérum de chien chauffé, l'animal, au lieu de succomber rapidement par thrombose massive intracardiaque, sera à peine incommodé (2).

Lorsqu'on opère *in vitro*, on peut penser à attribuer l'action du chauffage du sérum à une matière désignée sous le nom de « ferment de la fibrine ». Certes, ce genre de chauffage est capable de modifier ce ferment;

(1) G. Hayem, *Du Sang*. Paris, 1889, p. 261 et suiv.

(2) G. Hayem, De la prétendue toxicité du sang. Action coagulatrice des injections de sérum; effets du chauffage à 56-59° sur cette propriété (*Soc. de Biologie*, 10 mars et 14 avril 1894).

mais si les propriétés que nous avons reconnues au sérum étaient simplement liées au ferment de la fibrine, on ne pourrait pas comprendre pourquoi les effets du sérum varient suivant les espèces, tous les sérums renfermant du ferment de la fibrine. Ainsi, lorsque le sérum de chien a été chauffé, il est supporté par le lapin aussi bien que par le chien. Cette différence d'action ne peut être due à la destruction du ferment de la fibrine, puisque le lapin supporte de fortes doses de sérum de lapin non chauffé et riche en ferment.

Pour qu'il en soit ainsi, pour que de telles modifications se produisent dans les propriétés coagulatrices du sérum, il faut que la chaleur impressionne certaines matières constituantes de ce sérum, autres que le ferment de la fibrine, soit les matières albuminoïdes. Cette hypothèse est d'autant plus vraisemblable, que la sensibilité des albuminoïdes au chauffage est manifeste.

D'ailleurs, d'autres propriétés du sérum sont également perdues à la température critique de 56°-59° : ce sont les propriétés globucilides (M. Daremberg) et bactéricides (Buchner).

En résumé, il paraît y avoir dans le sérum des matières albuminoïdes impures, d'où dépendent à la fois les propriétés coagulatrices, globulicides, bactéricides.

Pour une *même espèce animale*, le sérum injecté à dose égale produira des effets variables suivant son *origine* : simple coagulation par précipitation avec lésions emboliques, coagulation massive et mort immédiate. Ces propriétés dépendant bien de l'espèce, on doit les appeler spécifiques, ce qui les caractérise mieux que toxiques.

A mon avis, d'ailleurs, la spécificité des sérums paraît se réduire à une plus ou moins grande intensité d'action sur les différents éléments du sang.

Quoi qu'il en soit, l'organisme imprime au sang et aux sérosités des qualités chimiques et biologiques spéciales. C'est là une loi générale qui, en histoire naturelle, prime toutes les autres. Ce qui est vrai pour la cellule doit l'être pour le sang, qui est d'une si grande richesse en cellules. Or, la cellule renferme en elle tous les caractères originels de l'espèce: le spermatozoaire en est un exemple. Comment le sang ne serait-il pas spécifique? La notion d'espèce est donc capitale et il serait vraiment fâcheux de lui voir substituer, dans le cas particulier, celle de toxicité.

Chaque espèce a un sang, un sérum spécifique.

Chaque individu a le sien propre aussi. *La notion de l'individualité vient donc compléter celle de l'espèce.* Nous comprenons ainsi comment, dans chaque espèce, il y a des variétés individuelles, créées par les circonstances pathologiques. L'individu vacciné représente une de ces variétés par rapport aux non-vaccinés. Les liquides animaux portent également l'estampille de la variété à laquelle ils appartiennent. Le sérum d'un animal vacciné diffère du sérum des non-vaccinés. Et cette différence doit se mesurer à la différence d'action sur les éléments anatomiques : car, ce qui s'observe à propos des éléments du sang, doit se produire pour les autres éléments anatomiques. De cette manière se comprend la possibilité de faire servir le sérum, ainsi spécialisé, à une fin thérapeutique.

L'action thérapeutique du sérum, semble, en résumé, se rattacher à une loi générale qu'on peut entrevoir.

Je dois m'en tenir à ces considérations générales qui pourraient, en quelque sorte, servir d'introduction à l'étude de la sérothérapie.

La sérothérapie est venue à son heure et comme préparée par de nombreux travaux antérieurs; elle est, pour ainsi dire, le corollaire d'une question plus compréhensive, celle de la constitution spéciale de l'espèce, et dans l'espèce, de certains individus.

Depuis qu'empiriquement on a reconnu les effets thérapeutiques produits par les sérums, cette question est devenue l'une des plus importantes parmi celles qu'on étudie actuellement. Les expériences se multiplient, les théories se font jour. On soulève ainsi des problèmes complexes de chimie biologique, qu'il ne m'appartient pas d'aborder, et qui ressortissent évidemment à la physiologie normale et pathologique de la cellule.

CINQUIÈME LEÇON

TECHNIQUE DE L'EXAMEN DU SANG

Examen du sérum et du caillot (1).

MESSIEURS,

L'examen clinique du sang peut rendre de grands services pour le diagnostic, le pronostic et le traitement d'un grand nombre de maladies (2).

Je ne m'occuperai aujourd'hui que de l'étude du sang coagulé et du sérum.

C'est en 1885, au congrès de Grenoble, que j'ai appelé pour la première fois l'attention sur l'utilité de l'examen du sérum. Depuis j'y suis revenu à maintes reprises.

Le procédé, cependant, ne s'est pas répandu. Il commence seulement à attirer l'attention depuis la découverte récente du séro-diagnostic et des nombreuses recherches que cette méthode a suscitées. Les anciens en savaient plus long sur ce sujet en raison de l'usage, parfois même abusif, des saignées. Il est nécessaire de réagir contre cette indifférence et de rendre à cette étude l'importance et la place qu'elle mérite.

Le procédé que j'ai indiqué permet, sans saignée, de relever un très grand nombre de caractères du sang et

(1) Leçons des 8 et 13 mars 1897, recueillies par M. Ghika, interne du service, publiées in *Médecine moderne*, n°s 58-59, juillet 1897.

(2) Voir *Du Sang*, p. 1017 et suiv.

du sérum. Il consiste à faire une piqûre du bout du doigt avec une lancette et à recueillir dans une petite éprouvette le sang qui s'écoule goutte à goutte.

L'éprouvette que j'emploie est du même modèle que celle qui me sert pour la numération des globules rouges, mais un peu plus grande (d'une contenance de 2,5 à 3 c³.).

Quelques précautions sont nécessaires.

Le doigt doit être parfaitement nettoyé et *séché*, la lancette flambée.

L'éprouvette, surtout si elle a été souillée antérieurieurement par du sang, doit être passée dans une solution de potasse ou de soude caustique à 40 p. 100, puis lavée à grande eau et séchée à l'éther et à la flamme d'une lampe à alcool.

Avant de pratiquer la piqûre, on laisse pendant quelques instants le membre dans une position déclive.

Pour faciliter l'écoulement du sang on presse sur les parties latérales du doigt. Autant que possible on évite que le sang tombe sur les parois du vase. Dans ces conditions, en un temps qui varie de deux à quinze minutes, l'éprouvette est pleine. Tout au plus est-il nécessaire, quand l'écoulement du sang est trop lent, de faire une ligature du bras comme pour une saignée.

Divers observateurs ont proposé, pour se procurer le sang, l'emploi des ventouses scarifiées. Cette technique est défectueuse pour plusieurs raisons : le sang est agité, il se coagule d'une manière successive, enfin la ventouse contient forcément de la vapeur d'eau qui exerce une action dissolvante sur les globules rouges. Aussi le sérum est-il toujours teinté par de l'hémoglobine, ce qui expose à des erreurs d'interprétation.

Ehrlich, pour démontrer l'action du froid dans l'hémoglobinurie paroxystique, a proposé de plonger le doigt dans un mélange d'eau glacée et de recueillir ensuite le sang par piqûre. Cette technique est critiquable : l'eau imbibe la peau et peut adultérer le sang qui sort; elle est d'ailleurs peu démonstrative.

Plus récemment, pour le séro-diagnostic, MM. Widal et Sicard (1) ont eu recours à l'aspiration du sang dans une veine à l'aide d'une seringue. M. Bensaude (2) a remplacé ce procédé par la simple ponction capillaire de la veine. Après ligature du membre, comme pour la saignée, il plonge une longue aiguille tubulaire dans une des veines du membre et recueille ainsi une quantité de sang aussi grande qu'il le désire. Mais ces procédés ne me semblent pas sans danger. Ils sont, en tout cas, beaucoup plus difficiles à faire admettre au malade et à son entourage.

Pour toutes ces raisons, je préfère m'en tenir à la technique que j'ai adoptée depuis longtemps.

En procédant de la sorte, on peut recueillir un grand nombre de renseignements que nous allons passer en revue.

On doit étudier successivement :

Le mode d'écoulement du sang;

Les caractères du sang;

La coagulabilité;

Les caractères du caillot;

Et enfin ceux du sérum.

(1) FERNAND WIDAL, Séro-diagnostic de la fièvre typhoïde (*Bull. Soc. méd. des hôpitaux*, 25 juin 1896). Congrès de Nancy, 6 août 1896. (*Progrès médical*, 1896, p. 114).

(2) *In* F. WIDAL, Congrès de Nancy, 5 août 1896 et BENSAUDE, *Le phénomène de l'agglutination des microbes et ses applications à la pathologie. Le séro-diagnostic.* (Thèse de Paris 1897, p. 55).

A. Faits relatifs au mode d'écoulement du sang. — *L'écoulement du sang* peut être facile ou difficile. Cette première constatation peut déjà fournir quelques importantes indications. Elle n'est possible que par la technique spéciale que j'ai indiquée ; lorsqu'on recueille directement le sang dans la veine, la notion du mode d'écoulement par piqûre échappe forcément.

a) *Écoulement facile.* — L'écoulement facile peut s'observer dans diverses circonstances dont deux principales :

1° Il est dû à une congestion périphérique, à une turgescence des capillaires et du système veineux. Ces troubles circulatoires se montrent dans les maladies du cœur, dans certaines affections pulmonaires avec cyanose. Dans d'autres cas il existe des phénomènes de vaso-dilatation d'origine variable.

Le sang s'écoule vite et vient avec abondance, mais la petite plaie saigne peu. L'arrêt est rapide dès qu'on élève le bras ou qu'on exerce une faible compression au niveau de la piqûre.

2° L'écoulement est également facile lorsque le sang présentant une fluidité exagérée n'a pas de tendance à se coaguler dans la plaie ; le sang sort en suintant, mais d'une façon continue.

Cette particularité s'observe dans l'anémie chronique, intense, avec difficulté de l'hémostase, et tout particulièrement dans les états hémophiliques indépendants de toute anémie.

b) *Écoulement difficile.* — Inversement l'*écoulement* peut être plus ou moins *difficile.* Sans tenir compte de causes toutes mécaniques, telles que l'épaisseur de la couche cornée, l'insuffisance de la plaie, etc., l'écoulement difficile du sang peut se rencontrer dans trois conditions principales :

1° La première est l'état de *vacuité des vaisseaux*, tel qu'il s'en produit à la suite de pertes sanguines énormes. Dans cet état d'anémie aiguë *ad vacuum* il faut exercer des frictions énergiques sur la peau, empêcher la circulation en retour par la ligature du bras pour obtenir quelques gouttes de sang.

Il en est à peu près de même dans certains cas d'anémie chronique intense, chez des malades très émaciés, à la période ultime du cancer par exemple.

2° La seconde condition est réalisée par le collapsus algide, la cyanose froide des extrémités. Cet état peut être purement local et dû à un spasme des vaso-constricteurs, comme dans la maladie de Raynaud, ou bien lié à une cause générale, de nature infectieuse ou toxique, comme dans le choléra et certaines formes d'urémie avec collapsus.

3° La troisième condition, d'ordre tout différent, résulte de l'épaississement et de la coagulabilité exagérée du sang. Les premières gouttes s'écoulent aisément, mais bientôt la petite plaie se bouche et l'on arrive avec peine à obtenir la quantité de sang voulue. Cet état n'a aucune signification précise. Il s'observe dans des conditions assez diverses.

B. CARACTÈRES DU SANG QUI S'ÉCOULE. — *Les caractères du sang* qui s'écoule ont trait à l'aspect et à la coloration, et doivent être notés avec soin. Depuis le sang épais, fortement coloré, rouge foncé, jusqu'au sang pâle, fluide, ressemblant à du sirop de groseille dilué on peut voir tous les intermédiaires. L'aspect et la coloration varient avec le degré d'anémie.

Parfois il existe des caractères spéciaux, le sang est noirâtre dans la cyanose, l'asphyxie simple, l'algidité. Il a une coloration sale, violacée, grisâtre, dans la leucocythémie; une teinte brun sépia dans les empoisonnements par les substances méthémoglobinisantes, telles que les chlorates, le nitrite d'amyle, la kairine, etc.; une coloration rose vif, un aspect rutilant dans l'empoisonnement par l'oxyde de carbone.

Un autre caractère très important à signaler consiste dans la difficulté de *l'arrêt du sang.*

Cette difficulté (en employant le procédé que j'ai indiqué) ne peut jamais donner lieu, même chez les hémophiles, à une hémorragie véritable; mais elle peut nécessiter chez eux l'emploi local d'un peu de collodion qui sera étendu au niveau de la petite plaie. La persistance de la perte de sang, même lorsque la plaie est petite est un des caractères de l'hémophilie.

C. Faits relatifs a la coagulabilité du sang. — Une fois sorti des vaisseaux, le sang se coagule avec une rapidité variable. Avant de passer à l'étude des faits relatifs à la *coagulabilité* du sang, il est nécessaire de bien définir ce qu'on entend par cette expression.

Elle indique le temps qui s'écoule entre la sortie du sang des vaisseaux et sa prise en masse. Elle ne doit pas être confondue avec la rapidité plus ou moins grande de l'arrêt spontané du sang, c'est-à-dire avec la rapidité du processus de l'*hémostase*. Elle est indépendante également de la facilité de l'écoulement sanguin.

On conçoit très bien, par exemple, qu'un sang puisse s'écouler difficilement en suintant, mais d'une façon continue sans tendance à l'arrêt spontané, bien qu'il se coagule rapidement en dehors de la plaie.

On comprend de même un écoulement facile, coïncidant avec un arrêt rapide et une coagulabilité exagérée ; ou encore un écoulement facile, avec arrêt difficile, et coagulation rapide en dehors de la plaie.

Toutes ces combinaisons sont possibles.

Pour se rendre compte d'une façon précise du degré de coagulabilité, il faut employer une technique spéciale que je ne décrirai pas pour le moment. On peut en avoir une idée suffisante en comptant le temps qui s'écoule depuis la sortie de la première goutte jusqu'à la prise en gelée du sang dans l'éprouvette, prise assez complète pour qu'on puisse retourner celle-ci, sans que la masse sanguine se déforme.

La température ambiante doit être tenue en considération, car elle peut faire varier le phénomène. Le froid, par exemple, retarde la coagulation.

Diverses expériences sur les animaux m'ont fait voir que la coagulabilité chez un même animal varie assez notablement d'un moment à l'autre, pour qu'il ne soit pas tenu compte en clinique de variations peu accusées. Il suffit donc pratiquement de pouvoir apprécier les différences très marquées, et pour cela un procédé même grossier est suffisant.

Normalement la coagulation a lieu en dix à vingt minutes.

Une coagulation plus rapide n'a pas grande signification. Il n'en est pas de même lorsque la coagulation se produit avec un retard notable. Le sang peut mettre, pour se coaguler, à la température de la chambre, une demi-heure, une heure, jusqu'à huit à dix heures.

Les retards peu marqués sont un des caractères du

sang franchement phlegmasique, tel que celui de la pneumonie franche aiguë, par exemple.

Les grands retards caractérisent l'état hémophilique (joint à la tendance aux hémorragies et à la difficulté d'arrêter le sang des plaies ou des simples érosions).

Je n'ai pas encore eu l'occasion d'observer des hémophilies protopathiques, c'est-à-dire héréditaires, constitutionnelles. Je n'ai rencontré que des cas de cause obscure, sans hérédité, fort analogues, cependant, comme symptômes, à ceux de l'hémophilie vraie. La coagulation a été retardée jusqu'à dix heures par une température extérieure de $+12°$. Semblable retard peut coexister avec un sang normalement constitué au point de vue *anatomique*.

Dans l'état actuel de nos connaissances, il ne peut être attribué qu'à un phénomène d'ordre chimique, à la présence dans le sang de corps ayant sur la formation de la fibrine une action *empêchante* (inhibitoire).

Jusqu'à présent on ne connaît expérimentalement que deux moyens d'enrayer ou de retarder considérablement la coagulation du sang par action intraorganique : ce sont les injections de peptone et les injections d'extrait de sangsue. Une dose de 0 gr, 30 à 0 gr, 60 de peptone par kilogramme d'animal en solution saline à 0, 75 p. 100 empêche la coagulation bien que la peptone se détruise dans le sang. Haycraft a montré, il y a une vingtaine d'années, que l'extrait alcoolique de tête de sangsue, repris en solution aqueuse jouit des mêmes propriétés.

Ce dernier fait est des plus intéressants ; il montre que des matières d'origine animale peuvent avoir des propriétés anticoagulatrices très accusées. Il est donc permis de supposer que, dans certains cas pathologiques, des matières analogues se forment dans l'organisme ; c'est la seule manière de concevoir les états hémophiliques indépendants de toute altération anatomique du sang.

Dans une série d'expériences (1) que j'ai faites autrefois, j'ai pu obtenir une grande diminution de la coagulabilité en pratiquant à haute dose et d'une certaine façon des injections intraveineuses de sang ou de sérum étrangers, entraînant la précipitation de la presque totalité des hématoblastes.

Mais dans les cas pathologiques (comme le purpura hémorragique) où le nombre des hématoblastes est très diminué, la coagulabilité peut ne pas être influencée et cela malgré une certaine difficulté de l'hémostase.

Nous avons eu récemment, dans le service, deux malades, les nos 5 et 10 *bis* de la salle Bazin, dont le sang présentait ces deux particularités : écoulement facile et coagulabilité normale.

Atteints tous deux de purpura hémorragique, ils avaient un sang très pauvre en hématoblastes.

Chez un petit malade de la ville, âgé de sept ans, la coagulation a lieu en dix minutes, malgré un écoulement exagérément facile du sang ; par contre, chez un autre enfant de même âge, qui a des épistaxis à répétition et quelques ecchymoses, il existe un léger retard de la coagulation (une demi-heure), bien que l'arrêt du sang soit facile et qu'il n'y ait pas de diminution des hématoblastes.

La conclusion de ces faits est que, dans les cas pathologiques, la diminution de la coagulabilité paraît liée à la présence dans le sang de substances particulières. Elle n'est pas d'ordre anatomique, mais de nature chimique.

(1) G. Hayem, *Du Sang*, p. 240, 244 et suivantes.

D. FAITS RELATIFS A LA FORMATION DU SÉRUM. — Une fois coagulé, le sang subit des modifications importantes qui aboutissent à *la formation du sérum*. Après s'être pris en une gelée, ressemblant à une masse de gélatine refroidie, assez compacte, semi-élastique, très résistante, le sang coagulé subit spontanément une rétraction qui aboutit au bout d'un certain temps à la séparation de la masse en deux parties : une partie cruorique solide, le *caillot* proprement dit, une partie liquide le *sérum*. Il est extrêmement intéressant, au point de vue pathologique, de suivre pas à pas la marche de ce phénomène. Je ne pense pas que cela ait été fait méthodiquement avant mes recherches.

Normalement, quelques minutes après la coagulation, la surface du caillot se creuse en godet et s'humidifie légèrement. Bientôt, quand il s'agit de sang recueilli dans une éprouvette *cylindrique* (les phénomènes varient nécessairement d'*aspect*, mais d'aspect *seulement*, avec la *forme* du vase), la partie moyenne du caillot se décolle de la paroi et laisse apercevoir une légère lame de liquide.

La séparation commence au bout d'une demi-heure à une heure, puis se poursuit plus ou moins rapidement pour être déjà très avancée au bout de quatre à six heures ; mais elle n'est guère complète qu'au bout de douze à dix-huit heures (cela n'est naturellement pas facile à préciser). Le caillot primitif est comme une éponge imbibée de liquide, mais douée d'une grande rétractilité. En se condensant, en revenant sur lui-même, il exprime en partie le liquide qui l'imbibe : c'est un liquide libéré qui constitue le *sérum*.

Le premier fait anormal qui frappe en étudiant ce phénomène est la *diminution* ou la *perte complète de la rétractilité du caillot* et, par suite, l'*absence de sérum*.

Quand la perte de la rétractilité est complète, le caillot reste adhérent à la paroi du vase, c'est à peine s'il se creuse légèrement en cupule et s'humidifie à la surface. On peut retourner le vase sans voir s'écouler la moindre goutte de sérosité ; le caillot conservé plusieurs jours reste tel jusqu'à putréfaction. Je vous en ai montré des exemples, en particulier chez les deux malades dont je vous parlais tout à l'heure (n° 5 et 10 *bis* de la salle Bazin).

Le défaut de rétractilité peut être relatif et non absolu. Quand il est très prononcé et que, par exemple, un caillot de 2 c³ ne donne que deux à trois gouttes de sérum, il est encore facile à apprécier. Mais on comprend que les faibles degrés échappent. Du moment où il se forme du sérum en quantité notable, il devient difficile d'estimer si cette quantité est normale ou non, c'est-à-dire si le caillot s'est rétracté autant qu'il doit le faire ou seulement incomplètement.

Dans certains cas, cependant, cette appréciation est possible ; il suffit de faire la numération des éléments ; la quantité de sérum, en effet, est non seulement *directement proportionnelle au degré de rétractilité* du caillot, mais encore *inversement proportionnelle a la richesse globulaire*.

Quand le caillot possède l'intégrité de son pouvoir de rétraction, moins il y a de globules, plus le sérum est abondant.

Alors donc que, dans un cas d'anémie, le sérum n'est pas plus abondant que si le sang était normalement constitué (environ un tiers de sérum et deux tiers de caillot en volume), on en peut conclure que la rétractilité est diminuée.

Naturellement les faibles nuances resteront toujours inappréciables. Le mieux est de ne tenir compte que des anomalies très apparentes.

L'absence ou la diminution de la rétractilité du caillot s'observe dans des cas pathologiques divers, pouvant probablement tous se rattacher originairement à une toxémie.

Dans une certaine catégorie de faits, cette absence de rétractilité correspond à une *particularité anatomique* dont j'ai pu déterminer expérimentalement l'intervention : la *grande rareté des hématoblastes*. Il en est ainsi dans certaines formes de *purpura* et surtout dans le *purpura hémorragique* (1) ; de même dans l'anémie pernicieuse progressive, et dans les états cachectiques très avancés avec anémie extrême. J'ai donné, vous ai-je dit, la preuve expérimentale du rôle des hématoblastes dans la rétractilité du caillot. Je crois nécessaire de vous rappeler brièvement cette expérience.

Si on isole entre deux ligatures un segment de jugulaire de cheval, plein de sang et qu'on suspende verticalement ce segment dans une atmosphère froide pour retarder la putréfaction, le sang ne se coagule pas. Les globules rouges entraînés par leur poids tombent dans le segment inférieur de la veine, les globules blancs plus légers forment une couche immédiatement sus-jacente.

Dans le segment supérieur, il ne reste que le plasma

(1) G. Hayem, Du purpura (*Presse médicale*, 22 juin 1895). — Du caillot non rétractile; suppression de la formation du sérum sanguin dans quelques états pathologiques (*Académie des sciences*, 23 nov. 1896). — Raoul Bensaude, Sur l'absence de rétraction du caillot sanguin et de la formation de sérum dans diverses variétés de purpura hémorragique (*Société médicale des hôpitaux*, 15 janvier 1897). — Voir plus loin la leçon XXXVI, sur le purpura.

dans lequel flottent les hématoblastes et quelques globules blancs. Par une nouvelle ligature, on sépare ces deux segments l'un de l'autre. On vide celui qui ne contient que le plasma et on en fait deux parts : l'une est mise directement dans une petite éprouvette ; l'autre est d'abord filtrée à 0°, de façon à être débarrassée, autant que possible, des hématoblastes et recueillie dans une autre éprouvette. La partie non filtrée ne tarde pas à se coaguler ; puis, au bout d'un certain temps, le caillot se rétracte et laisse transsuder du sérum.

La partie filtrée se coagule également, mais plus lentement, et le *caillot ne se rétracte pas, il ne donne pas de sérum* (1).

Le plasma filtré ne différant du premier que par l'absence des hématoblastes, il est naturel de rapporter à ces éléments la rétractilité du caillot.

Aussi tous les faits pathologiques dans lesquels l'absence de rétractilité du caillot coïncide avec une grande rareté des hématoblastes, sont-ils d'une interprétation facile. Cette cause d'absence de rétraction est la mieux définie. Il paraît y en avoir d'autres ; le phénomène peut, en effet, s'observer dans certains états infectieux sans qu'il y ait diminution sensible des hématoblastes. Il doit exister dans certaines toxémies des substances dont la présence donne lieu à une fibrine anormale, ayant perdu la propriété de se rétracter. Récemment, à l'aide d'injections de propeptone dans le sang, M. Gley a obtenu des résultats analogues (2).

Pour vous montrer combien sont variées les condi-

(1) Nouvelles recherches sur la coagulation du sang. Du rôle des éléments figurés dans la coagulation (*Union médicale*, 1882). — *Du sang*, p. 314 et suivantes (1889).

(2) Gley, Défaut de rétractilité du caillot sanguin dans quelques conditions expérimentales (*Soc. de biol.*, 19 décembre 1896).

tions pathologiques dans lesquelles cette absence de rétraction peut être constatée, je vous en citerai quelques exemples :

1° 5 Moïana. 29 janvier 1897. Pleurésie droite chez une bacillaire.

Le sang provenant de ventouses scarifiees ne donne pas de sérum.

2° 6 Moïana, 29 janvier 1897. Pneumonie du sommet chez une femme rendue cachectique par un cancer de l'estomac. Le sang provenant de la même source ne fournit pas de sérum.

3° 10 Moïana, 4 janvier 1897. Amaurose tabétique avec brightisme. On fit une saignée peu de temps avant la mort.

On obtint deux gouttes de sérum pour 50 grammes de sang.

4° 1 Moïana, 20 novembre 1897. Phlébite et ostéo-périostite dans la convalescence d'une fièvre typhoïde. Pas de sérum au bout de vingt-quatre heures ; quelques gouttes au bout de vingt-six heures. Augmentation faible, puis *résorption*. Cette résorption du sérum s'observe dans quelques cas et constitue le premier degré d'une modification du caillot que nous décrirons tout à l'heure (la *redissolution*).

5° Enfin, le dernier cas que je citerai (40 Béhier, 15 avril 1896) se rapporte à une pleuro-pneumonie gauche. Malgré la présence dans le sang d'amas d'hématoblastes et la production d'un réticulum phlegmasique franc, il n'y avait pas de formation de sérum au bout de vingt-quatre heures.

E. Faits relatifs aux caractères du caillot. — *Les cas où il se produit du sérum* nous arrêteront un peu plus longtemps. Ce sont de beaucoup les plus nombreux. Nous étudierons successivement les caractères du *caillot* et ceux du *sérum*.

Relativement au *caillot* on doit considérer : le volume, la forme, la couleur et la solubilité.

Le caillot étant constitué par les éléments *figurés* du sang, retenus dans les mailles d'une fibrine normalement rétractile, le volume qu'il occupe dépend à la fois de l'abondance des éléments et de la rétractilité de la fibrine. Ce point vient d'être suffisamment étudié. Rappelons seulement qu'un caillot volumineux n'indique pas toujours une grande richesse en éléments ; d'où la nécessité de connaître la richesse globulaire et de la comparer au volume du caillot.

La *forme* du caillot peut donner des indications d'une certaine valeur.

Pour les apprécier, il faut entrer dans quelques considérations physiologiques.

Normalement la rétractilité du caillot est sous la dépendance des hématoblastes ; j'en ai donné plus haut la preuve expérimentale.

Supposons que le sang se prenne très rapidement en masse après être sorti des vaisseaux ; la constitution anatomique du caillot sera sensiblement homogène ; il en résultera une rétraction uniforme.

Dans un vase cylindrique le caillot restera cylindrique et simplement plus étroit et plus court que le vase, mais creusé en cupule à la surface. Dans les premières heures, il prend la forme d'une poulie à gorge, parce que la surface et le fond adhèrent plus fortement à la paroi, et que le sérum commence à apparaître sur les parties latérales. Cet aspect peut persister jusqu'à la fin. Plus souvent le fond ou la surface parviennent à se décoller; le caillot est alors cylindrique. Seule l'extrémité restée adhérente est plus évasée, plus large. C'est généralement la partie supérieure.

Quand la coagulation tarde à se faire, les globules rouges tombent au fond, surmontés par une couche de globules blancs et d'hématoblastes.

La répartition des éléments n'étant plus égale, la rétraction du caillot cesse d'être uniforme. La couche des globules blancs et des hématoblastes se rétracte plus que le reste ; le caillot devient conique à sommet supérieur, cupuliforme.

Dans la pneumonie, par exemple, la coagulation ayant lieu avec lenteur, le caillot est surmonté d'une cupule blanchâtre plus rétractée que la partie cruorique : c'est la *crusta phlogistica* des anciens phlébotomistes.

Quand un caillot présente ces caractères, on peut en conclure que la coagulation s'est faite lentement. En général, dans ces cas, le sang renferme un nombre exagéré de globules blancs et d'hématoblastes.

Lorsqu'il y a un retard considérable de la coagulation, le caillot prend des caractères tout à fait spéciaux, et d'autant plus prononcés que le nombre des globules rouges est moins élevé.

On peut voir alors une couche cruorique non rétractée, surmontée d'un long cylindre en gorge de poulie, complètement incolore. J'en ai observé un exemple remarquable dans un cas d'hémophilie avec anémie et retard de dix heures dans la coagulation. Cette variété de caillot est absolument caractéristique.

Relativement à la *coloration*, il n'y a rien à ajouter à ce qui a été dit précédemment à propos du sang.

Mais lorsqu'on conserve le caillot, la couleur s'en

modifie. Elle devient rose dans les parties supérieures en contact avec l'oxygène de l'air, noirâtre violacé dans les couches profondes, par suite de la réduction de l'hémoglobine. Le sang brun dû à la méthémoglobine donne un caillot chocolat.

La *consistance* du caillot peut donner lieu à des considérations plus intéressantes.

Normalement le caillot rétracté est plus ferme que le caillot frais. Cela se conçoit puisqu'il a subi une condensation par perte de liquide. Il reste dense, résistant, difficile à fragmenter jusqu'à putréfaction.

Ces caractères peuvent varier de façons assez diverses : défaut plus ou moins marqué de consistance, fragmentation plus ou moins facile.

La modification la plus remarquable de ce genre consiste en une *redissolution* plus ou moins rapide, plus ou moins complète.

C'est un fait des plus curieux sur lequel j'ai attiré l'attention à propos de l'hémoglobinurie paroxystique (1).

Dans les premières heures, le caillot se comporte en apparence comme un caillot normal : la séparation du sérum est régulière et peut même être très rapide. Puis, après un temps variable, le caillot se redissout et le sang redevient tout à fait liquide. Il se sépare alors en deux couches, l'une supérieure plasmatique, l'autre inférieure formée par les globules déposés.

La redissolution peut avoir lieu au bout de quelques heures (quatre heures dans un cas) ou beaucoup plus tard (vingt-quatre à quarante-huit heures et plus). Elle peut être plus ou moins complète : tantôt absolue

(1) Sur un cas d'hémoglobinurie paroxystique a frigore (*Gaz. des hôp.*, 24 juillet 1895). Voir plus loin Leçon XLI.

et, dans ce cas, si l'on ne suit pas le phénomène dès le début, on peut croire que le sang est resté liquide ; tantôt imparfaite : le caillot est alors friable, et, par agitation, il se résout en grumeaux qui se désagrègent plus ou moins entièrement et ne tardent pas à se liquéfier.

Dans quelques cas, la fonte du caillot est visiblement précédée de la résorption du sérum préalablement formé.

J'ai observé cette redissolution dans l'hémoglobinurie, dans la cachexie palustre avec purpura, et, à un degré moins marqué, dans l'ictère grave.

Dans tous ces cas on peut supposer l'existence d'une toxémie ayant altéré profondément le plasma sanguin. Il va sans dire qu'il ne s'agit pas d'une dissolution des diverses parties du caillot, mais d'une reproduction de l'état liquide du sang par désagrégation ou peut-être redissolution de la fibrine.

SIXIÈME LEÇON

TECHNIQUE DE L'EXAMEN DU SANG (SUITE).

Examen du sérum et du caillot.

(*Suite et fin*).

Messieurs,

F. Examen et caractères du sérum. — Nous arrivons maintenant à l'une des parties les plus intéressantes de notre sujet, à l'examen du *sérum*.

Pour le recueillir, on le décante avec une pipette effilée et on le place dans une petite éprouvette. Dans cette opération on entraîne forcément quelques globules rouges. Mais, par le simple repos, ceux-ci tombent au fond du vase. Pour les opérations ultérieures (spectroscopie, réaction de Gmelin), on a besoin d'éprouvettes plus étroites (de 2 à 3 millimètres de diamètre).

On doit étudier successivement l'*abondance*, la *transparence*, la *couleur*, et divers caractères *physiques* et *chimiques* du liquide recueilli.

L'*abondance* du sérum est en raison inverse du volume du caillot. Nous en avons déjà parlé ; nous n'y reviendrons plus.

La *transparence* du sérum peut offrir quelques particularités dignes d'être signalées. Normalement, le sérum est limpide, transparent. Il peut être rendu plus ou moins trouble par la suspension de particules solides. C'est ainsi que, par l'agitation, le sérum entraîne quelques globules rouges qui en diminuent la translucidité et lui donnent une teinte rosée; mais, par le simple repos, il redevient clair. Dans d'autres cas, les particules qu'il contient sont d'un autre ordre. Elles ne se déposent pas par le repos. Le sérum prend alors un aspect opalescent ou même franchement lactescent, analogue à celui du liquide de l'ascite et des épanchements dits chyleux. Dans les cas moins marqués, l'opalescence n'est visible qu'à la lumière réfléchie.

La lactescence peut être due à deux variétés de corpuscules : les uns *graisseux*, les autres *albuminoïdes*.

Le sérum vraiment chyleux a été observé par les physiologistes chez les animaux en cours de digestion; je l'ai noté chez des chats et des chiens nouveau-nés, à la mamelle. On y reconnaît, au microscope, des petites granulations graisseuses.

La lactescence d'origine pathologique a été signalée dans le sérum humain par divers médecins et récemment par MM. Widal et Sicard. Ces derniers observateurs la considèrent comme fréquente chez les brightiques (1).

Elle serait due, non à des particules graisseuses, comme dans le sérum de digestion, mais à des granulations de nature albuminoïde. Il y aurait donc là un fait d'une certaine signification pathologique. Mais encore faudrait-il, pour le préciser, faire la différence, dans tous les cas, entre les granulations chyleuses et albuminoïdes, la fréquence relative du sérum trouble chez les brightiques pouvant tenir au régime lacté. Cette distinction est facile, il suffit de traiter le sérum

(1) Widal et Sicard, Le sérum des albuminuriques (*Société médicale des hôpitaux*, 6 nov. 1896).

par l'éther qui, dans le cas de granulations graisseuses, doit le rendre limpide.

L'état franchement opalescent ou lactescent est assez rare. J'ai examiné à ce point de vue un grand nombre de brightiques sans en trouver un cas; puis, dans ces derniers temps, j'en ai vu successivement quelques exemples. Je l'ai rencontré dans la proportion de 2 à 3 p. 20 (proportion beaucoup plus faible que celle indiquée par M. Widal). Le même état opalescent peut d'ailleurs se rencontrer en dehors du mal de Bright.

Examiné au point de vue de la *couleur*, le sérum donne un assez grand nombre de renseignements. Il faut distinguer ici les variations dans la coloration normale, et les colorations produites par des matières tinctoriales surajoutées.

Normalement le sérum est jaune ambré, légèrement verdâtre, un peu dichroïque, la coloration verdâtre devenant beaucoup plus apparente quand il est examiné par réfraction.

Sur fond noir, il présente même assez souvent une légère fluorescence.

Quelques-uns des échantillons de sérum, considérés comme opalescents par M. Widal, m'ont paru être translucides ou légèrement troubles suivant qu'ils étaient vus par transparence ou par lumière réfléchie, comme s'il y avait une exagération du dichroïsme normal.

La couleur du sérum peut varier en plus ou en moins.

L'*augmentation* de la coloration est difficile à saisir, et jusqu'ici je ne lui ai trouvé aucune signification pathologique.

Seule, la *diminution* de la coloration, quand elle est

nette, indubitable, constitue un caractère pathologique. Elle s'observe régulièrement dans l'anémie chronique, quelle qu'en soit l'origine, et coïncide, lorsque le caillot a un pouvoir de rétractilité normal, avec l'abondance insolite du sérum.

Elle est généralement proportionnelle à l'intensité de l'anémie. Il est facile de s'en rendre compte en faisant l'examen comparatif du sérum dans les divers degrés de chlorose, dans l'anémie pernicieuse progressive, dans les anémies symptomatiques chroniques.

Ce fait que j'ai indiqué, il y a longtemps déjà, est en désaccord avec les travaux de certains auteurs, particulièrement de Maragliano et Castellino, qui attribuent la déglobulisation dans les anémies et notamment dans la chlorose à une prétendue *nécrobiose des globules* et à la *dissolution* de ces éléments dans le sang (1). D'après eux, le sérum des chlorotiques jouirait de ces propriétés dissolvantes, ce qui expliquerait, au moins en partie, la déglobulisation.

Mais la pâleur du sérum des chlorotiques et des malades atteints d'anémie chronique est en contradiction avec l'hypothèse d'une action dissolvante que ce sérum exercerait sur les globules sanguins.

Les matières colorantes du sérum proviennent vraisemblablement de l'oxydation avancée de l'hémoglobine ; la pâleur du sérum serait donc plutôt la preuve d'une faible destruction globulaire.

Si, dans certaines formes d'anémie, la déglobulisation par destruction globulaire est indiscutable, dans la

(1) Maragliano et Castellino, Sulle modificazioni degenerative dei globuli rossi (*R. academ. de Genov.*, 16 avril 1890). — *La Riforma medica*, 6 mai 1890, p. 620. — Castellino, *Zeitsch. f. klin. Med.*, Bd. XXI, p. 415. — Maragliano, *Verh. des XIe Congr. f. inn. Med.*, Leipzig, 1892, p. 33.

chlorose en évolution, par exemple, on doit conclure du fait de la grande pâleur du sérum que cette destruction ne s'accomplit pas dans le sang.

En outre, dans l'anémie chronique, non seulement le sérum est pâle; mais on peut le conserver assez longtemps en présence du caillot dans un endroit frais, sans voir survenir de destruction globulaire.

J'ai répété cette expérience un grand nombre de fois, et cela dans des cas où cependant les globules rouges présentaient une grande vulnérabilité, mise en évidence par un autre procédé.

Le sérum, dans ces cas, n'exerce donc pas d'action dissolvante, au moins sur les globules du malade. De ce qu'il peut en posséder une plus ou moins intense sur les éléments du sang d'une autre personne, il n'y a rien à conclure, le sérum le plus normal pouvant agir de même.

Les *colorations anormales du sérum,* produites par des matières tinctoriales surajoutées, faciles à voir à la simple inspection, peuvent être rangées en deux catégories : dans la première, la matière tinctoriale est l'hémoglobine ou son dérivé la méthémoglobine; dans la seconde, ce sont les matières colorantes de la bile.

Quand le sérum renferme des proportions notables d'hémoglobine dissoute, il prend l'aspect d'une solution de sang dans l'eau; il est dit *laqué.*

Normalement il se produit toujours, pendant la séparation du sérum, une dissolution globulaire légère, mais non reconnaissable, peut-être même existe-t-il un peu d'hémoglobine à l'état libre dans le plasma. Le sérum est dit laqué, dès que la coloration hémoglobique devient sensible. Elle peut varier, du rose extrêmement léger, à peine appréciable, à la teinte rouge-cerise ou à celle du sirop de groseilles un peu dilué.

D'après les faits que j'ai observés, il y a lieu de distinguer deux variétés de sérum laqué suivant que la *dissolution* a lieu *d'emblée* ou bien est *secondaire*.

Dans le premier cas, le sérum est laqué dès le moment où il commence à être exsudé.

Dans le second, le sérum, primitivement de couleur normale, devient laqué plus ou moins rapidement pendant l'achèvement de la rétraction du caillot ou même plus tard ; d'où nécessité de suivre le phénomène de près.

Le sérum d'emblée laqué caractérise l'hémoglobinémie, c'est-à-dire la dissolution de l'hémoglobine dans le plasma du sang circulant.

C'est un état assez rare, se montrant dans des conditions encore mal définies. Tantôt l'hémoglobine dissoute reste à l'état d'hémoglobine ; tantôt elle est en partie à l'état de méthémoglobine.

L'hémoglobinémie serait pour beaucoup d'auteurs la cause primitive de l'hémoglobinurie paroxystique. Dans la forme *a frigore*, par exemple, les globules seraient dissous en masse et l'hémoglobine mise en liberté s'éliminerait par les urines.

Ehrlich pense même, en s'appuyant sur le procédé que je vous ai indiqué au début de ma leçon, que la dissolution de l'hémoglobine a lieu plus spécialement par l'action du froid sur la peau.

J'ai fait à cette théorie des objections dont vous pourrez prendre connaissance en vous reportant à l'une de mes leçons antérieures (1).

(1) Leçon sur l'hémoglobinurie (*Gazette des hôpitaux*, août 1895). — Voir plus loin leçon XLI.

L'hémoglobinémie peut se montrer chez l'homme dans diverses conditions.

Dès qu'elle est accentuée et dure un certain temps, elle produit une variété particulière d'ictère : *ictère sanguin ou hémoglobique*. J'en ai publié une observation typique en 1891 (1). Depuis, j'ai observé plusieurs fois une hémoglobinémie passagère, notamment chez des alcooliques à l'occasion de poussées fébriles de nature mal déterminée.

Nous en avons actuellement un exemple dans nos salles, chez le malade du n° 4 de la salle Bazin.

Il est probable qu'il s'agit là encore d'une toxémie survenant dans des conditions mal connues et chez des malades ayant des lésions viscérales. Mon malade de 1891 avait une néphrite chronique ; celui qui est actuellement dans nos salles est atteint de gastrite éthylique, compliquée de tuméfaction du foie. Le sérum est devenu laqué dans le cours d'une affection fébrile, probablement symptomatique d'une infection des voies biliaires.

Ces lésions viscérales doivent jouer un rôle dans la production de substances qui, en s'accumulant dans le sang, attaquent les globules.

Parmi les autres états pathologiques dans lesquels j'ai observé l'hémoglobinémie, je signalerai l'ictère grave, la cachexie palustre, quelques cas de pneumonie, un cas d'éclampsie traité par de fortes doses de chloroforme (ici l'action du chloroforme est probable, mais il existait une profonde altération du foie).

A côté de ces faits viennent se ranger les cas d'empoisonnement par les matières qui attaquent les globules rouges. Comme presque toutes ces substances

(1) *Société médicale des hôpitaux*, p. 410, 1891.

transforment en même temps l'hémoglobine en méthémoglobine, l'ictère sanguin est alors plus foncé, la méthémoglobine étant plus tinctoriale que l'hémoglobine; la teinte des téguments est jaune brun chocolat, à reflets bronzés.

Nous avons eu récemment l'occasion d'observer un fait de ce genre dans lequel la coloration de la peau et des muqueuses était tout à fait remarquable et caractéristique (1).

L'intoxication par la quinine, chez les malades dont les globules ont été rendus vulnérables par la cachexie paludéenne, produit, d'après J. Carreau, un sérum laqué renfermant de la méthémoglobine.

L'étude que j'ai faite sur l'état du sang dans la cachexie paludéenne éclaire peut-être cette question. On sait que la quinine n'est pas un poison méthémoglobinisant, en ce sens qu'il ne semble pas pouvoir s'attaquer à l'hémoglobine des globules ; mais j'ai démontré que certains corps, (en particulier les ferricyanures), incapables de s'attaquer directement aux globules rouges, produisent de la méthémoglobine dès que l'hémoglobine est dissoute. Les accidents décrits par J. Carreau pourraient donc être préparés par une hémoglobinémie due à la cachexie palustre (2).

Le sérum sanguin, avons-nous dit, peut encore être adultéré par divers pigments. Le seul de ces pigments qui puisse lui faire prendre une coloration sensible à la vue est le pigment normal de la bile, la *bilirubine* (pigment verdissant à l'air par oxydation pour produire de la biliverdine). Le sérum prend une couleur jaunâtre, parfois très intense et verdit quand on le

(1) Voir plus loin leçon XLII sur la méthémoglobinémie.
(2) Voir plus loin leçon XLI.

conserve. Il ressemble parfois à de la bile presque pure, et le pouvoir colorant en est tel que j'ai pu faire une série de papiers coloriés directement avec des sérums d'ictériques. Ces papiers forment une échelle de teintes dont quelques-unes sont extrêmement foncées.

Mais la constatation simple de la coloration du sérum ne donne pas des renseignements suffisants. L'étude doit en être complétée à l'aide de procédés physico-chimiques, faciles à appliquer même avec la petite quantité de liquide dont nous pouvons disposer.

J'ai introduit dans la technique clinique l'étude spectroscopique du sérum et de l'urine et l'ai rendue très pratique en vulgarisant l'emploi du petit spectroscope de poche à vision directe. J'ai pu résoudre ainsi un certain nombre de questions relatives aux ictères, et dire qu'en cas d'ictère il était indispensable de faire à la fois l'examen du sérum et de l'urine.

Les matières reconnaissables dans le sérum, à l'aide du spectroscope, sont : l'hémoglobine, la méthémoglobine, l'urobiline et les pigments biliaires.

L'*hémoglobine* existe toujours en petite quantité dans le sérum le plus normal, soit qu'il en existe dans le plasma, soit plutôt que la formation du sérum entraîne la dissolution de quelques hématies. L'état n'est pathologique que lorsque la présence de la matière colorante (après repos et chute des globules en suspension) est déjà reconnaissable à la vue.

L'hémoglobine est ordinairement à l'état d'oxyhémoglobine (1). Dans le sérum conservé et non remué, on peut voir de l'hémoglobine réduite (2),

(1) Double bande d'absorption entre les raies D et E de Frauenhofer, c'est-à dire dans le jaune vert (fig. 4. II).

(2) Bande unique dans le jaune, résultant de la fusion des deux bandes précédentes (constitue la bande de Stokes) (fig. 4. I).

La réaction spectrale de la méthémoglobine (1) est plus rarement constatée et jusqu'à présent je ne l'ai

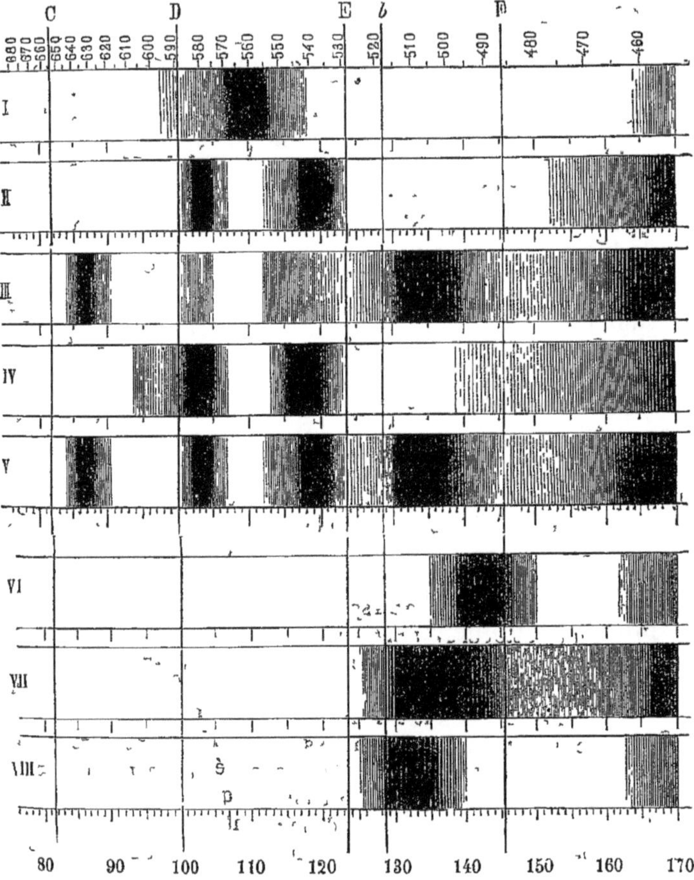

Fig. 4. — I, hémoglobine réduite ; II, oxyhémoglobine ; III, méthémoglobine en solution acide ; IV, méthémoglobine en solution alcaline ; V, mélange de méthémoglobine et d'oxyhémoglobine ; VI, urobiline dans l'urine acide ; VII, pigments biliaires dans l'urine ; VIII, urobiline dans l'urine traitée par le chlorure de zinc ammoniacal.

(1) La méthémoglobine en solution *acide* donne le spectre suivant : une bande dans le *rouge* (entre C et D plus près de C), c'est la seule caractéristique ; une bande beaucoup plus faible, diffuse, entre D et E, tout près de D (*jaune*) ; une décroissance de l'intensité lumineuse un peu avant E (*jaune vert*) c'est la place des deux bandes de l'oxyhémo-

rencontrée que dans les empoisonnements par les substances méthémoglobinisantes. Dans les autres maladies, même lorsque l'urine renfermait de la méthémoglobine (comme dans l'hémoglobinurie), le sérum sanguin n'en contenait pas.

L'*urobiline* (1) se voit plus fréquemment encore dans le sérum que dans l'urine. Elle y acquiert une tension beaucoup plus forte, car dans une couche d'urine de même épaisseur la raie n'est pas visible, alors qu'elle est nette dans le sérum.

La présence de la bilirubine, en proportion notable, masque celle de l'urobiline. Pour mettre cette dernière en évidence, il suffit de verser doucement avec une pipette un peu d'eau distillée au-dessus de la couche

globine; une bande avant F (*bleu*). En F, éclaircissement (*bleu*), puis assombrissement de la partie droite du spectre (III).

Chez l'homme, la méthémoglobine est toujours mélangée avec de l'oxyhémoglobine. Le spectre, tel qu'on le voit par exemple dans le sérum sanguin, est mixte : une bande dans le *rouge*, les *deux* bandes de l'*oxyhémoglobine*, une dernière bande un peu avant F et enfin assombrissement de la partie droite du spectre (V). En solution *alcaline* la méthémoglobine présente un spectre non moins caractéristique (IV). La bande qui existe dans le rouge se déplace vers la droite et arrive en contact avec la première bande de l'oxyhémoglobine ; en même temps elle devient plus large, mais beaucoup moins foncée. Ce dernier spectre permet de différencier la méthémoglobine de l'hématine acide (substance pouvant se former dans le sang altéré) et dont les réactions spectrales sont presque identiques à celles de la méthémoglobine acide. Une autre réaction est encore plus caractéristique : les agents réducteurs, tels que le sulfhydrate d'ammoniaque, ont la propriété de transformer la méthémoglobine en hémoglobine réduite pouvant ultérieurement, par oxydation, redevenir de l'oxyhémoglobine; au contraire, l'hématine est fixe. Si donc la solution à analyser ne contient que de la méthémoglobine, quelques gouttes de sulfhydrate d'ammoniaque font disparaître la raie dans le rouge, et finalement on n'aperçoit plus que la bande de Stokes de l'hémoglobine réduite.

Si la solution contient de l'hématine, le spectre primitif (bande dans le rouge) persiste.

(1) Bande à l'origine du *bleu* (un peu avant F) (VI).

de sérum. L'urobiline étant beaucoup plus diffusible passe rapidement dans la couche supérieure *aqueuse* où le spectre en devient bientôt évident (au bout d'une heure ou deux, quelquefois plus lentement).

La *bilirubine*, c'est-à-dire le pigment normal du foie, le pigment de l'ictère commun, biliphéique, efface toute la partie droite du spectre du bleu au violet (VII). Quand il est abondant (ictère par obstruction du cholédoque) le spectre est presque éteint et, même en couche mince, le sérum doit être étendu d'eau.

Par contre, il est rare qu'on soit obligé d'examiner le sérum en couche plus épaisse pour en rendre la réaction bien apparente.

Il est remarquable de constater assez fréquemment dans une couche mince de sérum la réaction spectrale des pigments biliaires, en l'absence de toute trace apparente de pigments dans l'urine. Il faut, je le répète, que ce pigment atteigne une très forte tension dans le sang pour qu'il passe dans l'urine où il est toujours dans un état beaucoup plus dilué. Il est possible aussi que lorsqu'il passe par le rein en très petite quantité il soit modifié et impropre à donner la réaction de Gmelin. Enfin il est certain que dans l'urine il peut être masqué, comme l'ont prouvé Kiener et Engel, par une quantité notable d'urobiline. Les expériences *in vitro* le démontrent clairement.

Le résultat général de mes recherches sur ce point m'a conduit à une formule générale simple qui peut être ainsi énoncée : dans tous les cas où il y a coloration ictérique des téguments, même très faible (à l'exception des faux ictères hémoglobiques ou méthémoglobiques), on trouve des pigments biliaires dans le sérum.

Mais il faut savoir qu'à côté du pigment normal, la bilirubine, il peut s'accumuler dans le sang des *pigments modifiés* — provenant d'un foie malade ou peut-être modifiés dans l'organisme — donnant la même réaction spectrale que la bilirubine et, par suite, non différenciables par l'examen spectroscopique. Ces pigments peuvent-ils concourir à la production de la teinte ictérique? J'en dirai un mot tout à l'heure.

Enfin, il est vraisemblable, que dans certains cas pathologiques, il peut se développer dans le sang d'autres matières dont la présence peut-être reconnue à l'aide des réactions spectrales. Ce sujet est encore peu étudié. Je signalerai uniquement une raie voisine de celle de la méthémoglobine, observée par de Ruyter dans l'œdème malin et dans l'infection diphtérique. La signification en est encore inconnue.

Le sérum sanguin, alors même qu'il a été recueilli en très faible quantité, peut encore faire l'objet de *recherches chimiques*.

On peut, par des procédés assez simples et pratiques, déterminer l'*alcalinité* du sang et du sérum, ainsi que la *fonction acide* du sang, c'est-à-dire le pouvoir qu'il possède de saturer les *bases*.

Ces procédés bien décrits dans la thèse de M. Drouin (1) ont déjà fourni des données intéressantes.

Bien plus simple est la recherche du *pigment biliaire* à l'aide de la *réaction de Gmelin*. Cette recherche doit toujours venir compléter l'examen spectroscopique, car elle permet aisément de différencier le pigment

(1) René Drouin, Sur une nouvelle méthode hémato-alcalimétrique et sur l'alcalinité comparée du sang des vertèbres (*Comptes-rendus de l'Acad. des sciences*, 1er décembre 1890). — Hémo-alcalimétrie et hémo-acidimétrie. *These de Paris*, n° 83, 1892.

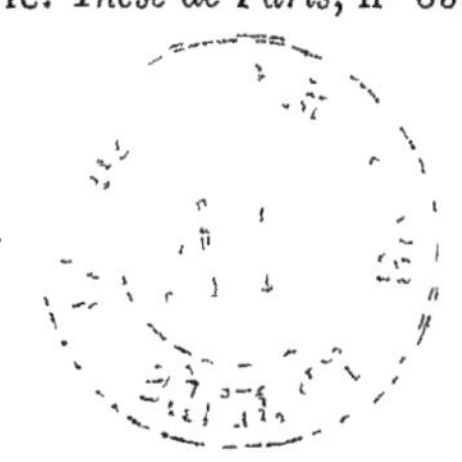

biliaire normal des pigments modifiés qui donnent la même réaction spectrale.

Elle peut être pratiquée avec 2 ou 3 gouttes de sérum. J'ai pu juger par des expériences comparatives de l'extrême sensibilité de cette réaction.

On place à l'aide d'une pipette un peu d'acide nitrique nitreux au fond d'une petite éprouvette de 2 à 3 millimètres de diamètre, puis avec une autre pipette on y dépose sans agiter quelques gouttes de sérum. A la limite de séparation des deux liquides, l'albumine du sérum se coagule et, au fur et à mesure que l'acide nitrique monte par diffusion, le caillot s'élève et s'accroît progressivement jusqu'à ce qu'au bout d'une demi-heure à une heure (suivant la quantité de sérum employée), le sérum soit pris en masse.

La réaction de Gmelin n'apparaît pas d'emblée; il faut attendre de trois à dix minutes avant de se prononcer. Le caillot d'abord blanc, jaunit rapidement à la partie inférieure par suite de l'oxydation due à l'acide nitrique. Quand la réaction de Gmelin commence à apparaître, c'est immédiatement au-dessus de la partie jaunâtre que le liséré caractéristique se produit. Ce liséré forme sur le caillot un petit anneau fin de coloration bleuâtre avec reflet verdâtre. Au fur et à mesure que l'acide nitrique monte et que, par suite, la partie inférieure du caillot jaunit, le liséré bleuâtre monte lui-même de façon à se trouver toujours au-dessus de la couche jaune. Finalement le liséré atteint la partie supérieure du caillot et disparaît totalement lorsque celui-ci est entièrement jaune.

La *bilirubine* donne seule cette réaction, les *pigments modifiés* (du jaune au rouge brun) ne la produisent pas, bien que la réaction spectrale en soit la même.

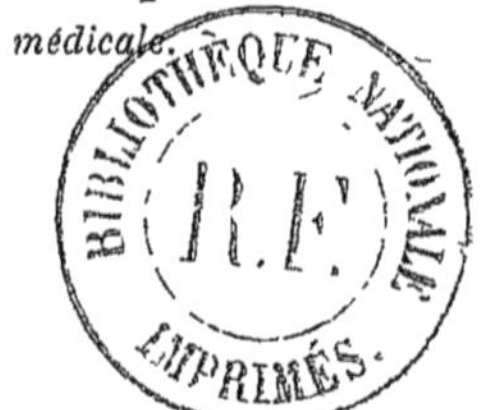

On peut ainsi reconnaître les moindres traces de pigment vrai.

L'étude du sérum envisagé au point de vue des pigments m'a permis de préciser nos connaissances sur les *ictères*. Je viens de vous rappeler la formule à laquelle je suis arrivé relativement au rôle de la bilirubine. Permettez-moi de compléter ce que j'ai à vous dire sur cette question en vous parlant des ictères polypigmentaires.

Dans mon livre « du sang » j'ai signalé des cas d'ictère dans lesquels le sérum donnait la même réaction spectrale que la bilirubine, mais non la réaction chimique de Gmelin. Cela m'a conduit à admettre que certains pigments modifiés avaient des propriétés tinctoriales à la façon de la bilirubine. Mais depuis la publication de cet ouvrage, je n'ai pas retrouvé un seul cas de coloration ictérique de la peau et des muqueuses sans que le sérum présentât la réaction de Gmelin. Il s'agissait, dans mes premières observations, de malades examinés une seule fois, soit au début, soit au déclin d'ictères dits hémaphéiques. Aujourd'hui je n'oserais plus attribuer aux pigments modifiés la propriété de faire prendre aux téguments une coloration ictérique. Cependant, il me paraît indéniable que quelques-uns de ces pigments prennent une certaine part à la coloration spéciale observée dans quelques cas d'ictère.

Indépendamment de l'ictère dit hémaphéique, qui donne au malade une coloration souvent particulière et où il n'est pas rare de noter un manque de proportion entre la faible intensité de la réaction de Gmelin dans le sérum et la coloration ictérique de la peau, il existe une autre variété d'ictère sur laquelle j'ai récemment appelé l'attention et dont les caractères sensiblement différents de ceux de l'ictère ordinaire seraient incompréhensibles sans l'intervention de pigments anormaux.

Dans cette variété d'ictère, qui vient compliquer certains états dyspeptiques, la peau prend une teinte jaune chamois, rappelant celle du xanthélasma, et siégeant avec élection sur certains points : paume des mains, plante des pieds, parties latérales des doigts et face dorsale des articulations phalangiennes. Ici encore, malgré ces particularités de coloration et de distribution de la matière tinctoriale, le sérum du sang donne la réaction de Gmelin dès que la coloration ictérique est généralisée, alors même qu'elle est peu intense. Et, cependant, il ne se produit par les urines aucune élimination de pigments. L'urine reste normale à cet égard; elle ne renferme même pas plus d'urobiline que l'urine la plus physiologique (*Soc. des hôpitaux*, 30 mai 1897 et 30 mars 1899).

On peut donc dire, en résumé, que la bilirubine, matière colorante normale de la bile, est la matière tinctoriale des téguments et des tissus dans l'ictère.

On la retrouve dans le sérum dans tous les cas d'ictère, mais elle peut y être associée à des pigments modifiés qui, incapables à eux seuls de faire prendre aux tissus une coloration ictérique, peuvent, lorsqu'ils sont associés à la bilirubine, produire à l'extérieur des colorations particulières.

Je dois encore insister sur un point important. Vous voyez que l'examen du sérum fournit des renseignements intéressants. Il ne doit jamais être négligé. Retenez donc qu'en cas d'ictère on doit faire la recherche des pigments non seulement dans l'urine, mais aussi dans le sérum. En faisant cette étude comparative vous verrez que la présence de pigments dans le sang n'entraîne pas forcément le passage de pigments correspondants dans les urines.

Ce fait, que j'ai plusieurs fois signalé, a été interprété de diverses manières. Récemment l'absence de pigments urinaires dans certains cas d'ictère a été rapportée à une diminution de la perméabilité du rein et considérée comme une présomption d'affection de cet organe.

Il peut se faire que chez certains malades ictériques la perméabilité rénale soit diminuée. Mais les faits susceptibles d'être observés dans les conditions les plus normales montrent que, pour passer dans l'urine, la bilirubine doit acquérir dans le sang une tension osmotique relativement élevée. C'est pour cette raison d'ordre physique qu'elle peut faire défaut dans l'urine malgré une coloration parfois assez marquée des téguments, due à la présence d'une quantité notable de bilirubine dans le sérum.

L'urobiline et la plupart des autres pigments modifiés paraissent traverser le rein avec une plus grande facilité. Mais ce n'est pas là la seule cause des caractères dits hémaphéiques de l'urine (présence dans l'urine, en cas d'ictère, de pigments ne donnant pas la réaction de Gmelin). En effet, ainsi que je viens de le rappeler, lorsque la bilirubine est éliminée par l'urine en proprotion peu notable, elle peut y être masquée par les autres éléments de l'urine et ne plus donner la réaction de Gmelin.

Il ne me reste plus, pour achever l'étude du sérum,

qu'à vous indiquer un procédé pratique pour la *recherche* de l'*acide urique* : c'est le procédé classique de Garrod (1).

On met dans un petit verre de montre quelques centimètres cubes de sérum. On l'acidifie à l'aide de quelques gouttes d'acide acétique (2) qui déplace l'acide urique de ses combinaisons, on éparpille ensuite dans le sérum quelques brins de fil détordu, et on laisse le tout sous cloche dans un lieu frais. Le sérum se prend d'abord en une masse gélatiniforme. Au bout de trente-six à soixante heures, quelquefois moins, si l'on retire les fils du sérum et qu'on les examine au microscope, on les voit hérissés de cristaux d'acide urique. On n'observe ces résultats positifs qu'avec le sang des goutteux.

Je n'ai pas besoin d'insister davantage sur l'importance et la multiplicité des renseignements dont je viens de vous entretenir, et qu'une technique aussi simple peut vous fournir. Les faits parlent d'eux-mêmes. Il ne s'agit pas de recherches de laboratoire, mais de procédés pratiques essentiellement cliniques.

(1) Garrod, La goutte. Traduction française d'A. Ollivier. Paris, 1867, pp. 120 et suivantes.

(2) Dans la proportion de 35 centigrammes d'acide acétique pour 3gr,5 de sérum.

SEPTIÈME LEÇON

TECHNIQUE DE L'EXAMEN DU SANG (SUITE).

Numération. Examen des préparations colorées. Chromométrie (1).

La technique de l'examen du sang a fait des progrès notables dans ces dernières années. Et si les nouvelles méthodes n'ont pas beaucoup étendu le champ des applications hématologiques, elles ont au moins eu l'avantage de rendre plus facile l'étude de certains détails utilisables en clinique.

Je vais profiter du passage dans nos salles d'un cas de leucocythémie et d'un cas d'anémie grave pour étudier avec vous quelques nouvelles méthodes d'examen du sang.

Tout d'abord je vous parlerai de la NUMÉRATION des éléments du sang.

Vous connaissez tous le liquide que j'emploie pour diluer le sang et que j'ai désigné par la lettre A. Ce n'est qu'après bien des essais que j'en ai adopté la formule. Permettez-moi de vous la rappeler :

Eau distillée........................	200 grammes.
Chlorure de sodium pur..............	1 gramme.
Sulfate de soude pur................	5 grammes.
Bichlorure de mercure...............	0gr,50

(1) Leçon du 29 avril 1899, recueillie par M. R. Bensaude, chef de laboratoire.

Ce liquide convient parfaitement pour la numération des globules rouges et des globules blancs chez l'homme et chez les animaux. Mais il ne peut être utilisé ni pour la numération des hématoblastes (excepté chez les ovipares), ni pour celle des autres éléments du sang, lorsqu'il existe une lésion inflammatoire avec augmentation de la fibrine. Le liquide A entraîne, dans ce cas, la formation d'amas plus ou moins étendus, souvent énormes, formés par une matière très visqueuse dans laquelle se trouvent englués de nombreux hématoblastes et quelques globules blancs et hématies. Ce sont ces amas que j'ai appelés *plaques phlegmasiques*.

Dans mes travaux antérieurs, j'ai recommandé deux liquides pour la numération des hématoblastes : le liquide amniotique iodé de Max Schultze et l'urine diabétique ayant une densité d'au moins 1039, additionnée de 6 p. 100 d'eau oxygénée à 12 degrés.

Ces deux liquides n'ayant pas une composition invariable, il n'est pas toujours facile de s'en procurer qui conviennent parfaitement.

Bon nombre d'auteurs ont proposé d'autres véhicules, mais aucun de ceux que je connais ne donne des résultats entièrement satisfaisants. J'ai donc tenté de composer un nouveau liquide n'ayant pas les inconvénients de ceux dont les formules ont été publiées.

Je l'ai trouvé en remplaçant dans le liquide A le bichlorure de mercure par $3^{cc},50$ de la solution iodo-iodurée qui a pour formule :

Eau distillée	500 grammes.
Iodure de potassium	25 —
Iode métallique	Excès.

La dose de $3^{cc},50$ de solution iodo-iodurée est celle

qui convient pour le sang de l'homme. Le liquide doit-être fraîchement préparé, l'iode s'évaporant assez rapidement, alors même que les flacons sont bouchés à l'émeri. Pour le sang des diverses espèces animales (ovipares et vivipares) la dose varie de 3 à 4 centimètres cubes ; on la trouve par tâtonnements.

Le nouveau liquide que j'ai proposé (1) permet de compter en même temps que les hématoblastes, les globules rouges et les globules blancs. Il servira, je l'espère, à compléter mes recherches sur les variations pathologiques des hématoblastes, sujet auquel j'attache de l'importance.

J'aborde maintenant, Messieurs, l'étude des altérations anatomiques du sang et je vais sur ce point compléter les détails techniques indiqués dans mes publications antérieures.

Cette étude se fait sur du sang pur, humide et sec et sur du sang dilué par diverses solutions. Pour l'étude du sang pur, humide, on se sert, vous le savez, d'une chambre close spéciale que je désigne sous le nom de « cellule à rigole ». Je n'ai pas à revenir sur ce procédé dont je ne saurais trop recommander l'usage.

Relativement à l'étude du sang sec, je veux entrer dans de nouveaux détails, en ce qui concerne surtout la manière de *colorer* les préparations.

Ces sortes de recherches ont acquis dans ces derniers temps une grande faveur, parce que l'attention des observateurs a été surtout fixée sur certains points de l'anatomie pathologique des globules blancs. Or, ces

(1) Nouveau liquide pour la numération des éléments du sang (*Société de biologie*, 15 avril 1899, p. 265).

points sont surtout mis en évidence par des artifices de technique, notamment par l'emploi de matières colorantes spéciales, appliquées sur le sang après dessiccation et fixation des préparations.

Nous allons nous occuper successivement des procédés de fixation, des procédés de coloration et du montage des préparations.

Je ne vous parlerai, bien entendu, que des procédés que j'ai éprouvés et qui me paraissent avoir le plus d'intérêt.

PROCÉDÉS DE FIXATION. — J'attache une grande importance à ce que le sang soit étalé en couche mince sur une lame et desséché rapidement suivant le procédé que j'ai maintes fois décrit. Wharton Jones et Milne-Edwards avaient indiqué bien avant moi un procédé analogue, mais sans en préciser l'utilité dans les recherches histologiques. J'ai tiré un grand parti de ce mode de préparation. Tous les observateurs qui se sont, depuis, occupés du sang s'en servent couramment, mais ils ont modifié à tort, à mon avis, le mode d'étalement que j'ai recommandé. Celui qu'emploie Ehrlich (1) et ceux qui l'imitent, empêche d'obtenir la fixation des hématoblastes, et c'est probablement une des raisons pour lesquelles ces éléments ont été négligés ou vus sous une forme altérée.

Les préparations de sang fixé par la dessiccation rapide peuvent être conservées indéfiniment en collections, surtout si on a le soin de les mettre à l'abri de l'humidité et de la poussière en les recouvrant d'une lamelle bordée à la paraffine.

Fixation par le temps. — Pendant les premiers jours

(1) EHRLICH et LAZARUS, Die Anaemie, in *Specie. Path. u Therapie von H. Nothnagel*, Bd. VIII, I. T. I. H. Vienne, 1898.

qui suivent l'étalement et la dessiccation du sang, les éléments sont altérables et ne peuvent supporter le contact de l'eau ou des solutions colorantes. Au fur et à mesure que les préparations vieillisent, les éléments se trouvent fixés par le durcissement et l'oxydation à l'air et, au bout d'environ deux mois, on peut les soumettre à diverses manipulations. Cette fixation par le temps, qui a l'avantage de permettre d'examiner à loisir les préparations qu'on n'a pas pu étudier immédiatement, offre quelques inconvénients. En s'opposant à l'action ultérieure de certaines substances colorantes, elle ne permet plus de faire l'étude des granulations intra-protoplasmiques désignées par Ehrlich sous le nom de *neutrophiles*.

Il existe divers modes de fixation extemporanée des préparations de sang. Les seuls qui méritent d'être décrits dans cet exposé succinct sont les fixations par l'osmium, par la chaleur et par l'alcool.

Fixation par l'osmium. — Cette fixation que j'ai employée dès mes premières recherches est excellente, en ce sens qu'elle rend les éléments absolument inattaquables par les divers réactifs, mais elle ne permet pas habituellement une bonne coloration des granulations dites neutrophiles et donne moins de netteté aux granulations éosinophiles que la fixation par la chaleur.

Rien de plus simple que de fixer une préparation de sang par l'acide osmique. On dépose dans un verre de montre ou dans un godet quelques gouttes d'une solution d'acide osmique à 1 p. 100 et on place la lame de verre sur laquelle on a étalé le sang (vingt-quatre à quarante-huit heures auparavant) sur les bords du récipient, de façon à ce que la face de la lame couverte de sang regarde la surface du liquide. On peut recouvrir le tout d'une cloche. Cinq à dix secondes suffisent pour obtenir une bonne fixation. Quand la préparation reste trop longtemps exposée aux vapeurs elle devient, résistante à certains colorants. J'ai réussi toutefois à colorer au bleu de méthylène une préparation soumise à l'action des vapeurs d'acide osmique pendant quarante-huit heures.

Fixation par la chaleur. — C'est le procédé que préconise Ehrlich pour l'étude des granulations intra-protoplasmiques des globules blancs. Il exige l'emploi d'une étuve à température constante. On peut se servir à cet effet d'une étuve à toluène, qui n'est autre qu'une petite chaudière en cuivre dont le couvercle est formé par une mince plaque percée d'une ouverture. Si l'on fait bouillir dans cette chaudière de petites quantités de toluène, la plaque en cuivre ne tarde pas à prendre elle-même la température d'ébullition de ce liquide, c. à. d. 110° environ. Il faut avoir soin de relier la chaudière à un appareil réfrigérant, destiné à condenser les vapeurs de toluène. Le temps pendant lequel il faut exposer les préparations à la température de 110° dépend des solutions colorantes employées ultérieurement.

Fixation par l'alcool. — L'alcool absolu est un bon fixateur ; mais celui du commerce ne marquant que 98°, il faut lui enlever toute trace d'eau, et à cet effet, on plonge les préparations dans un tube assez large, fermé hermétiquement avec un bouchon de liège et au fond duquel on a placé une couche de sulfate de cuivre calciné avant d'y verser l'alcool.

D'après M. Bensaude, mon chef de laboratoire, ce mode de fixation est celui qui donne les résultats les plus constants lorsqu'on emploie le triacide comme colorant.

J'arrive maintenant aux PROCÉDÉS DE COLORATION. Ces procédés sont très nombreux, surtout depuis qu'on emploie les matières colorantes d'aniline. Permettez-moi de ne m'occuper que des plus utiles.

On peut faire agir sur le sang une seule substance colorante ou plusieurs; dans ce dernier cas, on les emploie soit en mélange, soit l'une après l'autre.

Coloration avec une seule substance. — Certaines couleurs (dites acides) se portent presque uniquement sur les globules rouges du sang et ne colorent dans les globules blancs que certaines granulations dites acidophiles (ou éosinophiles). Ce sont, entre autres, l'aurantia et l'éosine. Elles ne permettent qu'une étude partielle des éléments du sang.

Il existe toutefois des couleurs qui colorent l'hémoglobine autrement que les granulations protoplasmiques et les noyaux et qui, par suite, montrent à elles seules presque tous les détails que nécessite un examen clinique du sang : ce sont le bleu de méthylène et la thionine. On peut employer l'une ou l'autre de ces matières colorantes après la fixation par l'osmium ou par la chaleur.

Voici la technique recommandée par M. Luzet pour l'emploi du *bleu de méthylène* (1). On prépare : 1° une solution de carbonate d'ammoniaque à 1 p. 100; 2° une solution alcoolique de bleu de méthylène pure. On mélange trois parties de la solution 1 avec deux parties de la solution 2. Il est utile de laisser le vase ouvert pendant huit jours pour faire diminuer par évaporation la proportion d'alcool. Après avoir maintenu la solution colorante en contact avec le sang pendant une à deux

(1) Ch. LUZET, Étude sur les anémies de la première enfance. Thèse de Paris, 1891.

minutes, on lave à l'eau et on sèche au papier buvard, puis à la flamme.

Avec le bleu de méthylène pur, tel qu'on le prépare actuellement en Allemagne, la solution de M. Luzet est trop active. Il faut l'étendre de deux fois son volume d'eau et colorer très rapidement. On peut également employer, au moins dans certains cas, une solution aqueuse plus ou moins concentrée suivant le but que l'on poursuit. Quand l'intensité de coloration est trop grande, on décolore partiellement par lavage rapide dans l'alcool à 90° (ordinaire). Le bleu de méthylène fait prendre aux globules rouges une teinte verdâtre, tandis qu'il colore tous les noyaux en bleu plus ou moins foncé.

Avec la *thionine* phéniquée on obtient des résultats assez analogues. Voici la formule de la solution :

Thionine	0gr,50
Alcool absolu	10 grammes.

Ajoutez peu à peu après dissolution :

Eau phéniquée à 1 p. 100	100 grammes.

Après une coloration rapide, on lave à l'alcool, puis à l'eau et on laisse sécher. On peut aussi, dans certains cas, se contenter d'un lavage à l'eau.

Les préparations faites à l'aide de la thionine ou du bleu de méthylène permettent de voir mieux que d'autres certains détails, en particulier la structure des noyaux (des leucocytes et des globules rouges à noyau), les caractères des leucocytes mononucléaires opaques, etc.

Ces deux colorants, et surtout le bleu de méthylène, offrent, il est vrai, l'inconvénient de donner des préparations peu résistantes, s'altérant au bout d'un certain temps. Ils sont néanmoins très recommandables.

Colorations multiples par l'emploi successif des colorants. — La plus employée de ces colorations est la double coloration par l'éosine ou l'aurantia et par l'hématoxyline ou l'hématéine. Voici comment on procède : Colorer pendant un quart d'heure avec une solution aqueuse d'éosine à 1 p. 100, laver à l'eau, sécher, puis colorer, pendant un temps variable (vérifier au microscope) avec une solution d'hématoxyline préparée suivant la méthode de Boehmer ou d'Hansen, laver à l'eau et sécher. On peut remplacer l'éosine par la solution aqueuse d'aurantia concentrée qui colore en un quart d'heure et l'hématoxyline par l'hématéine de P. Mayer :

Hématéine cristallisée du commerce..	1 gramme.
Alcool............................	50 cent. cubes.

Verser le tout dans une solution d'alun à 50 grammes pour 1000 contenant du thymol. Filtrer après refroidissement et conserver dans l'obscurité.

Quand la solution est fraîche, elle colore suffisamment en une heure environ ; quand elle est ancienne, il faut plusieurs heures. Les préparations peuvent être fixées par l'osmium ou par la chaleur.

Colorations multiples par l'emploi de solutions polychromatiques. — Ehrlich, qui a eu surtout en vue l'étude des granulations des globules blancs (granulations éosinophiles, neutrophiles, etc.), s'élève contre l'emploi des colorations successives. Parmi les mélanges qu'il a proposés dans ses diverses publications il semble actuellement accorder la préférence à la solution dite *triacide*, préparée de la manière suivante :

On fait des solutions aqueuses saturées d'orange, de fuchsine acide et de vert de méthyle (couleurs cristallisées de la société des couleurs d'aniline de Berlin). On les laisse au repos pendant plusieurs jours et on fait le mélange suivant :

Solution d'orange..................	13cc,5
Solution de fuchsine acide..........	6cc,5
Eau distillée........................	15 cent. cubes.
Solution de vert de méthyle.........	12cc,5
Alcool absolu.......................	10 cent. cubes.
Glycérine...........................	10 —

Chacun de ces liquides est mesuré avec la même éprouvette graduée et employé dans l'ordre indiqué.

On agite fortement à partir de l'addition du vert de méthyle.

Ce mélange est d'une grande commodité parce qu'il permet d'obtenir une bonne différenciation en quelques minutes. Les noyaux prennent une teinte verte, les hématies se colorent en orange, les granulations éosinophiles en rouge vif, les neutrophiles en violet. Ces colorants laissent intactes les granulations des éléments appelés *Mastzellen* (variété rare à l'état normal dans le sang humain, mais intéressante à rechercher dans les cas pathologiques). Ces granulations sont incolores, brillantes et groupées autour d'un noyau teint légèrement en vert (1).

Pour réussir la coloration avec la solution triacide, il est indispensable de se servir de préparations fraîches

(1) Si on veut obtenir la coloration des granulations des Mastzellen, on peut employer une solution de dahlia :

Solution saturée de dahlia dans l'alcool.	50 cent. cubes.

Ajouter :

Eau distillée.........................	100 cent. cubes.
Acide acétique glacial.................	12 c.c., 5

Ehrlich et Lazarus (*loc. cit.*) recommandent encore la thionine et le crésyl violet R extra (de la fabrique de Mühlheim).

fixées légérement (1). Le meilleur mode de fixation est, d'après Ehrlich, le chauffage à 110° pendant une minute. Mon préparateur, M. Bensaude, donne la préférence à la fixation par l'alcool absolu, procédé qui m'a paru être effectivement, d'un emploi plus sûr, en même temps que plus commode et qui permet d'utiliser des préparations datant déjà de quelques jours. L'action de la solution colorante doit être de courte durée et varier entre deux et six minutes. Lorsqu'on laisse agir la solution plus longtemps, on n'obtient plus nettement les diverses colorations indiquées. Dans divers cas pathologiques, la solution triacide m'a permis de colorer nettement les granulations neutrophiles dans des préparations de sang soumises aux vapeurs d'acide osmique pendant cinq à dix secondes.

L'emploi simultané de l'éosine et du bleu de méhylène a été réglé par Chenzinsky (2) de la façon suivante :

Fixation des préparations de préférence par immersion pendant cinq minutes dans l'alcool absolu ;

Traiter la préparation par une solution ainsi composée :

Solution aqueuse concentrée de bleu de méthylène	40	grammes.
Solution alcoolique d'éosine à 0,15 p. 100.	20	—
Eau distillée	40	—

La préparation doit baigner dans une couche de la solution versée dans un vase hermétiquement fermé qu'on laisse à l'étuve pendant six à vingt-quatre heures.

(1) On ne doit pas laisser sécher le sang après l'étalement pendant plus de vingt-quatre heures avant de soumettre les préparations aux autres manipulations.

(2) Cité par Ehrlich et Lazarus, *loc. cit.*

Lorqu'on chauffe la solution sans aller jusqu'à l'ébullition, on obtient une coloration suffisante au bout d'une demi-heure.

Les hématies se colorent en rose, les grains éosinophiles en rouge vif, les granulations basophiles et les noyaux en bleu.

MONTAGE DES PRÉPARATIONS DU SANG. — Il n'y a aucun intérêt, quand on ne colore pas les préparations du sang sec à les monter dans un liquide. On se contente généralement de les protéger contre la poussière en les recouvrant d'une lamelle fixée aux quatre coins ou sur les bords avec de la paraffine.

Quant aux préparations colorées, tous les auteurs recommandent de les monter. Or, le montage dans un baume ou dans une résine rend les hématoblastes presque indistincts. Il change aussi d'une manière notable l'aspect du disque des globules blancs. Il est donc nécessaire, à mon avis, de conserver un certain nombre de préparations colorées sans les monter. L'intervention du baume n'est utile que pour mettre en lumière certaines particularités de structure des noyaux et aussi pour rendre plus nettes les granulations intra-protoplasmiques.

On emploie généralement pour le montage le baume du Canada. Celui que livre le commerce n'est généralement que de la résine de térébenthine dissoute.

Dans ces derniers temps, on s'est beaucoup servi pour cette dissolution du xylol, mais le xylol offre des inconvénients ; il vaut mieux employer le chloroforme.

Je donne la préférence pour la bonne conservation des préparations à la résine de Damar dissoute dans parties égales de benzine et d'huile de térébenthine. Quel que soit le véhicule employé, il doit être assez fluide pour s'étaler facilement en couche mince. Le montage des préparations dans le baume ou la résine se prête surtout à l'étude des préparations à l'aide de l'immersion (forts grossissements).

Tous les modes de préparation du sang désséché offrentdes avantages et des inconvénients. Comme il n'y en a pas un qui permette de voir toutes les particularités dignes de fixer l'attention dans un cas donné, le choix du procédé dépendra du but poursuivi. Généralement on fera bien d'en utiliser plusieurs.

A cet égard, je puis vous donner quelques indications pratiques.

Dans les cas où il est intéressant de faire l'étude détaillée des globules rouges et des hématoblastes, on doit conserver une ou deux préparations de sang sec bien étalé et les recouvrir simplement d'une lamelle fixée aux quatre coins. Les préparations colorées, que l'on fera en même temps, permettront de compléter l'étude des altérations des hématies, ainsi que la recherche des globules rouges nucléés. Pour l'examen détaillé de ces derniers éléments on se servira de préférence des préparations colorées avec le bleu de méthylène.

L'examen complet des globules blancs exige l'emploi de plusieurs modes de préparation.

Si l'on dispose de sang fraîchement étalé, on fera quelques préparations avec le triacide. Ce procédé est celui qui fait le mieux apparaître les granulations dites neutrophiles et éosinophiles. Généralement il ne fournit pas une bonne coloration des noyaux ; souvent aussi il ne permet pas de distingner nettement les mononucléaires opaques. Il est donc utile de faire, en outre, des préparations soit avec l'éosine et l'hématéine, soit avec le bleu de méthylène ou avec la thionine. Ces dernières sont celles qui montrent le mieux les particularités relatives aux noyaux.

La distinction entre les deux variétés de mononucléaires se fera surtout facilement dans les préparations non recouvertes de baume.

Lorsqu'on ne pourra pas se servir de sang fraîchement préparé, on emploiera de préférence comme colorants l'éosine, puis l'hématéine; mais on n'obtiendra pas ainsi les granulations dites neutrophiles.

La recherche des leucocytes à grosses granulations basophiles, désignées sous le nom de *Mastzellen*, se fera dans les préparations colorées par la thionine.

D'ailleurs on ne devra jamais négliger de faire une ou deux préparations à l'aide de ce colorant et de les comparer avec celles qui auront subi l'action d'autres matières tinctoriales.

Enfin quand on aura conservé les préparations pendant un temps assez long, il sera inutile de les fixer ; mais on ne pourra plus guère employer pour les colorer que la thionine ou bien encore la double coloration par l'éosine ou l'aurantia et l'hématoxyline ou l'hématéine.

Avec les préparations très anciennes, il faut donner la préférence à l'emploi de la thionine. Quand les préparations sont protégées à l'aide d'une lamelle bordée à la parafine, on peut encore obtenir de bons résultats au bout de vingt à vingt-cinq ans.

Pour terminer ce que j'ai à vous dire sur la

technique de l'examen du sang, je désire encore vous soumettre le nouveau chromomètre que nous avons imaginé, M. A. Nachet et moi.

La construction de cet appareil repose sur le principe de la comparaison d'une teinte type (étalon) avec la liqueur colorée dont on veut connaître la valeur.

Bien des dispositions ont été employées déjà pour arriver à un résultat pratique, mais la nécessité d'apprécier sûrement la différence de teinte constitue un problème difficile à résoudre.

Généralement on opère en rapprochant sur un même plan le type et la teinte à apprécier.

Dans le nouvel appareil, la comparaison s'effectue à l'aide d'un dispositif qui fait arriver sur la rétine les deux teintes colorées, encadrées l'une dans l'autre. Il existe déjà des appareils effectuant cette superposition de deux objets différents : les chambres claires de microscopes, par exemple, permettent à l'œil de percevoir simultanément le champ du microscope et le papier sur lequel on dessine.

Le *comparateur* de M. Michel Lévy construit assez récemment dans le but de comparer les couleurs fournies par les corps biréfringents, examinés dans la lumière polarisée, avec les teintes données par une lame de quartz taillée en biseau, est également une application de ce principe.

L'organe essentiel de ces appareils est constitué, ainsi que dans ce nouveau chromomètre, par un prisme de verre B (fig. 5) dont la face C est argentée, excepté dans la partie centrale, et par un second prisme A qui recouvre la surface argentée et rétablit le parallélisme des faces supérieure et inférieure. Il résulte de cette disposition, que l'œil placé au-dessus du prisme perçoit par l'ouverture de la lame argentée les objets situés au-dessous et, en même temps, ceux qui viennent se réfléchir sur la face oblique et ensuite sur la face C.

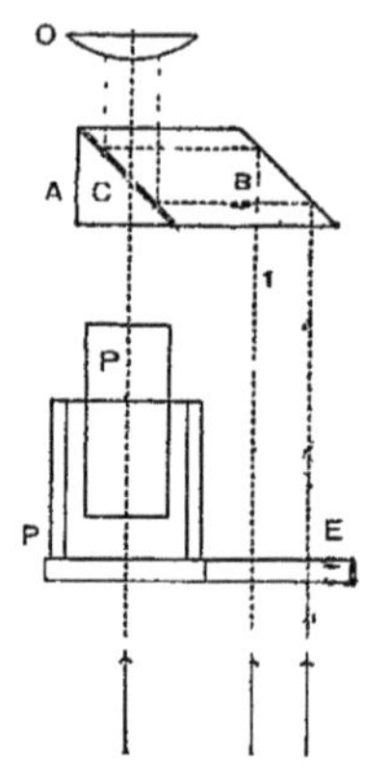

Fig. 5.

En plaçant une teinte étalon en E et le liquide à examiner dans la direction P, on voit que la première fournit à l'œil une surface colorée annulaire, la face C ne réfléchissant pas les rayons centraux, tandis que la teinte du liquide coloré apparaît dans cette partie centrale.

Les deux disques colorés concentriques, l'un central, et l'autre annulaire permettent ainsi à l'œil d'apprécier facilement la moindre différence dans les valeurs.

Ce principe admis, il reste à voir comment on peut comparer un liquide plus ou moins riche en couleur avec une teinte fixe étalon. On y parvient en faisant varier dans un récipient l'épaisseur de la couche du liquide observé.

Cette opération s'effectue de la manière suivante :

Un récipient R (fig. 6), à fond bien plat est placé sous le prisme A et éclairé au-dessous par un miroir en porcelaine blanche. Ce récipient est porté par une petite table qui reçoit à côté la teinte type, éclairée par un miroir semblable et, par conséquent, avec la même intensité lumineuse. Un piston formé d'un cylindre de verre absolument incolore, terminé par des faces planes et parallèles, est suspendu au-dessus du récipient et peut y plonger plus ou moins à l'aide d'une crémaillère glissant sur la colonne qui porte le prisme. Cette crémaillère actionne en même temps un système de levier faisant mouvoir une aiguille I,

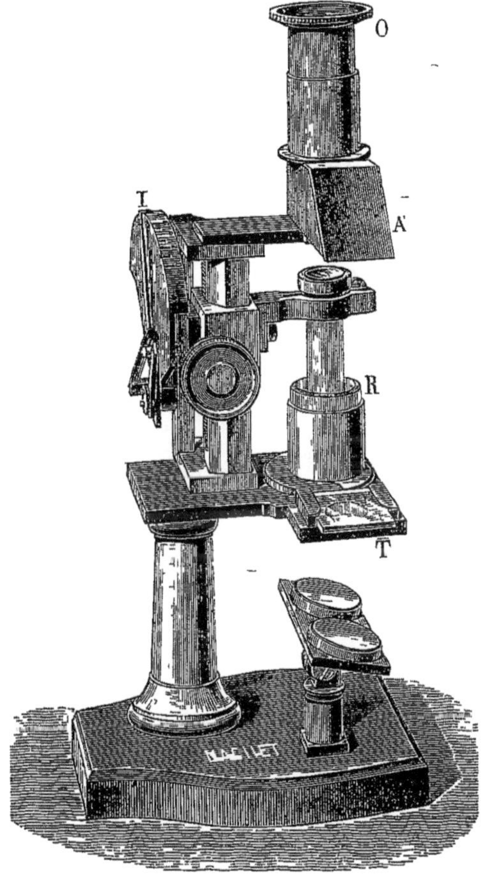

Fig. 6. — Nouveau chromomètre Hayem-Nachet.

fonctionnant à l'arrière de l'appareil sur une partie de cercle divisé; cette aiguille, par sa longueur, amplifie notablement la marche du piston descendant dans le liquide.

C'est une sorte de vernier agrandi qui permet d'évaluer de petites différences de marche du piston.

Afin de déterminer nettement les contours des deux cercles concentriques, une bonnette, porteur d'un oculaire O, qu'on ajuste suivant la vue des observateurs, est placée au-dessus du prisme.

Ainsi constitué, l'appareil est d'un maniement des plus simples. On commence par le placer devant une fenêtre pour éclairer bien également les deux champs de vision concentrique ; on ajuste l'oculaire de manière à obtenir la meilleure netteté ; on prend ensuite le récipient de verre R dans sa gaine métallique, on y verse le liquide à comparer, on l'enchâsse dans sa gaine et on place celle-ci sur la platine, le piston ayant été relevé, au préalable, puis on fait descendre celui-ci jusqu'à ce que la teinte donnée par le liquide soit égale à celle fournie par l'étalon. L'aiguille indique le degré de coloration.

HUITIÈME LEÇON

DES GLOBULES BLANCS.

Leucocytes normaux du sang humain et du sang de cheval. — Généralités sur l'anatomie pathologique des globules blancs (1).

MESSIEURS,

En étudiant avec vous les cas d'anémie qui se présenteront dans notre service, j'aurai l'occasion de vous décrire diverses altérations des éléments du sang. Pour tirer profit des descriptions anatomo-pathologiques, il est nécessaire de bien connaître l'état normal. Je ne veux pas revenir ici sur l'anatomie des hématies et des hématoblastes sur laquelle vous trouverez ailleurs des détails précis. Mais je ne crois pas inutile de vous mettre au courant des données acquises récemment sur certains points de l'anatomie des globules blancs.

C'est en examinant avec soin les éléments préparés par dessiccation et colorés de diverses manières qu'on a pu relever les particularités qui permettent le mieux de différencier les variétés de globules blancs. Parmi les travaux entrepris dans cette direction, ceux d'Ehrlich sont les plus importants.

Examinons d'abord, si vous le voulez bien, le classement que l'on doit adopter. Nous étudierons ensuite

(1) Leçon recueillie par M. R. Bensaude, chef de laboratoire.

chaque variété en nous occupant tout d'abord du sang humain.

Ma première classification, faite à propos du sang de la grenouille, reconnaissait quatre variétés de globules blancs (1) :

La première variété était constituée par les petits globules blancs à noyau unique et à protoplasma pâle, à peine granuleux ;

La seconde variété, par les petits globules à noyau unique, à protoplasma sombre et à bord sinueux ;

La troisième variété comprenait la grande majorité des globules blancs, c'est-à-dire ceux qui se présentent sous la forme d'éléments finement granuleux, renfermant plusieurs noyaux ou un noyau unique à étranglements multiples.

La quatrième variété était représentée par les éléments à grosses granulations réfringentes.

Plus tard, dans un but de simplification, j'ai réduit ces quatre variétés à trois, en plaçant tous les mononucléaires dans la même classe (2). Mais j'ai admis, en outre, deux sous-variétés de globules blancs : 1° les mononucléaires à protoplasma sombre (formant la seconde variété de ma première classification) ; 2° les éléments à noyau unique, mais souvent incisé, paraissant être des globules blancs de la deuxième variété, non encore complètement développés.

Depuis cette époque, on tend généralement à adopter les classifications d'Ehrlich.

Mais ces classifications ont varié. Je vais vous indiquer la dernière, celle qui a été publiée avec A. Laza-

(1) Recherches sur l'évolution des hématies (*Archives de physiologie normale et path.*, 2e série, t. VI, p. 230, 1879).

(2) Du sang et de ses altérations anatomiques, p. 104 et suiv.

rus dans le *Traité de pathologie* de Nothnagel (Vienne 1898). Elle comprend les six variétés suivantes :

1° Les lymphocytes ; 2° les grands leucocytes mononucléaires ; 3° les formes intermédiaires ; 4° les polynucléaires ; 5° les éosinophiles ; 6° les *Mastzellen* (il n'existe pas encore de nom français pour ces éléments).

Actuellement, Messieurs, je ne crois pas qu'il y ait lieu d'abandonner ma classification et d'adopter celle d'Ehrlich ; je vais seulement préciser les caractères des variétés que j'ai distinguées, de façon à utiliser les détails mis en évidence par les recherches contemporaines.

Comme vous le voyez, j'ai toujours admis deux variétés de petits globules blancs mononucléaires : les clairs ou incolores et les opaques ou colorés. Cette distinction est importante. Elle ne paraît pas avoir été faite par Ehrlich. Pour bien la mettre en lumière, je propose le classement suivant, qui est une sorte de retour à celui de 1878-79.

I. Les mononucléaires translucides et incolores.

II. Les mononucléaires opaques et colorés.

III. Les polynucléaires.

IV. Les globules blancs à grosses granulations.

Première variété : Mononucléaires incolores et translucides. — Cette première classe comprend une série de formes d'une taille très variable (Pl. I, fig. 1 et 2). Les plus petits mesurent à l'état sec, une fois un quart à une fois et demie le diamètre des globules rouges ; les plus grands ont jusqu'à deux fois et demie ce diamètre. Ces derniers sont généralement irrégulièrement ovalaires, tandis que les formes petites sont arrondies. Ils représentent à l'état sec les plus grands éléments du sang (fig. 1 et 2, *m*).

Mais, quelle qu'en soit la taille, les mononucléaires clairs ont des caractères communs, permettant de reconnaître qu'ils appartiennent tous à la même famille. Le corps cellulaire offre à l'état humide un aspect nacré, homogène ou très finement granuleux. Dans les préparations faites par dessiccation rapide, il se présente sous la forme d'une mince pellicule translucide, à reflet argentin, limitée par un bord fin et net, mais jamais déchiqueté ni hérissé de pointes. Ce disque protoplasmique est presque absolument dépourvu de granulations, sauf dans quelques formes un peu volumineuses où la solution triacide d'Ehrlich met parfois en évidence quelques rares granulations neutrophiles. Il ne retient aucune des matières colorantes généralement employées (aurantia, bleu de méthylène, etc.).

Le noyau présente des caractères tout aussi remarquables : il est unique, arrondi ou légèrement ovalaire et modérément colorable. L'aspect en est homogène ou très finement ponctué par de petits amas de chromatine. On y voit souvent un nucléole qui, suivant le mode de préparation, reste clair ou se montre sous forme d'une tache plus sombre. Ce noyau peut être légèrement incisé, même dans les plus petits globules, ainsi que je l'ai figuré dans mon livre sur le sang. Dans quelques grands éléments il est en bissac, en fer à cheval, cordiforme ou réniforme, et souvent aussi moins colorable que celui des petits éléments.

Ces éléments volumineux et à noyau plus incisé me paraissent être ceux qu'Ehrlich désigne sous le nom de *formes intermédiaires*. Il admet qu'ils représentent des formes de transition entre les mononucléaires et les polynucléaires. Cette opinion que jai déjà émise de mon côté, me paraît probable quoiqu'encore non établie, mais on remarquera qu'à l'état sec ces types dits intermédiaires ont souvent des dimensions supérieures à celles des polynucléaires.

Ce qui est certain, Messieurs, c'est qu'il existe tous les intermédiaires quant à la taille, entre les plus petits mononucléaires clairs et les plus volumineux. Par suite, on ne peut jamais faire un dénombrement précis des petits et des grands, parce qu'on rencontre des éléments moyens qu'on ne saurait où placer en faisant cette distinction.

Deuxième variété : Mononucléaires opaques et colorés. — Les éléments que je désigne ainsi constituent dans mon mémoire de 1878-79 les globules blancs de la variété 2 et ceux de la sous-variété 1 dans mon livre *du sang*. Ils correspondent aux cellules décrites par Ehrlich sous le nom de *lymphocytes* (1).

Pour en prendre une connaissance exacte, il faut les étudier à l'aide de diverses colorations, et les examiner à l'état sec sans addition de baume, aussi bien que dans le baume (Pl. I, fig. 1 et 2, *l*).

Les lymphocytes sont de petits éléments ayant à peu près les mêmes dimensions que les petits mononucléaires incolores. Mais ils en diffèrent essentiellement par les caractères du disque et du noyau. Les plus petits ne dépassent pas le diamètre des globules rouges moyens ; ce sont les plus petits des globules blancs ; les plus volumineux atteignent jusqu'à une fois et demie le diamètre des hématies. Ehrlich et A. Lazarus les ont bien décrits, mais ils n'insistent pas assez sur cette particularité qu'ils sont colorés et ils ne les distinguent pas des petits mononucléaires clairs.

(1) G. Hayem, Des globules blancs mononucléaires du sang humain (*Comptes rendus de la Soc. de biologie*, 22 avril 1899).

Le disque étroit, opaque, homogène ou granuleux est limité par un bord souvent hérissé de quelques pointes ou de petits bourgeons, réfractant fortement la lumière à sec. Même sans l'intervention des matières colorantes, il offre une couleur propre, rappelant celle des globules rouges, surtout au niveau du bord qui est plus foncé. A un fort grossissement vous remarquerez, cependant, que ce disque se différencie du corps des globules rouges par un aspect granuleux ou finement réticulé.

Il retient les diverses matières colorantes, mais n'a pas d'électivité propre : l'éosine, l'aurantia le colorent avec presque autant d'intensité que les globules rouges ; le bleu de méthylène en solution diluée lui fait prendre une coloration verdâtre sombre et permet ainsi de différencier très facilement ces leucocytes des autres mononucléaires. La thionine le colore aussi très fortement et le montre plus ou moins granuleux ; elle le teint au moins aussi fortement que les hématies, mais en lui faisant prendre une couleur différente, plus violacée.

Ces réactions sont plus sensibles sur les préparations non additionnées de baume (fig. 1).

Le noyau présente la même forme que celui des autres mononucléaires ; il est le plus souvent arrondi, plus rarement ovalaire ou légèrement échancré. Il est sombre et un peu excavé : si on rapproche l'objectif, le centre devient clair et la périphérie s'obscurcit ; l'inverse a lieu si on l'éloigne. Il offre d'ailleurs un aspect qui dépend du mode de préparation ; il peut être suivant les cas homogène, réticulé, nucléolé ou dépourvu de nucléole. L'hématéine et l'hématoxyline le colorent vigoureusement, plus fortement que celui des mononucléaires et le fait détacher en foncé sur le fond plus clair du disque protoplasmique. Le bleu de méthylène, le colore généralement avec assez d'intensité pour le rendre à peu près aussi foncé que le disque, il le fait surtout se détacher en bleu sur le disque verdâtre; enfin avec la thionine, il se détache généralement en clair, bleuâtre sur un protoplasma plus coloré et violet. Dans tous les cas, il est toujours moins colorable que le noyau des globules rouges nucléés. Je n'ai pas vu entre le disque et le noyau la fente indiquée par Ehrlich. Enfin, on ne reconnaît aucune forme intermédiaire entre les lymphocytes et les autres globules blancs du sang.

Il résulte de ces faits que les lymphocytes se présentent à l'observation sous des apparences variables qu'il faut connaître; il arrive même, parfois, que dans une même préparation, surtout lorsqu'il s'agit d'un cas pathologique, on en trouve de divers aspects.

Je signalerai deux types de lymphocytes qui pourraient être l'occasion d'une erreur d'interprétation : a) petits corps granuleux, opaques, foncés, à noyau clair ou peu distinct (préparations faites avec le bleu de méthylène ou la thionine); b) corpuscules à noyau foncé et à disque étroit, dont la coloration se rapproche de celle des globules rouges, ce qui fait que les éléments ressemblent aux globules rouges à noyau (préparations faites avec des colorants multiples).

Troisième variété : Polynucléaires. — Ces éléments représentent la majorité des globules blancs. Plus volumineux que ceux de la variété précédente, ils sont composés d'une masse protoplasmique notable, contenant un seul noyau plus ou moins singulièrement découpé ou plusieurs noyaux. M. Ranvier a bien étudié les diverses particularités de ces noyaux.

Les polynucléaires étant maintenant bien connus, il me paraît inutile d'en reprendre la description détaillée.

Ils renferment des granulations dont Ehrlich a montré les propriétés tinctoriales. Celles qui se colorent en violet par la solution triacide sont les granulations habituelles des globules polynucléaires, désignées par cet auteur sous l'épithète de *neutrophiles* (Pl. I, fig. 1 et 2).

Quatrième variété : Globules blancs à grosses granulations. — Les éléments à grosses granulations, toujours peu abondants dans le sang normal, comprennent deux variétés ayant comme caractère commun de renfermer des granulations relativement volumineuses (Pl. I, fig. 2).

Dans la première, les granulations sont d'égale volume et fixent les couleurs dites acides (éosinophiles d'Ehrlich) ; dans la seconde, les granulations sont d'un volume variable et fixent les couleurs dites basiques (Mastzellen). On pourrait donc admettre que les globules blancs à grosses granulations comprennent les deux sous-variétés suivantes : 1° les acidophiles (éosinophiles) ; 2° les basophiles (Mastzellen).

Les granulations des acidophiles se détachent particulièrement bien dans les préparations fixées par la chaleur, mais ce mode de fixation n'est pas indispensable pour les mettre en évidence. Chez l'homme elles fixent avec intensité les couleurs dites acides et en particulier l'éosine et la fuchsine acide (fig. 2, *e*).

Le noyau de ces éléments est généralement double, peu colorable et formé par deux masses ovalaires, nucléolées, rejetées latéralement et réunies par un pont étroit. M. Jolly a insisté récemment sur cette disposition que j'ai figurée dans mon livre du sang (1).

(1) J. Jolly, Recherches sur la valeur morphologique et la signification des différents types de globules blancs (*Archiv. de Méd. expér. et d'anat. pathol.*, n° 5, septembre 1898, p. 647).

Les globules blancs à grosses granulations basophiles ne se rencontrent que d'une manière exceptionnelle dans le sang normal. Il n'est pas rare de parcourir avec soin plusieurs préparations sans en trouver un seul exemplaire. Ce sont des éléments d'un volume variable, atteignant parfois la taille des plus grands polynucléaires. Ils renferment des granulations brillantes, restant incolores dans les préparations ordinaires et masquant en partie un noyau volumineux, diversement découpé, comme diffusé, et ayant une faible affinité pour les colorants (Pl. III, fig. 3, *d* et 4, *é*).

Traités par la thionine, les basophiles montrent des granulations inégales, parfois très volumineuses et colorées en violet ou en violet brun. Le bleu de méthylène peut également colorer ces granulations (Pl. I, fig. 2, *b*).

Les globules blancs à granulations basophiles qui paraissent n'appartenir qu'accidentellement au sang normal de l'homme sont parfois abondants dans certains cas pathologiques, notamment dans la leucémie.

Proportion des diverses variétés de globules blancs dans le sang normal. — A l'état pathologique, la proportion respective des différentes variétés de globules blancs peut subir des modifications considérables. Vous comprenez donc tout l'intérêt qu'il y a à connaître quelle en est la proportion exacte dans le sang normal. Mais comme on se trouve dans la nécessité de compter les éléments à l'état sec, il est bien plus difficile d'avoir des résultats précis que lorsqu'on fait les numérations dans des mélanges liquides. Ehrlich estime que :

	Totalité des leucocytes.
La variété I (lymphocytes) représente.	22 à 25 p. 100
Les variétés II et III (grands mononucléaires et formes intermédiaires) représentent........................	2 à 4 —
La variété IV (polynucléaires) représente.	70 à 72 —
— V (éosinophiles) — .	2 à 4 —
— VI (Mastzellen) — .	0,5 —

Mes calculs n'ont encore porté que sur un petit nombre de cas normaux (quatre personnes différentes) ; il faudrait encore les multiplier. Toujours est-il que les résultats que j'ai obtenus sont sensiblement différents de ceux d'Ehrlich.

Je vais vous les énoncer, tout en ne les considérant pas comme définitifs, en raison des incertitudes de la méthode qui consiste à faire la numération des éléments répartis dans une préparation de sang desséché :

	Totalité des leucocytes.
Variété I. Mononucléaires clairs (incolores).	26 p. 100 (1)
— II. Mononucléaires opaques (colorés).	10 —
— III. Polynucléaires..................	62,5 —
— IV. Elém. à grosses granulations....	1,5 —

J'ai vu récemment que MM. Leredde et Bezançon étaient arrivés à des résultats analogues (2).

La différence entre mes estimations et celles d'Ehrlich montre clairement que l'auteur allemand confond avec les lymphocytes les petits mononucléaires clairs et qu'il ne compte comme grands mononucléaires et comme formes intermédiaires que les plus gros globules à protoplasma non granuleux.

Si vous voulez vous rendre un compte exact des dif-

(1) La moitié est représentée par des petites formes.

(2) E. Leredde et F. Bezançon, Principales formes cellulaires des tissus conjonctifs et du sang (*Presse médicale*, 23 nov. 1898).

férences que présentent les variétés de globules blancs, je vous engage à examiner le sang de quelques animaux. Parmi ceux dont on peut se procurer facilement des échantillons de sang, je vous recommande à cet égard le cheval. Permettez-moi donc de compléter la description précédente par un court examen des globules blancs de cet animal (Pl. I, fig. 3).

Chez le cheval, les leucocytes sont plus volumineux que ceux de l'homme, bien que les hématies soient un peu plus petites que les globules rouges humains.

Les deux variétés de petits mononucléaires sont très distinctes, notamment dans les préparations traitées par le bleu de méthylène. Les clairs sont peu abondants. Les opaques ou colorés, relativement plus nombreux que ceux du sang de l'homme, sont d'un diamètre variable ; les plus grands atteignent à peu près les mêmes dimensions que les polynucléaires. Le bleu de méthylène colore avec une telle intensité le protoplasma granuleux, opaque de ces lymphocytes, que le noyau de l'élément apparaît clair, et est assez souvent en partie masqué.

On rencontre dans le sang du cheval un petit nombre de grands mononucléaires clairs, atteignant ou dépassant le diamètre des polynucléaires, et présentant un grand noyau, à contour parfois peu précis et irrégulièrement incisé.

Les polynucléaires du cheval ont un protoplasma d'une grande homogénéité et dépourvu presque absolument de granulations dites neutrophiles. Ils renferment un très beau noyau réticulé à étranglements multiples, de forme variable, plus rarement plusieurs noyaux séparés.

Les globules blancs à grosses granulations sont

sensiblement plus abondants chez le cheval que chez l'homme. Il serait intéressant d'en faire le dénombrement (fig. 3, *b*, *e*, *e'*, *e''*).

La variété à grains acidophiles est tout-à-fait remarquable. Elle est constituée par des éléments volumineux, remplis de grosses granulations arrondies, très réfringentes, groupées à la façon de grains de raisin.

Ces granulations, beaucoup plus grosses que les grains éosinophiles de l'homme, masquent en partie les noyaux et donnent à l'ensemble de l'élément un aspect mûriforme très particulier. Ces globules à gros grains correspondent très certainement aux éléments dits éosinophiles, bien que les granulations qu'ils renferment ne fixent pas de la même manière les matières tinctoriales que les grains éosinophiles des éléments de l'homme et de beaucoup d'autres animaux. L'éosine les colore faiblement, et avec la solution dite triacide on observe une réaction spéciale. Dans les préparations récemment faites, les grains offrent une coloration rouge grenat un peu sombre. Peu à peu cette coloration tire au violet, et dans la même préparation on voit des éléments dont les grains sont diversement colorés. Ces particularités semblent indiquer que ces très grosses granulations sont, chez le cheval, plutôt neutrophiles qu'acidophiles (fig. 3, *e''*).

Les globules blancs à grosses granulations basophiles sont également plus abondants et plus constants dans le sang du cheval que dans le sang de l'homme. De même que chez ce dernier, ils ont un noyau se colorant, faiblement et diversement découpé. Ils renferment des granulations de taille variable, quelques-unes très volumineuses, prenant, avec la thionine, une coloration bleuâtre ou violette, tirant parfois sur le brun.

Elles peuvent également être colorées par le bleu de méthylène (fig. 3, *b*).

Les plus grosses atteignent les dimensions des grains des globules blancs de la variété précédente (1).

Pour m'assurer que les mononucléaires opaques méritent bien le nom de lymphocytes, j'ai comparé les éléments de la lymphe du cheval à ceux du sang.

Les échantillons de lymphe dont je me suis servi ont été obligeamment recueillis par mon ami, M. Barrier, dans un des troncs satellites de la carotide.

Cette lymphe renfermait quelques globules rouges.

Les préparations faites par dessiccation ont été fixées par l'osmium et colorées, tantôt par le bleu de méthylène, tantôt par l'emploi successif de l'éosine et de l'hématéine (Pl. I, fig. 4).

Presque tous les globules blancs de la lymphe appartiennent à une seule variété. Ils sont de taille variable : les plus grands atteignent le diamètre des polynucléaires du sang ; les plus petits sont d'un diamètre de 5 μ, 5 à 6 μ, c'est-à-dire inférieur à celui des hématies.

Dans les préparations faites avec le bleu de méthylène, ils sont granuleux, fortement colorés en bleu, à contour légèrement irrégulier et plus clair au centre qu'à la périphérie. Cet aspect résulte de ce fait que les globules blancs de la lymphe sont constitués par un gros noyau, se colorant faiblement, dans lequel on ne voit nettement ni réseau chromatique, ni nucléole, et par un disque protoplasmique peu abondant formant autour du noyau un anneau granuleux, opaque. Dans quelques éléments, les granulations protoplas-

(1) G. Hayem, Sur les globules blancs du sang de cheval (*Comptes rendus de la Soc. de biologie*, p. 613, 1899).

miques fines et serrées masquent en partie le noyau.

Les plus petits éléments présentent les mêmes caractères que les moyens et les gros, mais la forme en est plus régulièrement arrondie et le disque protoplasmique très étroit est hérissé à la surface de prolongements nombreux, déliés, parfois assez longs pour simuler des cils.

A l'aide de l'éosine et de l'hématéine, on obtient une coloration assez intense du noyau, dans lequel on peut voir quelques traînées de chromatine et quelquefois un nucléole ; le disque protoplasmique très étroit, comme plissé, est coloré faiblement, mais nettement, par l'éosine.

Les préparations de lymphe sont dépourvues de mononucléaires clairs ; les globules blancs qu'elles renferment sont des mononucléaires opaques, absolument semblables à ceux du sang, avec cette différence toutefois que les très petits éléments, dont le diamètre est inférieur à celui des globules rouges, quoique abondants dans la lymphe, sont exceptionnels dans le sang.

Il résulte de cette étude que c'est bien aux mononucléaires opaques du sang qu'il faut réserver le nom de *lymphocytes*. Les mononucléaires clairs qu'on observe régulièrement dans le sang ne paraissent pas y être apportés par la lymphe et, cependant, ce sont ces éléments dont le nombre est augmenté dans la forme de leucémie dite lymphatique.

Dans quelques échantillons de lymphe, on trouve, en outre des lymphocytes, quelques globules blancs à grosses granulations arrondies, ressemblant à des grains de raisin (acidophiles). La lymphe examinée renfermait, il est vrai, du sang, mais en si faible proportion qu'il est difficile d'admettre que les éléments granuleux provenaient du sang et non de la lymphe. D'ailleurs, il n'existait pas dans les préparations d'éléments polynucléaires qui, vous l'avez vu, sont les globules blancs les plus abondants.

J'ai terminé ce que j'avais à vous dire touchant les globules blancs normaux. Il me reste encore à vous fournir sur l'anatomie pathologique de ces éléments quelques renseignements que nous aurons bientôt à utiliser.

Les premiers observateurs se sont presque exclusivement occupés des variations numériques des leucocytes. Virchow, cependant, qui le premier a fait connaître diverses sortes de leucocytose, a distingué une leucémie à gros globules et une leucémie à petits globules. La première caractérisait la forme splénique, la seconde la forme ganglionnaire.

Plus tard, lorsque les diverses variétés de leucocytes ont été mieux définies, on a reconnu que le problème est plus complexe.

On a dû tenir compte, non seulement de l'augmentation ou de la diminution du nombre total des globules blancs, mais encore des combinaisons multiples résultant des variations dans les proportions relatives des diverses variétés de ces éléments. Et, en effet, l'augmentation des leucocytes peut porter sur une ou plusieurs variétés, les autres restant en proportion normale ou même plus petite que normalement.

On a vu, en outre, que les variations numériques totales ou relatives, se compliquent souvent de modifications dans les caractères morphologiques des globules blancs.

Je laisserai de côté, pour le moment, l'étude assez complexe des leucocytoses, pour m'occuper uniquement des altérations histologiques. Et encore, me bornerai-je à vous énoncer quelques notions générales, qui nous serviront de guide pour nos études ultérieures.

L'histoire pathologique des leucocytes est encore assez imparfaitement connue, car elle n'a pu prendre une certaine précision que depuis l'emploi relativement récent des procédés de préparation dont je vous ai entretenus.

Ehrlich et A. Lazarus, qui ont résumé l'état actuel de nos connaissances sur ce point, décrivent sous le nom de *formes anormales* toutes les modifications histologiques que peuvent présenter ces éléments.

Il y a lieu à cet égard de faire remarquer que ces formes, dites anormales, résultent tantôt de simples altérations d'éléments existant constamment dans le sang, tantôt de la pénétration dans la circulation de cellules qui restent habituellement dans les organes formateurs. Ce sont ces derniers éléments qui seuls constituent à proprement parler les formes anormales.

Cette distinction offre une certaine importance.

Les globules blancs ne se multiplient guère dans le sang circulant. Dans les cas pathologiques où l'on observe des accroissements rapides d'une ou de plusieurs variétés de ces éléments, on ne trouve que d'une manière tout à fait exceptionnelle dans le sang des leucocytes en voie de division.

Les diverses leucocytoses, quelles que soient les formes sous lesquelles se présentent les éléments multipliés, expriment donc toujours un état anormal des organes formateurs ou destructeurs. Mais cet état anormal est variable, tant au point de vue du siège que de la nature des lésions et on peut en juger souvent à l'aide des caractères des éléments accumulés dans le sang.

C'est pour ce motif qu'il est intéressant en clinique de se préoccuper à la fois des modifications quantitatives et qualitatives des globules blancs.

D'autre part, il paraît certain que si les globules blancs ne se multiplient pas dans le sang, ils y subissent une sorte d'évolution. Quand par suite d'un état pathologique cette évolution éprouve un trouble notable, les formes qui existent normalement dans le sang peuvent, alors même qu'elles n'ont subi aucune variation quantitative, présenter des modifications structurales plus ou moins appréciables.

Parmi les éléments n'appartenant pas à la constitution régulière du sang, il convient de citer en premier lieu les *globules blancs gigantesques* que j'ai signalés dans la leucémie. M. Cornil a montré qu'ils sont analogues aux grands éléments de la moelle des os et, depuis, Ehrlich les a décrits sous le nom de *myélocytes*. Ce sont tantôt de grands mononucléaires à noyau se colorant faiblement et à fines granulations protoplasmiques, parmi lesquelles quelques unes se colorent comme les grains neutrophiles, tantôt des éléments à noyau unique ou double et à grains éosinophiles. A côté de ces éléments de dimensions colossales, Ehrlich a vu des formes petites et intermédiaires ayant les mêmes caractères.

Nous aurons l'occasion de les décrire avec plus de détails, lorsque je vous présenterai des malades atteints de la forme dite myélogène de la leucémie.

Ils constituent un des caractères hématologiques importants de cette maladie, mais on peut rencontrer aussi des mononucléaires de très grande taille — en très petit nombre, il est vrai — dans d'autres états morbides, notamment dans l'anémie extrême, et même, ainsi que A. Lazarus l'a signalé, dans l'anémie post-hémorragique.

Existe-t-il d'autres éléments qu'on puisse considérer comme pénétrant anormalement dans le sang à la faveur d'une altération structurale des organes formateurs ?

Dans la leucémie dite lymphatique, bien que la maladie dépende évidemment de lésions particulières des organes hématopoiétiques, les éléments qui s'accumulent dans le sang sont fort analogues aux mononucléaires clairs et opaques (incolores et colorés) qu'on trouve à l'état normal.

Ehrlich a décrit sous le nom de *pseudo-lymphocytes neutrophiles* des éléments de la taille des petits mononucléaires, à noyau fixant fortement les colorants et à limbe protoplasmique petit, renfermant quelques rares granulations neutrophiles. D'après cet auteur, ils proviendraient de la division des polynucléaires.

Enfin Türck a décrit des petits éléments également mononucléaires qui se montreraient dans les mêmes circonstances que les myélocytes, et auraient pour caractères d'avoir un noyau dépourvu de chromatine et un limbe protoplasmique très coloré, rappelant celui des globules rouges nucléés.

Je ne sais si ces divers éléments constituent de véritables formes anormales.

Les modifications que peuvent subir les variétés qu'on trouve habituellement dans le sang sont encore mal précisées. Elles portent tantôt sur les caractères des noyaux, tantôt sur ceux du corps cellulaire ; parfois elles consistent simplement en variations de forme et de dimensions.

Parmi ces altérations, j'aurai plus tard à vous décrire, surtout, divers aspects particuliers des noyaux et la *surcharge granuleuse* des polynucléaires, constituée par l'augmentation et l'hypertrophie des grains dits neutrophiles.

Messieurs, avant de quitter l'amphithéâtre, je vous engage à jeter un coup d'œil sur les préparations que j'ai mises sous le microscope. Elles vous montreront avec une grande netteté les principaux types de leucocytes du sang normal et du sang pathologique.

NEUVIÈME LEÇON

CHLOROSE.

Altérations du sang (1).

Nous avons presque constamment dans nos salles des cas de chlorose. Cette maladie fréquente a été bien étudiée au point de vue des faits anatomiques, ou tout au moins de l'état du sang.

L'exemple typique que je vais vous soumettre me permettra de vous rappeler les faits principaux relatifs à cette importante question d'hématologie.

Il s'agit d'une jeune fille de vingt-trois ans qui est dans un état anémique très prononcé. Elle présente, comme vous le voyez, sur tout le corps, cette pâleur spéciale qui donne à la peau l'aspect de la cire vieille. Ses muqueuses semblent presque complètement exsangues ; seules les joues sont légèrement colorées depuis son entrée dans le service, c'est-à-dire depuis le 14 novembre. Elle a des palpitations et si l'on ausculte le cœur on note à la pointe et à la base l'existence d'un souffle systolique avec un claquement un peu exagéré du deuxième bruit. Le foyer maximum d'intensité de ce souffle est difficile à préciser. En tout cas, c'est un bruit doux ayant tous les caractères des souffles ané-

(1) Leçon du 25 novembre 1898, recueillie par M. le Dr Bensaude, chef de laboratoire de la clinique et publiée in *Medecine moderne*, 3 mai 1899 (n° 35).

miques. Au cou, sur le trajet de la veine jugulaire interne, du côté droit, on perçoit un bruit de souffle continu, se traduisant au palper par un frémissement vibratoire. Le corps thyroïde est légèrement augmenté de volume.

L'appareil respiratoire est indemne. La poitrine est sonore; le murmure respiratoire est normal; il n'y a pas trace de râles aux sommets des poumons.

Cette malade est très émotive, elle rit et elle pleure avec une extrême facilité, mais c'est en vain que vous chercheriez chez elle des stigmates d'hystérie : elle n'a pas d'hémianesthésie, pas d'exagération de la sensibilité ovarienne, pas de troubles de l'ouïe ni de la vue.

Comme presque toutes les chlorotiques, elle présente des troubles dyspeptiques ; on produit chez elle un bruit de clapotage stomacal, mais au-dessus de l'ombilic. Elle a de la leucorrhée ; ses règles sont complètement supprimées depuis trois mois.

Il n'y a pas d'hypertrophie de la rate et l'examen des autres organes ne révèle rien qui puisse expliquer l'état d'anémie dans lequel elle se trouve.

On peut donc porter le diagnostic de chlorose sans hésitation. L'histoire de la maladie va nous montrer qu'il ne s'agit pas d'une chlorose banale, mais d'un cas rebelle, de la forme que j'appelle constitutionnelle, pour la distinguer des cas de durée relativement courte et beaucoup moins sujets à récidive.

Voici, en effet, ce que nous savons des antécédents de la malade.

Son père, qui était robuste, est mort d'une affection de l'aorte à l'âge de soixante-deux ans. Sa mère a succombé à la tuberculose pulmonaire à l'âge de trente-neuf ans ; elle souffrait de la poitrine déjà depuis dix ans lorsque la malade est née. Un frère est mort à vingt ans; il avait, paraît-il, une fistule à l'anus, affection qui, comme vous le savez, s'observe fréquemment chez les tuberculeux.

Sa sœur aînée est morte phtisique à l'âge de dix-huit ans. Une autre sœur est morte à quatre ans de méningite. Deux de ses sœurs sont vivantes. L'une, mariée, a été chlorotique et dyspeptique. Actuellement âgée de trente ans elle a deux enfants bien portants, mais elle en a perdu un de méningite à l'âge de dix-huit mois. La deuxième sœur vivante est le seul membre de sa famille ayant toujours eu une bonne santé; elle habite la campagne depuis l'âge de huit ans et est mère de trois enfants robustes.

Ainsi donc notre malade est issue d'une famille entachée de tuberculose. Vous n'ignorez d'ailleurs pas les étroites affinités qui relient entre elles la tuberculose et la chlorose. Les rapports entre ces deux maladies signalés par Trousseau, Lund, Virchow, Combemale ont été précisés par Hanot et surtout par M. Gilbert. Mais il serait erroné de voir dans la fréquence de l'hérédité tuberculeuse autre chose que le rapport qui existe entre deux maladies de déchéance. La chlorose frappe surtout les rejetons de races appauvries et l'hérédité tuberculeuse n'agit qu'en affaiblissant la race. C'est ainsi qu'il faut comprendre la parenté entre les deux maladies, parenté qui existe aussi avec d'autres maladies de déchéance.

Dans les antécédents personnels de notre malade, on ne relève aucune manifestation nette de tuberculose. Ses parents lui ont bien dit qu'elle avait eu le carreau dans son enfance, mais il est douteux que les troubles dyspeptiques dont elle a souffert soient réellement attribuables à cette maladie. En tout cas, actuellement elle ne présente aucune trace des affections dites scrofuleuses. Robuste et fraîche pendant son enfance, elle ne se rappelle avoir eu, étant jeune, que de l'impetigo et une affection oculaire mal précisée et passagère.

Les règles survenues à l'âge de douze ans (ce qui, comme vous le savez, n'est pas tard) étaient d'abord régulières. Entre douze et treize ans elle a eu une poussée de croissance et a atteint en quelques mois sa taille actuelle. A ce moment ses parents la placent comme apprentie dans la couture. Sous l'influence de la vie sédentaire et malsaine de l'atelier, elle ne tarde pas à devenir anémique. L'altération de sa santé est encore favorisée par une fracture de côtes qu'elle se fait dans le cours de sa treizième année en tombant sur la glace. La pâleur de la peau s'accentue, les règles deviennent irrégulières ; il survient des palpitations, des pertes blanches, des étourdissements, des crises de larmes et de rires. On soumet alors la malade au traitement par le fer et le quinquina.

Faut-il voir dans les quelques troubles nerveux apparus à cette époque l'association dès le début de la chlorose et de l'hystérie ? Je ne le crois pas. Cette association est à coup sûr fréquente, mais ces quelques troubles nerveux passagers, sans stigmates actuels d'hystérie, malgré une forte rechute de chlorose, montrent bien que nous n'avons pas affaire à une hystérochlorose.

Je suis d'ailleurs convaincu que l'hystérie qui vient, pour ainsi dire, traverser si fréquemment l'histoire pathologique des jeunes filles et des jeunes femmes ne joue pas de rôle marqué dans l'étiologie de la chlorose. L'hystérie s'allie à la chlorose de façons extrêmement diverses sans jamais paraître en commander l'évolution. Assez souvent, et c'est là ce qui pourrait donner le change, les poussées chlorotiques favorisent, accentuent les manifestations hystériques, ou en font naître parfois de passagères chez des personnes d'ailleurs non foncièrement hystériques.

Revenons à l'histoire de notre malade. A quinze ans, elle se place comme domestique, elle est bien nourrie, mais mange beaucoup de viande et boit beaucoup de vin. Ajoutez à cela qu'elle fait usage d'un corset très serré et vous comprendrez l'éclosion à cette époque de troubles dyspeptiques.

Vous savez que pour Meinert la chlorose serait une conséquence de la gastroptose d'origine mécanique. La formule que j'ai énoncée à l'égard des rapports entre la chlorose et la maladie du corset est sensiblement différente. Je considère, en effet, la constriction par le corset et les troubles qui en sont la conséquence comme des causes occasionnelles et non productrices de la chlorose. Il faut une prédisposition spéciale pour que l'anémie chlorotique prenne naissance à l'occasion de cette cause de gastropathie. Toutefois elle revêt alors d'emblée une forme dyspeptique, plus ou moins accusée.

C'est vers l'âge de quinze ans que la malade commence à se faire soigner. Elle entre d'abord à l'hôpital de Château-Thierry et y est traitée par des pilules de fer et des douches. A seize ans, les phénomènes dyspeptiques sont tels que la malade se serait nourrie exclusivement pendant six mois de café noir et de pain grillé, régime qui était peu fait pour faciliter sa guérison.

Par comble de mauvaise chance, son père meurt à

cette époque et notre jeune fille déjà très fatiguée, se voit dans l'obligation de se placer à Paris comme domestique. Incapable de travailler, elle ne tarde pas à retourner à la campagne.

A dix-huit ans et demi elle revient à Paris et entre aussitôt après son arrivée à l'hôpital Beaujon, toujours pour de l'anémie. On la soumet au repos, à la suralimentation et on lui fait prendre des douches.

Après un séjour à l'hôpital Laënnec (à dix-neuf ans) elle peut enfin reprendre son travail de dix-neuf à vingt-deux ans, mais en continuant à se soigner.

L'année dernière, à l'âge de vingt-deux ans, elle a une forte poussée d'anémie, accompagnée de phénomènes de neurasthénie : elle se plaint de faiblesse des jambes, de défaillances, d'éblouissements, de bourdonnements d'oreilles, de troubles de la vue, de céphalalgie avec battements dans la tête et enfin de troubles digestifs.

C'est alors que je la prends pour la première fois dans mon service, du 23 août 1897 au 25 novembre environ. Sa maladie revêtait alors une forme dyspeptique, avec vomissements et poussées de diarrhée.

Elle sort bien guérie et après avoir gagné 30 livres (?), dit-elle, et reste bien portante jusqu'en juin 1898.

Mais une nouvelle rechute se produit sous l'influence de fortes fatigues (dix-huit heures de travail par jour) et c'est en vain qu'elle essaie de la combattre par des préparations d'hémoglobine et du sirop de raifort iodé.

Elle se décide alors de nouveau à entrer dans le service.

Aujourd'hui, à l'âge de vingt-trois ans, elle est encore chlorotique. Voilà donc dix ans, c'est-à-dire depuis l'âge de treize à quatorze ans, qu'elle est malade et malgré une hérédité tuberculeuse prononcée, elle ne présente pas de signes de tuberculose. Elle est atteinte d'une chlorose dyspeptique, ne paraissant pas avoir été fébrile, mais ayant revêtu la forme récidivante, forme qui est surtout fréquente chez les jeunes filles obligées de travailler pour vivre et mal soignées ou renvoyées des hôpitaux incomplètement guéries.

Depuis qu'elle est soumise à notre observation, nous avons fait l'examen des urines, du suc gastrique et du sang.

Examen des urines.

	18 novembre.	25 novembre.
Volume dans les 24 heures.	750 cc.	800 cc.
Odeur....................	normal	normal
Couleur....................	jaune citron	jaune citron
Aspect....................	louche	louche
Dépôt....................	nul	nul
Densité....................	1.022	1.016
Acidité par 24 heures.....	0, 67	0, 60
Chlorures................	6, 90	3, 60
Acide phosphorique......	1, 81	1, 76
Urée....................	12, 29	15, 12
Acide urique............	0, 40	0, 36
Albumine................	0	0
Mucine..................	traces	0
Peptones................	0	0
Pigments biliaires........	0	0
Indican..................	0	0
Urobiline................	0	0
Glucose..................	0	0

Ainsi que vous le voyez, l'analyse des urines fournit des chiffres dont la faiblesse est remarquable. Cette diminution dans les produits excrémentiels éliminés par les urines est la particularité le plus souvent observée dans la chlorose. Vous noterez aussi la diminution du volume des urines, ce qui est également la régle en pleine rechute.

Plus tard, les urines sont devenues plus abondantes, surtout à la suite du traitement.

Analyse du suc gastrique (22 novembre 1898).

	Chiffres normaux. Après 60 minutes.	Après 30 minutes.	Après 60 minutes.
Acidité totale, A......	0,189	0,158	0,077
HCl libre, H.........	0,044	0,011	0,007
HCl combiné organ. C.	0,168	0,186	0,069
Chlorhydrie, H + C..	0,212	0,197	0,076
Chlore total, T.......	0,321	0,313	0,207
Chlore minéral fixe, F.	0,109	0,116	0,131
Coefficient $\frac{A-H}{C} = \alpha$ ...	0,86	0,79	1,01
Coefficient $\frac{T}{F}$.........	3	2,69	1,58
Peptones............	»	assez abondantes	assez abondantes
Réactions de l'HCl....	»	constatées	faibles
Résidu...............	»	coloré	peu coloré
Acides gras...........	»	rien	rien
Observations.........	»	liquide abond. mal émulsionné.	liquide peu abondant, spumeux.

Après quatre-vingt-dix minutes, l'estomac est vide.

Ces résultats indiquent l'existence d'une gastrite mixte ou interstitielle avec atrophie notable des glandes.

L'évolution digestive est rapide et l'évacuation stomacale hâtive.

J'arrive maintenant à *l'état du sang* : c'est un type de sang chlorotique. Pour bien l'apprécier, je vous dirai d'abord un mot de l'état du sang dans l'anémie chronique. Cela est d'autant mieux indiqué que la chlorose est une maladie anémiante par excellence. Pas de chlorose sans anémie ou *aglobulie chronique*.

Les études que j'ai poursuivies sur ce sujet ont établi que toutes les anémies chroniques présentent, quelle qu'en soit la cause, des caractères anatomiques communs.

Ce sont ces altérations communes que je vais tout

d'abord vous énumérer, car il serait trop long de les étudier en détail.

Les trois variétés d'éléments du sang, hématies, hématoblastes et globules blancs sont modifiées quantitativement et qualitativement. En outre, à un certain moment, on voit pénétrer dans le sang des éléments qui n'appartiennent pas au sang normal de l'adulte et qui proviennent des organes hématopoiétiques.

Les hématies présentent des variations de nombre, de forme, de dimensions et de coloration ; dans les cas accentués, la constitution intime en est probablement aussi altérée.

Quant aux hématoblastes, il y a lieu d'en considérer le nombre, les dimensions et peut-être, dans une certaine mesure, la constitution.

Les globules blancs subissent des variations numériques peu sensibles, mais relativement à ces éléments il y a lieu de rechercher les modifications qui se produisent parfois dans les proportions des diverses variétés entre elles et les altérations de constitution encore mal connues, quoique assez fréquentes.

Les éléments provenant des organes hématopoiétiques et n'existant pas dans le sang normal, sont des globules rouges à noyau, des globules blancs particuliers, formés probablement dans la moelle des os et, en troisième lieu, des corpuscules réfringents dont j'ai signalé la présence dans tous les organes hématopoiétiques.

Dès mes premières recherches sur les anémies chroniques, j'ai fait voir qu'aucune lésion anatomique du sang, considérée isolément, ne peut caractériser un état morbide donné. Depuis, la plupart des auteurs ont reconnu l'exactitude de cette proposition. C'est dans le groupement des lésions, dans la prédominance de certains caractères anatomiques, qu'on trouve le cachet de cet état morbide, tantôt nettement accusé, tantôt plus effacé. Ainsi, l'extrême abondance des globules blancs caractérise indubitablement la leucémie ; la décroissance progressive dans le nombre des hématoblastes, en même temps que dans celui des hématies ne s'observe que dans l'anémie pernicieuse progressive.

La chlorose, maladie bien définie cliniquement, n'échappe pas à cette loi générale. Les lésions élémentaires du sang y sont les mêmes que dans toutes les anémies chroniques, mais elles n'en revêtent pas moins, quand on considère la manière dont elles se groupent et évoluent, des particularités propres.

Je vais vous les rappeler brièvement. Les faits les plus importants sont relatifs aux globules rouges. Ceux-ci sont généralement petits et faiblement colorés, de sorte qu'il y a disproportion entre le nombre des hématies (N) et la quantité d'hémoglobine contenue dans chaque globule; en d'autres termes il y a diminution de la valeur globulaire (G.). C'est J. Duncan, qui, en 1867, publia les premières notions sur ce sujet. Mais il n'opéra que sur trois chlorotiques et par un procédé tel (sang extrait à l'aide de sangsues et dilué avec une solution salée), que les résultats énoncés ne pouvaient être considérés comme rigoureux. Il estima que la quantité d'hémoglobine contenue dans chaque globule équivalait au tiers de la quantité normale.

Depuis, l'observation de Duncan a été vérifiée et précisée, surtout par mes recherches chromométriques. On sait maintenant que la disproportion entre le nombre des globules (N) et la valeur globulaire (G) existe dans toutes les anémies chroniques et que, dans tous ces états on peut, au moins à un certain moment, observer des globules ayant une faible charge hémoglobique. Mais dans la chlorose, cette disproportion existe à un plus haut degré que dans toute autre maladie. De plus, la chlorose est la seule affection où l'on puisse voir la charge hémoglobique être très faible avec un nombre encore élevé de globules, parfois aussi élevé qu'à l'état normal. Ainsi, dans les anémies symptomatiques et post-hémorragiques, il n'est pas rare de voir la valeur globulaire, G, descendre au-dessous de 0,50, et cela, notamment, dans l'anémie cancéreuse, mais avec des chiffres globulaires faibles, 2 millions et souvent moins encore.

Le sang de notre malade est absolument typique sous ce rapport. C'est même le mieux caractérisé à cet égard que j'aie rencontré quant à présent.

Voici, en effet, les résultats trouvés par l'interne du service, M. Rosenthal :

	17 novembre.
N (nombre des globules rouges	3.815.000
B (Richesse globulaire)	690.000
G (Valeur globulaire)	0,25
B (Nombre des globules blancs)	6.000

Malgré cette grande pauvreté en hémoglobine, les éléments ne sont pas extrêmement altérés : ainsi, dans les préparations de sang pur, on ne voit pas beaucoup de globules nains et il n'y a pas de ces éléments mobiles que j'ai nommés pseudo-parasites ; d'autre part, sur les préparations de sang sec (je vous en ai mis une sous le microscope), on voit que les globules sont petits, déformés, mais ce qui frappe surtout c'est qu'ils sont à la fois pâles et amincis.

Ces particularités, surtout lorsqu'elles sont bien

accentuées, présentent plus qu'un intérêt purement anatomique. Elles permettent de repousser certaines opinions émises sur l'origine de l'anémie chlorotique.

En me fondant précisément sur le nombre relativement élevé des globules dans la chlorose avec anémie intense, sur l'abondance des hématoblastes et la facilité avec laquelle ils se reproduisent dans le sang des chlorotiques, j'ai admis que dans la chlorose, il n'y avait pas défaut de formation, mais vice de nutrition des éléments. Il y a épuisement des matériaux servant à la formation des globules et notamment du fer.

L'hypothèse du défaut de production des éléments, invoquée par quelques auteurs, est inadmissible quand on voit, avec une aussi forte anémie, un nombre élevé de globules.

D'autre part, la production hématoblastique est abondante et c'est là encore un des traits caractéristiques de la chlorose. Les hématoblastes sont nombreux et de dimensions souvent excessives, double lésion qui indique une tendance active à la rénovation du sang, en même temps qu'une certaine difficulté à la transformation des hématoblastes en hématies et au perfectionnement des éléments formés. Quand, par suite de fatigues excessives, de manque de soins, le chiffre des hématoblastes fléchit, il suffit de quelques jours de repos pour le faire remonter.

L'altération des globules chlorotiques consiste-t-elle simplement en un défaut d'hémoglobine?

Il est certain que dans les anémies chroniques les hématies subissent des altérations qualitatives autres que celles qui correspondent à un défaut de coloration. J'aurai l'occasion de revenir sur ce point quand je vous présenterai des malades atteints d'anémie symptomatique intense. Dès maintenant laissez-moi vous rappeler que j'ai décrit il y a longtemps une modification des hématies se produisant dans les préparations faites par dessiccation, et consistant dans l'apparition de productions cristalliformes autour des hématies et des hématoblastes.

Ces sortes de cristaux peuvent se former par suite d'une altération des éléments cellulaires, mais comme il s'en produit d'analogues dans la lymphe desséchée, il est possible qu'elles soient simplement le résultat d'une adultération du plasma.

Cette question des modifications dans la constitution des hématies et du plasma a été, dans ces dernières années, l'objet de recherches de la part de divers observateurs, notamment de Maragliano et Castellino.

Après avoir fait des expériences sur la manière dont les globules rouges se comportent *in vitro* lorsqu'on les soumet à divers agents physiques ou chimiques, ou bien lorsqu'on les met au contact de sérum normal ou pathologique, ces deux auteurs ont été conduits à admettre que dans la chlorose, et dans divers autres états pathologiques, les globules rouges sont en voie de destruction et frappés de « nécrobiose ».

D'après eux, dans la chlorose et dans les autres anémies, cette nécrobiose ne serait pas le fait d'une altération originelle des hématies ; elle serait subordonnée à une altération antécédente du sérum. Et, en effet, le sérum chlorotique aurait la propriété de détruire les globules rouges normaux, alors que le sérum normal conserverait, au contraire, les hématies chlorotiques.

Je ne peux pas me prononcer nettement sur la signification de ces recherches; mais qu'il me soit permis de faire observer combien il est difficile d'apprécier d'une manière précise le degré de résistance d'éléments aussi vulnérables que les globules rouges. Faisons remarquer, en outre, que le terme de *nécrobiose* pourrait faire croire à un état de mort fonctionnelle des éléments. Or, il est de toute évidence que si les globules rouges des chlorotiques, pâles, déformés, amincis, sont atteints de modification structurale, il ne saurait être question d'un état de destruction. On ne doit pas perdre de vue que dans les cas de chlorose un peu accentuée, tous les globules rouges sont anormaux, presque sans exception. La vie serait impossible si l'altération en question était de nature nécrobiotique.

Il ne faudrait pas croire, d'ailleurs, que ces diverses recherches puissent, dès à présent, permettre d'admettre une destructibilité exagérée des globules rouges dans la chlorose. Pour ma part, je n'ai vu rien de semblable. Les globules des chlorotiques, malgré une faible charge en hémoglobine, m'ont paru, au contraire, moins profondément modifiés que ceux de certaines anémies symptomatiques. Le sérum est pâle (ce qui est la règle dans les anémies), sans jamais offrir la coloration rouge-cerise du sérum dit « laqué ». Conservé en présence du caillot, il ne se laque pas plus que le sérum normal.

Cette pâleur prouve, au point de vue de la physiologie du sang, que la matière colorante du sérum est probablement un dérivé direct ou indirect de l'hémoglobine.

Si donc les globules des chlorotiques se détruisent plus facilement que des globules sains — ce qui n'est pas encore démontré — cela ne paraît pas avoir lieu dans le sang lui-même.

Il n'en est pas moins vrai que l'anémie chlorotique est une anémie par déglobulisation. Dans quelques cas, cette déglobulisation s'effectue même très rapidement, et ressemble à celle que produiraient de larges saignées faites coup sur coup. Mais le siège de cette déglobulisation est encore inconnu. Elle réside peut-être dans le foie et dans la rate où Quincke et d'autres auteurs ont trouvé un excès de fer.

Voici donc les hypothèses que je vous propose pour expliquer l'anémie chlorotique :

Au début, il y a une destruction des hématies équivalant à des pertes sanguines plus ou moins rapprochées et, en même temps, un grand effort de réparation se traduisant par des poussées hématoblastiques. Il survient ensuite un épuisement des réserves de fer et, cela, d'autant plus facilement que souvent l'alimentation en apporte peu : les types globulaires à faible charge hémoglobique apparaissent dans le sang. L'anémie chlorotique se trouve alors constituée et on peut en reconnaître les principaux caractères : globules petits, déformés, inégalement colorés, hématoblastes nombreux, etc. Elle peut persister ainsi avec des accentuations diverses pendant des années.

L'effort de réparation ne met pas en jeu les hématoblastes seuls.

Lorsque l'anémie chlorotique parvient à un degré élevé, les organes hématopoiétiques sont en quelque sorte excités ; on voit alors apparaître dans le sang, ainsi que d'autres cas d'anémie intense, des globules rouges à noyau.

Les procédés de coloration que j'ai utilisés dans mes premières études ne m'ont pas permis de voir les hématies nucléées de la chlorose. Ces éléments ont été signalés par divers observateurs étrangers (récemment par Hammerschlag) et il m'a été facile d'en reconnaître la présence, même dans celles de mes préparations anciennes (antérieures à 1890) que j'ai conservées sans les colorer.

Les globules rouges nucléés des chlorotiques sont toujours peu abondants, de taille moyenne, et ne sont visibles dans le sang que d'une manière passagère. Ils disparaissent dès que les malades entrent dans la période de réparation sanguine, marquée par des poussées successives d'hématoblastes et de petits globules.

Vous savez que dans la chlorose les globules blancs ne présentent pas de variations numériques notables. Ils peuvent, comme les globules rouges, être atteints, dans les cas de forte anémie, d'altérations qualitatives.

Dans la note que j'ai publiée en 1880 sur les caractères des anémies intenses et extrêmes, j'ai signalé la présence dans le sang de globules blancs offrant, dans les préparations faites par dessiccation, une coloration marquée rappelant surtout, sur les bords de la plaque protoplasmique, celle de l'hémoglobine.

Aussi ai-je désigné cette modification sous le nom de *surcharge hémoglobique*. Elle est généralement limitée à un nombre restreint de polynucléaires, mais peut atteindre aussi quelques mononucléaires. Cette altération se voit assez souvent dans la chlorose intense. J'ai récemment reconnu qu'elle est due à une augmentation dans le nombre et dans le volume des granulations dites neutrophiles (voir leçon XXIV).

Les polynucléaires, surchargés de granulations, présentent assez souvent des noyaux altérés en voie de karyolyse, se traduisant par une tendance à l'atrophie et à la fragmentation. D'ailleurs, un certain nombre des éléments altérés sont manifestement atrophiés (Pl. II, fig. 2, *b*).

Dans quelques cas, on note une augmentation de nombre des mononucléaires opaques (lymphocytes). Mais on rencontre encore d'autres formes anormales de globules blancs et notamment des éléments volumineux se rattachant aux grands mononucléaires ou aux éléments dits intermédiaires.

Ces leucocytes hypertrophiés sont moins gigantesques que ceux de la leucémie splénique. Ils présentent souvent des modifications plus ou moins accentuées des noyaux. Ceux-ci peuvent-être en bissac ou bien lobulés, parfois ils prennent une apparence foliée, semblent gonflés ou hypertrophiés, en même temps qu'ils sont moins aptes à fixer les colorants (1).

Enfin il est assez fréquent de rencontrer quelques globules blancs à granulations basophiles, bien que les acidophiles soient généralement peu nombreux.

On trouve dans le sang de notre malade ces diverses modifications des globules blancs.

En résumé, les altérations du sang constatées dans le cas actuel sont multiples et propres à nous donner une idée très complète de l'hématologie de la chlorose.

A cet égard, vous connaissez maintenant la valeur des altérations des globules rouges. Les autres caractères du sang — modifications qualitatives des globules blancs, apparition de globules rouges à noyau — doivent-ils également prendre part à la formule hématologique de la maladie? Je ne le pense pas.

Les altérations qualitatives des globules blancs, d'ailleurs assez variables d'un cas à l'autre, de même que l'apparition dans le sang circulant de quelques

(1) MM. A. Gilbert et E. Weil (*C. R. Société de Biologie*, 4 févr. 1899) ont trouvé, de leur côté, dans la chlorose des lésions des globules blancs analogues à celles qui sont décrites dans cette leçon.

hématies nucléées, sont des lésions communes à toutes les anémies parvenues à un haut degré. S'il y a, sous ce rapport, quelques particularités propres à la chlorose, les recherches faites jusqu'à présent sur ce point ne les dégagent pas encore avec netteté.

Les lésions très profondes du sang doivent-elles nous faire porter un pronostic sévère?

Malgré l'ancienneté de la maladie, je ne crois pas que le pronostic soit grave. Notre malade aurait sans doute bien guéri au début si elle avait été soignée convenablement et jusqu'au retour de la constitution normale du sang.

Aujourd'hui encore, bien que le début de l'anémie remonte à 10 ans, ce cas me paraît justiciable du traitement que j'institue dans la chlorose, à savoir: le repos absolu au lit, le régime lacté mixte et l'administration de protoxalate de fer.

Addendum. — La malade qui fait l'objet de cette leçon a quitté le service le 29 décembre 1898, après 6 semaines de séjour à l'hôpital.

A sa sortie elle se trouve notablement améliorée : la figure est encore un peu pâle, l'appétit languissant, mais les malaises dont elle se plaignait ont cessé, les forces sont revenues et les règles, absentes depuis 4 mois, ont réapparu le 15 décembre.

L'examen du sang est venu confirmer ces résultats. Il n'avait plus été possible de retrouver des globules rouges à noyau dans les préparations faites à partir du 30 novembre, c'est-à-dire 15 jours après l'entrée de la malade à l'hôpital. Un nouvel examen pratiqué vers le 15 janvier a permis de constater un état du sang presque normal.

DIXIÈME LEÇON

CHLOROSE (SUITE).

Phénomènes cardio-vasculaires (1).

Messieurs,

Après l'état du sang, les phénomènes cardio-vasculaires occupent une place importante dans la symptomatologie de la chlorose.

Il s'en faut, cependant, que les opinions des auteurs soient concordantes sur la description des faits et sur la valeur diagnostique qu'on doit leur attribuer. Permettez-moi donc de revenir, à cet égard, sur les points qui méritent de fixer votre attention.

Au niveau du cou vous observerez quelquefois des battements artériels, particulièrement chez les jeunes filles d'une grande impressionnabilité ; mais c'est par le palper de cette région et par l'auscultation des vaisseaux qui la traversent, ainsi que par l'examen du cœur que vous releverez les signes les plus caractéristiques.

En appliquant doucement le pouce à la base du cou, sur le trajet de la jugulaire, entre les deux chefs du sterno-cléido-mastoïdien, de préférence à droite, vous percevrez un frémissement vibratoire continu, plus ou moins intense. A l'aide du stéthoscope vous entendrez au même niveau un souffle continu avec

(1) Leçon recueillie par M. Parmentier, chef de clinique.

renforcements (bruit de rouet ou de diable). Ce souffle peut être perçu dans des cas où les vibrations ne sont pas sensibles à la palpation.

Quelle valeur devez-vous accorder à ces phénomènes vasculaires ?

Je lisais dernièrement, dans une leçon faite par un de nos agrégés, que le bruit de diable a, dans la chlorose, une valeur absolue. Il est loin d'en être ainsi. Le souffle de la jugulaire est certainement de tous les phénomènes d'auscultation le moins capable de servir au diagnostic, car on le rencontre dans divers autres états morbides et avec une grande fréquence dans les anémies symptomatiques.

Le frémissement de la jugulaire, sur lequel j'ai appelé l'attention, n'est perceptible que lorsque, la tonalité du souffle étant peu élevée, il se produit à l'intérieur de la veine liquide des ondes assez amples pour être sensibles au toucher. Ce phénomène est plus significatif que le souffle aigu (bruit de mouche), non sensible au doigt ; il est loin, cependant, d'avoir la valeur d'un signe pathognomonique. Quand on le recherche systématiquement chez les sujets de divers âges, on voit qu'il se montre dans la proportion élevée d'environ 60 p. 100 chez les enfants des deux sexes, même en l'absence d'anémie notable.

Plus tard, chez les adolescents et à plus forte raison chez les malades qui ont dépassé l'âge de la puberté, le frémissement vibratoire des jugulaires a plus nettement la valeur d'un signe de maladie, et c'est dans la chlorose qu'il acquiert le plus de fréquence, en même temps que le plus de netteté.

Plus importants sont les phénomènes cardiaques. Indépendamment de l'excitabilité anormale du cœur, des palpitations et du frémissement cataire, perceptible parfois dans le voisinage de la pointe, il existe presque constamment des bruits d'auscultation.

Les auteurs sont loin d'être d'accord sur le siège, sur les caractères, sur la signification de ces bruits. Revenons-donc sur ce point; mais permettez-moi de limiter notre discussion à l'examen succinct des faits admis par notre collègue M. Potain, dont l'opinion autorisée diffère un peu de celle que j'ai cru devoir adopter.

Voyons tout d'abord ce qu'en dit M. Potain (1).

Les souffles cardiaques de la chlorose sont des souffles anorganiques. Cela ne peut faire de doute, bien que le le volume du cœur puisse être modifié dans la chlorose.

Le siège de ces souffles est variable et, à cet égard, il n'y a pas de règle absolue. Dans la moitié des cas, il occuperait la région préventriculaire gauche, dans le quart des cas, la région préartério-pulmonaire. Plus rarement, le souffle est entendu au-dessus de la pointe, dans la région sus-apexienne. Enfin, dans un cas, M. Potain l'a trouvé diffus et vague.

Comme tous les souffles anorganiques, il se modifie facilement, surtout sous l'influence de la respiration et de la position, parfois d'un jour à l'autre.

Relativement à la position, il se comporte de la même manière que les autres souffles anorganiques, c'est-à-dire qu'il s'atténue ou disparaît par le passage de la position horizontale à la position verticale. Remarquons, toutefois, que certains sujets, qui ne présentent aucun souffle dans le décubitus dorsal, n'ont qu'à se mettre debout pour qu'il en paraisse aussitôt

(1) Potain, *Clinique médicale de la Charité*, Paris, 1894, p. 346 et suiv.

un fort accentué, et que, parmi les faits de ce genre, M. Potain cite un cas de chlorose.

Relativement à la fréquence, on n'observerait des souffles chlorotiques que dans la moitié des cas seulement.

Pour M. Potain, ce sont des bruits cardio-pulmonaires, dans la production desquels le changement de volume et de rapports du cœur jouerait le plus grand rôle. C'est tantôt le changement de volume, tantôt celui de rapports qui contribue d'une façon prédominante à ces modifications.

Pour bien montrer que ces bruits ne sont pas, tout au moins directement, dus à l'anémie, un élève de M. Potain, M. le Dr Dejennes a fait la numération des globules rouges du sang chez une série de malades auscultées au préalable. On a pu voir ainsi que la présence du souffle est sans rapport avec le nombre des hématies : il existait un souffle organique manifeste avec un nombre de globules presque normal, et, dans une observation où la numération des hématies ne donnait qu'un chiffre de 1 020 000, on ne percevait aucun souffle cardiaque.

Ces résultats tenderaient à diminuer beaucoup la valeur diagnostique de l'auscultation du cœur dans la chlorose.

Voyons maintenant sur ce point ce que montrent mes observations personnelles.

Je suis d'accord avec la plupart des auteurs pour admettre que le souffle de la chlorose est systolique et siège le plus souvent à la base. Comme Constantin Paul, je l'ai noté dans le second espace intercostal gauche, le long du bord du sternum. Est-il plus souvent préventriculaire gauche que préartério-pulmonaire? Je ne saurais le dire.

Depuis que les travaux de M. Potain ont attiré mon attention sur cette localisation, je n'ai pas réussi à me faire une opinion bien nette. Peut-être ce souffle est-il le plus souvent préinfundibuliforme.

Ainsi que M. A. Garrod (1) l'a signalé, ce bruit, habituellement doux, peut être assez fort pour être entendu dans le dos.

Quant au bruit de la pointe, plus rare, il est indiqué dans mes notes comme siégeant dans la région appelée par M. Potain endopexienne ou xiphoïdienne, exceptionnellement dans celle qu'il dénomme sus-apexienne.

J'ai toujours observé, comme A. Garrod, une modification par changement de position.

J'ajoute même que le souffle m'a paru assez souvent absent dans la position assise ou verticale. Je n'ai pas vu l'inverse, c'est-à-dire la disparition dans le décubitus horizontal d'un souffle existant dans l'attitude debout. Mais M. Potain l'a noté et cela suffit pour que nous admettions la possibilité de cette particularité.

Pour A. Garrod le souffle chlorotique est augmenté par l'exercice, diminué par les grandes inspirations. C'est ce que j'ai constaté également.

Au point de vue de la fréquence je suis en désaccord avec mon collègue M. Potain. D'après mes observations le souffle cardiaque ne manque que très rarement. Il peut être très variable comme intensité ; mais il fait si bien partie du cortège habituel de la maladie qu'il faut avoir des doutes sur la légitimité du diagnostic quand il fait entièrement défaut.

Pour ce qui est du rapport de ces bruits avec l'inten-

(1) A. Garrod, Notes on the common hæmic cardiac murmurs (*Saint-Barth. Hosp. Reports*, XXVII, p. 33).

sité de l'anémie, je reconnais qu'il n'y a aucune proportion entre la force du souffle et le degré de déglobulisation. A. Garrod est du même avis. J'ai même fait cette remarque que les bruits cardiaques sont, parfois, plus intenses dans l'anémie moyenne que dans l'anémie intense ou extrême. Très certainement l'excitabilité du cœur, l'émotivité jouent un rôle dans la production des souffles anémiques. Ceux-ci paraissent dépendre, dans la chlorose, de facteurs multiples; il n'en résulte pas qu'il faille les considérer comme indépendants entièrement de l'état du sang.

Dans les recherches de MM. Potain et Dejennes, il n'est question que du nombre des globules. Il n'a pas été tenu compte des altérations globulaires. Or, il me semble bien que les souffles anémiques sont plus encore sous la dépendance de ces altérations que du nombre des hématies. Ils peuvent être intenses avec un chiffre élevé de globules quand ceux-ci sont très altérés, ainsi qu'il arrive précisément dans la chlorose.

Lorsque celle-ci est intense, que le nombre des hématies est fort abaissé, que le souffle est faible ou même absent, il peut se faire que le souffle apparaisse ou qu'il augmente pendant la phase de réparation sanguine. Aussi, quand on suit les malades de près, voit-on rarement la chlorose évoluer sans qu'à un moment donné, il se produise un souffle cardiaque. Enfin un dernier fait établit nettement l'influence de l'état du sang dans la production des souffles chlorotiques. Je veux parler de la diminution, puis de la disparition de ces souffles sous l'influence du traitement spécifique.

Dans la chlorose nette, à la période d'état, souffle cardiaque et frémissement vibratoire de la jugulaire marchent de pair. Mais n'allez pas croire qu'il existe une concordance parfaite entre l'intensité du souffle cardiaque et celle du frémissement jugulaire. L'un peut être léger et l'autre fort, et inversement.

Quel est le mode de production des souffles chlorotiques?

C'est là une question théorique qui ne manque pas d'intérêt, mais elle est certainement bien difficile à résoudre.

Vous venez de voir que M. Potain fait intervenir dans ses explications un certain nombre de facteurs, tels que l'excitabilité cardiaque, la mutabilité du volume du cœur, auxquels j'ajouterais volontiers une modification de contractilité, cause peut-être du frémissement vibratoire. Ces facteurs jouent sans doute un rôle important. Comme ils sont, à n'en pas douter, sous la dépendance de l'état du sang, on peut en déduire que les souffles sont en relation avec les caractères hématiques, relation peut-être indirecte, je le veux bien, mais qu'on ne peut nier.

En résumé, les souffles cardiaques anémiques font rarement défaut. S'ils manquent à un moment donné, il est habituel de les voir apparaître ultérieurement. Tout en n'étant pas pathognomoniques, tant s'en faut, ils n'en ont pas moins une réelle valeur diagnostique. Sans être proportionnels à l'anémie, ils sont d'ordinaire plus intenses quand la chlorose est franche, avec altérations globulaires prononcées, que dans les anémies symptomatiques ou dans les chloroses complexes. Enfin, la diminution ou la disparition des signes cardio-vasculaires suit, en général, sinon le retour du sang à l'état physiologique, du moins la décroissance de l'aglobulie et l'augmentation de l'hémoglobine globulaire.

Mais il faut savoir aussi que, surtout chez les jeunes sujets, les souffles anorganiques ne sont pas rares en dehors de la chlorose vraie, et sur ce point les travaux de M. Potain nous ont fourni des renseignements dont il faut tenir compte. On les observe notamment en cas de développement imparfait de la poitrine et de dyspepsie avec neurasthénie, qu'il y ait ou non anémie. C'est une particularité intéressante à connaître au point de vue du traitement, car, en raison des signes cardiaques, les malades sont gorgés de fer, alors qu'il convient de remplir les indications ressortissant à la dyspepsie et à l'état névropathique.

Cette confusion a souvent lieu à propos de la chlorose des garçons qui s'accompagne de phénomènes cardio-vasculaires parfois assez prononcés, bien que l'anémie soit dans ces cas beaucoup moins développée que chez les jeunes filles.

ONZIÈME LEÇON

CHLOROSE (SUITE).

Gastropathie. — Neurasthénie (1).

Messieurs,

Vous m'avez vu trop souvent m'occuper, chez les chlorotiques de notre service, de l'état du tube digestif, pour ne pas être convaincus de l'intérêt qu'il faut attacher à l'étude du rôle de la dyspepsie dans la chlorose. Je me propose de revenir aujourd'hui sur ce sujet.

Lors de mes premières recherches, j'ai été conduit à distinguer une chlorose simple et une chlorose dyspeptique. Voici comment : J'avais reconnu que dans toute chlorose il y a des troubles gastriques et j'ai dit que la chlorose dyspeptique ne diffère d'une chlorose ordinaire que par l'accentuation des phénomènes dus à la dyspepsie.

C'est surtout au point de vue pratique du traitement que j'ai cru devoir établir ces divisions. La chlorose simple était pour moi celle qui pouvait d'emblée être traitée par le fer, tandis que la forme dyspeptique réclamait avant l'intervention du spécifique, un traitement antidyspeptique approprié.

La continuation de mes études sur les gastropathies

(1) Leçons recueillies par M. Parmentier, chef de clinique, et publiées in *Médecine moderne*, 20 janvier et 7 avril 1897.

m'a bientôt démontré qu'il n'existe pas de différences nettement accusées entre les deux formes ou du moins que les différences fournies par le degré plus ou moins élevé des phénomènes dits dyspeptiques pouvaient être trompeuses.

Il ne faut pas confondre, en effet, l'état dyspeptique avec l'état organopathique.

On est dyspeptique quand on se plaint des digestions. L'expérience apprend que ce ne sont pas les lésions stomacales les plus graves qui suscitent les plus fortes plaintes. Je pourrais en citer bien des exemples. J'en prends un parmi les cas de chlorose et je vous rappelle cette jeune fille, qui, sans troubles gastriques apparents, a succombé dans le service pendant le cours d'une attaque épileptiforme. A l'autopsie on trouva une lésion cérébrale et un ulcère stomacal en évolution.

Si l'on veut serrer la question de plus près, il faut laisser de côté l'expression « dyspepsie » qui prête à la confusion et examiner les rapports de la chlorose avec les gastropathies.

Mon dernier travail sur ce sujet remonte au mois d'octobre 1891, où j'exposai devant la Société des hôpitaux les altérations du chimisme stomacal dans la chlorose. Or, savez-vous combien de fois le chimisme a été trouvé normal sur 72 cas? Deux fois seulement.

La chlorose peut sans doute se développer chez des sujets n'ayant pas de signes d'affection gastrique. J'ai même dit que les cas de ce genre seraient probablement plus fréquents, si l'on avait plus souvent l'occasion d'examiner les malades dès le début, avant l'intervention de tout traitement médicamenteux. En effet, sur 72 malades, 9 seulement n'avaient encore pris aucune préparation ferrugineuse avant d'être soumises à mon observation.

Depuis cette époque, les faits cliniques que j'ai observés et les autopsies que j'ai eu l'occasion de pratiquer m'ont fait voir que les gastropathies jouent en pathologie un rôle plus étendu qu'on ne le croit généralement et que je ne le croyais aussi autrefois. Je craignais d'exagérer le rôle des affections de l'estomac. Il faut bien cependant se rendre à l'évidence : on trouve de grosses lésions stomacales chez des sujets qui paraissent pendant la vie avoir de simples troubles nerveux.

Pour en revenir à la chlorose, depuis la publication de cette statistique de 72 cas, toutes les malades chlorotiques, que j'ai examinées au point de vue du chimisme gastrique, avaient un chimisme anormal et souvent des symptômes dyspeptiques très accusés. Et je me demande actuellement si les deux seuls cas avec chimisme stomacal d'apparence normale étaient bien légitimes. Un seul examen avait été pratiqué au bout d'une heure. Or, ici, à l'hôpital, où nous pouvons renouveler plus aisément nos examens et obtenir la courbe de l'évolution digestive, nous voyons qu'un examen de ce genre est parfois insuffisant. Il peut être d'ailleurs en flagrante contradiction avec les signes physiques et les symptômes éprouvés par les malades. Bref, j'en suis arrivé à penser que dans tout cas de chlorose il existe une affection gastrique.

Cette affection gastrique est-elle la conséquence de la chlorose ? Ou bien, au contraire, la précède-t-elle de façon à la préparer ?

Dans un grand nombre de cas, nous sommes appelés à examiner l'estomac à l'occasion de la chlorose.

Quand nous constatons l'existence d'une gastropathie, il est logique de se demander si l'anémie chlorotique n'est pas la cause des troubles gastriques, soit par altération des humeurs et des sécrétions en raison de l'état du sang, soit par l'intermédiaire du système nerveux. Les deux hypothèses ont été soutenues.

Beaucoup de médecins croyaient que l'aglobulie devait avoir pour conséquence une insuffisance de suc gastrique ou un défaut d'acidité. L'examen m'a fait voir que, contrairement à ces vues théoriques, le type hyperpeptique constituait la règle. Alors on a incriminé le système nerveux et on a prétendu qu'il s'agissait d'une dyspepsie nerveuse.

Méfiez-vous en médecine des raisonnements *a priori*. Ces questions ne peuvent être tranchées que par le secours de l'anatomie pathologique. J'ai fait l'autopsie de plusieurs malades atteintes de dyspepsie dite nerveuse et j'ai trouvé de grosses et anciennes lésions de la muqueuse stomacale.

Sans pouvoir entrer dans de grands détails, je résume mes propres observations.

Pour des raisons diverses et souvent multiples, les gastropathies sont très fréquentes chez les adolescents des deux sexes ; quelquefois c'est à l'enfance même qu'il faut faire remonter l'affection gastrique. Cela est si vrai, qu'il n'est pas rare de trouver chez de jeunes enfants de 5 à 10 ans tous les signes de la chloro-dyspepsie. Plus tard, sous l'influence de causes provocatrices de la chlorose, un certain nombre de gastropathes deviennent anémiques. La chlorose de puberté est alors constituée.

Assez souvent jusque-là la gastropathie était restée latente. Elle peut encore, même avec une anémie prononcée, être peu bruyante. C'est ce qui arrive en particulier chez les non dilatées. La maladie se présente alors avec les apparences de la chlorose simple.

D'autres fois, à l'occasion de la chlorose, la dyspepsie s'accuse, la gastropathie prend une forme nerveuse. La maladie d'estomac ne peut plus passer inaperçue. Elle devient même un obstacle au traitement régulier. C'est la forme dite dyspeptique.

La gastropathie qui se complique à un moment donné de chlorose est le plus souvent une des formes anatomiques de la gastrite parenchymateuse, variété la plus fréquente de beaucoup chez les adultes encore jeunes. Il en est ainsi chez la malade couchée au n° 19 de la salle Moïana, malade que je vous ai montrée dernièrement. Un premier examen aurait pu faire croire à une gastrite mixte atrophique ; le deuxième, pratiqué alors que l'amélioration était déjà notable, prouve qu'il s'agit d'une gastrite mixte, à prédominance parenchymateuse. Je vous en expliquerai plus tard la raison.

Quand les malades viennent demander vos soins, l'affection gastrique est tantôt récente, tantôt déjà plus ou moins ancienne : elle est tantôt simple, tantôt compliquée, notamment d'ulcère.

On a voulu établir un rapport entre la chlorose et l'ulcère. Cette question n'est pas facile à trancher. Il est extrêmement difficile de dire si l'ulcère est plus commun chez les gastropathes devenues chlorotiques que chez les non chlorotiques. L'ulcère étant par lui-même cause d'anémie, on peut confondre chez la femme l'anémie symptomatique de l'ulcère avec la chlorose. J'ai moi-même observé des cas embarrassants.

Il y a quelques années, j'ai reçu dans mon service une jeune bonne, qui présentait, en outre d'une très forte anémie, une induration tuberculeuse des sommets et une gastropathie avec ulcère révélé par plusieurs hématémèses. Était-ce une chloro-tuberculose avec ulcère stomacal ou une anémie symptomatique de l'ulcère ?

En général, la marche de la réparation sanguine donne le diagnostic. Quand il s'agit d'une anémie purement symptomatique, s'il ne survient pas d'autres hémorragies, la perte de sang est vite réparée. Lorsque, au contraire, l'anémie persiste à peu près au même degré, malgré l'absence de perte sanguine nouvelle, il s'agit généralement de chlorose.

C'était le cas pour cette jeune malade qui ne guérit de son anémie qu'après un traitement par le fer. Elle est revenue six mois après avec des cavernes pulmonaires et de la fièvre hectique.

De même qu'elle est antérieure à la poussée de déglobulisation qui caractérise la chlorose, la gastropathie persiste après la guérison de l'anémie. Quand elle a pris, sous l'influence de la chlorose, une forme spéciale qui se modifie au fur et à mesure que l'anémie disparaît, elle semble bien avoir été produite par la chlorose et avoir disparu avec elle. Ce n'est là qu'une apparence. Il y a transformation de la forme clinique, mais non guérison à proprement parler de la maladie.

Aussi toutes les chlorotiques guéries restent-elles par la suite des gastropathes. Tant que dure la disposition à la chlorose, les poussées anémiques se reproduisent, il y a des récidives. Lorsque cette disposition naturelle est légère, passagère, elle est vite corrigée par le traitement, et les malades redeviennent purement et simplement des gastropathes comme auparavant.

La forme dyspeptique de la chlorose est assez souvent complexe. De là, résultent des cas cliniques le plus habituellement mal interprétés et par suite instructifs. Nous avons en ce moment dans notre salle de femmes un exemple de ce genre ; profitons-en pour compléter notre étude.

La malade, Ant. Rib..., âgée de vingt-cinq ans, domestique, est pour nous une cliente que nous observons depuis cinq ans et qui entre pour la quatrième fois dans notre service.

Ses antécédents n'offrent pas grand intérêt. Il faut noter cependant que sa mère est morte à quarante-trois ans d'une maladie du cœur, et qu'un de ses frères est dyspeptique. Il ne paraît pas y avoir eu de tuberculose chez ses parents directs.

Son enfance se passa sans incident notable. Elle était assez forte, mais elle fut réglée tard. Les règles furent d'abord douloureuses, irrégulières, abondantes ; peu à peu elles diminuèrent, le sang devint peu coloré et dans l'intervalle de la menstruation il y eut des pertes blanches. La malade pâlit et commença à éprouver les premiers symptômes de la dyspepsie dont elle souffre encore aujourd'hui. Obligée de quitter la campagne à la mort de son père, elle s'occupa des travaux du ménage chez son frère. Elle dut bientôt consulter un médecin, et, à partir de ce moment, elle prit constamment des médicaments : fer, élixirs, vins et surtout du vin de quinquina, d'ailleurs mal toléré.

C'est le 21 avril 1890 qu'Ant. R... fait une première apparition dans le service. Elle avait alors dix-neuf ans et présentait un état de chloro-dyspepsie très accusé : décoloration des téguments et signes stéthoscopiques de l'anémie ; faiblesse générale et amaigrissement ; appétit diminué, appétence pour les aliments vinaigrés et les épices ; douleurs stomacales et parfois vomissements, sensibilité au creux épigastrique, constipation. Déjà à cette époque la malade était neurasthéniée. J'ajoute qu'elle avait les yeux saillants et le corps thyroïde développé ; mais il paraît que ces phénomènes sont fréquents dans sa famille. On avait également noté de l'inégalité respiratoire aux sommets et des râles sibilants, sans autre signe plus net. Les urines étaient faibles en matières extractives et renfermaient un peu d'urobiline. Le sang était franchement chlorotique et présentait à l'examen les caractères de l'anémie du 3e degré.

A la suite d'un traitement dirigé contre la chlorose et la dyspepsie, Ant. R... sortit au mois d'août dans un état satisfaisant au point de vue de l'anémie chlorotique. Les troubles dyspeptiques restèrent, au contraire, très prononcés pendant ce premier séjour, comme le prouvèrent les signes subjectifs et l'examen stomacal pratiqué à plusieurs reprises.

Le 2 mai 1891, la malade revint nous trouver dans un état fort analogue au précédent. Elle sortit cette fois de l'hôpital, le 27 juillet, très améliorée et ayant gagné douze livres.

Après avoir été en convalescence, elle reprit son service de domestique, se surmena et retomba malade. Elle recourut alors à différentes drogues achetées directement chez un pharmacien ; mais bientôt son état s'aggravant, elle entra de nouveau à l'hôpital le 6 juillet 1893.

Ant. R... présentait alors les mêmes signes qu'autrefois, mais avec une grande prédominance de l'état neurasthénique. Il existait une anémie du 2e degré, une dyspepsie douloureuse avec vomissements fréquents et dilatation stomacale plus prononcée que lors du premier séjour à l'hôpital. A la céphalée ancienne, aux douleurs épigastriques dorsales étaient venues s'ajouter des douleurs en divers points du corps, au niveau des ovaires, dans les membres inférieurs, notamment du côté gauche.

Une fois encore après un repos prolongé et un traitement approprié, la malade put quitter le service dans un état satisfaisant le 1er décembre 1893.

L'odyssée lamentable d'Ant. R..., qui va d'amélioration en rechute dès qu'elle tente de gagner sa vie, s'est poursuivie jusqu'à ce jour. Incomplètement guérie, toujours souffrante, toujours droguée, elle traîne une existence misérable, accablée sous le lourd fardeau de l'anémie, de la dyspepsie douloureuse et d'une neurasthénie profonde.

Vous serez consultés souvent, Messieurs, par des malades qui auront ainsi souffert pendant des années et non sans avoir suivi de nombreuses ordonnances, données par de non moins nombreux confrères. Les diagnostics varieront : dyspepsie nerveuse ou dyspepsie neurasthénique, compliquée d'anémie, chlorose constitutionnelle intense, et les prescriptions s'y conformeront.

Ces diagnostics ne sont certes pas erronés ; ils sont simplement incomplets. Voici comment je formulerai le mien : *chloro-dyspepsie de l'adolescence, compliquée de gastrite médicamenteuse et de neurasthénie secondaire*. Et je vais tâcher de vous en démontrer la justesse.

Cette malade ne paraît pas être de souche tuberculeuse, souche qui prédispose à la chlorose, comme vous le savez. Mais elle n'en est pas moins une sorte de dégénérée. Chétive, mal développée, impropre à un travail un peu dur, elle fut tardivement réglée et toujours avec une certaine irrégularité et un degré marqué de dysménorrhée. Sur un terrain aussi favorable, la chlorose ne pouvait qu'éclater à la première occasion. Les premières menstruations l'ont fait naître et, dès le début, la chlorose s'est accompagnée de phénomènes dyspeptiques d'une grande intensité, de douleurs et de vomissements.

Dans la chlorose vulgaire, les troubles digestifs sont habituellement peu prononcés. Dans le cas actuel, ils ont été d'emblée intenses. La chloro-dyspepsie est très manifeste.

Vous entendrez dire souvent que la *dyspepsie* de la chlorose est une dyspepsie nerveuse. N'en croyez rien. Il s'agit d'une dyspepsie organopathique, ainsi que j'ai pu le vérifier à l'autopsie. Mais y a-t-il un ulcère de l'estomac ? La malade n'a jamais eu d'hématémèse, c'est vrai ; rappelez-vous cependant que, dans les formes cliniques de l'ulcère dont je vous parlais dernièrement, il y en a une qui est caractérisée par des phénomènes de dyspepsie douloureuse, sans hémorragie, avec ou sans vomissements.

Ici, il y a toujours eu des douleurs spontanées et à la pression, douleurs correspondant souvent dans le dos. Ces douleurs ont même été paroxystiques et suivies de vomissements acides, alimentaires, puis aqueux et verdâtres. Il est des cas d'ulcère où l'on n'observe rien d'autre. Bien plus, dans la chloro-dyspepsie, il peut y avoir ulcère avec des troubles dyspeptiques très effacés ou n'ayant même pas attiré l'attention. J'ai déjà cité l'histoire d'une chlorotique ayant succombé à une affection cérébrale, chez laquelle j'ai trouvé un ulcère resté latent. Récemment une de mes chlorotiques dyspeptiques, ne présentant que des phénomènes gastriques d'une grande banalité, revenait mourir chez nous de perforation stomacale, quelques jours après nous avoir quittés.

On ne peut donc pas repousser *a priori*, en cas semblable, l'hypothèse d'un ulcère. Mais, chez notre malade, il existe d'autres causes capables d'expliquer la forme douloureuse de la dyspepsie.

Cette malade, en effet, a eu, dès le début de son affection, le goût de la médicamentation. Elle entre dans la catégorie des malades que je nomme « pharmacomanes ». Elle a usé et abusé de drogues de toutes sortes. Nous en avons eu la preuve dès le premier examen gastrique, qui remonte au 22 avril 1890.

Chez les chlorotiques non médicamentées, le type chimique est celui de l'hyperpepsie franche chloro-organique ou chlorhydrique, en général avec sécrétion abondante. Or, chez notre malade on trouve, le 29 avril 1890 :

	Liquide normal.	Liquide examin 1h après le repas d'épreuve.	
Acidité totale.....	A = 0,190	0,175	Peu de liquide.
HCl libre.........	H = 0,044	0,019	
HCl combiné organique..........	C = 0,170	0,175	
Chlore total......	T = 0,321	0,281	
Chlore minéral fixe.	F = 0,107	0,087	
Coefficient	$\frac{T}{F} = 3$	3,22	
Coefficient $\frac{A-H}{C}$..	$\alpha = 0,86$	0,89	

Type d'hypochlorhydrie avec $\frac{T}{F}$ un peu élevé.

C'est un type que l'on rencontre souvent dans les gastropathies compliquées d'irritation médicamenteuse. Et ce qui prouve encore l'existence de cette complication, c'est que plus tard s'est montré un type plus normal, plus adéquat à l'état chlorotique, bien que dans le service plusieurs médicaments aient été donnés, en même temps qu'un régime sévère était suivi. Examen du 15 juillet 1890 :

Extraction faite une heure après le repas d'épreuve.	
$A = 0,244$	Liquide abondant. Peu de peptones. Réaction acétique faible.
$H = 0,052$	
$C = 0,221$	
$T = 0,353$	
$F = 0,080$	
$\frac{T}{F} = 4,41$	
$\alpha = 0,89$	

Remarquez que, pendant ce relèvement du type stomacal, les phénomènes dyspeptiques ont beaucoup diminué. N'est-ce pas la preuve que les douleurs et les vomissements qui se produisaient avant l'entrée à l'hôpital étaient, au moins en partie, l'effet de la gastrite médicamenteuse? Il en est communément ainsi.

A propos des *phénomènes nerveux*, troisième fait cardinal de cet état morbide, il y a également quelques remarques à présenter.

La chlorose, et surtout la chloro-dyspepsie, s'accompagne souvent d'un certain degré de neurasthénie. Celle-ci est même prononcée chez les jeunes filles qui traînent avec leur maladie et vont jusqu'au bout de leurs forces. Toutefois, elle est rarement intense dès la première atteinte, encore moins persistante après un repos absolu.

Dans le cas présent, la neurasthénie a été d'emblée très marquée ; mais elle devait l'être encore plus par la suite.

Dès que la chlorose apparaît, que fait-on, en général? Précisément ce qu'a fait cette malade. On lutte jusqu'au bout, malgré le déclin des forces; on se médicamente, au lieu de se soumettre à un repos réparateur, à un régime bien compris. On pense, tout le monde pense (malades, parents, médecins) qu'il suffit de prendre du fer, du quinquina, une alimentation substantielle pour enrayer le mal. Parfois même on se livre à des exercices plus ou moins violents. Qu'arrive-t-il? L'anémie progresse, la dyspepsie s'accentue et l'état gastropathique, quelquefois peu profond à l'origine, se complique de gastrite médicamenteuse, jusqu'à ce qu'enfin la neurasthénie, terme fatal de la chloro-dyspepsie, devienne si intense que les malades soient forcés de s'aliter.

C'est ainsi que les choses se sont passées chez notre malade. A sa première entrée dans nos salles, son type morbide était déjà aussi complexe qu'aujourd'hui. Mais remarquez qu'à cette époque le phénomène prédominant était la chlorose, conformément à la règle.

Dans ces chloroses à répétition, il y a une première phase, dans laquelle les malades ne sont nerveusement épuisées qu'au moment où l'anémie est considérable. Aussi la première poussée chlorotique est-elle intense, plus intense que ne le seront les suivantes. Plus tard la malade sera épuisée avant d'atteindre ce haut degré d'anémie. Voici à cette époque quel était l'état du sang:

24 avril 1890 :	N = 1 953 000	3e degré.
—	R = 1 108 000	Altérations
—	G = 0,56	globulaires
—	B = 8 190	notables.

Comme la malade présentait de l'exorbitis et une hypertrophie du corps thyroïde, on pouvait se demander si elle n'était pas au début d'un goître exophtalmique. Cette hypothèse a dû être repoussée, et la suite de l'observation a bien prouvé que cette névrose n'était pas en cause. L'exorbitis paraît être ici une conformation particulière des yeux, et n'a fait aucun progrès depuis 1890. Le corps thyroïde est également aujourd'hui tel qu'il était à cette époque. J'ai depuis longtemps (thèse de Moriez) signalé le gonflement du corps thyroïde chez les chlorotiques. Mais, indépendamment de cette cause d'altération de la glande thyroïdienne, il faut compter aussi avec certaine prédisposition familiale, et il paraît que le gros cou existe chez plusieurs parents de la malade. D'ailleurs il n'y a jamais eu de tachycardie, de tremblement (sauf un tremblement passager pendant les plus fortes poussées de neurasthénie). Enfin, on ne trouve aucun signe permettant d'admettre l'hystérie.

Il ne nous reste plus maintenant que quelques mots à dire sur la *marche* de la maladie que nous observons depuis plusieurs années (1890, 1891, 1893, 1895).

Ant. R... n'est jamais sortie de notre service complètement guérie. Aimant peu l'hôpital et comptant sur les médicaments qu'elle peut se payer au dehors, elle s'est toujours contentée d'une simple amélioration. Aussi n'est-elle jamais restée longtemps chez elle en état de travailler. Et, à chaque nouvelle entrée, nous avons constaté une reprise des trois ordres de symptômes dont je vous ai entretenus.

L'*anémie chlorotique* n'a plus atteint que le deuxième degré, ce qui est la règle :

12 juillet 1893 : N = 4 588 000
— R = 1 246 000
— G = 0,38
— B = 4 133
20 août 1893 : N = 3 410 000
— R = 1 425 000
— G = 0,44
— B = 3 100

Ces reprises d'anémie pendant plusieurs années consécutives sont au nombre des caractères les plus importants de la *chlorose constitutionnelle*, c'est-à-dire liée non seulement à une prédisposition qui peut n'être que passagère, mais à un vice plus persistant de l'organisme: aplasie vasculaire et faiblesse générale du système hématopoiétique. La malade est restée petite, mal développée, presque infantile. On pourrait penser aussi que la persistance de l'état dyspeptique a exercé quelque influence sur les rechutes de l'anémie. Je ne le crois pas, car chez nombre de malades qui ont eu une chlorose de l'adolescence, j'ai vu l'anémie chlorotique guérir sans rechute, alors que le développement corporel se parachevait, et l'état dyspeptique rester persistant. Cependant les troubles dyspeptiques, ici très prononcés, sont peut-être un obstacle au perfectionnement de cette faible constitution.

La *dyspepsie* et l'état organopathique sont restés sensiblement au même point en 1891 et en 1893.

Actuellement la malade ayant continué à prendre beaucoup de médicaments, le type hypopeptique avec diminution de la sécrétion tend à s'installer d'une manière définitive. Les glandes gastriques doivent être raréfiées et la malade continue à souffrir avec un type gastrique qui, s'il n'était pas d'origine médicamenteuse, du moins en partie, n'occasionnerait probablement pas de douleur. J'ajoute que la longue durée de l'état dyspeptique a provoqué une dilatation de plus en plus marquée de l'estomac. C'est encore la règle.

Enfin la *neurasthénie* est devenue le fait prédominant depuis 1893, constituant ainsi un bel exemple de neurasthénie secondaire, tel qu'on l'observe souvent chez les débiles, les prédisposés, dans les maladies de ce genre.

En terminant, j'appellerai votre attention sur un dernier point, la tuberculose. On serait tenté de l'affirmer en raison de la présence aux sommets des quelques signes que je vous ai signalés. Mais il n'existe aucun symptôme fonctionnel, la malade ne tousse pas, ne crache pas, n'a pas de fièvre. Et ces signes physiques ne se sont pas modifiés depuis 1890, c'est-à-dire depuis cinq ans. Mieux vaut donc rester sur la réserve que de nous demander hypothétiquement s'il ne s'agit pas d'une tuberculose lente, curable, liée à la chlorose.

La chloro-dyspepsie, compliquée de neurasthénie, est un type fréquent que vous observerez plus souvent en ville qu'à l'hôpital. Il ne se montre pas seulement chez la femme, les garçons de dix-huit à vingt ans y sont également sujets, mais, tandis que chez la jeune fille, l'anémie est toujours assez accusée pour qu'il soit impossible de méconnaître la chlorose, chez le jeune homme la déglobulisation est beaucoup moins marquée, et la maladie prend surtout le masque de la dyspepsie à forme neurasthénique. Que la dyspepsie soit méconnue comme état primitif — ce qui est fréquent — le diagnostic porté sera celui de neurasthénie primitive de l'adolescence. Ce diagnostic paraît d'autant mieux fondé que l'affection prend naissance presque toujours à l'occasion d'une forte poussée de croissance et d'un surmenage scolaire plus ou moins accentué. Mais, en réalité, il s'agit chez le garçon de la même maladie que chez la jeune fille. On retrouve à l'origine des tares héréditaires, des stigmates de dégénérescence, des infractions prolongées aux lois de l'hygiène générale et alimentaire, et l'affection gastrique précède pendant longtemps les symptômes dits de neurasthénie. Cela est si vrai que dans une même famille, on voit une jeune fille devenir franchement chlorotique, alors que son frère, à peu près au même âge, est atteint de neurasthénie. Après un examen précis, on relève chez les deux jeunes gens sensiblement les mêmes symptômes morbides, avec cette seule différence que les altérations du sang sont beaucoup moins marquées chez le frère que chez la sœur.

Ces faits nous serviront bientôt quand nous aurons à nous prononcer sur la nature de la chlorose. Rappelez-vous dès maintenant qu'il s'agit d'une maladie d'évolution, préparée par certains défauts de constitution qu'on retrouve, dans une même famille, aussi bien chez les garçons que chez les filles.

Addendum. — Ant. Rib... est revenue dans le service de la clinique au mois de mai 1896. Elle avait été prise quinze jours auparavant d'une bronchite aiguë avec fièvre, courbature, toux et expectoration abondante.

A son entrée la malade tousse encore, mais ne crache pas; elle a quelques râles sibilants et ronflants dans la poitrine. L'inégalité respiratoire, constatée aux sommets des poumons déjà en 1890, persiste, mais sans altération des vibrations thoraciques ni de la sonorité. Il n'y a pas d'hémoptysie ni de sueurs nocturnes et, bien que la malade prétende avoir maigri, il n'est pas possible de poser le diagnostic de tuberculose.

L'hypertrophie du corps thyroïde et l'exorbitis n'ont pas fait de progrès. Les battements du cœur ne sont pas accélérés et le pouls est calme et régulier. Il existe un léger tremblement limité aux mains et se produisant dans le sens vertical.

Les troubles dyspeptiques se sont manifestement aggravés : dès que la malade mange elle a des nausées qui se terminent presque toujours par des vomissements. La malade est guérie de sa chlorose, mais elle reste profondément neurasthénique.

DOUZIÈME LEÇON

CHLOROSE (SUITE).

Goitre fruste et hystérie (1).

La malade que je vous présente aujourd'hui va me permettre de revenir sur un point à peine indiqué dans mes précédentes leçons, je veux parler des rapports de la chlorose avec les névroses, en particulier avec le goitre exophtalmique.

Cette jeune fille de quinze ans et demi, G. M.., actuellement couchée au lit n° 17 *bis* de la salle Moïana, a de qui tenir au point de vue nerveux. Une tante est aliénée ; sa sœur aînée, qui a vingt ans, est sujette à des attaques de nerfs ; sa sœur cadette, encore enfant, a été à deux reprises atteinte de méningite ; disons de méningisme pour être plus près de la vérité. Elle-même est d'un caractère mobile, irritable, fantasque et elle brise tout ce qu'elle touche avec une parfaite maladresse. Joignez à cela le retour fréquent de la sensation de boule qui étreint la gorge, l'anesthésie pharyngée, deux points hystérogènes qu'il est facile de découvrir au sommet de la tête et sous le sein gauche, de l'ovarie, et vous ferez bien vite le diagnostic d'hystérie. Si vous désirez une preuve de plus, j'ajouterai que la veille de son entrée elle a eu une attaque con-

(1) Leçon recueillie par M. Parmentier, chef de clinique, et publiée in *Médecine moderne*, août 1897.

vulsive sans cri initial, sans morsure de la langue, sans blessure d'aucun genre.

En l'examinant, vous êtes tout de suite frappés par la saillie des globes oculaires et l'augmentation de volume du corps thyroïde. Il existe, en outre, des battements artériels, de la tachycardie (100 pulsations), un tremblement léger des membres, un certain degré d'asynergie entre les mouvements du globe de l'œil et ceux de la paupière supérieure (signe de de Græfe,) en un mot, les signes principaux de la maladie de Parry-Graves.

Pour savoir sur quel terrain ces phénomènes nerveux se sont développés, vous n'avez qu'à constater la pâleur des téguments et des muqueuses. Comme il arrive d'ordinaire, c'est à l'époque de la puberté que l'anémie a apparu, vers l'âge de treize ans. Les règles vinrent irrégulièrement ; deux fois par mois la malade perdait du sang en faible quantité sans doute, mais en quantité suffisante cependant pour l'affaiblir.

Peu à peu l'appétit diminua, devint capricieux, avec dégoût de la viande et préférence marquée pour les crudités, la salade. Depuis six mois surtout, les troubles digestifs se sont accentués. La malade a des nausées, des vomissements alimentaires et souffre de l'estomac. Les douleurs apparaissent aussitôt après le repas, atteignent leur maximum pendant la première heure de la digestion, puis se calment lentement. Elles ne s'accompagnent pas de douleur dorsale, de douleur en flèche. Enfin, la malade vomit quelquefois le matin à jeun un liquide aqueux, très acide, renfermant de légers filets de sang.

En découvrant l'abdomen on constate un peu de tympanisme intestinal, lié à la constipation persistante. La région épigastrique est sensible à la pression, et l'on peut percevoir le bruit de clapotage jusqu'au niveau de l'ombilic, après avoir pris soin de faire boire à la malade un demi-verre d'eau à jeun. Le squelette est souple et le corset a produit une dépression circulaire *sous-hépatique*. Aujourd'hui il n'est plus supporté.

Pour établir la courbe évolutive de la digestion, on a fait des extractions successives du suc stomacal, au bout de trente, soixante, quatre-vingt-dix minutes. Ces analyses démontrent qu'il s'agit d'une hyperpepsie avec légère hyperchlorhydrie, variété fréquente dans la chlorose (1).

Ces troubles digestifs ne pouvaient avoir qu'une déplorable influence sur l'état général, sur les troubles nerveux et sur l'anémie.

(1) Voici les résultats de ces analyses, *18 novembre 1896*.

Pas de liquide à jeun.

Extraction partielle du repas d'épreuve au bout de 30 minutes.

$$\left.\begin{matrix} H = 0,003 \\ C = 0,124 \end{matrix}\right\} 0,127 \qquad \begin{matrix} T = 0,324 \\ F = 0,197 \end{matrix} \qquad \begin{matrix} A = 0,187 \\ \alpha = 1,48 \end{matrix}$$

$$\frac{T}{F} = 1,64.$$

Pas de peptones. Syntonine. Réaction lactique.

Extraction au bout de 60 minutes.

$$\left.\begin{matrix} H = 0,082 \\ C = 0,159 \end{matrix}\right\} 0,241 \qquad \begin{matrix} T = 0,394 \\ F = 0,153 \end{matrix} \qquad \begin{matrix} A = 0,249 \\ \alpha = 1,05 \end{matrix}$$

$$\frac{T}{F} = 2,57.$$

Peptones assez abondants. Pas de réaction des acides gras.

Extraction après 90 minutes.

$$\begin{matrix} H = 0,113 \\ C = 0,132 \end{matrix} \qquad \begin{matrix} T = 0,405 \\ F = 0,160 \end{matrix} \qquad \begin{matrix} A = 0,265 \\ \alpha = 1,15 \end{matrix}$$

$$\frac{T}{F} = 2,53.$$

Peptones assez abondantes ; réaction acétique.

L'urée est abaissée à 17 grammes par vingt-quatre heures ; l'acidité de l'urine est faible, ainsi que le taux de l'acide phosphorique ; les chlorures sont en quantité normale. Il n'y a pas d'albuminurie.

A l'entrée de la malade, le millimètre cube de sang contenait 2 387 000 globules rouges, valant 1 662 229 globules sains. La valeur globulaire en hémoglobine était donc de 0,62, au lieu de 0,90 à 1.

Il n'y avait ni réticulum fibrineux exagéré ni pseudoparasites. Le sang recueilli dans une éprouvette donnait un petit caillot nageant dans une grande quantité de sérum clair. Cet état du sang, qui est encore sensiblement le même actuellement, coïncide avec une teinte pâle verdâtre de la peau, un frémissement de la jugulaire. La chlorose est indiscutable.

En résumé, le diagnostic est le suivant :

Chloro-dyspepsie avec hystérie et symptômes de goitre exophtalmique.

Ainsi se pose la question des rapports de la chlorose avec les névroses. S'agit-il d'une simple association morbide? Y a-t-il au contraire relation intime entre ces divers états pathologiques? Voilà ce qu'il faut examiner.

L'*hystérie* et la *chlorose* apparaissent au même âge et se développent sur un même terrain, sur un terrain que les influences héréditaires ont préparé. L'une et l'autre sont des preuves de la dégénérescence de la race. Mais l'hystérie prédispose-t-elle à la chlorose, comme on l'a soutenu?

Il est incontestable que nombre de chlorotiques présentent des stigmates d'hystérie ; que quelques-unes même sont de franches hystériques. Mais, d'autre part, on ne compte plus les cas d'hystérie, voire d'hysteria major sans anémie. Quand on observe l'association de la chlorose et de l'hystérie, il n'est pas rare d'obtenir la guérison de l'anémie chlorotique, malgré la persistance de l'hystérie. Celle-ci peut même prendre un plus grand développement après la disparition des troubles hématiques.

Pour que la chlorose se produise, il faut une constitution particulière, notamment une hypoplasie artérielle; de même l'hystérie pour germer réclame un état particulier du système nerveux, soit un autre genre de dégénérescence. Ces deux états peuvent coexister sans doute; mais il ne s'ensuit pas que l'hystérie commande et engendre la chlorose.

Quand les deux prédispositions organiques existent, on voit le plus souvent la chlorose ouvrir la porte aux manifestations hystériques. Pour peu qu'elle ait un développement actif, il en est presque toujours ainsi,. l'inverse est bien plus rare.

C'est à l'occasion d'une poussée de chlorose qu'assez souvent les jeunes filles donnent les preuves de leur état hystérique jusqu'alors latent ou imminent. Une fatigue, une émotion, une recrudescence ou une accentuation des troubles dyspeptiques sont alors l'occasion d'une attaque d'hystérie, premier signe révélateur de la névrose.

Il s'agit donc, et c'est là l'opinion générale des neurologistes, d'une association, d'une hybridité.

Plus intéressante est la question des rapports de la *chlorose* avec le *goitre exophtalmique*.

Graves, Trousseau et bon nombre d'auteurs prétendent que la chlorose se rencontre fréquemment dans le passé des femmes atteintes de goitre exophtalmique. On a vu aussi les deux affections se développer simultanément. Enfin on sait que la cachexie de Basedow se complique d'anémie, et celle-ci a été considérée comme relevant de la chlorose, bien qu'il soit très difficile chez les sujets jeunes de distinguer l'anémie de la période cachectique, de la chlorose proprement dite.

Existe-il un rapport intime de cause à effet entre la chlorose et la maladie de Basedow? Ce rapport, si on l'admet, relie-t-il la chlorose à la maladie de Basedow, ou bien, au contraire, la maladie de Basedow à la chlorose?

Un premier fait doit d'abord nous arrêter : l'hypertrophie du corps thyroïde dans la chlorose.

Depuis mes premières publications qui ont signalé ce symptôme à l'attention des médecins (1), j'ai continué à examiner le corps thyroïde chez les chlorotiques et je l'ai trouvé bien rarement normal. Tout d'abord je n'avais noté que les cas d'hypertrophie très notable, très apparente. Aujourd'hui que je tiens compte des hypertrophies légères, je suis obligé d'admettre qu'elles sont d'une grande fréquence.

Les anatomistes sont unanimes à reconnaître qu'il n'est pas d'organe dont les variations de volume soient plus sensibles que celles du corps thyroïde. Cela est parfaitement exact; mais la clinique seule peut nous apprendre ce que signifient ces variations.

Depuis six ans, j'ai systématiquement tenu compte des modifications du corps thyroïde, même peu prononcées, non seulement chez les chlorotiques, mais aussi chez un grand nombre de malades.

Phénomène peu apparent qu'il faut rechercher par-

(1) Voir Moriez; La chlorose. Thèse d'agrégation, 1880.

fois, il est cependant assez nettement caractérisé dans la plupart des cas. Le cou est élargi à la base, surtout chez les personnes maigres. Par la palpation on reconnaît le développement anormal des lobes thyroïdiens, de la partie recouverte par le chef antérieur du sterno-cléido-mastoïdien le plus souvent, et parfois aussi de l'isthme. L'hypertrophie est tantôt régulière, bilatérale, tantôt unilatérale. C'est alors le côté droit qui, comme chez les basedowiens, est intéressé.

L'organe hypertrophié est, en général, mou, spongieux, dépourvu d'induration sensible au toucher, ne donnant ni frémissement à la palpation, ni souffle à l'auscultation.

Or, en tenant compte du degré léger, moyen ou fort, de l'hypertrophie thyroïdienne, on trouve chez les chlorotiques, à quelque variété de chlorose qu'elles appartiennent, la proportion suivante :

Sur 25 malades de l'hôpital, 21 fois le corps thyroïde plus ou moins hypertrophié ;

Sur 10 malades de la ville, 8 fois le corps thyroïde plus ou moins hypertrophié.

Au total, 29 fois sur 35 le corps thyroïde était plus développé qu'à l'état normal, soit 82 p. 100.

En présence de ces faits, il m'a paru intéressant de faire l'examen du corps thyroïde chez tous les malades de mon service pendant un certain temps : hommes, femmes avec ou sans enfants, nourrices. Voici les résultats :

Hommes : 217. — Hypertrophie du corps thyroïde légère 18 fois, moyenne 9 ; en totalité 27.

Femmes : 118 (y compris les chlorotiques). — Hypertrophie du corps thyroïde légère 40, moyenne 23 ; en totalité 63.

Nourrices : 91. — Hypertrophie du corps thyroïde légère 48, moyenne 14 ; en totalité 62.

Soit pour 209 femmes : 125 cas d'hypertrophie thyroïdienne.

L'influence du sexe est donc considérable, puisque sur 217 hommes je ne trouve que 27 cas d'hypertrophie thyroïdienne, soit 13 p. 100, alors que sur 209 femmes j'en trouve 125 cas, soit près de 60 p. 100.

Sans doute cette influence du sexe tient d'abord à la puerpéralité, à la lactation ; mais en laissant de côté les femmes de la crèche, les nourrices, elle est encore sensible. Elle est encore manifeste, même, si l'on retranche les cas de chlorose.

Après la chlorose, c'est la tuberculose qui s'accompagne le plus souvent de modification du corps thyroïde.

Sur 27 hommes, on compte : 13 tuberculeux, 8 dyspeptiques, 6 divers.

Chez les femmes je trouve : 7 chloro-tuberculoses et 9 tuberculoses.

En résumé, le sexe féminin est une cause de prédisposition évidente à l'hypertrophie thyroïdienne. Peut-être le corps thyroïde est-il plus développé chez la femme que chez l'homme.

Chez elle, toutes choses égales d'ailleurs, l'état puerpéral est une cause très active de développement du corps thyroïde, sans qu'on en connaisse la raison première.

Alors même que les malades n'ont pas eu d'enfant, l'hypertrophie thyroïdienne est remarquablement fréquente dans la chlorose.

Chez l'homme, c'est dans la tuberculose qu'on la trouve le plus souvent.

Or, la chlorose et la tuberculose sont des maladies qui naissent sur des terrains dégénérés.

J'ai recherché chez les sujets possédant de gros corps thyroïdes d'autres stigmates de dégénérescence : asymétrie faciale et crânienne, voûte ogivale, déformation des oreilles, atrophie testiculaire, etc., et dans un très grand nombre de cas, dans les deux tiers des cas chez l'homme, chez la moitié des femmes, chez un tiers des nourrices ou des accouchées, j'ai vu un ou plusieurs de ces stigmates associés à l'hypertrophie thyroïdienne.

Ces faits me portent à conclure que le développement exagéré du corps thyroïde doit être considéré d'une manière générale, en laissant de côté l'influence puerpérale, comme un stigmate de dégénérescence de la race.

C'est à ce titre qu'il se rencontre fréquemment dans la chlorose, la tuberculose, la chloro-tuberculose. Et il est possible qu'il ait un certain rapport avec l'hypoplasie artérielle, qu'on rencontre aussi bien dans la tuberculose que dans la chlorose.

Les chlorotiques sont-elles, par le fait de l'état du corps thyroïde, atteintes d'un certain degré de basedowisme ?

Il n'est pas facile de répondre à cette question.

Le syndrome de Basedow ne se présente pas toujours au complet. On a été obligé d'admettre des *formes frustes*, plus communes que les formes complètes, plus transitoires, plus susceptibles de guérison. Mais où cesse la forme fruste ? De quels symptômes se compose-t-elle ?

On admet aujourd'hui que l'hypertrophie glandulaire n'est pas indispensable et qu'un trouble purement fonctionnel de l'organe est suffisant. Toutefois elle est encore la règle, si atténuée soit-elle.

Puis viennent l'excitabilité cardiaque et les troubles cardio-vasculaires, la tachycardie, l'émotivité, le tremblement par accès ou continu, une certaine mobilité dans les désordres de la santé, une sorte d'équilibre instable des fonctions nerveuses.

Ne sont-ce pas des phénomènes qu'on retrouve en grande partie dans la chlorose ? Si on les regardait comme suffisants, on devrait en conclure que toutes les chlorotiques sont en même temps basedowiennes. Et on pourrait en dire autant des adolescents des deux sexes atteints de dyspepsie avec neurasthénie, état qui présente souvent un ensemble symptomatique analogue.

Il n'est pas impossible qu'il en soit ainsi. Le syndrome de Basedow n'est pas une maladie proprement dite, il peut venir compliquer les maladies de la dégénérescence.

Il y aurait donc des chloroses sans thyroïdation, des chloroses avec légère thyroïdation (chlorose vulgaire avec son cortège névropathique habituel), des chloroses avec thyroïdation assez accentuée pour constituer le syndrome de Basedow atténué, enfin plus exceptionnellement des chloroses avec vraie maladie de Basedow.

Ainsi, pour répondre aux questions que j'ai soulevées, je vois dans la réunion chez le même sujet de la chlorose et de la maladie de Basedow, non pas une simple hybridité morbide, mais bien l'association de maladies sœurs par l'origine commune : la dégénérescence native.

Les stigmates de la dégénérescence organique s'appellent, s'associent, se complètent, c'est une loi générale. Mais n'est-ce pas intéressant pour nous de voir que ceux qui conduisent à la chlorose sont également propres à l'éclosion du syndrome de Basedow?

Pour en revenir à la malade qui a servi de thème à cette leçon, je rangerai volontiers son cas parmi ceux du second type, car les signes de thyroïdation sont plus marqués que dans la chlorose habituelle.

Cette forme n'est pas très rare. Pour ma part, j'en ai observé trois exemples en un an. Elle n'est pas grave non plus. J'ai vu le traitement habituel de la chlorose faire disparaître les symptômes basedowiens, et il en sera sans doute de même ici.

Addendum. — Un examen de sang fait le 20 novembre (c'est-à-dire quinze jours après la première analyse) dénote une augmentation notable des globules rouges sans changement de la richesse globulaire. C'est la première étape de la rénovation sanguine.

N = 3 441 000
R = 1 662 229
G = 0,49
B = 10 540

La malade continue à souffrir de la tête et des ovaires et à présenter diverses manifestations hystériques.

Cependant après un séjour de cinq semaines à l'hôpital elle sort considérablement améliorée sans avoir suivi d'autre traitement que celui de la chlorose : repos absolu au lit, régime lacté mixte et usage de protoxalate de fer.

TREIZIÈME LEÇON

CHLOROSE (SUITE).

Chlorose et tuberculose (1).

MESSIEURS,

La chlorose peut se combiner avec diverses maladies pour constituer des types variés de chloro-anémie, distincts des anémies symptomatiques.

Nous venons d'étudier ensemble dans le service deux cas de ce genre.

La première malade, couchée au n° 6 de la salle Moïana est une jeune cuisinière de vingt ot un ans, atteinte à la fois de chloro-tuberculose et de syphilis.

Chez la seconde, fleuriste de seize ans, couchée au 6 *bis* de la même salle, la chlorose et la tuberculose ont évolué simultanément et actuellement la seconde maladie est prédominante.

A cette occasion, je vais revenir sur les rapports qui existent entre la tuberculose et la chlorose, question intéressante dont je vous ai déjà entretenus plusieurs fois et qu'il importe de bien connaître.

La parenté entre la tuberculose et la chlorose est nettement établie ; elle paraît être assez étroite. Nous allons nous efforcer de la préciser.

Depuis Trousseau, nombre de médecins l'ont reconnue.

(1) Leçon recueillie par M. le Dr Parmentier, chef de clinique.

D'une manière générale, elle est établie par ce fait que la chlorose est fréquente dans les familles de tuberculeux. Sur plusieurs enfants, par exemple, les uns deviennent tuberculeux, d'autres chlorotiques. Dans ces dernières années, Hanot et M. Gilbert ont particulièrement insisté sur cette particularité importante de l'étiologie de la chlorose, et sur le conseil du dernier de ces auteurs, M. Jolly (1) a fait dans sa thèse une statistique destinée à montrer jusqu'à quel point la chlorose est commune dans les familles de tuberculeux.

De son enquête, portant sur 54 cas de chlorose, il est ressorti que dans 25 cas le père, la mère ou, à la fois, le père et la mère des malades avaient succombé à la phtisie pulmonaire, que dans 7 autres cas, les grands parents, les oncles ou tantes, les frères ou sœurs avaient été atteints de tuberculose; que dans 8 autres cas, enfin, les malades elles-mêmes avaient offert des manifestations bacillaires.

Il résulte donc de cette statistique que 46 fois sur 100, la chlorose se développerait chez des enfants issus de phtisiques, et 74 fois sur 100 dans des familles contaminées par la tuberculose. Encore doit-on ajouter que les 14 malades, parmi les 54 observées, dans la famille desquelles la tuberculose n'a pu être décelée, avaient presque toutes été, dans l'enfance, éprouvées par la gourme, les conjonctivites et autres accidents appartenant encore à la scrofule.

Le travail de M. Jolly, fait exclusivement avec des observations prises à l'hôpital, me paraît donner une idée exagérée de cette parenté d'ailleurs très réelle et

(1) J.-B.-Paul Jolly, *Influence de la scrofulo-tuberculose sur le développement de la chlorose*, thèse de Paris, 1890.

évidente. Celle-ci est moins marquée chez les malades de la ville, où l'on constate presque aussi souvent l'influence des maladies dites de la nutrition.

La parenté avec la tuberculose s'explique aisément. Je vous ai dit que la chlorose est une maladie constitutionnelle, c'est-à-dire préparée par une dégénérescence organopathique.

Elle exige pour se développer une sorte de déchéance de la race. Et de même la tuberculose est une maladie des races organopathiquement dégénérées.

Le stigmate de dégénérescence qui favorise le plus activement l'éclosion de la chlorose est l'hypoplasie artérielle. Cet état de l'appareil vasculaire est loin d'être rare dans la tuberculose par hérédité, qu'on pourrait appeler constitutionnnelle pour la distinguer de la tuberculose acquise. Il est parfois combiné avec l'hypoplasie génitale pour constituer l'infantilisme de Lorain, hypoplasie que l'on rencontre aussi parfois dans la chlorose.

Il existe donc une grande analogie entre le terrain préparé par hérédité pour la germination de la tuberculose et celui dans lequel se manifeste la chlorose.

Je vous signalerai encore une autre tare organique commune à ces deux maladies. Il s'agit de la faiblesse, parfois acquise, mais assez souvent d'origine héréditaire, du tube digestif et en particulier de l'estomac.

Vous avez vu combien est fréquente la chlorodyspepsie.

Vous trouverez bien peu de chlorotiques ayant un tube digestif robuste, une digestion gastrique se rapprochant de la normale ; vous remarquerez que les affections gastriques, combinées avec la chlorose, s'accompagnent presque toujours de dilatation stomacale, même chez les garçons, ce qui prouve bien que cette dilatation n'a pas toujours pour origine une compression due au corset. Dans les familles des chlorotiques, les affections gastriques sont plus fréquentes encore que les manifestations tuberculeuses, et on peut admettre que les malades ont une débilité innée de l'estomac ou tout au moins de la musculeuse stomacale.

On retrouve les mêmes particularités dans les familles des tuberculeux.

Chez les phtisiques par hérédité les affections gastriques sont aussi d'une extrême fréquence et elles se compliquent rapidement, comme chez les chlorotiques, de dilatation dans la production de laquelle l'affaiblissement du muscle prend une large part.

La parenté entre la tuberculose et la chlorose est, en somme, organiquement expliquée. Ces maladies sont comme deux branches issues d'un même tronc ; on peut dire en quelque sorte que la généalogie en est la même.

Cependant les rejetons de ces races tarées ne deviennent pas indifféremment chlorotiques ou phtisiques, ou en même temps chlorotiques et phtisiques.

Les uns deviennent franchement chlorotiques ; les autres nettement phtisiques. C'est là du moins la règle générale.

L'exactitude de cette règle admise depuis Trousseau est devenue discutable depuis que mon collègue, M. Grancher, a montré l'extrême fréquence des manifestations tuberculeuses chez les chlorotiques.

Vous connaissez les remarquables recherches de cet auteur sur les anomalies de la respiration, répondant à la période de germination de la tuberculose : respiration faible, respiration rude, respiration granuleuse, avec ou sans modifications du son et des vibrations (1). M. Grancher a presque toujours trouvé des anomalies respiratoires à l'un ou à l'autre sommet chez les chlorotiques. En s'appuyant sur ces faits et sur la grande proportion des lésions tuberculeuses, mise en évidence par les autopsies médico-légales (proportion qui s'élève à 60 p. 100 d'après M. Brouardel), il en conclut que presque toutes les chlorotiques sont atteintes de tuberculose; mais il admet qu'il s'agit d'une tuberculose pour ainsi dire endormie, d'une localisation pulmonaire analogue à l'adénite tuberculeuse torpide de l'enfance.

« Les malades, dit-il, peuvent vivre des années avec leur santé fragile et aussi leur tare respiratoire, bénéficier d'une amélioration réelle de leurs forces, vivre et vieillir sans cesser d'être tuberculeuses. »

Il n'y aurait donc pas de différence fondamentale entre la chlorose et la chloro-tuberculose.

Dans la description que j'ai donnée de la chlorose, j'ai noté, comme M. Grancher, des anomalies respiratoires à l'un ou à l'autre sommet. Mais il me paraît difficile d'attribuer à ces phénomènes d'une grande fréquence une signification aussi précise que l'indique le diagnostic de lésion bacillaire. On rencontre les mêmes anomalies chez beaucoup de jeunes gens des deux sexes, non chlorotiques, se plaignant de dyspepsie, compliquée ou non de neurasthénie.

Si ces modifications de la respiration sont réellement dues à une lésion tuberculeuse, ce qui n'est pas rigoureusement démontré, il faut tout au moins reconnaître

(1) GRANCHER, Maladies de l'appareil respiratoire ; tuberculose et auscultation. Paris, 1890.

qu'il n'y a là rien de spécial à la chlorose ; que tous les individus faibles atteints de maladie d'évolution ou simplement de gastropathie avec dépérissement sont, à cet égard, sur la même ligne que les chlorotiques.

Lorsqu'on recueille un grand nombre d'observations, et qu'il est possible de suivre les malades pendant quelques années, on reconnaît l'exactitude de la remarque faite par Trousseau. On peut dire avec ce grand clinicien que les rejetons des races dégénérées, susceptibles de devenir chlorotiques ou tuberculeux, se divisent en deux groupes.

Dans le premier, au moment de l'évolution pubère, on voit survenir la chlorose ; dans le second, et assez souvent avant l'âge de la chlorose, les sujets deviennent tuberculeux. Il est probable que chez ces derniers, aux tares précédemment indiquées, s'ajoute une certaine faiblesse de l'appareil respiratoire. Vous trouverez souvent chez eux une poitrine aplatie, mal développée, une grande impressionnabilité au froid. Parfois, aussi, l'intervention de causes provocatrices, telles que fatigue, mauvaise hygiène, travail dans l'air confiné, cohabitation avec des tuberculeux, décident la question.

Dans un certain nombre de cas seulement, et surtout lorsque la tuberculose ne s'est pas montrée avant la puberté, qui est l'âge de la chlorose, on voit apparaître d'emblée, une sorte d'hybridité morbide : la tuberculose et la chlorose se développent et marchent de pair.

C'est à cette maladie complexe que j'ai donné le nom de *chloro-anémie tuberculeuse* ou de *chloro-tuberculose*.

Les cas dans lesquels on trouve en même temps de la tuberculose et de l'anémie forment donc 3 groupes :

1° Cas de tuberculose et de chlorose évoluant de compagnie : chloro-tuberculose ;

2° Cas de tuberculose secondaire, venant compliquer une chlorose antérieurement manifestée ;

3° Cas d'anémie symptomatique de la tuberculose.

La chloro-tuberculose se montre avec une certaine fréquence et atteint les deux sexes, mais elle frappe naturellement plus souvent la femme que l'homme. Elle est beaucoup moins fréquente que la chlorose pure.

Presque toujours la manifestation tuberculeuse est pulmonaire ; elle peut siéger, cependant, dans les ganglions, dans une articulation, plus rarement dans le péritoine.

On observe à la fois, dans ces cas, les symptômes de la tuberculose et ceux de la chlorose.

Généralement l'anémie chlorotique est modérée ; elle est parfois prononcée (du 2e ou 3e degré) et peut aller en s'accentuant avec les progrès de la tuberculose. J'ai observé dans des cas de ce genre une anémie du 3e degré intense et même du 4e degré ; le sang renfermait alors quelques globules rouges nucléés. Les faits de ce genre sont exceptionnels.

La tuberculose pulmonaire présente dans cette hybridité morbide l'une quelconque des formes classiques. Elle suit assez souvent une évolution rapide, et, d'une manière générale, elle est plus grave dans les cas où l'anémie chlorotique est moyenne que dans ceux où elle est très accentuée.

On peut cependant, même en pareil cas, voir la tuberculose suivre une marche lente et s'amender ou même guérir, et cela particulièrement chez les malades de la ville placées dans de meilleures conditions que celles de l'hôpital pour suivre un traitement efficace.

La maladie est toujours compliquée de troubles digestifs notables, ce qui est d'ailleurs aussi la règle dans la tuberculose pulmonaire ordinaire.

Le diagnotic de la chloro-tuberculose est généralement facile; il s'appuie en grande partie sur l'état du sang.

Quand la chlorose est déjà manifestée, elle se complique assez rarement de tuberculose. En d'autres termes, la tuberculose secondaire est exceptionnelle dans la chlorose.

Vous observerez constamment dans notre service de nombreux exemples de chlorose ou de chloro-dyspepsie, sans tuberculose. C'est la forme de beaucoup la plus commune. Suivez les malades longtemps, pendant des années.

Quand la première atteinte de chlorose n'est pas accompagnée de manifestation tuberculeuse, en un mot quand il ne s'agit pas de chloro-tuberculose d'emblée, il est rare que les malades deviennent plus tard bacillaires.

Elles ont d'autant moins de chances de le devenir qu'elles sont plus franchement chlorotiques.

J'estime, d'après mes observations, à 8 ou 10 p. 100 seulement la proportion des cas de tuberculose secondaire dans la chlorose. J'ajoute que cette complication se montre habituellement à une époque où l'anémie chlorotique est en décroissance ou même guérie.

C'est pourquoi j'ai répété, après Trousseau, que la chlorose, malgré la parenté qui la relie à la tuberculose, constitue un terrain peu favorable au développement de cette maladie.

Un autre fait clinique, non moins important, confirme cette proposition. Il consiste dans la bénignité relative des formes de cette tuberculose secondaire.

J'ai pu suivre beaucoup de chlorotiques pendant un grand nombre d'années. Quelques-unes, atteintes de chlorose constitutionnelle, ont présenté de nombreuses rechutes. Elles ont toujours montré peu de tendance à se tuberculiser.

Presque invariablement lorsque la tuberculose est survenue au cours de la chlorose, elle a évolué lentement. L'une de mes malades, chlorotique en 1867, présentait en 1876 une excavation des plus nettes. Elle est encore en vie actuellement et guérie depuis longtemps de sa caverne. Plusieurs autres malades se sont mariées et ont été atteintes, pendant ou après leur grossesse, de manifestations bacillaires plus ou moins importantes. Quelques-unes étaient des malades d'hôpital et ont mené une vie misérable et accidentée ; elles ont, cependant, montré une grande résistance à la bacillose.

En ville, une chlorotique qui, guérie de son anémie, avait présenté des signes d'induration d'un sommet, s'était mariée contre mon avis ; elle fut prise pendant sa première grossesse de manifestations pulmonaires, tuberculeuses, fébriles. Elle a guéri et se porte bien actuellement, bien qu'elle ait eu depuis d'autres enfants.

Ainsi, tandis que la chloro-tuberculose est grave, que, dans ces cas, les guérisons sont exceptionnelles, presque toujours, au contraire, la tuberculose secondaire des chlorotiques est limitée, torpide, à tendance fibreuse, curable ; les cas dans lesquels elle suit une marche aiguë ou subaiguë sont rares.

Cette tuberculose secondaire se montre soit chez des femmes misérables, mal nourries, surmenées, parfois aussi exposées à la contagion, soit encore chez les chlorotiques qui subissent l'action déprimante d'accouchements répétés, rapprochés et suivis d'allaitement. Dans un certain nombre de cas la mauvaise alimentation, l'aggravation des troubles digestifs paraissent avoir pris part au développement des lésions bacillaires.

Un bon nombre de chlorotiques ont la maladie du corset. Guéries de la chlorose, elles restent dyspeptiques et présentent une dilatation compliquée d'atonie. Lorsqu'elles ont eu un ou deux enfants, l'état gastropathique se complique d'entéroptose par affaiblissement de la sangle abdominale, les ptoses viscérales s'accentuent ou se produisent, l'asthénie qui existait déjà s'accroît, la nutrition générale périclite et, lorsque cet état se complique de tuberculose, on peut se demander si ce n'est pas la gastro-entéropathie plutôt que la constitution chlorotique qui lui a ouvert la porte.

Examinons maintenant les faits indépendants de la chlorose et appartenant aux anémies symptomatiques. J'aurai l'occasion plus tard d'en étudier quelques-uns avec vous.

Avant les recherches que j'ai entreprises sur les différentes formes cliniques d'anémie, on confondait couramment sous le nom de chloro-anémie, imaginé par Bouillaud, l'anémie symptomatique avec la chlorose vraie. Les caractères différentiels de ces deux états, sur lesquels j'ai insisté à maintes reprises, sont encore assez souvent méconnus. Ils ne sont révélés, du reste, que par des procédés d'examen souvent négligés.

La confusion est parfois facile parce que la tuberculose est, comme la chlorose, une maladie très anémiante. Nous avons, en ce moment, dans notre salle des hommes, un vieillard misérable, atteint de bacillose pulmonaire. Il est profondément anémique. Je sais bien que la misère joue ici un grand rôle dans le haut développement de l'anémie. Mais vous verrez des adultes des deux sexes profondément anémiés par la tuberculose. Cette variété d'anémie détermine une décoloration de la peau et des muqueuses qui souvent ne le cède en rien à celle qui s'observe dans la chlorose. Généralement la teinte de la peau est plus blafarde, plus terreuse, moins cire vieille, moins verdâtre que lors d'anémie chlorotique. Mais ce sont là des caractères qui ne sont pas toujours d'appréciation facile. Quand il s'agit de sujets adultes, âgés, et d'hommes surtout, vous ne songez pas à la chlorose. Il n'en est pas de même lorsque vous êtes en présence de jeunes phtisiques, adolescents, parvenus à l'âge de la chlorose.

Les principaux signes différentiels entre l'anémie chlorotique et l'anémie symptomatique de la bacillose sont fournis par les phénomènes cardio-vasculaires et les lésions du sang. Vous connaissez les signes cardiaques, artériels et veineux de la chlorose pure. Vous les retrouverez dans la chloro-tuberculose et ils persisteront parfois jusqu'à une époque avancée des lésions pulmonaires.

Chez les tuberculeux non chlorotiques ils font défaut. Vous les observerez, cependant, au début de la tuberculose, chez les enfants des deux sexes, qui présentent plus facilement que les adultes, et même que les adolescents, des phénomènes stéthoscopiques analogues à ceux que détermine l'anémie chlorotique.

L'état du sang est sensiblement différent.

Vous ne retrouverez pas dans l'anémie tuberculeuse

la formule hématologique de la chlorose que vous connaissez et qui se montre également dans la chloro-tuberculose.

Même intense, l'anémie symptomatique des lésions tuberculeuses est surtout caractérisée par la diminution dans le nombre des globules rouges. La valeur globulaire reste relativement élevée (1).

On observe, de plus, dans la tuberculose, une leucocytose manifeste. Mais, en rapport avec les lésions, elle se montre généralement à une époque où les symptômes ne peuvent laisser aucun doute sur l'existence de la bacillose. Il est rare qu'elle soit assez précoce et accentuée pour permettre de soupçonner, dans un cas d'anémie chlorotique, qu'il ne s'agit pas de chlorose pure.

Les rapports entre la chlorose et la tuberculose soulèvent une question importante de thérapeutique. Elle a été posée par Trousseau.

Ce grand praticien, ayant vu un certain nombre de chlorotiques traitées par les martiaux devenir tuberculeuses, en était arrivé à ne plus oser prescrire le fer aux chlorotiques. La tuberculose étant bien autrement redoutable que la chlorose, il se gardait de la guérir, persuadé qu'il existait une sorte d'antagonisme entre les deux maladies.

Cette doctrine me paraît avoir pour origine une confusion entre la chlorose et l'anémie symptomatique, ces deux états n'ayant pas été nettement distingués du temps de Trousseau.

Les tuberculeux purs supportent, en effet, assez

(1) Du sang, p. 928.

mal la médicamentation par le fer. Ce médicament peut produire chez eux de l'éréthisme vasculaire, des fluxions, des hémoptysies et par suite une accélération dans l'évolution des lésions.

Dans la chlorose pure, l'usage du fer n'offre aucun danger, et je ne crois pas me tromper en disant que les chlorotiques mal soignées, chez lesquelles on laisse persister l'anémie, sont plus exposées aux atteintes de la bacillose que celles qui sont soumises à un traitement efficace. Toutefois, il est probable que les prescriptions en faveur du temps de Trousseau avaient souvent pour résultat d'aggraver la gastropathie des chlorotiques et de provoquer des accidents. Vous savez, en effet, que ces malades étaient gorgées de préparations ferrugineuses insolubles, de fortifiants divers, etc.

Les accidents en question étaient-ils assez sérieux et assez persistants pour appeler en quelque sorte une manifestation tuberculeuse? Je ne saurais le dire. Mais la remarque de Trousseau me paraît juste, lorsqu'il s'agit, non plus de la chlorose pure, mais de la chloro-tuberculose.

Dans ces cas, le fer est moins utile et il peut devenir nuisible lorsqu'il est donné sans précaution.

La tuberculose étant beaucoup plus grave que la chlorose, on doit surtout s'appliquer à ne rien faire qui puisse en accélérer la marche.

L'expérience clinique me semble démontrer que, dans cette association morbide, il y a lieu de tenir compte de l'intensité relative de l'anémie et de la tuberculose.

Lorsque la tuberculose prend le pas sur la chlorose comme chez nos deux malades, on peut négliger le traitement de l'anémie ; il passe sur un plan accessoire.

L'ancien traitement de la chlorose devait en pareil cas précipiter la marche de la tuberculose. J'ai vu des exemples de ce genre, notamment après des cures faites aux eaux ferrugineuses. Des chloro-tuberculoses à marche lente se sont transformées au retour des stations en tuberculoses à marche aiguë.

Quand, au contraire, la chlorose est prédominante, que les lésions pulmonaires sont encore peu avancées, limitées, non accompagnées de fièvre, j'ai toujours trouvé un réel avantage à appliquer le traitement de la chlorose, tel que je l'ai formulé. J'ai obtenu assez souvent la guérison, surtout chez les malades de la ville, à la fois de l'anémie chlorotique et de la tuberculose.

Il est vrai que dans ce traitement, que je me propose de vous exposer en détail, je me préoccupe surtout du régime et des moyens propres à restreindre les déperditions organiques. On peut donc dire que je vise aussi bien la tuberculose que l'anémie chlorotique. Mais je ne crains pas d'employer le fer au moment opportun, en prenant soin d'en assurer la digestion et en le prescrivant sous une forme et à des doses incapables d'aggraver l'état gastropathique et de nuire au bon fonctionnement du tube digestif.

QUATORZIÈME LEÇON

CHLOROSE (SUITE).

Du prétendu chloro-brightisme (1).

MESSIEURS,

Les travaux cliniques parus dans ces dernières années ont dépeint la chlorose sous des couleurs un peu sombres. Je vous ai dit récemment que, d'après quelques médecins, la chlorose serait presque toujours accompagnée de tuberculose. De son côté, mon collègue, M. Dieulafoy, accuse cette maladie de se combiner souvent au redoutable mal décrit par Bright et, pour exprimer cette sorte de complexus pathologique, il a créé l'expression de *chloro-brightisme*. Fort heureusement la chlorose n'a pas cette gravité : les cas simples sont d'une bien autre fréquence que ceux de chloro-tuberculose. Quant au mal de Bright, nous allons examiner si réellement on doit le considérer comme s'alliant assez souvent à la chlorose.

Je cherche depuis longtemps l'occasion de vous montrer une chlorotique atteinte de néphrite chronique ; je ne l'ai pas rencontrée. Mais nous avons en ce moment, au n° 5 *bis* de notre salle Moïana, une jeune malade qui nous permettra de traiter la question du chloro-brightisme, en même temps qu'elle vous pré-

(1) Leçon du 16 janvier 1897.

sentera un exemple d'une variété d'albuminurie intéressante à connaître, mais encore mal précisée, décrite sous le nom d'*albuminurie intermittente.*

Je passe rapidement sur les antécédents héréditaires de la malade. Sa sœur, aujourd'hui mariée, a été longtemps anémique. Ses père et mère, ses trois frères sont bien portants.

A quatre ans, elle eut la rougeole, à six ans la fièvre typhoïde, un peu plus tard la varioloïde. Elle fut réglée à douze ans et demi. La menstruation fut normale pendant huit mois, puis disparut. L'aménorrhée existe encore aujourd'hui.

Peu après l'établissement des règles, la malade devint anémique et entra à l'hôpital Trousseau. Elle y fit du reste trois séjours successifs, toujours à cause de sa pâleur et de la perte de ses forces. Depuis trois ans elle n'a guère cessé de se soigner et de prendre des médicaments, en particulier des préparations ferrugineuses et du bromure de potassium.

Comme vous le voyez aujourd'hui, c'est une grande jeune fille, paraissant deux ou trois ans de plus que son âge, aux pommettes colorées, malgré la pâleur des téguments et des muqueuses. Ses yeux sont cernés et sa physionomie exprime une grande lassitude. La figure paraît un peu bouffie.

Le corps est assez fortement charpenté. Les membres sont gros, la poitrine est bien développée. Le corps thyroïde n'est pas hypertrophié.

Au niveau de la jugulaire, on perçoit par l'application du doigt un frémissement vibratoire et on entend avec le stéthoscope un souffle continu avec renforcements.

Le souffle mésosystolique et sus-apexien, que nous

avons constaté il y a quelques jours, n'est plus perceptible. Le pouls (84 p. par minute) est plutôt faible, petit.

L'appareil respiratoire ne présente aucun autre phénomène à noter que quelques râles de bronchite en voie de disparition.

Ni le foie ni la rate ne sont augmentés de volume.

Il existe une leucorrhée abondante et persistante.

Tout l'intérêt de l'observation réside, en somme, dans l'étude des troubles dyspeptiques et urinaires et des caractères du sang. Je vais m'efforcer d'analyser en détail ces faits particuliers.

L'appétit est irrégulier, capricieux. Il était faible autrefois, il est un peu plus vif, depuis quelque temps.

La malade mange un peu de tout, surtout des légumes verts. Elle n'aime pas la viande et a peu de goût pour les aliments vinaigrés. Elle boit aux repas un peu de vin rouge coupé d'eau, mais elle prend du café cinq fois par jour, près d'un litre!

Elle a souffert autrefois de l'estomac, mais depuis deux mois les digestions ne sont plus douloureuses. Il faut ajouter que cette amélioration a coïncidé avec l'abandon de son corset qui l'étouffait et grâce auquel elle s'était, une fois, trouvée mal. Elle avoue d'ailleurs qu'elle se serrait beaucoup. La déformation produite par le corset est tellement évidente que toute négation serait superflue.

Pas de vomissements: Constipation habituelle.

Comme signes physiques, on ne trouve pas de dilatation appréciable à la percussion, pas de clapotage; mais on entend un léger bruit de succussion quand on agite le tronc.

A jeun, l'estomac ne renferme pas de liquide.

L'analyse en série, après repas d'Ewald, a donné les résultats suivants (11 janvier 1897) :

ÉLÉMENTS DOSÉS.	LIQUIDE NORMAL.	LIQUIDE EXAMINÉ APRÈS 30'.	APRÈS 60'.	APRÈS 1h30.	APRÈS 2 h.
Acidité totale, A ...	0,190	0,187	0,218	0,156	0,124
HCl libre, H.	0,044	0,028	0,040	0,016	0,004
HCl combin. organ., C.	0,170	0,135	0,153	0,123	0,098
Chlorhydrie H + C....	0,214	0,163	0,193	0,139	0,102
Chlore total, T.....	0,321	0,356	0,390	0,372	0,401
Chlore minéral fixe, F.	0,107	0,193	0,197	0,233	0,299
Coefficient α $\frac{A-H}{C}$......	0,86	1,17	1,16	1,13	1,22
Coefficient $\frac{T}{F}$	3	1,84	1,97	1,59	1,34
Peptones.		Peu. Syntonine.	Peu.	Peu.	Peu.
Résidu.		Acide lactique.			
Caract. physiques.		Liq. abondant, malémulsionné.	Liq. mal émulsionné.	Liq. mal émulsionné.	Liq. peu abond., bilieux.

Les troubles urinaires, qui serviront tout à l'heure de thème à la discussion, sont essentiellement caractérisés par une légère polyurie, de la pollakiurie, de l'albuminurie intermittente.

Dès qu'on l'interroge, la malade prétend uriner beaucoup et souvent. Elle urine trois ou quatre fois par nuit et une dizaine de fois dans la journée. La quantité d'urine, qui était de 1 litre 1/4 à l'entrée, s'est élevée à 2 litres 1/4 après l'établissement du régime composé de viande crue (200 grammes) et de lait (3 litres), puis a oscillé entre 1100, 1300 et 1800 centimètres cubes par vingt-quatre heures.

La malade se plaint, en outre, de maux de reins irradiant dans la région sacrée et de maux de tête assez violents.

Mais elle a ni doigt mort, ni cryesthésie, ni épistaxis. Les troubles oculaires, d'ailleurs peu marqués, consistent en mouches volantes. La vue n'est pas diminuée. Il existe des bourdonnements d'oreilles.

Le matin, les paupières sont légèrement gonflées ; le soir, l'œdème des malléoles est à peine marqué.

Quant à l'albuminurie, je vous ai déjà dit qu'elle était faible et intermittente.

La courbe que je vous fais passer et sur laquelle se trouvent inscrits les résultats concernant le volume d'urine et la recherche de l'albumine à différentes heures de la journée, vous renseignera pleinement à cet égard. Chaque jour, dans un premier verre on a recueilli l'urine émise de six heures du soir à une heure du matin ; dans un second, l'urine de une heure à sept heures ; dans un troisième, l'urine de sept heures du matin à une heure de l'après-midi ; dans un quatrième, celle de une heure à six heures du soir.

La composition générale des urines le 14 janvier était la suivante :

ÉLÉMENTS CONSTATÉS	URINE EXAMINÉE		URINE NORMALE	
	POUR UN LITRE.	POUR 24 HEURES.	POUR UN LITRE.	POUR 24 HEURES
Volume des 24 h. en cm³.........		1700		1200
Acidité totale.....	1,10	1,87	1,20	1,40
Chlorures	2,78	4,72	6	8
Urée.............	23,05	39;18	18	21,6
Acide phosphorique...........	1,30	2,21	2	2,40
Albumine	traces indosables.	(id. les 13,15, 16 janv.)		
Glycose	0			
Pigments biliaires.	0			
Urobiline.........	0			
Couleur..........	jaune.			
Odeur............	faible.			
Dépôt............	nul.			
Réaction	acide.			
Densité...........	1015			

Voici le résumé des renseignements fournis par l'examen quotidien des urines pendant plus de deux mois, au point de vue du volume et du contenu en albumine :

La quantité d'urine varie beaucoup d'un jour à l'autre ; elle a atteint au maximum 3 litres. En moyenne, elle s'élève à 1 litre et demi.

L'albumine s'est montrée d'une manière très irrégulière : au début du séjour à l'hôpital, on voit qu'elle apparaît seulement tous les deux, trois ou quatre jours ; plus tard elle fait défaut, puis, lorsqu'on en trouve, on constate qu'elle existe pendant neuf jours consécutifs, le plus souvent à un certain moment seulement de la journée, presque toujours dans l'après-midi ou vers le soir, exceptionnellement le matin.

Vous remarquerez, en outre, que le dépôt urinaire ne renferme pas de cylindres rénaux ; que la quantité d'urée est élevée, contrairement à ce qu'on observe dans les affections chroniques du rein.

L'*examen du sang* dénote une anémie du deuxième degré, ayant un caractère nettement chlorotique.

Numération.	N = 3 503 000	(nombre des globules rouges).
—	R = 1 994 675	(nombre de glob. rouges, exprimé en globules ayant une valeur normale).
—	G = 0,57	(valeur individuelle des globules).
—	B = 8 370	(globules blancs).

Examen du sang pur dans la cellule à rigole. — Hématies peu colorées, ayant peu de tendance à se grouper, formant des îlots peu épais, composés de 10 à 30 éléments. Volume des hématies à peu près égal dans toute l'étendue de la préparation. Çà et là quelques globules déformés ou plus petits. Pas de pseudo-parasites. Nombre assez considérable d'hématoblastes. Pas de réticulum fibrineux dans les mers plasmatiques.

Il existait, à l'arrivée dans le service, un peu de fièvre, due sans doute à une bronchite, aujourd'hui presque entièrement disparue.

La malade que je viens de vous présenter, Messieurs, et que je vais faire rentrer maintenant dans la salle commune, est atteinte incontestablement de chloro-dyspepsie, et il est probable que le port du corset a joué un certain rôle dans le développement des troubles dyspeptiques.

Est-elle, en outre, au début d'un mal de Bright?

On a donné le nom de ce grand clinicien anglais aux diverses formes de la néphrite chronique, maladie grave, aboutissant, au bout d'un temps variable, à une terminaison fatale.

Lorsque l'irritation rénale est interstitielle, elle suit une évolution lente et peut parvenir à la période des accidents urémiques, bien que l'albuminurie ait fait défaut ou n'ait existé que d'une manière passagère, susceptible de passer inaperçue. C'est pourquoi il est si important de savoir et de retenir qu'il peut y avoir une lésion rénale, parvenue à un degré élevé d'évolution, sans que l'urine soit albumineuse. Cet état sérieux, grave au point de vue de l'avenir des malades, est révélé par un certain nombre de signes précurseurs des grands orages.

M. Dieulafoy, qui a eu le mérite de contribuer à faire connaître la signification de ces phénomènes morbides, les désigne sous le nom de petits accidents du brightisme.

Notre malade ne présente guère parmi ces signes qu'un certain degré de pollakiurie ; tous les autres font défaut. Cela n'est pas suffisant pour nous permettre de poser le diagnostic de mal de Bright au début.

Nous devons être d'autant plus réservé sur ce point que nombre de travaux ont appelé dans ces dernières années l'attention sur les formes bénignes de l'albuminurie.

Sans parler des recherches de divers auteurs, et en particulier de Senator, recherches qui tendent à montrer que l'urine peut renfermer une petite quantité d'albumine chez des individus d'ailleurs parfaitement bien portants, je dois vous rappeler qu'il existe un état morbide, bien distinct du mal de Bright, auquel on a donné le nom d'albuminurie intermittente ou cyclique.

Cette affection, dite aussi maladie de Pavy, se montre dans l'adolescence et, bien qu'elle frappe surtout le sexe masculin, on l'observe aussi chez les jeunes filles ou chez les jeunes femmes. Elle est essentiellement caractérisée par une albuminurie intermittente, c'est-à-dire apparaissant uniquement à certaines heures de la journée. Le plus habituellement l'albuminurie se montre au lever et progresse pendant le jour pour disparaître après quelques heures de nuit. Il semble bien que ce soit la position debout qui détermine le phénomène, car il peut être renversé quand les malades restent couchés pendant le jour et se lèvent la nuit. Aussi l'affection est-elle désignée par Stirling sous le nom de « *postural albuminuria* ».

Ainsi que vous l'avez vu, l'albuminurie que nous avons constatée chez notre malade présente bien ces caractères particuliers.

Divers auteurs, parmi lesquels nous citerons Moxer, MM. Lecorché et Talamon, pensent que cette forme d'albuminurie implique une altération du parenchyme rénal. C'est là surtout une vue théorique. En réalité nous ne savons encore rien de précis sur l'anatomie pathologique de cet état morbide. Mais ce que l'on peut affirmer, avec Pavy et beaucoup d'autres cliniciens, c'est qu'à coup sûr il s'agit d'une affection distincte des néphrites chroniques et ne conduisant pas au mal de Bright.

C'est une affection bénigne, conciliable avec une bonne santé générale et permettant une très longue survie.

Notre jeune malade ne nous paraît donc pas sur le chemin du brightisme.

Cette conclusion est particulièrement intéressante parce qu'il s'agit d'une chlorotique.

Je vous ai dit, en effet, que d'après M. Dieulafoy la chlorose vraie est souvent associée au brightisme, ou mieux à ce qu'il a appelé les petits accidents du brightisme.

Ai-je besoin de vous rappeler quels sont ces accidents? La pollakiurie, la polyurie, le doigt mort, les troubles de l'ouïe et même de l'odorat et du goût, les démangeaisons, les crampes dans les mollets, la cryesthésie, les secousses électriques, les vertiges, les épistaxis matutinales, le signe de la temporale; tels sont les signes et les symptômes qui, à défaut d'œdèmes et d'albuminurie, permettraient, dans la très grande majorité des cas, de faire le diagnostic du mal de Bright.

Parfois ces signes s'accompagnent d'œdèmes légers, fugaces, localisés aux paupières le matin au réveil, au dos du pied ou aux malléoles le soir. Souvent l'albuminurie fait défaut, ou bien elle n'est que transitoire et peu abondante ; rarement elle est notable.

Aussi dans la très grande majorité des cas, le chloro-brightisme n'aboutirait-il pas à la maladie de Bright confirmée. Dans deux cas, cependant, M. Dieulafoy l'aurait vu se terminer par de graves accidents urémiques et même par la mort.

A priori, l'association du brightisme avec une maladie dans laquelle existe une hypoplasie vasculaire ne paraît pas invraisemblable ; mais la réalité et la fréquence de cette hybridité morbide ne peuvent être affirmées qu'à l'aide d'observations cliniques.

M. Dieulafoy appuie, il est vrai, sa communication à l'Académie de médecine (20 juin 1893) sur 23 observations ; mais celles-ci sont présentées sous la forme de simples notes très incomplètes, insuffisantes pour entraîner la conviction.

En laissant de côté ces faits, pour ne tenir compte que de mes observations personnelles, j'ai le regret d'être obligé de déclarer que celles-ci sont loin d'être favorables à l'opinion de mon collègue.

D'après ces observations, la chlorose évolue sans qu'il survienne d'albuminurie. Bien plus, les urines sont très différentes, dans cette maladie, des urines des néphrites interstitielles au début ou peu accusées, capables de se révéler par les signes du petit brightisme. Je vous rappellerai brièvement les caractères des urines chlorotiques.

La diminution de quantité est la règle; mais dès que les malades gardent le repos et sont mises au régime lacté, elle fait place à une légère polyurie. Celle-ci accompagne d'ailleurs toute réparation sanguine, quelle que soit la cause de l'aglobulie, hémorragique ou autre. C'est un signe d'amélioration.

Quand les malades se lèvent et abandonnent le régime lacté mixte que je prescris habituellement, les urines redeviennent plus foncées et moins abondantes. Cette coloration foncée est due à des pigments d'origine hématique, à l'urobiline notamment; elle augmente pendant les phases de déglobulisation. Mais pendant le repos complet, alors que s'opère la réparation sanguine, les urines sont habituellement pâles. Comme elles sont en même temps plus abondantes, elles peuvent alors simuler les urines des petits reins contractés.

Quelques-uns des signes, dits du petit brightisme, se rencontrent assez fréquemment; mais ils ne me paraissent pas avoir la signification qu'on leur prête.

Les œdèmes appartiennent en propre à l'anémie chlorotique et peuvent même être développés, bien caractérisés, en l'absence de toute complication. Ils diffèrent d'ailleurs des œdèmes partiels, moins diffus du mal de Bright. Ainsi la face est très légèrement bouffie, sans gonflement particulier des paupières.

La céphalée peut être forte, surtout dans la forme dyspeptique et neurasthénique, sans être l'indice de brightisme. Il en est de même des bourdonnements d'oreilles.

Les engourdissements, les crampes dans les mollets, les secousses électriques, le doigt mort, les démangeaisons, la cryesthésie sont très rarement notés dans mes observations ; encore ne le sont-ils qu'à titre de symptômes isolés.

D'ailleurs ce sont là des signes que l'on peut rencontrer chez les dyspeptiques, les neurasthéniques, les hystériques, chez d'autres malades encore ; et chez les chlorotiques, qui sont souvent en même temps dyspeptiques et névropathes, ils ne peuvent avoir de signification diagnostique précise.

Les épistaxis matutinales sont tout à fait rares ; quant aux ménorragies, les chlorotiques n'en présentent pas quand les organes génitaux sont indemnes.

Les troubles de la vue, de l'odorat, de l'ouïe sont assez fréquents chez ces malades, en raison de la combinaison de l'anémie avec la dyspepsie et les névroses.

Pour reconnaître, d'ailleurs, aux troubles de la vue, une valeur particulière, il faut s'aider d'un examen du fond de l'œil.

L'insomnie n'a pas non plus de signification précise, tellement sont diverses les causes capables de la provoquer.

Quant à la pollakiurie, elle est très rarement notée dans mes observations.

Voyons maintenant ce qui concerne l'albuminurie.

Je l'ai rencontrée très rarement, environ dans 1 ou 2 p. 100 des cas, certainement pas plus souvent que chez les dyspeptiques non chlorotiques. Toujours faible, elle disparaissait avec le traitement s'adressant aussi bien à la dyspepsie qu'à l'anémie. Enfin j'ai suivi nombre de chlorotiques pendant des années et je n'en connais pas une qui soit devenue brightique.

Le désaccord entre mon expérience personnelle et celle de M. Dieulafoy me paraît tenir en partie à la difficulté de distinguer l'anémie symptomatique de l'anémie chlorotique. Chez les sujets jeunes, hommes ou femmes, la néphrite, quelle qu'en soit l'origine, est très anémiante. Le début de l'affection peut passer inaperçu. La pâleur de la face et des téguments, les œdèmes attirent l'attention. On croit à l'origine spontanée de l'anémie, alors qu'elle est symptomatique, et l'on ne songe pas à la néphrite. On peut en dire autant de la tuberculose des jeunes sujets.

Le diagnostic n'est pas toujours facile quand on ne fait pas à diverses reprises l'examen du sang. Il me semble bien que plusieurs des observations de M. Dieulafoy concernent des cas de ce genre.

Un autre fait me frappe encore dans le travail en question, c'est la valeur prépondérante attribuée au résultat du régime lacté. Dans les observations résumées on voit « amélioration par le régime lacté ». Vraiment est-ce bien là un argument décisif? S'agit-il donc de brightisme, parce que la plupart de ces femmes et de ces filles, dont les symptômes s'aggravent plutôt avec le régime carné, voient leur santé s'améliorer rapidement, et dans quelques cas complètement, sous l'influence de la cure de lait?

J'ai fait voir autrefois que ce régime, aidé du repos,

et les malades de M. Dieulafoy étaient probablement au repos, convient mieux aux chlorotiques que le régime carné, les vins généreux, l'extrait de quinquina, etc.

En résumé, mes observations personnelles ne me permettent pas d'admettre comme ayant une certaine fréquence l'association du brightisme à la chlorose, ni même de considérer la chlorose comme constituant une cause prédisposant au brightisme, petit ou grand.

Il va sans dire qu'une chlorotique peut être atteinte de néphrite, tout comme une autre malade, sans qu'on puisse en conclure que sa maladie l'y avait prédisposée. C'est affaire de coïncidence. Et de même une néphrite légère, évoluant lentement, survenue accidentellement dans la première ou dans la deuxième enfance, peut se compliquer de chlorose au moment de l'adolescence chez les sujets prédisposés à cette maladie.

Mais ces coïncidences sont exceptionnelles et bien que nous ayons constamment dans notre service un certain nombre de chlorotiques, j'ai attendu longtemps avant de pouvoir vous en présenter une atteinte d'affection rénale et, vous le voyez, il s'agit non pas d'un mal de Bright, mais d'une affection bénigne, d'une albuminurie intermittente ou cyclique.

Le traitement habituel de la chlorose, tel que je l'ai formulé, remplira toutes les indications. Il consistera dans le repos, le régime lacté exclusif d'abord, mixte ensuite et plus tard dans l'administration du fer.

Le pronostic sans être sérieux, comporte cependant une petite réserve pour l'avenir, car il est probable que l'albuminurie cyclique persistera après la guérison de la chlorose.

Addendum. — La malade est restée dans le service jusqu'au 2 mars.

Elle présentait encore des troubles dyspeptiques, du ballonnement de l'estomac et des douleurs épigastriques, mais moins fréquemment qu'au début.

La fatigue était moins accusée, la céphalée moins forte et non plus quotidienne. Les douleurs des reins étaient plus espacées. De temps en temps on remarquait encore un peu de bouffissure des paupières le matin. Quant à l'albuminurie faible et transitoire, elle n'a pas paru être sensiblement influencée par la cure de repos. Dès que la malade a commencé à se lever les urines sont redevenues albumineuses pendant le jour.

Le poids de la malade s'est élevé de 116 livres à 125 en près de deux mois.

Le 17 mars, après un court séjour à la campagne, la malade est revenue nous voir.

L'urine qu'elle nous apporte ne contient pas d'albumine. Il est vrai que c'est l'urine du matin. La polyurie et la pollakiurie existent toujours.

Les signes de chlorose sont manifestes.

Un peu de bouffissure des paupières. Céphalées plus fréquentes. Plus de troubles auditifs ni oculaires.

Dyspepsie persistante.

Son régime alimentaire a consisté en lait, laitage, viande crue et œufs. Elle ne prend pas de vin. Ses repas sont très irréguliers.

La malade est restée plusieurs heures à l'hôpital, pendant lesquelles elle s'est promenée à la recherche de ses anciennes amies. A midi, elle s'avoue fatiguée plus que de coutume. Un examen rapide de l'urine par la chaleur donne un précipité floconneux. Le dosage indique près d'un demi-gramme par litre.

Depuis cette époque (mars 1897) J. F... est revenue nous voir à diverses reprises et elle a fait cette année (avril-mai 1899) un nouveau séjour d'environ deux mois dans notre service. Voilà donc deux ans que nous la soignons. Elle est toujours chloro-dyspeptique, mais la dyspepsie prend le pas sur l'anémie.

Les troubles urinaires sont restés les mêmes. L'albuminurie n'est pas sensible au régime lacté ; elle disparaît à peu près absolument par le repos au lit pour se montrer de nouveau quand la malade se lève. Elle continue à avoir nettement les caractères de l'albuminurie intermittente.

QUINZIÈME LEÇON

CHLOROSE (SUITE).

Mort subite par oblitération de l'artère pulmonaire au cours de la chlorose (1).

MESSIEURS,

Vous vous rappelez certainement cette malade âgée de vingt et un ans, qui, couchée au lit n° 20 de la salle Moïana, mourut subitement il y a quinze jours.

A son entrée dans le service, le 4 février dernier, elle présentait tous les signes d'une chlorose classique, associés cependant à quelques phénomènes insolites. On ne trouvait rien de particulier dans ses antécédents héréditaires. Elle avait été réglée à douze ans et demi et c'est à cette époque que remontait la première atteinte de la maladie pour laquelle elle était venue demander nos soins.

Le 14 février, à la suite d'une vive émotion, elle se dresse sur son lit, pousse un cri, retombe et meurt avec une écume blanche non sanguinolente sur les lèvres. Cette scène avait duré une minute à peine.

L'étude de ses antécédents personnels montre qu'en 1894 elle avait eu une phlegmatia alba dolens de la jambe gauche, affection pour laquelle elle dut s'aliter deux mois. Comme conséquence, elle éprouva dans la

(1) Leçon du 29 février 1896, recueillie par M. Parmentier, chef de clinique.

même jambe des douleurs attribuées à une sciatique et qui furent traitées à l'hôpital pendant cinq mois.

Au mois de juillet 1895, apparurent des battements de cœur, de la dyspnée parfois angoissante, un affaiblissement extrême et une sensation d'oppression qui reparaissait au moindre exercice. Son médecin lui ordonna du fer et de la digitale.

Les principaux symptômes qu'elle accusait à son entrée dans le service consistaient en une toux sèche, une céphalalgie constante, et en des palpitations très violentes qui lui rendaient la marche à peu près impossible.

Elle se plaignait aussi d'un point de côté siégeant sous le sein gauche.

Elle toussait fréquemment, mais cette toux ne s'accompagnait pas d'expectoration. Il importe de remarquer qu'elle n'eût jamais d'hémoptysie.

Indépendamment de ces phénomènes particuliers, elle présentait tous les symptômes de la chlorose classique : pâleur verdâtre, bouffissure légère, frémissement dans les vaisseaux du cou, bruit de rouet, etc.

Le pouls était petit et faisait contraste avec les battements du cœur violents et précipités. Par instant, on percevait dans la région de la pointe un frémissement vibratoire. L'auscultation faisait entendre un bruit variable : il semblait tantôt extra-cardiaque et râpeux et simulait un frottement. Parfois, il paraissait surajouté et déterminait un rythme analogue au bruit de galop. Il ne se modifiait pas sous l'influence des variations d'attitude, mais changeait de caractères, pour ainsi dire, sous l'oreille.

L'auscultation des poumons ne faisait constater qu'un peu de rudesse respiratoire. Il n'y avait pas de troubles gastriques appréciables. Le foie et la rate avaient un volume normal.

A l'autopsie, l'artère pulmonaire a été trouvée complètement oblitérée par des coagulations sanguines. Ces caillots étaient de deux sortes : les uns anciens, les autres récents. Les coagulations récentes étaient libres et flottantes ; elles étaient constituées par des masses granuleuses et friables. Les caillots anciens étaient adhérents aux parois vasculaires.

L'ensemble de ces coagulations oblitérait d'une façon complète le tronc de l'artère pulmonaire et se prolongeait dans les branches secondaires et dans quelques branches tertiaires. Des caillots fibrineux *post mortem* s'étaient surajoutés aux caillots formés pendant la vie.

L'oblitération de l'artère pulmonaire avait été complétée par une masse friable mobile, qui paraissait s'être récemment introduite dans le vaisseau.

La mort était certainement la conséquence de l'arrêt complet du sang dans une artère déjà en partie obturée depuis un temps assez long.

Il était intéressant de rechercher le point de départ de ces caillots.

Il ne s'agissait pas là d'embolies d'origine veineuse. La forme même de ces coagulations ne rappelait nullement celle des caillots partis des veines Le point de départ se trouvait dans le cœur.

Le cœur de cette malade était petit ; il pesait vide 212 grammes. L'orifice pulmonaire étalé mesurait 6 centimètres. L'orifice aortique 5 centimètres seulement. L'aorte thoracique au niveau de la partie moyenne de la crosse avait 4 centimètres et demi de circonférence. On se trouvait donc en présence d'une aorte chlorotique à type moyennement prononcé.

Tout l'intérêt de cette autopsie porte sur le cœur droit. Celui-ci présente d'abord, sur la partie inférieure de la cloison interventriculaire, près du sommet du ventricule, des caillots ayant pour point de départ deux plaques scléreuses de l'endocarde, l'une d'elles, incrustée de sels calcaires. Ces caillots, en forme de choux-fleurs, sont mous, friables, granuleux, d'une coloration grisâtre. Ils forment deux masses déchiquetées, chacune du volume d'un gros pois.

En second lieu, on voit un caillot en forme de battant de cloche, long de 3 centimètres, large de 2 au sommet, renflé à sa partie moyenne, cylindro-conique à grosse extrémité libre et déchiquetée, à petite extrémité rattachée à la pointe du cœur droit par un pédicule mince, fibreux, ressemblant à un cordage tendineux, incrusté de sels calcaires. Dans son ensemble, ce caillot est dur et donne la sensation de nodosités multiples, renfermées dans un sac. Il est constitué par deux parties : l'une très dure, incrustée de sels calcaires, tapissée par l'endocarde qui a proliféré et l'a recouverte ; l'autre en forme de tête végétante en choufleur, terminée par des débris analogues aux caillots qui oblitèrent l'artère pulmonaire.

Cette dernière partie vient s'intriquer avec la valve antérieure de la tricuspide. Elle était donc soumise à un perpétuel frottement pendant le jeu du cœur, et cette particularité a empêché le prolongement de l'endocarde d'en revêtir l'extrémité libre au niveau de laquelle se sont produites des concrétions par battage, susceptibles de fournir des caillots emboliques.

L'oblitération pulmonaire s'est faite en divers temps. La malade n'a jamais craché de sang. On ne pouvait donc songer pendant la vie à des infarctus pulmonaires. C'est ce que nous montre encore l'examen des poumons. Ceux-ci sont atélèctasiés. Mais nulle part on ne rencontre de foyer d'infiltration sanguine, limités et saillants comme des infarctus (1).

Cette observation, Messieurs, est intéressante à plusieurs titres.

Les autopsies de chlorotiques sont rares, surtout en pleine évolution de la maladie comme dans le cas présent ; malheureusement celle-ci, en dehors du point qui nous a occupé, n'est pas aussi complète que je le désirerais.

On a noté cependant le volume plutôt petit du cœur, l'aortis chlorotica a un degré moyen, enfin une légère aplasie sexuelle.

J'ajoute qu'il n'y avait pas trace de tuberculose pulmonaire, bien qu'à l'auscultation il y eût une légère modification de la respiration.

A l'occasion de ces constatations nécropsiques, je désire appeler votre attention sur la thrombose chlorotique et sur les polypes du cœur.

Je n'ai pas trouvé dans la littérature médicale mention de caillots pariétaux intracardiaques, formés pendant le cours de la chlorose. Le fait actuel est donc peut-être unique en son genre.

Et, cependant, les coagulations intravasculaires, veineuses surtout, ne sont pas rares dans cette maladie. C'est au niveau des membres inférieurs qu'on les rencontre de préférence sous forme de phlegmatia alba dolens, simple ou double, absolument analogue

(1) Les pièces anatomiques ont été présentées à la *Societé médicale des hôpitaux*, le 13 mars 1896.

à celle des cachectiques. Mais on peut les voir ailleurs, notamment au niveau des sinus, comme le prouvent diverses publications dont quelques-unes sont récentes. Les premières guérissent le plus souvent, bien qu'elles puissent donner lieu à des embolies. On a même cité des cas de guérison à la suite d'embolies.

La thrombose des sinus a une tout autre gravité, quoiqu'un fait récent se soit terminé heureusement.

Dans une seule observation, à ma connaissance, observation qui appartient à M. Rendu, la thrombose se serait produite sur place, sans lésion apparente, dans la branche gauche de l'artère pulmonaire (1). Il s'agissait également d'une jeune fille chlorotique morte subitement, chez laquelle l'artère pulmonaire était obturée par des caillots récents, recouvrant d'anciens caillots fibrineux. Chez cette malade l'examen du cœur n'avait révélé aucune thrombose susceptible d'avoir pu se fragmenter en embolies pulmonaires. Aussi d'après l'examen de la pièce et des lésions régressives du caillot et du parenchyme pulmonaire, M. Rendu supposa-t-il qu'il s'était agi d'une thrombose primitive de l'artère. Toutefois les veines des membres n'avaient pas été examinées.

Quelles sont donc les causes de ces thromboses ? La localisation intracardiaque reconnaît-elle un mécanisme particulier ?

La théorie de l'altération pariétale des vaisseaux, qui remonte à Cruveilhier, a supplanté définitivement celles de l'hyperinose et de l'inopexie. Qu'il s'agisse de thrombose veineuse ou artérielle, l'altération de la tunique interne reste le fait primordial et, d'après les recherches de MM. Widal et Vaquez, elle

(1) Rendu, *Bulletin de la Société médicale des hôpitaux*, 1887, p. 173.

serait toujours d'origine infectieuse. Les thromboses des chlorotiques sont probablement soumises à cette loi ; mais cela ne prouve nullement que la chlorose soit une maladie infectieuse, comme on l'a prétendu au Congrès de Lyon.

J'admets volontiers, par contre, que la chlorose puisse favoriser les infections secondaires. Et j'ajoute, comme corollaire, que l'état chlorotique du sang doit faciliter la formation des thromboses, grâce à l'abondance des hématoblastes.

Pour en revenir à notre malade, je vous rappellerai qu'elle a eu vraisemblablement une phlegmatia en 1894. L'hypothèse d'une embolie d'origine veineuse ne peut, cependant, pas se soutenir devant les constatations faites à l'autopsie. Le caillot s'est formé sur place à la surface de l'endocarde, comme il s'est formé autrefois à la surface de l'endoveine. Le polype du cœur relève sans aucun doute du même processus que la phlegmatia. La meilleure preuve en est fournie par les traces manifestes d'endocardite ou d'endo-myocardite limitées qui existaient au niveau du ventricule droit. Sous l'influence de cette endocardite, il s'est constitué un caillot hématoblastique, puis un caillot prolongé, ayant produit des embolies à un moment donné.

Le fait actuel est, en dernier lieu, intéressant au point de vue de l'histoire des concrétions intracardiaques.

Ces thromboses, qu'on appelait autrefois polypes du cœur, ne sont pas très rares. Elles ont été étudiées et différenciées des caillots *post-mortem* par Corvisart, Burns, Krœsig, Laënnec, Andral, Bouillaud, Legroux, Virchow. Elles se produisent dans des conditions très diverses.

Les unes sont localisées au niveau des valvules, les autres au niveau des parois. Les premières, les valvulaires, compliquent les lésions vulgaires de l'endocardite ulcéreuse, végétante, etc. Les secondes, les pariétales, se montrent plus souvent en rapport avec des phénomènes de stase qu'avec des lésions visibles de la paroi.

Ordinairement on ne trouve que des coagulations assez récentes dans les auricules, dans le fond des espaces intercolumnaires, à la pointe du ventricule et à droite de préférence. Sans nier qu'elles puissent avoir pour point de départ une altération de l'endocarde, elles paraissent, en tout cas, se former surtout par stase, au cours de l'asystolie chronique, dans les cardiopathies primitives ou secondaires avec dilatation du cœur droit. Tel est le cas habituel.

Exceptionnels au contraire sont les caillots liés à une altération pariétale et qui apparaissent sans dilatation du cœur droit, sans asystolie, sans gêne de la circulation pulmonaire. J'en ai cependant observé un bel exemple dans la fièvre typhoïde comme conséquence d'une myocardite (1).

Le caillot actuel semble avoir une origine analogue, c'est-à-dire une endomyocardite infectieuse, et, particularité qui mérite d'être relevée, son point de départ paraît être tout à fait limité.

Une telle lésion cardiaque, Messieurs, est-elle diagnostiquable ?

Peut-être ; à la condition d'y penser. Mais comment penser à une semblable complication, qui n'a peut-être jamais été signalée dans la chlorose ?

(1) G. Hayem, Leçons cliniques sur les manifestations cardiaques de la fièvre typhoïde (*Progres medical*, 1875 et broch., p. 49).

Notre malade a présenté certainement, pour une chlorotique, des phénomènes cardio-pulmonaires insolites, dont l'explication est aujourd'hui des plus simples. Tout ce que nous pouvions dire pendant la vie, c'est qu'il y avait sans doute complication cardiaque. Il ne fallait pas songer à préciser cette complication. Le diagnostic exact n'eût été du reste d'aucun secours pour le traitement.

Cette observation, en attirant l'attention sur la possibilité d'un tel fait, d'un polype du cœur au cours de la chlorose, permettra probablement plus tard d'interpréter des cas analogues, si jamais il s'en présente. Elle ouvre également le chapitre de la mort subite chez les chlorotiques.

SEIZIÈME LEÇON

CHLOROSE (SUITE).

Nature de la maladie (1).

La nature de la chlorose est une question que j'ai traitée ailleurs avec détail. Quelques opinions nouvelles s'étant produites, je vais revenir sur les principales théories pathogéniques.

Toutes ces théories se rapportent à trois principales :

A. Anémie par pertes de sang ;

B. Anémie par influence nerveuse ;

C. Anémie par toxémie (auto-intoxication ou infection).

L'hypothèse qui invoque les pertes de sang n'est pas conforme aux faits. La forme ménorragique admise par Trousseau est tout au moins exceptionnelle. Peut-être n'appartient-elle pas à la chlorose proprement dite. L'hypothèse de Luton, de prétendues érosions hémorragiques à la surface de la muqueuse stomacale, n'a jamais été démontrée, et l'ulcère latent de l'estomac est bien loin d'avoir la fréquence qu'il faudrait pour expliquer les nombreux cas de chlorose. L'ulcère de l'intestin est encore plus hypothétique ; n'insistons pas.

La théorie nerveuse invoque divers arguments, tels

(1) Leçon du 28 janvier 1896, recueillie par M. Parmentier, chef de clinique.

que la brusquerie de certains faits, la parenté de la maladie avec les névroses. L'apparition subite de l'anémie à la suite d'une perturbation nerveuse, comme Pidoux et Botkine en ont observé des exemples, est exceptionnelle. Sous l'influence d'une secousse morale, il se produit une déglobulisation à marche rapide et la chlorose paraît être ainsi d'origine nerveuse, mais lorsqu'il s'agit bien d'une chlorose, on reconnaît que le trouble nerveux n'a fait qu'accentuer l'anémie chez des malades en état d'imminence morbide; qu'il a joué chez des prédisposées le rôle de cause occasionnelle. Il ne peut donc nous fournir la raison première que nous cherchons à dégager.

On a fait remarquer que la chlorose est souvent associée à une névrose, à l'hystérie, au goitre exophtalmique, qu'on voit précisément se développer aussi à l'âge de la puberté. Mais ces névroses sont elles-mêmes des syndromes dont la nature est mal déterminée et, de même que l'anémie chlorotique, elles peuvent se rattacher à des causes plus générales. Rien ne prouve qu'elles exercent une influence pathogénique sur le développement de l'anémie chlorotique. Pour le goitre exophtalmique on a invoqué, comme preuve de parenté, la tuméfaction du corps thyroïde. Je vous ai montré quelle signification il faut accorder à ce symptôme (voir leçon XII) et je vais y revenir bientôt.

Ce qui est vrai, c'est que la chlorose ne se développe que sur un terrain spécial, également favorable à l'éclosion des névroses. De là résulte la coexistence possible de la chlorose et d'une ou plusieurs névroses. Ce sont des conséquences de tares organiques dont ces états morbides dépendent habituellement.

La théorie toxémique est actuellement en vogue.

Les uns attribuent la toxémie à une auto-intoxication, les autres à une infection.

Jusque dans ces derniers temps les partisans de l'auto-intoxication en ont placé le foyer d'origine dans le tube digestif. Vous connaissez tous la célèbre théorie de M. Bouchard représentant la dilatation gastrique comme une source d'auto-intoxication capable de produire un grand nombre de désordres pathologiques, entr'autres la chlorose. Vous êtes peut-être moins au courant de la théorie intestinale de l'intoxication par coprostase, théorie soutenue par M. Duclos, de Tours, et par Clark. Je crois avoir fait justice de ces théories.

Je vous ferai seulement remarquer que nous cherchons précisément en quoi diffère la chlorose de la dyspepsie neurasthénique, pourquoi certaines malades en apparence dans les mêmes conditions au point de vue gastrique ou intestinal, sont les unes chlorotiques, les autres non chlorotiques. Et je vous prie de vous rappeler que les dernières, alors qu'elles sont guéries de l'anémie, restent néanmoins dyspeptiques, dilatées ou constipées ou les deux à la fois, comme auparavant. C'est dire que ces théories sont tout à fait insuffisantes.

Récemment on a invoqué un autre genre d'auto-intoxication, la toxémie d'origine menstruelle. C'est une variante de la théorie génitale qui a régné pendant longtemps dans la science.

Dès la plus haute antiquité l'influence du sexe a exercé la sagacité des médecins. Divers anatomo-pathologistes modernes en ont cherché l'explication. Rokitansky avait signalé l'hypoplasie de l'appareil génital et lui avait même subordonné celle des vaisseaux. Virchow reconnut l'indépendance de ces deux espèces d'arrêt de développement et considéra l'état de l'appareil génital comme variable et indépendant de celui des vaisseaux. Puis Fraenkel invoqua à nouveau l'aplasie sexuelle comme cause première de la chlorose. Or, aussi bien dans les dernières autopsies que dans les anciennes, l'état de cet appareil s'est montré variable.

Dans ces derniers temps, le rôle des ovaires a été compris autrement. Arcangeli (1) soutient que l'ovaire a une sécrétion interne exerçant une influence sur la formation de l'hémoglobine. Un excès de cette sécrétion entraînerait un déficit dans la production de l'hémoglobine.

L'intoxication d'origine ovarienne qui régit la chlorose pourrait être produite par un défaut dans l'élimination de la sécrétion ou par un excès dans l'activité de l'ovaire ou, à la fois, par ces deux causes. La menstruation servirait à éliminer l'excès de sécrétion.

M. Charrin a adopté cette opinion. Pour lui, comme pour Arcangeli les règles constitueraient une décharge de poisons et c'est ainsi que les troubles menstruels ou la suppression de la menstruation seraient une source d'intoxication (2).

Ces vues ingénieuses ne sont guère conciliables avec les faits cliniques. Ceux-ci montrent, en effet, que les troubles menstruels, depuis les irrégularités jusqu'à la suppression des menstrues, sont la conséquence et non la cause de l'anémie. Les règles d'abord pâles et peu abondantes se suppriment lorsque l'aglobulie devient intense; ce ne sont ni les troubles menstruels ni la suppression des règles qui déterminent l'anémie (3).

(1) Arcangeli, Xe Congrès de la Soc. de médecine interne, Rome, octobre 1899.

(2) Charrin, *Clinique médicale de l'Hôtel-Dieu*, 1890.

(3) Consulter sur ce sujet, G. Netter, *Des rapports de la chlorose avec la menstruation* (thèse de Paris, 1899).

La théorie de la toxémie d'origine menstruelle ne s'accorde donc ni avec les connaissances anatomo-pathologiques ni avec les phénomènes cliniques ; elle ne s'appuie encore sur aucune preuve.

Et, cependant, l'influence du sexe est certaine ; mais vous allez voir qu'elle peut s'expliquer autrement.

L'hypothèse d'une toxémie par infection a été soutenue par M. Clément, de Lyon. Vous connaissez l'argument principal qu'il invoque : l'hypertrophie constante de la rate, qui mesurerait en moyenne $9^{cm},4$ en largeur, $6^{cm},3$ en hauteur.

Le fait est-il exact ? Chez les chlorotiques entrées récemment dans le service, vous avez vu avec moi que la rate paraissait normale. D'autre part, dans mes anciennes observations, je n'ai noté qu'une fois une grosse rate, dont j'ai attribué la cause à une infection surajoutée, de nature indéterminée. En admettant même qu'un certain degré d'hypertrophie ait pu m'échapper autrefois, je puis dire, en m'appuyant sur les cas récents où j'ai cherché ce signe avec soin, que la splénomégalie n'est pour le moins pas constante.

Vous remarquerez de plus que, même pour M. Clément, elle n'est pas très prononcée. Or, une légère augmentation de volume peut être interprétée autrement. La rate, il ne faut pas l'oublier, est un siège de prédilection pour la destruction globulaire. Que celle-ci soit active et le volume en augmentera. C'est ce qu'on voit dans l'hémoglobinurie, ou tout au moins dans certaines formes de ce désordre pathologique. Dans la chlorose récente en évolution, au moment de la poussée de déglobulisation, une tuméfaction de la rate pourrait donc être indépendante de toute infection.

Un autre argument est tiré de la fréquence relative

des oblitérations veineuses. M. Clément cite à ce propos la phlegmatia alba dolens, la plus fréquente des thromboses. On pourrait également rappeler les oblitérations observées dans divers autres vaisseaux, notamment dans les sinus craniens, et même dans les artères et dans le cœur (voir leçon précéd.). La chlorose réalise donc certainement des conditions favorables à ce genre d'accidents. Est-ce une raison suffisante pour en faire une maladie infectieuse? N'est-il pas possible que la chlorotique soit plus exposée que d'autres aux infections secondaires? Ne voit-on pas quelque chose d'analogue chez tous les anémiques? L'anémie post-hémorragique elle-même favorise, quand elle est chronique, les infections secondaires.

Il faut aussi probablement faire la part de l'état du sang. La richesse du sang en hématoblastes doit favoriser la production des caillots hématoblastiques (par battage), dès qu'il y a la plus minime altération des parois vasculaires. Enfin, dans les cas où l'infection est cause d'anémie par déglobulisation, cette anémie est habituellement passagère comme la toxémie qui lui donne naissance. Il faudrait qu'il y eût un état permanent et incessamment renouvelé d'infection, pour que celle-ci pût expliquer la marche évolutive particulière de l'anémie chlorotique.

Nous venons de voir précédemment ensemble la différence entre l'évolution de l'anémie par infection et celle la chlorose. Chez la petite malade du n° 17 de la salle Moïana (voir leçon XIX) j'ai pu constater, et vous-mêmes aussi, l'exactitude de mon diagnostic en suivant l'évolution de la maladie. Atteinte d'infection utérine, elle a réparé son sang rapidement, sous l'influence d'un traitement dirigé contre l'affection locale et sans qu'il ait été nécessaire d'employer le fer. N'est-ce pas là un fait des plus instructifs ?

Pour établir la nature infectieuse de la chlorose, il faudrait trouver le corps du délit, isoler la cause pathogène. C'est ce qu'a compris M. Lemoine de Lille, qui, à propos de la communication de M. Clément, dit avoir trouvé des microorganismes dans le sang des chlorotiques, souvent du streptocoque, parfois du staphylocoque blanc ou du coli-bacille. Ces recherches demandent confirmation. Les critiques que j'ai déjà adressées à la théorie infectieuse restent tout aussi valables.

La question me paraît, en résumé, être aujourd'hui encore au point où je l'ai laissée au moment de la rédaction de mon livre.

Nous allons pouvoir formuler l'hypothèse la plus probable en examinant la signification de l'hypertrophie thyroïdienne sur laquelle j'ai appelé l'attention. Vous vous souvenez que je l'ai trouvée dans environ 80 p. 100 des cas chez des femmes ou des filles n'ayant pas eu d'enfants (voir leçon XII). Comme elle persiste chez les malades guéries des signes de chlorose, et comme elle peut être nulle chez des chlorotiques ayant des signes vasculaires intenses, on ne peut faire intervenir l'hyperthyroïdation pour expliquer le développement de l'anémie. Au surplus, il n'est pas démontré que la thyroïdation soit destructive des globules, car il ne manque pas de cas de maladie de Basedow, très caractérisée, sans anémie notable. Je vous citerai, comme exemple, la basedowienne couchée au n° 11 de la salle Moïana qui est cependant à l'âge d'élection de la chlorose.

Pour jeter un certain jour sur ce sujet, j'ai examiné, vous vous en souvenez, l'état du corps thyroïde chez un grand nombre de malades et je l'ai trouvé modifié, dans certains cas, en coïncidence avec d'autres anomalies, telles que déformations des os de la face et du crâne, vices de développement du squelette, des organes génitaux, etc. Cette enquête a montré que l'hypertrophie thyroïdienne mérite de prendre rang parmi les stigmates de dégénérescence.

Ce sont surtout les aliénistes qui se sont occupés des stigmates. Et naturellement ils ont porté de préférence leur attention sur les signes qui paraissent indiquer un développement anormal du système nerveux encéphalique.

Il existe en réalité deux grands ordres de stigmates de dégénérescence : 1° ceux qui révèlent un vice de développement du système nerveux ; 2° ceux qui portent sur les appareils de la vie organique. Ces derniers caractérisent le terrain dans lequel se développeront les maladies qui, dans l'ordre organopathique, font pour ainsi dire pendant aux dégénérescences mentales. Tous deux marquent certains sujets appartenant à des races entachées de tare pathologique, et chez lesquels se montreront de préférence les maladies d'évolution.

La chlorose est essentiellement une maladie de dégénérescence organopathique, c'est-à-dire une maladie d'évolution propre aux dégénérés de ce genre.

La tuméfaction thyroïdienne est un de ces stigmates ; elle coïncide fréquemment avec d'autres stigmates moins apparents, mais non moins réels : l'hypoplasie vasculaire, l'hypoplasie génitale (utérus, annexes, seins), les vices de développement du squelette, etc.

C'est dans l'existence de ces tares organiques internes qu'il faut chercher la cause prochaine de l'anémie chlorotique, en particulier dans l'hypoplasie vasculaire.

Virchow, qui considérait l'hypoplasie vasculaire (aortis chlorotica) comme constante, en faisait le substratum anatomique de la chlorose. Son opinion a paru, en général, trop exclusive ; car si on ne la trouve pas toujours (Rendu, Bollinger), on peut aussi la rencontrer chez des sujets non chlorotiques. Néanmoins, je pense que dans les faits bien accentués, que dans la chlorose durable et à rechutes (chlorose constitutionnelle), cette lésion existe toujours et que dans ceux où elle paraît faire défaut, il se peut qu'elle soit plus modérée et, cependant, encore suffisante pour expliquer la production d'une anémie qui paraît essentielle et susceptible de persister sans l'intervention de causes efficaces.

Il faut se représenter l'hypoplasie vasculaire comme susceptible d'être plus ou moins accusée et même temporaire, par simple retard dans le développement des vaisseaux, retard dont le squelette nous offre des exemples, notamment en ce qui concerne le thorax dans la pseudo-hypertrophie cardiaque des adolescents.

S'il en est ainsi, la production de l'anémie est facile à expliquer.

L'hypoplasie vasculaire a pour conséquence un défaut de proportion entre l'aire vasculaire et les tissus à nourrir, soit entre la masse sanguine et la masse des cellules du corps entier. Ce défaut s'accentue plus ou moins brusquement au moment du développement corporel. La masse cellulaire augmente avec rapidité et devient de plus en plus excessive relativement à la masse du sang. Dans ces conditions, les globules rouges sont fonctionnellement surmenés. Ainsi s'expliquerait pourquoi ils s'usent d'une manière précoce, et semblent avoir une existence éphémère. Or, l'étude du sang nous a conduit précisément à rapporter les caractères particuliers de la lésion à une évolution plus rapide de la vie des globules. J'ai cité des preuves indirectes de ce fait; l'azoturie qu'on note assez fréquemment pendant la période active de déglobulisation, et que nous avons constatée chez notre malade du n° 19 Moïana, peut être mise au nombre de ces preuves.

Si vous joignez à cela l'existence constante d'une gastropathie latente ou évidente, qui crée elle aussi un terrain favorable à l'anémie, vous comprendrez comment la chlorose naît et se développe.

L'influence sexuelle s'explique par la plus grande fréquence de l'hypoplasie vasculaire et le degré plus avancé de cette lésion chez les jeunes filles et par ce fait, que les pertes menstruelles ne font qu'exagérer le déficit en hématies.

En dernière analyse, la chlorose est une maladie d'évolution venant prendre rang parmi les expressions pathologiques de la dégénérescence organopathique de la race.

Les effets remarquables du traitement tel que je l'ai formulé semblent donner raison à ces vues pathogéniques.

DIX-SEPTIÈME LEÇON

CHLOROSE (SUITE ET FIN).

Traitement (1).

Nous avons eu dans nos salles un certain nombre de chlorotiques. Parmi celles qui nous ont quittés, l'une d'elles, partie trop tôt, nous aurait permis de décrire la chlorose tardive. Les malades qui nous restent sont atteintes de chlorose des jeunes filles, à type de chloro-dyspepsie, car elles sont franchement dyspeptiques, ainsi qu'il arrive presque toujours.

Les malades couchées aux n°s 13 et 15 de la salle Moïana appartiennent à cette variété, la plus commune. Leur voisine du 6 *bis* est atteinte de chloro-tuberculose. La dernière, qui occupe le n° 17, a une anémie grave par suite d'hémorragies gastriques ; la chlorose est ici compliquée d'ulcère de l'estomac.

Je vais profiter de leur présence pour vous exposer le traitement tel que je l'ai institué depuis plusieurs années, en laissant de côté l'exposé historique de la question et la discussion des divers traitements habituellement prescrits.

Le traitement de la chlorose doit comprendre trois ordres de moyens :

A. Le repos ;

(1) Leçon recueillie par M. Parmentier, chef de clinique et publiée in *Medecine moderne*, 10 novembre, 1897.

B. Le régime et le traitement gastrique;

C. Le fer sous une forme convenable.

Chacun de ces moyens remplit, avec une égale mesure, une indication importante; le traitement doit être appliqué dans son entier si l'on veut en assurer le succès. Il repose pour ainsi dire sur un trépied (1).

A. *Repos*. — Pendant longtemps on a prescrit les exercices physiques, la marche, la gymnastique, moyens excellents, disait-on, pour activer la circulation générale, développer l'appétit et les forces. Je me suis vite aperçu que les malades hospitalisées et laissées au repos guérissaient plus vite que les malades de la ville. De plus, en suivant chez elles les éliminations de pigments d'origine hématique, j'ai vu que ces pigments devenaient plus abondants les jours d'exercice que les jours de repos. Ces considérations m'ont paru suffisantes pour prescrire désormais le repos aux chlorotiques de la ville aussi bien qu'à celles de l'hôpital. Et je me suis si bien trouvé de l'emploi de ce moyen que je le considère aujourd'hui comme une condition de succès et de succès rapide.

Le repos au lit, que je recommande depuis 1881, est *indispensable* dans les cas intenses, remarquablement *favorable* dans ceux de moyenne intensité, *utile* même dans les cas légers.

Il remplit plusieurs buts que je dois vous indiquer:

1° Il s'oppose à la destruction trop active des globules et je vous ai déjà dit que l'anémie chlorotique était due, au moins en partie, à une destruction exagérée des hématies.

Or, dans la période confirmée de la maladie, les

(1) *Bull. de la Soc. medic. des hôp.*, 19 avril 1895.

urines sont peu colorées, d'un vert pâle un peu particulier, pourvu que les malades gardent le repos. Elles sont au contraire colorées, elles donnent la réaction de l'urobiline et de l'urohématine quand les malades se lèvent et se livrent au moindre travail. N'est-ce pas une preuve que le travail active la déglobulisation autant que le repos la modère ?

Aussi, quand on donne du fer à certaines chlorotiques sans les condamner au repos complet, perdent-elles d'un côté ce qu'elles gagnent de l'autre.

2° La plupart d'entre elles, surtout les chlorotiques dyspeptiques, sont atteintes de neurasthénie ; elles sont mal en train, fatiguées souvent plus encore au réveil que le soir, et excitables au plus haut degré.

Le repos au lit combat efficacement la neurasthénie, fait tomber l'excitabilité et disparaître la fatigue, rétablit l'équilibre nerveux et régularise le mouvement nutritif, ramène le sommeil ou le rend plus réparateur.

3° Enfin il a l'avantage de faire supprimer le corset. Sans aller jusqu'à l'exagération de Meinert, qui considère la chlorose comme une des formes de la maladie du corset, il est certain que celui-ci favorise singulièrement la production de la dilatation de l'estomac. Le séjour au lit permet à l'estomac de revenir sur lui-même. Dès que les malades se lèvent, vous devez conseiller un corset élastique.

Quelle doit être la durée du repos ? On ne peut établir de règle fixe à ce sujet ni condamner de propos délibéré toutes les malades à un repos égal. Tout dépend du degré de l'anémie et de l'intensité de la neurasthénie et, j'ajouterais volontiers, de la dyspepsie.

Dans les cas légers et moyens, le plus ordinairement observés, un mois, cinq semaines, suffisent. Les cas intenses avec grande anémie et asthénie exigent six semaines à deux mois de repos. Encore convient-il de faire passer progressivement les malades du repos complet à l'état ordinaire. D'abord vous leur permettez de se lever pour les repas seulement, puis de sortir en voiture pendant le jour et, dans la bonne saison, vous les engagez à se reposer à l'air. Vous limitez également les heures pendant lesquelles les malades resteront levées, deux heures d'abord, puis deux heures et demie, et ainsi de suite.

Le repos absolu, que je préconise depuis plus de quinze ans, a été employé avec succès d'abord par mes élèves. Aujourd'hui, il est accepté par bon nombre de médecins en France et à l'étranger, en Allemagne et en Angleterre. A l'un des derniers Congrès allemands, cet excellent moyen de traitement a reçu l'assentiment de Nothnagel, von Ziemmssen, Edlefsen (1).

B. *Régime et traitement gastrique.* — Cette seconde partie du traitement n'est pas moins importante que la précédente.

La chlorodyspepsie, c'est-à-dire la chlorose précédée et compliquée d'un état gastrique, représente la forme la plus commune de la chlorose. J'ai suffisamment insisté sur ce point dans mes leçons antérieures pour n'avoir pas besoin d'y revenir.

L'étiologie de cette gastropathie est la même que chez les jeunes filles non chlorotiques. L'hérédité directe ou indirecte, cette dernière représentée par les maladies de la nutrition des ascendants, les maladies de l'enfance ayant laissé à leur suite une lésion stomacale, la mauvaise hygiène alimentaire, enfin l'usage du

(1) XIIIe Congrès allemand de médecine interne.

corset qui détermine bien souvent la dilatation, comptent parmi les causes les plus efficaces de l'affection stomacale.

Vous savez que celle-ci crée un terrain favorable à la chlorose, mais ne l'engendre pas, qu'elle n'est pas proportionnelle à l'intensité de l'anémie, qu'elle survit à la guérison de la chlorose et que souvent elle se trouve aggravée par le fait d'un traitement mal dirigé.

Pratiquement vous constaterez donc chez les chlorotiques, surtout chez celles qui n'ont encore suivi aucun traitement, une gastrite à type hyperpeptique avec un degré plus ou moins marqué de dilatation ; plus rarement une forme plus avancée de gastrite mixte avec atrophie glandulaire, soit un type hypopeptique reconnaissant pour causes, tantôt l'ancienneté de la lésion gastrique, tantôt l'origine particulière de cette lésion, par exemple l'infection qui facilite la dégénérescence de la muqueuse, et plus souvent l'irritation médicamenteuse, capable de provoquer de nouvelles lésions superposées à la gastropathie primitive.

Vous comprenez maintenant la nécessité de faire le diagnostic de l'état gastrique avant de commencer le traitement. C'est là une règle dont vous ne devez jamais vous départir.

Vous avez, du reste, trois excellentes raisons pour vous occuper des digestions :

1° D'abord l'amélioration des digestions facilite la reconstitution du sang et de l'organisme tout entier ;

2° Le fer est toujours un médicament difficilement digéré, et dont l'usage tend à exagérer la dyspepsie. Il convient donc de préparer l'estomac par un traitement approprié, de manière à en faciliter l'absorption. Sinon, les chlorotiques courent le danger de rester dyspeptiques tout en guérissant de leur anémie;

3° La gastropathie enfin prédispose singulièrement aux récidives. Aussi les guérisons sont-elles plus solides, plus durables quand on soigne en même temps l'état dyspeptique.

Les médecins qui ont pris la parole au Congrès de Munich ne paraissent pas avoir attaché une grande importance au régime. Quelques-uns, von Ziemmssen, Baumler, ont fait remarquer qu'on peut prescrire le fer malgré les troubles dyspeptiques. Cela est vrai, surtout quand on choisit une préparation convenable. Mais je ne partage pas l'opinion de von Ziemmssen, lorsqu'il dit qu'en cas d'atonie gastrique ou de symptômes de catarrhe stomacal, il faut administrer d'emblée les ferrugineux sans perdre de temps à soigner l'estomac.

L'expérience m'a démontré que le traitement de la gastropathie, — tout au moins par le régime, — loin de faire perdre du temps, en fait gagner, tant pour le présent que pour l'avenir.

Pratiquement, au point de vue gastrique, les cas peuvent être rangés en deux groupes :

Premier groupe. — Le premier groupe, le plus nombreux, comprend les cas d'hyperpepsie de moyenne intensité (sans grands troubles dyspeptiques), avec degré léger ou moyen de dilatation, avec ou sans gêne mécanique par compression de la taille.

Après quelques jours de repos et de régime, vous prescrirez le fer. Mais le régime doit être sévère. Celui que j'ai adopté depuis longtemps est absolument différent des prescriptions dites classiques.

Au début, lait, soupes au lait, viande crue; quinze jours à trois semaines plus tard, œufs mollets, poissons à chair blanche, légumes verts, compotes de fruits. Le pain n'intervient qu'au bout de quatre à cinq semaines. Parfois, quand il existe des douleurs stomacales, vous vous trouverez bien du maillot humide, appliqué sur la région sus-ombilicale de l'abdomen, au moins pendant la nuit.

Deuxième groupe. — Le deuxième groupe comprend 20 pour 100 environ des cas. Ici l'état gastropathique exige des soins plus spéciaux. Nous distinguerons deux catégories de faits.

A la première appartient la gastrite parenchymateuse avec forte dilatation. Le régime doit être plus sévère et le nombre des repas plus réduit. Trois ou quatre prises d'aliments suffisent, composées de lait et de viande crue. Le massage du ventre, je veux dire de l'estomac et de l'intestin, est utile, surtout quand la dilatation est d'origine en partie mécanique (compression par le corset). Exceptionnellement vous ferez quelques lavages de l'estomac, s'il existe des fermentations assez prononcées avec forte acidité, ou bien encore des signes d'atonie notable. Ce traitement sera poursuivi pendant deux ou trois semaines avant l'institution du traitement spécifique, qui coïncidera avec la reprise d'une alimentation plus copieuse et plus variée.

Aux hypopeptiques, par gastrite mixte atrophique, sans complication, malades qui rentrent dans la seconde catégorie, on pourra faire suivre assez rapidement un régime moins sévère et administrer le fer d'une manière précoce ; mais on aura soin de prescrire une certaine quantité d'acide chlorhydrique après le repas où le fer est administré. Toutefois, il faut être prévenu que l'état hypopeptique est parfois la conséquence d'une gastrite médicamenteuse qui prend assez souvent une forme franchement douloureuse. Dans ce cas on devra retarder l'administration du fer jusqu'à ce que l'irritation stomacale surajoutée par l'emploi des médicaments ait cessé.

J'ai l'habitude de faire prendre l'acide chlorhydrique sous la forme d'une solution à 1 pour 100, à la dose d' une cuillerée à bouche dans un quart de verre d'eau sucrée, une demi-heure après les deux principaux repas (soit deux cuillerées à bouche par jour).

C. *Fer*. — A l'époque ou j'ai commencé mes recherches sur le traitement de la chlorose, en 1876, beaucoup de médecins mettaient en doute l'action des préparations martiales. J'ai dû entreprendre divers travaux pour établir que le fer est un médicament dont l'influence bienfaisante est indéniable.

Mes expériences avec Regnauld, en 1877, ont démontré qu'une préparation ferrugineuse, inassimilable par l'organisme, le ferrocyanure de potassium, ne facilite en rien la réparation sanguine. Le fer combiné à un radical organique (cyanogène) est facilement absorbé sans doute, mais il traverse l'économie sans laisser de trace et sans contribuer à la rénovation hématique.

Trousseau dit avoir demandé au peroxyde de manganèse une guérison qu'il n'obtenait pas des préparations martiales. Mes recherches sur le protochlorure de manganèse, sur l'arsenic, ont établi qu'aucun autre moyen ne réussit aussi bien que le fer, et que le manganèse en particulier n'en est pas-un succédané.

Il restait à rechercher si les chlorotiques ne pouvaient pas emprunter le fer dont elles ont besoin à l'alimentation et si le traitement ferrugineux n'agit pas chez elles, comme certains auteurs l'ont admis, en stimulant l'appétit et en relevant les forces digestives.

J'ai essayé successivement les inhalations d'oxygène, qui augmentent l'appétit et facilitent les digestions, l'hydrothérapie, qui agit dans le même sens. Quelques chlorotiques ont pu ainsi ingérer une grande quantité d'aliments réparateurs et riches en fer.

Dans les cas d'anémie légère ou moyenne, ces divers moyens m'ont permis d'obtenir une amélioration sensible : l'appétit s'est développé, les forces se sont accrues, la peau s'est coloré légèrement, le nombre des globules a augmenté, mais au bout de peu de temps (quinze jours à trois semaines), le bénéfice acquis ne s' est pas accentué, les globules nouvellement formés sont restés imparfaitement développés, la lésion caractéristique du sang a persisté, et cela, alors même que le traitement fut poursuivi pendant deux, trois, quatre mois.

Parfois, lorsque l'anémie était intense, l'hydrothérapie a fatigué, retiré le sommeil et aggravé la situation.

Après avoir constaté ces faits chez les chlorotiques soumises à ces divers traitements, j'ai prescrit ensuite une préparation ferrugineuse et, dans tous les cas, j'ai obtenu promptement, sinon une guérison définitive, tout au moins une guérison temporaire.

Ces observations, rapprochées de celles dans lesquelles j'ai institué d'emblée le traitement ferrugineux et pu suivre la réparation sanguine prompte, qui lui fait suite, m'ont permis de conclure que le fer exerce, grâce à la part qui lui revient dans la constitution des globules sanguins, une action spéciale qu'aucun médicament, qu'aucune pratique thérapeutique, ne peuvent suppléer. Cette action se traduit par un retour plus ou moins rapide des hématies altérées au type physiologique.

Le fer est le spécifique de l'anémie chlorotique. Il concourt à la rénovation globulaire : après avoir arrêté le processus de déglobulisation, il fournit aux globules rouges les matériaux dont ils ont besoin pour devenir adultes et résistants.

Cette conclusion diffère entièrement de celle de Bunge, de Bâle, qui, en s'appuyant sur des recherches expérimentales, soutient depuis plusieurs années que les préparations ferrugineuses inorganiques ne sont pas absorbées par le tube digestif en quantité appréciable.

Nos tissus emprunteraient le fer dont ils ont besoin aux combinaisons organiques renfermées dans les aliments, dans la viande surtout, et les préparations ferrugineuses inorganiques, employées couramment dans la pratique et prescrites en particulier aux chlorotiques, n'auraient qu'une utilité douteuse.

Il faut ajouter que ces idées, émises en dernier lieu au Congrès de Munich, n'ont pas été acceptées. Tous les cliniciens qui y ont pris la parole ont reconnu la valeur pratique des préparations ferrugineuses dans la chlorose. La cause est donc gagnée.

C'est du fer médicamenteux qu'il faut vous servir, l'action des eaux minérales étant nulle ou peu marquée.

Le choix de la préparation n'est du reste pas indifférent. Le mien s'est depuis longtemps fixé sur l'oxalate de protoxyde de fer. Mais on peut s'adresser à un *protosel* quelconque, pourvu qu'il soit facilement transformable dans le tube digestif.

Je suis un peu étonné que la plupart des praticiens allemands vantent les pilules de Blaud (carbonate ferreux) et qu'ils exigent un traitement prolongé et à haute dose. J'estime, au contraire, qu'on doit s'efforcer de donner le fer à *dose faible* et pendant le *moins de temps possible*. Un des avantages du protoxalate de fer, c'est qu'il est inutile de dépasser la dose de 15 à 20 centigrammes, deux fois par jour. Sous l'influence de cet agent, les autres règles de traitement étant observées, les malades se colorent pour ainsi dire à vue d'œil et l'administration du fer est réduite à un minimum. Je commence par 10 centigrammes avant ou pendant les repas ; au bout de huit à dix jours, je donne quinze centigrammes ; parfois j'arrive à 20, dose que jamais je ne dépasse. Je continue ainsi, pendant un mois au plus, l'administration du fer, quitte à y revenir.

Enfin, vous compléterez et vous assurerez la guérison de vos chlorotiques en leur conseillant l'hydrothérapie, l'aérothérapie, la cure d'altitude dans certains cas, c'est-à-dire en ajoutant aux prescriptions primordiales dont je vous ai parlé la cure par les agents physiques.

Ce traitement est sans conteste un des plus satisfaisants parmi ceux qui sont capables de faire honneur à la pratique médicale, et je me félicite, je l'avoue, de le voir adopté aujourd'hui, tant par mes confrères français que par les médecins étrangers.

La chlorose des garçons réclame un traitement analogue, avec cette différence que l'anémie n'y jouant qu'un rôle effacé, il est presque toujours inutile d'avoir recours au fer. Lorsque la neurasthénie est accentuée, il ne faut pas hésiter à mettre les malades au repos absolu au lit pendant plusieurs semaines. En même temps on prescrit un traitement approprié à l'état gastrique qui presque toujours est nettement anormal.

L'usage des douches vient compléter la cure. Plus tard, lorsque les forces et les couleurs sont revenues, on facilite le développement corporel encore imparfait, par des exercices progressifs au grand air et, au besoin, par un séjour plus ou moins prolongé en montagne.

DIX-HUITIÈME LEÇON

DE L'ANÉMIE PERNICIEUSE PROGRESSIVE PROTOPATHIQUE (1).

MESSIEURS,

Le malade, que je vous présente aujourd'hui, est un charretier de vingt-six ans, couché au lit n° 33 de la salle Bazin, où il est entré le 4 février dernier.

Cet homme, dont l'anémie est actuellement poussée au degré le plus extrême, était, il y a encore quelques mois fort et vigoureux. Il n'était entaché d'aucune tare morbide héréditaire ou acquise. On ne pouvait relever, comme cause d'affaiblissement de l'organisme, que des habitudes de buveur, et encore certainement moins prononcées que sa profession ne le laisserait supposer.

Il y a cinq mois il reçut un coup violent à la poitrine au niveau du sein droit, où vous voyez encore aujourd'hui les traces de ventouses scarifiées qui furent alors appliquées. Il ne cessa son travail que pendant trois jours, mais dès lors sa santé florissante commença à péricliter et la pâleur du visage à apparaître. Cependant il n'était survenu aucune perte sanguine, ni crachement, ni vomissement de sang. Il n'est même pas certain qu'il eût du mélæna, bien qu'il dise avoir eu des selles noirâtres.

(1) Leçon du 15 février 1896, recueillie par M. Parmentier, chef de clinique.

Deux mois après l'accident, il fut atteint d'une angine pour laquelle il resta quinze jours à l'hôpital. A sa sortie, pâle et affaibli au point de ne pouvoir reprendre son travail, il resta couché chez lui. L'anémie progressant, il dut faire un nouveau séjour à l'hôpital avant de venir dans nos salles.

Aujourd'hui la décoloration des téguments et des muqueuses est au maximum. Il existe des vertiges, des bourdonnements d'oreilles, une notable diminution de la vue, des tremblements des mains, une sensation de fatigue permanente, enfin un amaigrissement progressif tel que le malade a perdu plus de trente livres.

Et, cependant, à part quelques vomissements qui ont cessé avec la suppression du vin et un certain degré d'anorexie, L... n'a présenté aucun trouble digestif sérieux.

Les poumons sont indemnes de tuberculose. La toux et les crachats sont la conséquence d'un léger œdème localisé à la base des poumons.

Le cœur, augmenté de volume, laisse entendre dans la région médio-cardiaque un bruit de souffle persistant lorsque le malade est levé et s'entendant jusque dans la région dorsale. Le pouls bat 120 fois par minute, et, au niveau des vaisseaux du cou, on sent un frémissement cataire, correspondant à un bruit de rouet.

Quant à l'urine, le volume en est de 3 litres par jour et la densité de 1010. Elle renferme par vingt-quatre heures, 27 grammes d'urée, 18 grammes de chlorures, 4 grammes d'acide phosphorique, mais pas la moindre quantité d'albumine ni de sucre.

La peau présente une hyperesthésie remarquable. La percussion des muscles même légère détermine des contractions fibrillaires très marquées, se prolongeant très souvent pendant un certain temps après que l'excitation a cessé.

De même le contact d'un objet froid, d'un verre par exemple, provoque dans la région des cuisses, des contractions fasciculaires des différents muscles. Lorsque le malade lève les membres inférieurs, ceux-ci sont immédiatement agités de tremblement dans le sens vertical et la fatigue se produit très rapidement. Les réflexes rotuliens sont notablement exagérés, et les flexions répétées de la pointe du pied déterminent un tremblement rythmique, tout à fait analogue à la trépidation épileptoïde.

En somme, nous avons tous les signes physiques et fonctionnels d'une anémie extrême, compliquée de phénomènes nerveux particuliers et d'asthénie. Voici, d'ailleurs, les renseignements fournis par l'examen du sang :

Le 4 février.	N = 1 178 000
—	R = 886 522
—	G = 0,75
—	B = 12 055
Le 13 février.	N = 381 000
—	R = 450 000
—	G = 1,18
—	B = 1 798

A l'examen du sang pur, on trouve que les hématies n'ont aucune tendance à se réunir et qu'elles s'altèrent rapidement. Les hématoblastes sont peu nombreux. Il n'y a ni réticulum fibrineux ni pseudo-parasites.

L'examen du sang sec et coloré a été fait avec les préparations du 13 février. Les globules rouges sont inégaux, mais non très déformés ; les grands prédominent ; il y a quelques globules géants. On ne trouve pas de globules rouges nucléés, mais il y a de petits lymphocytes qui pourraient en imposer dans la préparation colorée avec l'éosine et l'hématéine. Les mononucléaires, dont quelques-uns sont grands, sont relativement prédominants ; quelques-polynucléaires sont surchargés de granulations, d'autres ont des noyaux en voie d'atrophie. On ne trouve pas d'éléments à grosses granulations éosinophiles ou basophiles.

Enfin le sang recueilli dans une petite éprouvette et après vingt-quatre heures de repos ne montre encore aucune séparation entre le caillot et le sérum.

Dans un cas de ce genre, le diagnostic est toujours d'une grande difficulté. Il est rendu tel, en partie, par les opinions assez diverses qui ont été énoncées sur la signification des anémies extrêmes de l'adulte.

Après avoir remarqué la marche fréquemment progressive des anémies paraissant survenir spontanément, et la gravité de ces cas qui se terminent le plus habituellement d'une manière fatale, on a créé sous le nom d'*anémie pernicieuse progressive* une nouvelle entité morbide.

Les caractères anatomo-pathologiques et cliniques sur lesquels on s'est appuyé n'étant pas d'une suffisante précision, on n'a guère délimité, en réalité, qu'un syndrome pouvant relever de causes assez diverses et un grand nombre des cas publiés comme exemples d'anémie pernicieuse ne sont très certainement que des exemples d'anémie symptomatique.

Cela n'est-il pas indiscutable en ce qui concerne l'anémie résultant soit du botriocephalus latus, soit de l'ankylostome duodénal? Ces faits ont été rangés dans le cadre de l'anémie pernicieuse progressive et il n'est même pas démontré que ces parasites intestinaux puissent provoquer une anémie extrême.

Quand certains auteurs disent que l'ulcère de l'estomac peut se terminer par une anémie pernicieuse progressive, ils font allusion à ces faits dans lesquels les malades meurent par le fait de l'anémie et non de l'ulcère. Il s'agit, cependant, incontestablement d'anémie post-hémorragique parvenue à un tel degré qu'elle peut devenir fatale. Autant vaudrait dire que les malades meurent d'anémie pernicieuse progressive dans la forme anémique du cancer de l'estomac dont je vous montrerai des exemples.

Mais il existe certainement des cas dans lesquels les malades tombent dans une anémie extrême et grave, sans qu'on puisse rattacher la déglobulisation à une des causes habituelles d'anémie.

Il y a donc lieu de se demander s'il existe une forme d'anémie essentielle en apparence, en tout cas protopathique, conduisant à l'anémie extrême. On a depuis longtemps répondu à cette question par l'affirmative. Pour tenir compte des faits connus et publiés, j'ai dû les ranger en deux groupes (1).

Dans le premier j'ai placé les anémies nées sous l'influence de causes d'une certaine efficacité, telles que les grossesses répétées, la misère, etc.; dans le second, les cas survenus pour ainsi dire spontanément, ceux dont l'étiologie est d'une remarquable insignifiance. Eichhorst avait, cependant, émis l'opinion que ces derniers faits appartenaient seuls à l'anémie pernicieuse progressive proprement dite (2). Mais comme les caractères différentiels de ces deux groupes de faits

(1) *Du Sang*, p. 769 et suiv.

(2) Eichhorst, *Die progressive perniziöse Anamie*. Leipzig, 1878.

manquaient de netteté, je n'avais pas cru devoir accepter la distinction établie par cet auteur. Depuis, j'ai trouvé dans l'état du sang des particularités qui me paraissent permettre d'établir une distinction entre l'anémie progressive protopathique et celle qui, se rattachant à des causes d'une certaine efficacité, doit être rangée parmi les anémies symptomatiques.

Le malade que je viens de vous présenter me paraît atteint de la forme légitime de l'anémie pernicieuse progressive. L'étude de son cas va nous permettre, je pense, de prendre connaissance des caractères particuliers de cette maladie.

Lorsqu'on a relevé chez un malade les signes d'une anémie extrême, on doit tout d'abord rechercher si cette anémie n'est pas la conséquence d'une maladie organopathique.

Les états morbides capables de produire ce haut degré de déglobulisation sont peu nombreux.

La première idée qui vint à l'esprit après l'interrogatoire du malade fut celle d'anémie post-hémorragique. Après le traumatisme dont il a été victime, le malade aurait eu des selles noires. On pouvait donc raisonnablement penser à une lésion ulcéreuse de l'intestin, peut-être du duodénum, consécutive à ce traumatisme. Mais le coup a porté sur la poitrine et il n'est pas démontré qu'il y ait eu mélæna. Depuis que le malade est dans le service, nous avons vu ce qu'il appelle des selles noires. Ce sont des matières foncées, brunes ; elles n'ont pas le caractère du mélæna.

D'ailleurs l'anémie extrême dans les hémorragies gastriques ou intestinales est rare ; elle est, de plus, passagère, quand les hémorragies ne se reproduisent pas incessamment.

D'autre part, l'état du sang n'est pas celui qu'on observe dans les hémorragies et je reviendrai tout à l'heure sur ce point.

Si cette première hypothèse est peu vraisemblable, celles qui pourraient être mises en avant le sont encore moins.

Nous ne pouvons guère songer, malgré l'âge encore peu avancé du malade, qu'au cancer de l'estomac. Cette maladie peut effectivement produire une anémie profonde sans qu'il y ait une tumeur appréciable.

Cette forme particulière de cancer, que nous aurons l'occasion d'étudier, se montre généralement chez des personnes déjà âgées et représente certainement la maladie qu'il est le plus facile de confondre avec l'anémie pernicieuse protopathique. Elle s'en distingue souvent par l'accentuation des troubles digestifs, l'évolution plus lente de la déglobulisation, l'absence de troubles nerveux, analogues à ceux que nous avons relevés chez notre malade. Mais ces symptomes n'ont rien de bien précis, ni de pathognomonique.

C'est l'état du sang qui permet le mieux de faire le diagnostic différentiel.

Dans l'anémie extrême du cancer, on peut trouver de profondes lésions globulaires, des globules géants, quelques globules rouges nucléés; mais le nombre des hématoblastes reste assez élevé et le sang ne perd pas la propriété de fournir du sérum après coagulation *in vitro*. Il est rare, d'ailleurs, que le nombre des globules tombe au-dessous d'un million dans le cancer.

Reste donc l'hypothèse d'anémie pernicieuse protopathique.

L'étiologie de cette maladie est remarquable, avons-nous dit, par l'insignifiance des causes. Chez notre malade, et chez une femme qui vient de succomber dans le service, on n'en a pu trouver aucune.

La symptomatologie est elle-même assez simple. Peu à peu et souvent assez rapidement l'anémie s'accentue, en même temps qu'apparaissent des troubles digestifs, nerveux, des hémorragies et une asthénie telle que le malade, d'une pâleur cadavérique, est bientôt incapable de se tenir debout.

Les troubles digestifs font rarément défaut : à la polyphagie du début succède plus tard un dégoût profond pour les aliments ; puis viennent les vomissements assez fréquents, quoique irréguliers, enfin la diarrhée colliquative.

Notre malade a de l'anorexie et du dégoût pour les aliments ; mais jusqu'à présent il est plutôt constipé.

Les hémorragies sont d'ordinaire limitées à la rétine (Biermer) ; ce n'est que vers la fin qu'elles se multiplient sous forme de diathèse hémorragique, encore celle-ci est-elle rare et généralement peu prononcée. M. Dreyer-Dufer qui a bien voulu examiner les yeux du malade, nous envoie la note suivante :

Il existe une névrite optique caractérisée par un trouble diffus de la papille dont les limites ne sont pas appréciables. Toute la région péripapillaire présente une suffusion séreuse intense. Les artères rétiniennes sont invisibles ; les veines sont elles-mêmes diminuées de calibre. Lorsqu'on examine l'ora serrata, on constate aux pôles supérieur et inférieur des globes oculaires de petits foyers hémorragiques arrondis et réunis au nombre de 5 à 6 sur une petite surface.

Dans quelques observations, on a signalé des troubles cérébraux apoplectiformes ou paralytiques et à l'approche de la mort, le délire, puis le coma.

Dans le cas présent nous avons noté une augmentation singulière de l'excitabilité réflexe et musculaire. La malade de la salle Moïana, après une diarrhée profuse et un court délire, a succombé dans un collapsus comateux.

L'examen de l'urine ne fournit guère que des renseignements inconstants.

L'apyrexie est la règle. Mais assez souvent pendant les dernières semaines apparaît une fièvre à type irrégulier, subcontinu. A la période terminale, la température s'abaisse et on a vu le thermomètre descendre à 24°,8 (H. Müller).

Cette maladie évolue en général assez vite, en moins d'une année. Elle ne date que de six mois chez A. L... dont l'état est actuellement, vous l'avez vu, de la plus haute gravité.

Les signes les plus caractéristiques sont fournis par l'état du sang. Il en existe trois principaux :

1° La déglobulisation extrême. C'est la maladie la plus anémiante qu'on connaisse. Le chiffre des hématies tombe assez rapidement au-dessous d'un million et peut descendre à environ 300 000. Quincke l'aurait vu atteindre 143 000 (?).

2° L'irrégularité du diamètre des globules rouges, mais avec une certaine prédominance des grands et des géants, ce qui explique l'augmentation de la valeur globulaire (G). Ce caractère n'est ni constant, ni pathognomonique. Dans le cas actuel, les globules géants n'ont apparu que tout récemment, à la période tout à fait ultime de la maladie.

3° La diminution du nombre des hématoblastes, qui descend de 300 000 à 25 000 et même à 15 000. A mon avis, c'est le caractère le plus important au point de vue diagnostique. Il coïncide avec l'absence de rétractilité du caillot et par suite de formation de sérum. J'appelle votre attention sur ce dernier fait sans pouvoir, toutefois, vous le présenter comme pathognomonique. On doit, quant à présent, le considérer, quand il existe, comme confirmatif du diagnostic, mais dans le cas où le caillot aurait conservé la faculté de fournir du sérum, on ne serait pas autorisé, dans l'état actuel des données que nous venons d'acquérir sur ce point, à repousser l'hypothèse d'anémie pernicieuse protopathique.

Voici maintenant des caractères d'ordre secondaire :

4° La diminution (chiffre absolu) des globules blancs, qui sont toujours plus ou moins altérés. Litten a cependant cité deux cas de leucocytose passagère (1).

5° La présence de globules rouges à noyau, qui, bien que peu nombreux et généralement plus précoces que dans le cancer, n'en sont pas moins du plus fâcheux augure (2). Ils méritent d'être considérés comme les avant-coureurs de la mort (Pl. III, fig. 1).

En résumé, on doit asseoir surtout le diagnostic sur la grande diminution des hématoblastes et sur le haut degré, ainsi que sur la marche progressive de la déglobulisation.

(1) Vous remarquerez que, chez notre malade, il y avait le 4 février, 12000 globules blancs environ, tandis que neuf jours après on n'en comptait plus que 1800.

(2) Ehrlich et ses élèves considèrent les grands globules rouges à noyau que j'ai signalés le premier et qu'ils appellent mégaloblastes comme constituant avec les globules rouges géants, le caractère anatomique le plus important du sang. Ces grandes hématies nucléées ont, quand elles existent, une grande valeur diagnostique, mais le cas actuel montre qu'il peut y avoir absence complète de globules rouges à noyau. Cette constatation est d'autant plus importante qu'elle a été faite avec soin sur du sang recueilli 3 jours avant la terminaison fatale.

Quelle peut être la nature de cette affection ? C'est bien à propos d'un cas de ce genre (protopathique), que cette question mérite d'être soulevée, car l'absence de causes reconnaissables d'anémie contraste singulièrement avec la résistance que l'homme oppose à la déglobulisation.

A l'âge adulte, cette résistance est surtout remarquable quand il s'agit de pertes de sang. Il les faut abondantes, répétées, presque incessantes pour entretenir un état d'anémie chronique du 3e degré ; il est rare que le chiffre globulaire descende au-dessous d'un million. Et, remarquez que ces hémorragies excitent plutôt qu'elles n'affaiblissent le processus hématoblastique, à moins qu'elles ne dépassent toute mesure. Cette lutte est très active encore dans les maladies organiques conduisant à la cachexie (néphrite, affection du foie, tuberculose, cancer).

Aussi, pour qu'indépendamment de toute affection organopathique amenant une déchéance de l'organisme, il y ait appauvrissement extrême du sang, faut-il que celui-ci soit attaqué par un agent destructeur d'une excessive puissance.

Dans l'anémie pernicieuse progressive, la source même du sang est atteinte, les hématoblastes étant les éléments formateurs des hématies. Les globules rouges à noyau qui apparaissent alors représentent un effort ultime et impuissant. Le processus de l'anémie est celui auquel j'ai donné le nom d'*anhématopoïèse*.

Nous ne connaissons pas cet agent destructeur, mais nous n'en pouvons mettre l'existence en doute.

Dans l'état actuel de nos connaissances, on peut hypothétiquement en faire un corps d'origine microbienne ou cellulaire.

Certains auteurs croient à la présence des microbes dans le sang, par analogie avec ce qui se passe dans la fièvre intermittente. Mais depuis les recherches peu précises de M. Bernheim, Frankenhauser, Petrone, Eichhorst, on n'a pas donné de nouvelles preuves de la nature microbienne de la maladie. Les cultures du sang échouent, comme on l'a vu ici même. D'autre part, j'ai montré que, dans les anémies intenses, le sang renferme des formes globulaires mobiles, des pseudo-parasites, qui, sans doute, ont trompé plus d'un observateur.

Ce n'est pas une raison pour abandonner cette voie de recherches qui donnera peut-être plus tard des résultats positifs.

Vous savez, en outre, qu'il existe des substances chimiques capables de s'attaquer aux hématies et aux hématoblastes, d'une manière générale, aux éléments du sang. On peut donc à titre d'hypothèse acceptable, placer l'anémie pernicieuse dans les toxémies, à côté de ce purpura hémorragique que j'ai étudié l'an dernier et dont le principal caractére hématique est la diminution des hématoblastes.

Dans ce genre de purpura, le sang offre un phénomène bien facile à constater : l'absence de rétraction du caillot, que j'attribue, vous le savez, à la diminution des hématoblastes (Voir IIIe leçon, p. 77 et suiv.).

Nous avons retrouvé chez notre malade le même genre de lésions du sang. Entre le purpura hemorragica et l'anémie pernicieuse, il existe encore d'autres analogies cliniques, telles que la possibilité de lésions rétiniennes dans le purpura et de purpura dans l'anémie pernicieuse.

Si dans le purpura l'anémie est moins grande, cela

peut tenir à ce que le poison, tout en portant sur les mêmes éléments, n'est pas de même force ou de même nature, les éléments paraissant plus complètement détruits dans l'anémie pernicieuse progressive et impropres à former des globules rouges, tandis que dans le purpura il s'en formerait encore.

De quel poison peut-il s'agir? S'il n'est pas d'origine microbienne, il peut provenir d'une auto-intoxication d'origine gastro-intestinale. C'est une opinion qui a des défenseurs. Et je l'ai considérée comme la plus acceptable pour le moment en ce qui concerne le purpura.

Examinons donc, pour terminer, ce que nous savons de l'origine gastrique de l'anémie extrême protopathique.

D'après Cahn et von Mering, l'acide chlorhydrique fait défaut dans le suc stomacal. Cela est vrai. J'ai même constaté à plusieurs reprises une hypopepsie intense, voisine de l'apepsie. Le malade actuel est le premier chez lequel on trouve un autre type.

Voici les résultats de l'examen du suc gastrique, pratiqué le 14 février :

	Chiffres normaux.	Après 1/2 heure.	Après 1 heure	Après 1 heure 1/2
Acidite totale A...	0,189	0,081	1,132	0,143
HCl libre H............	0,044	0,024	0,031	0,050
HCl combiné organ. C.	0,167	0,085	0,106	0,120
Chorhydrie H+C......	0,212	0,109	0,137	0,170
Chlore total T.........	0,321	0,206	0,240	0,328
Chlore minéral fixe F..	0,109	0,097	0,113	0,158
Cœfficient $\frac{A-H}{C} = \alpha$....	0,86	0,67	0,95	0,76
Cœfficient $\frac{T}{F}$..........	3	2,12	2,12	2,08
Peptones..............	—	—	—	—
Réaction de l'HCl......	—	peu caractér.	—	caractérist.

	Chiffres normaux.	Après 1/2 heure.	Après 1 heure.	Après 1 heure 1/2.
Résidu	—	brun	noir	noir
Acides gras	—	néant	—	—

Observations. — Après 1/2 heure : Liquide peu abondant (15 cc.) mal émulsionné, filtrant facilement, avec résidus. Pas de liquide à jeun. — Après 1 heure : Liquide assez abondant (25 cc.), un peu muqueux, filtrant difficilement, avec résidus. — Après 1 heure 1/2 : Liquide peu abondant (20 cc.) filtrant difficilement, muqueux, avec résidus alimentaires.

Les examens anatomiques sont contradictoires. Depuis S. Fenwick, un assez grand nombre d'auteurs ont trouvé une atrophie gastrique. Ailleurs il s'agissait de lésions banales ou même il n'y avait pas de lésions.

Dans ma première autopsie qui était relative à un cas d'anémie pernicieuse deutéropathique, il existait une gastrite mixte. Dans les deux autres, il y avait transformation muqueuse type de l'estomac. Les préparations histologiques du dernier cas que j'ai observé montrent encore une atrophie gastrique avec transformation muqueuse très avancée.

Au moment où j'ai écrit mon livre sur le sang, j'ai conclu des faits connus que l'anémie pernicieuse progressive n'était pas symptomatique d'une forme particulière de gastropathie, c'est-à-dire, d'une affection organopathique de l'estomac. Je n'ai rien à changer à cette conclusion. Mais, en plaçant actuellement la question sur un autre terrain, celui de l'auto-intoxication, il faut reconnaître que s'il existe un poison d'origine gastro-intestinale, la formation du poison peut être favorisée par la disparition des glandes normales. L'atrophie n'est ici que la phase ultime de la transformation muqueuse.

Entre ces deux hypothèses, toxémie d'origine infectieuse et toxémie d'origine extrinsèque, il est impossible de se prononcer à l'heure actuelle. Je trouve qu'en raison du grand nombre de cas de gastrite muqueuse même avec atrophie, sans retentissement sur l'état du sang, l'auto-intoxication d'origine gastrique ou intestinale se comprend moins bien que l'infection par un microbe déterminé, élaborant un poison toujours le même et capable de produire dans des circonstances diverses les mêmes effets. Mais, je le répète, l'état de nos connaissances sur les toxémies déglobulisantes est beaucoup trop imparfait pour qu'il soit possible d'entrevoir la solution de la question pathogénique.

Le pronostic est d'une extrême gravité. Malgré les chiffres fournis par divers auteurs, la situation des malades est à peu près désespérée quand on trouve un nombre de globules inférieur à un demi-million.

Mais le pronostic doit être tiré surtout du fait de l'origine protopathique de la maladie. Il est probable que cette forme, ainsi que le pensait Eichhorst, est fatalement mortelle. Dès maintenant il est important de la distinguer nettement des autres anémies intenses à marche progressive. Nous avons vu qu'elle n'en diffère pas seulement par l'absence de causes appréciables de déglobulisation, mais aussi par un état particulier du sang qu'il faudra rechercher avec soin.

Dans certains cas on a observé des rémissions qui ont notablement prolongé la durée de la maladie, d'autant qu'elles paraissent pouvoir être multiples. Ces rémissions sont parfois survenues au moment où l'on s'y attendait le moins, à une époque où les malades étaient dans un état désespéré. Il faut en tenir compte au point de vue du pronostic immédiat. Mais appartiennent-elles à la forme protopathique, légitime, de l'anémie pernicieuse? De nouvelles observations pourront seules nous renseigner sur ce point.

Toujours est-il que notre malade, loin de se remonter depuis qu'il est dans le service, se déglobulise avec rapidité et semble être entré dans une période presque aiguë, bien mise en évidence par la comparaison des résultats numériques obtenus le 4 et le 13 février. Cette active destruction globulaire me semble être du plus fâcheux augure.

L'arsenic, les inhalations d'oxygène, un régime approprié sont les meilleurs moyens de traitement. La transfusion est inutile. Il y a un grand intérêt à commencer le traitement arsenical le plus tôt possible, dès qu'on soupçonne la nature de l'anémie. On se servira, pour l'introduction du médicament, de la voie rectale ou sous-cutanée.

Addendum. — Le malade mourut le 16 février avec une température de 36°,2.

Autopsie résumée. Pétéchies sur la face antérieure des ventricules et gros caillots fibrino-cruoriques dans le cœur, dont le ventricule gauche est épaissi et les cavités droites dilatées.

Poumons œdématiés et congestionnés. Foie muscade par places, du poids de 1840 grammes. Reins pâles, se décortiquant bien, non sclérosés, pesant chacun 170 grammes. Rate de couleur lie de vin, de volume normal.

La moelle a été examinée histologiquement par M. Lenoble après avoir été traitée par la méthode de Pál, par le picro-carmin, par l'hématoxyline, par la double coloration à l'éosine et à l'hématoxyline.

M. Lenoble y a constaté, en de nombreux points, des hémorragies ponctiformes, irrégulièrement distribuées, sans solution de continuité des éléments nerveux de la substance blanche, sans raréfaction des faisceaux, et une intégrité à peu près parfaite des cellules de la substance grise. Des lésions analogues existaient au niveau du bulbe.

Les phénoménes nerveux observés pendant la vie du sujet (contractions fibrillaires et fasciculaires, exagération des réflexes, trépidation épileptoïde) répondaient donc à des altérations bien déterminées du système nerveux central (1),

L'examen histologique de la *paroi stomacale* a démontré que la muqueuse gastrique n'était pas atrophiée. Elle était le siège d'une gastrite mixte (à la fois interstitielle et parenchymateuse) en rapport avec les résultats fournis par l'analyse du suc stomacal, relatée dans le cours de la leçon.

(1) LENOBLE, Contribution à l'étude des lésions médullaires dans l'anémie pernicieuse progressive protopathique et dans les anémies symptomatiques de l'adulte (*Revue de Médecine*, 1897).

DIX-NEUVIÈME LEÇON

ANEMIES SYMPTOMATIQUES.

Sur un cas d'anémie aiguë consécutive à une infection utérine chez une jeune fille. Diagnostic différentiel avec la chlorose à début brusque (1).

Messieurs,

La malade dont nous allons nous occuper est une jeune ouvrière en couronnes, âgée de dix-sept ans, entrée depuis trois jours dans mon service. Elle nous offre un curieux et intéressant exemple d'anémie aiguë, qui mérite à tous égards un examen complet et une étude approfondie. Tout en ne suivant pas dans cette revue clinique des anémies la régularité désirable et la progression naturelle des cas simples aux cas compliqués, le hasard nous a encore une fois bien servis, et je me hâte de saisir cette nouvelle occasion profitable à votre enseignement.

Le père de cette jeune fille est mort de phtisie pulmonaire, il y a cinq ans. Sa mère est atteinte de dyspepsie douloureuse. Sa sœur aînée, âgée de vingt-deux ans, est bien portante, mais elle fut anémique à treize ans. Sa sœur cadette, qui a neuf ans, est maladive ; elle eut la chorée l'année dernière.

Notre malade est née dans la Nièvre, où elle fut

(1) Leçon recueillie par M. Parmentier, chef de clinique et publiée in *Medecine moderne*, 13 janvier 1897.

élevée au sein par sa mère. Elle habite Paris depuis l'âge de trois ans. Pendant son enfance elle eut la rougeole, la coqueluche, et jusqu'à onze ans elle toussa pendant l'hiver. En 1888, elle avait alors douze ans, elle fut soignée pour une fièvre typhoïde à l'hôpital Trousseau.

L'année suivante, elle fut prise de fièvre, de douleurs articulaires, d'abord localisées à la hanche gauche, puis généralisées. Y eut-il alors quelque complication cardiaque ? Je l'ignore ; en tout cas, cela est possible. Quelques mois après, la menstruation s'établit d'une manière régulière.

A partir de cette époque, elle entra dans un atelier de fabrication de couronnes, atelier petit, mal aéré, où l'on exigeait sa présence pendant neuf heures par jour, en ne lui laissant à midi qu'une heure pour déjeuner. A l'approche de la Toussaint commençaient les heures de travail supplémentaire, les veillées de huit heures à onze heures du soir. Malgré ce surmenage, sa santé ne laissait rien à désirer.

Survinrent des rapports clandestins. Les dernières règles étaient terminées depuis près de trois semaines, lorsque le 27 novembre dernier, elle ressentit pour la première fois une douleur dans le bas-ventre, plus marquée pendant la miction, en même temps qu'apparut au niveau de la vulve un écoulement blanc et rose.

Du même coup, elle perdit l'appétit et ses couleurs.

Le 28, les souffrances sont plus vives, surtout pendant la marche, et la malade vient le lendemain demander une consultation à l'hôpital. Elle vaque à ses occupations, car elle n'ose pas avouer son état à sa mère.

Le 30, elle prend un bain le matin, puis elle se rend à l'atelier, et, en rentrant chez sa mère à cinq heures, elle s'affaisse sur l'escalier. Elle se traîne péniblement jusqu'au cinquième étage, où elle habite, et là elle perd connaissance. La nuit fut calme.

Le lendemain, 1er décembre, après nouvelle fatigue, nouvelle syncope et vomissements alimentaires et bilieux.

Puis, ayant eu besoin de se lever, elle eut une nouvelle perte de connaissance avec convulsions, incontinence d'urine et des matières.

C'est dans ces conditions qu'elle entra à l'hôpital avec une anémie profonde et une grande faiblesse, dans un état demi-syncopal. Le matin même, la température était de 37°,8 et le soir de 38°,2. Aujourd'hui, la malade va déjà un peu mieux.

C'était une grosse et forte fille, solidement construite, au teint vif et coloré. Les joues se recolorent un peu, mais elles gardent autour des lèvres la trace de cette pâleur cadavérique qui nous a tant frappés dès l'abord. Les muqueuses sont très pâles. Et, cependant, il n'y a eu aucune hémorragie.

La malade se plaint de mal de tête, de bourdonnements d'oreilles, de vertiges. Il existe un bruit de souffle dans les vaisseaux du cou, et à la base du cœur, au-dessous et à gauche de l'orifice aortique, on entend un souffle doux, plus intense que les jours derniers, souffle qui s'atténue quand la malade est assise. On peut également percevoir, au niveau de la jugulaire droite, un léger frémissement cataire. Le pouls est rapide (106), petit, dépressible.

La langue est saburrale, l'appétit nul, l'estomac peu dilaté, la constipation légère..

Les téguments, les sclérotiques, ont une teinte légèrement subictérique. Ni le foie ni la rate ne sont augmentés de volume. L'urine ne contient ni pigment biliaire, ni albumine ; mais elle renferme une grande quantité d'urobiline. La respiration, un peu accélérée au début, est presque normale aujourd'hui. Il n'existe aucun signe anormal à l'auscultation. La recherche des stigmates hystériques est négative.

Le bas-ventre est toujours douloureux spontanément et à la pression, et sur la chemise on voit quelques taches rosées ou jaunâtres. Au toucher, le col est sensible, l'utérus mobile ; la trompe gauche est douloureuse à la pression et à la palpation à travers les parois abdominales. Le doigt ramène un peu de mucus d'odeur forte. L'examen au spéculum montre le col couvert d'un mucus verdâtre, qui, enlevé, laisse voir une muqueuse congestionnée et ectopiée au niveau de l'orifice béant.

Depuis l'entrée de la malade, la température oscille entre 37°,6 et 38°,2. Hier soir elle s'est élevée à 38°,5 ; elle est maintenant à 38°.

En résumé, deux grands faits tranchent nettement sur les phénomènes secondaires, tels que troubles nerveux, digestifs, ictère hémaphéique, etc., et dominent toute la symptomatologie que je viens de vous exposer : la *métrite aiguë cervicale* et l'*anémie*, apparues brusquement chez une jeune fille bien constituée, forte, même un peu obèse.

Sur la métrite aiguë cervicale, je n'insisterai pas, le diagnostic est aussi facile qu'évident. Je n'en dirai pas autant de l'anémie qu'il faut chercher à caractériser. La première hypothèse qui se présente à l'esprit, c'est de la considérer comme une anémie chlorotique.

Notre malade n'a pas eu de perte utérine. On peut la croire sur parole, car elle a confié ses affaires intimes de telle manière qu'on ne peut mettre en doute sa sincérité. D'autre part, elle a eu ses règles il y a trois semaines, elle ne devait donc pas songer à se faire avorter. L'anémie serait donc une anémie essentielle, sans hémorragie. Or, l'anémie essentielle, c'est la chlorose, affection anémiante la plus fréquente à cet âge (dix-sept ans) chez les filles réglées et dans les familles où existe une tare tuberculeuse (père tuberculeux) ; affection qui frappe souvent plusieurs membres (sœur anémique) ; affection commune enfin chez les ouvrières des villes, travaillant dans un atelier et se nourrissant d'une manière médiocre. Ne sont-ce pas là les conditions que nous venons de relever et toutes favorables à cette hypothèse de chlorose ?

Voici où commence le désaccord. Ordinairement, la chlorose a un début lent, insidieux. Ici l'anémie a eu un début subit. Notre malade jouissait d'une excellente santé ; elle avait des couleurs, bon appétit, bonnes digestions, de l'embonpoint, quand soudain elle tomba malade. Mais, pour qu'il n'en soit pas communément ainsi, il n'en existe pas moins des chloroses à début subit. Il suffit d'en croire Pidoux, Trousseau, Botkine, et moi-même j'en ai observé.

Bien que ce soit exceptionnel, le début subit ne peut faire rejeter l'hypothèse de chlorose.

La maladie actuelle est fébrile ; elle l'a été probablement dès le premier jour. La chlorose sans doute est habituellement apyrétique ; mais elle peut être aussi fébrile. Bien que, moins fréquente que ne le pensait M. H. Mollière, la fièvre s'observe parfois dans les chloroses intenses à marche rapide. Il y a donc des arguments d'ordre étiologique en faveur de l'anémie chlorotique.

J'arrive maintenant aux arguments contraires, nettement défavorables. A côté de ces présomptions, il ne manque pas de particularités importantes qui ne s'accordent plus avec l'idée de chlorose.

Parcourez, en effet, les observations de chlorose à début subit, vous trouverez toujours à l'origine soit une perte de sang, soit une émotion morale vive, soit une fatigue exagérée. Il en était ainsi chez la jeune femme dont parle Trousseau dans ses cliniques. Elle était fort bien portante, lorsqu'elle eut une vive frayeur pendant la nuit. Dès le lendemain sa santé était troublée et quatre jours plus tard elle entrait à l'hôpital avec tous les signes d'une chlorose confirmée. Il en fut ainsi également chez la jeune bonne, dont Pidoux a raconté l'histoire, qui devint chlorotique quelques jours après avoir laissé tomber dans un lac l'enfant qui avait été confié à sa garde.

Nous ne voyons rien de semblable dans le cas présent.

En outre, la fièvre chlorotique n'est pas liée à une détermination locale évidente. Ici, n'avons-nous pas une maladie inflammatoire, une métrite avec sécrétion purulente à incriminer ?

Il y a plus, ni l'évolution, ni les symptômes ne sont ceux de la chlorose.

Comparez l'examen du sang du 3 décembre avec celui d'hier, pratiqué trois jours plus tard :

3 décembre 1895.	N :	1 450 000
—	R :	985 000
—	G :	0,69
Globules blancs	:	7 500

6 décembre 1895.	N :	2 578 000
—	R :	1 198 000
—	G :	0,77
Globules blancs	:	8 000

Du quatrième degré l'anémie n'est plus que du troisième degré. Dans la chlorose, au contraire, l'anémie n'est ni aussi subitement profonde, ni aussitôt améliorée ; une fois installée, elle persiste longtemps. Notre malade était exsangue et dans un état lipothymique, au moment où elle est entrée à l'hôpital, et déjà son sang s'est reformé. La réparation s'est effectuée immédiatement comme à la suite d'une forte perte sanguine chez une personne bien portante.

En outre, l'état du sang n'est pas celui de la chlorose. Les hématies ne sont ni déformées, ni inégales ; la valeur globulaire est relativement peu abaissée.

Les signes stéthoscopiques sont peu développés. Mais ne sont-ils pas des phénomènes variables dans la chlorose légitime ? Comme ils existent, on ne peut rien en conclure.

Que penser de l'ictère hémaphéique ? Il n'est pas impossible que la chlorose se complique d'ictère ; mais je n'en connais pas d'exemple en dehors de la lithiase biliaire. Voyons donc si une autre hypothèse ne pourrait pas mieux expliquer les symptômes et l'évolution de la maladie.

Remontons au point de départ, à la métrite. C'est là une porte ouverte à l'infection. Pour locale que soit d'ordinaire l'infection, elle peut devenir exceptionnellement générale et se traduire par de la fièvre avec état phlegmasique du sang, par des troubles digestifs avec subictère, par des désordres nerveux, enfin par une déglobulisation à marche aiguë.

L'anémie serait ainsi une conséquence de la toxémie. Nous avons recueilli du sang dans une petite éprouvette et l'avons laissé coaguler. Le caillot est petit, rétracté, avec une légère couenne inflammatoire; le sérum est abondant. Le sérum des chlorotiques est décoloré; ici il a une teinte normale. Hier, il était coloré davantage. Il renfermait de l'urobiline et des pigments biliaires, comme il était facile de s'en assurer en le traitant par l'acide nitrique qui fait apparaître la réaction de Gmelin. Par contre, cette réaction manquait dans l'urine, conformément à ce qu'on observe dans l'ictère hémaphéique. C'est dans le foie qu'a eu lieu probablement la destruction des globules.

Quand chez les animaux on provoque la destruction massive d'une grande quantité de globules rouges, on produit un épaississement considérable de la bile et conséquemment un certain degré de rétention par obstacle à la libre circulation de ce liquide dans les canaux d'excrétion. Le foie insuffisant fabrique, en outre, de l'urobiline et des pigments biliaires anormaux. Et, avec une glande saine, voilà comment se crée un ictère hémaphéique.

En 1891, j'ai communiqué à la Société des hôpitaux l'observation d'un homme surmené qui fut atteint de fièvre avec ictère hématique. L'urine contenait 55 grammes d'urée et une forte proportion d'urobiline. Quant au sérum, il était rouge laqué, exempt de pigment biliaire. C'était donc une véritable hémoglobinémie. La destruction des hématies s'était faite dans le sang lui-même.

Vous pouvez ainsi comprendre les effets de cette violente déglobulisation provoquée par l'infection.

Sans doute, de pareilles conséquences ne se voient guère à la suite d'une infection utérine.

C'est la raison pour laquelle j'ai tenu à vous montrer cette malade et à faire une analyse précise des troubles qu'elle a présentés.

Nous devons nous demander maintenant s'il est nécessaire de faire intervenir des causes de moindre importance, telles que l'âge, la tare héréditaire, le nervosisme, un fond théorique de chlorose, etc.? Je ne le crois pas, car cette jeune fille a réparé et répare son sang comme une personne saine. Mieux vaut dire que le surmenage est venu en aide à l'infection et que cette jeune fille malade aurait dû cesser de travailler aussitôt.

En résumé, notre diagnostic est le suivant : *anémie aiguë d'origine utérine, de nature infectieuse.* Ce diagnostic qui s'éloigne beaucoup de celui de chlorose, s'en rapprocherait pour certains médecins, notamment pour M. Clément. Vous vous souvenez que cet auteur a soutenu au Congrès de Lyon, en 1894, que la chlorose relève de l'infection, comme tendraient à le prouver l'hypertrophie de la rate, la présence de microorganismes dans le sang, au moins dans certains cas. Ces faits méritent démonstration (voir Leçon XVI). Pour ma part, j'accepte volontiers que, chez les sujets prédisposés, un processus infectieux même banal puisse faire éclore la chlorose. Mais toute anémie chez une jeune fille n'est pas forcément d'essence chlorotique.

Malgré la gravité des accidents présentés par la malade à son entrée dans nos salles, le pronostic me paraît bénin et la guérison sera rapide, si l'avenir confirme mon opinion et mes prévisions.

Le traitement local de la métrite, le repos, le lait, suffiront tout d'abord à cette tâche, à laquelle participeront plus tard un régime alimentaire bien compris et la médication martiale.

Addendum. — Le jour même où la malade a été montrée à l'amphithéâtre (le 7 décembre) on a trouvé de nombreux gonocoques dans le muco-pus qui recouvrait le col utérin. La métrite dont elle souffrait était donc, à n'en pas douter, d'origine blennorragique.

Le 13 décembre, on assiste à une poussée de périmétrite : le bas-ventre, du côté gauche, est saillant, dur et douloureux, la trompe gauche est augmentée de volume et le cul-de-sac correspondant est empâté et très sensible au toucher.

En même temps la malade a de l'inappétence, des nausées et de la fièvre (38°,6) et l'examen du sang révèle une augmentation du nombre des leucocytes, survenue rapidement : le 13 décembre on compte 17 000 globules blancs, alors que le 10 décembre il n'y en avait que 5000 par millimètre cube.

Dès le lendemain (14 décembre) la fièvre est tombée, mais les phénomènes inflammatoires ne se calment définitivement que vers le 25 décembre ; au début ils ont été d'ailleurs assez marqués pour nécessiter l'application d'une vessie de glace sur le bas-ventre pendant plusieurs jours.

A l'occasion des règles, il survient une assez abondante perte de sang du 4 au 15 janvier. Le 17, la trompe gauche est encore tuméfiée et sensible au toucher; le cul-de-sac du même côté conserve de l'empâtement. Les pertes blanches sont insignifiantes. Néanmoins, l'état général et les signes locaux s'améliorent progressivement, les forces et les couleurs reviennent, si bien que le 24 janvier la malade demande à partir en convalescence.

Les deux examens de sang ci-dessous sont la meilleure preuve de la facilité avec laquelle s'est faite la réparation sanguine et de la justesse des vues exposées dans cette leçon.

13 décembre 1895.	N : 3 120 000
—	R : 2 355 000
—	G : 0,75
—	B : 17 000
24 décembre 1895.	N : 4 231 000
—	R : 3 420 000
—	G : 0,80
—	B : 7 200

La malade est restée en convalescence au Vésinet pendant environ trois semaines.

Le 26 février 1896, elle rentre de nouveau dans le service pour des douleurs articulaires survenues depuis huit jours. Elle dit avoir eu auparavant une grippe et une amydalite phlegmoneuse. Les douleurs sont maintenant localisées aux articulations du genou et du cou-de-pied. Il existe en même temps une exagération des réflexes rotuliens, une légère trépidation épileptoïde, plus marquée à gauche qu'à droite et des contractions fibrillaires des muscles de la cuisse gauche. Les pertes blanches sont redevenues plus abondantes et l'anémie est plus notable que lors de la sortie de l'hôpital. Il n'y a pas en ce moment de lésions appréciables de la trompe ni de l'ovaire.

Le 2 mars, la malade se plaint de douleurs au niveau de la jambe droite. A l'examen on trouve tout le membre légèrement œdématié et on sent dans le creux poplité un cordon dur, noueux et douloureux à la palpation. Ces phénomènes disparaissent au bout d'une vingtaine de jours (le 25 mars, le membre était revenu à son état normal).

Le 6 mars, survient une douleur au talon droit qui dure jusqu'au 18 mars. Les troubles génitaux, les symptômes articulaires et nerveux s'atténuent peu à peu et finissent par disparaître. L'état géneral s'améliore progressivement; le 30 mars, l'examen du sang révèle encore une anémie du deuxième degré, mais sans leucocytose :

N : 3 534 000
R : 2 216 000
G : 0,62
B : 5 890

Le 11 mai, la malade retourne au Vésinet entièrement guérie. Il lui reste cependant une lésion cardiaque : frémissement cataire à la pointe, souffle présystolique dont le maximum est à la pointe.

En somme, pendant ce deuxième séjour à l'hôpital la malade a eu une recrudescence des troubles utérins et des symptômes d'anémie et a présenté en même temps des accidents infectieux ayant probablement pour point de départ la blennorragie : douleurs rhumatoïdes, talalgie, troubles spinaux, peut-être aussi une phlébite très légère de la veine poplitée droite et enfin, poussée d'endocardite.

VINGTIÈME LEÇON

ANÉMIES SYMPTOMATIQUES (SUITE).

Un cas d'anémie symptomatique (grossesses répétées, misère, albuminurie, tuberculose). Diagnostic avec la chlorose, la chloro-dyspepsie, la chloro-tuberculose (1).

MESSIEURS,

L'anémie chronique est un état pathologique fréquent, dont les origines sont aussi variées que les expressions symptomatiques. Pour vous en convaincre, vous n'avez qu'à jeter un regard sur les malades de nos salles d'hommes et de femmes. Les causes provocatrices n'en sont pas toujours faciles à reconnaître : le plus souvent multiples, elles se combinent, s'appellent, et produisent des effets qui offrent au médecin un problème clinique à résoudre d'une certaine complexité.

Pour vous aider dans cette tâche, que dans l'avenir vous aurez plus d'une fois à remplir, je me propose de vous présenter cette année plusieurs malades réalisant les principales formes de l'anémie chronique.

Au lit n° 14 de la salle Vulpian est couchée une blanchisseuse de trente ans, issue de parents robustes

(1) Leçon recueillie par M. Parmentier, chef de clinique et publiée in *Médecine moderne*, 6 février 1897.

et indemnes de bacillose. Atteinte de rougeole à cinq ans, de fièvre gastro-intestinale mal déterminée à quinze ans, elle vit à cette même époque la menstruation s'établir d'une manière régulière. Elle ne tarda pas à quitter sa famille pour vivre en ménage. Elle avait alors dix-sept ans, elle était bien portante, colorée, pleine de forces.

Vous allez voir ce que des accouchements répétés, le surmenage et la misère ont fait de cette santé florissante.

Louise V... eut en peu de temps six enfants qu'elle allaita (1884, 1886, 1887, 1889, 1893, juillet 1895). Elle n'eut pas de vomissements pendant ses premières grossesses et ses accouchements furent faciles. De ses 6 enfants, 4 moururent en bas âge, de rougeole.

Mariée avec un peintre émailleur, buveur, elle est maltraitée, surmenée et misérable, n'ayant pour se nourrir que 4 à 5 sous par jour pendant qu'elle allaite.

C'est dans ces tristes conditions qu'en 1892, au début de sa cinquième grossesse, sa santé vint à fléchir. Avec la diminution de l'appétit survinrent des douleurs stomacales, puis de la pâleur, un amaigrissement et un affaiblissement progressifs.

A Tenon, où elle entra, on diagnostiqua une chloro-anémie et on lui donna de la teinture de Baumé, du fer, du vin de quinquina et des douches froides. Elle en sortit au bout de trois mois, assez améliorée pour reprendre son travail. Quelque temps après elle accoucha de son cinquième enfant (1893).

Malgré la misère et les privations, elle était dans un état à peu près satisfaisant, lorsque survint la sixième grossesse (1894). Cette fois à la pâleur, à la faiblesse s'ajouta une toux persistante avec enrouement, dont la véritable nature fut bientôt révélée par une petite hémoptysie. Au mois de juillet dernier, la malade mit au monde son sixième enfant, qu'elle voulut nourrir comme les autres ; mais, bonne nourrice auparavant, cette fois elle avait une quantité insuffisante de lait. Il faut dire qu'elle vivait dans une misère noire.

Son état s'aggravant de plus en plus, elle entra dans le service le 12 octobre 1895. On lui trouva une induration des deux sommets, avec commencement de ramollissement à droite, et à gauche un très léger épanchement, de la fièvre, des urines albumineuses, en même temps que des troubles digestifs et de la dilatation stomacale.

Voyons l'état actuel.

La malade, d'un blond vénitien, présente une coloration très pâle de la peau et des muqueuses et un amaigrissement considérable. La faiblesse est extrême. Il existe un frémissement cataire très net au niveau de la jugulaire droite, mais il n'y a pas de souffle cardiaque.

Voici l'examen du sang :

		25 octobre.	20 novembre.
N	=	2 000 000	2 150 000
R	=	1 218 000	1 454 000
G	=	0,60	0,67
B	=	5 600	4 340

Les hématies sont irrégulières, inégales et inégalement colorées ; la plupart sont petites et très déformées, quelques-unes ont une taille supérieure à la normale.

Hématoblastes assez nombreux, dont quelques-uns de grande taille.

Pas de globules rouges à noyau ni de pseudo-parasites. Le nombre des globules blancs paraît normal.

Dans les préparations de sang frais on ne voit pas de réticulum fibrineux.

La toux est fréquente, l'expectoration muqueuse, insignifiante. La malade se plaint d'un violent point de côté au niveau du sein gauche, persistant depuis un mois. En découvrant la poitrine, on constate un réseau veineux sous-cutané très développé entre la fourchette sternale et la région mammaire gauche.

Les seins sont flétris, la sécrétion lactée est à peu près tarie.

A droite il existe, en avant comme en arrière, au sommet de la submatité, de l'obscurité respiratoire, des craquements secs et un certain degré de retentissement de la toux.

A gauche, au sommet, la respiration est rude, accompagnée de crépitations sèches et humides à la partie interne. Mais à partir de l'angle de l'omoplate, où l'on entend quelques frottements, le murmure vésiculaire disparaît et l'on trouve, dans le quart inférieur, de la matité et une abolition complète des vibrations thoraciques, une bronchophonie légère sans égophonie. Il s'agit d'une pleurésie en voie de disparition.

L'appétit est faible, irrégulier, l'estomac modérément dilaté. Il n'y a ni vomissements ni diarrhée.

Examen du suc gastrique :

		LIQUIDE EXAMINÉ	
		Après 1/2 heure.	Après 1 heure.
Acidité totale..............	A =	0,016	0,052
Acide chlorhydrique libre..	H =	0	0,004
HCl combiné organique....	C =	0,017	0,169
Chlorhydrie..........	H + C =	0,017	0,173
Chlore total...............	T =	0,133	0,337
Chlore minéral fixe........	F =	0,116	0,164
Coefficient.................	α =	0,93	0,87
Coefficient...............	$\frac{T}{F}$ =	1,15	2,02

En somme, la digestion est faible et ralentie.

La malade se plaint d'être réveillée la nuit pour uriner et, de ce fait, d'être obligée de se lever 4 fois. Elle ne présente aucun autre signe de brightisme. L'urine est claire, limpide, non urobilique. La densité en est de 1021, l'acidité totale de 0,78. Les chlorures montent à 6,55, l'acide phosphorique ne s'élève qu'à 0,77 et l'urée à 10gr,14 par litre, alors que la quantité totale d'urine pour les vingt-quatre heures est de 1 litre 300.

Il existe 90 centigrammes d'albumine par litre, soit 1gr,07 par jour.

De cette étude clinique ressortent 3 faits indiscutables : *l'anémie intense*, *la tuberculose*, *l'albumnurie*.

La tuberculose est certaine, malgré l'absence des bacilles constatée à deux reprises dans les crachats.

En négligeant pour le moment l'albuminurie que nous interpréterons plus tard, nous avons à nous poser les questions suivantes :

S'agit-il d'une chlorose simple ou dyspeptique, compliquée de tuberculose (tuberculose secondaire)?

S'agit-il de chloro-tuberculose?

S'agit-il enfin d'une anémie symptomatique?

De la réponse à ces questions, subtiles en apparence, découlent des indications pronostiques et thérapeutiques différentes.

A considérer l'aspect franchement anémique de la malade, sa teinte pâle et verdâtre en même temps, on est porté à la dire chlorotique. Est-ce une ancienne chlorotique? Ce diagnostic rétrospectif est toujours un peu difficile ; il est possible, cependant, de se prononcer dans le cas actuel.

Vous verrez dans vos livres les expressions de chlorose, de chloro-anémie, prises comme synonymes. Et, cependant, la chlorose est une maladie bien définie, maladie d'évolution, survenant chez des individus prédisposés par tare organique, surtout spéciale à la femme ou plutôt à la jeune fille (cachexia virginum). Or, nous ne sommes pas ici dans les conditions de développement de la *chlorose*. Cette femme est issue de souche solide, ni scrofuleuse, ni tuberculeuse. L'âge de la chlorose s'est passé sans maladie. La menstruation est venue un peu tard, à quinze ans, mais elle a été régulière. A dix-sept ans L. V. se marie et, après un premier enfant tôt venu, voilà les grossesses qui se renouvellent. D'abord elle est bonne nourrice et c'est à l'âge de vingt-six à vingt-sept ans, à sa cinquième grossesse, qu'elle devient malade pour la première fois.

Sans doute il existe une *chlorose tardive*. Sous ce nom je désigne d'abord la *chlorose de la ménopause*, qui est aussi une chlorose d'évolution, et les cas d'anémie relativement tardive (survenant chez les femmes de vingt à trente ans), anémie hors de proportion avec les causes habituelles de déglobulisation. Ce sont plutôt des cas de chloro-anémie; mais je dis chlorose parce que je suis obligé de faire intervenir, pour expliquer l'anémie, une prédisposition innée ou acquise. Ici les causes d'anémie ont été multiples et suffisantes pour qu'il soit inutile d'invoquer une prédisposition constitutionnelle.

Au moment où cette malade est entrée à Tenon, elle était au début de sa cinquième grossesse. A la fatigue des quatre précédentes, survenues en peu de temps, s'était ajoutée celle de la lactation. Or, grossesse et lactation sont des causes actives d'anémie. Ajoutez à ces causes l'alimentation insuffisante, les mauvais traitements, la misère, les conditions morales défectueuses, une gastropathie acquise par une alimentation grossière et due peut-être aussi aux déplacements viscéraux par grossesse.

Dans les cas ordinaires, la dyspepsie n'est pas par elle-même une cause active d'anémie. Il n'y a aucune proportionnalité entre ces deux états. Il n'en est plus de même quand la dyspepsie est engendrée par la misère et vient se surajouter à d'autres causes d'anémie.

Notre malade n'a donc pas eu, en 1892, époque de la première atteinte, de la chlorose proprement dite. On pourrait plutôt dire de la chloro-anémie et encore cette expression n'est-elle pas juste, comme vous allez le voir.

La malade est actuellement tuberculeuse; mais l'était-elle au moment où l'anémie a apparu?

J'ai décrit, sous le nom de *chloro-anémie tuberculeuse* (forme clinique ordinairement associée à la dysepsie), une hybridité morbide constituée par de la chlorose et de la tuberculose, qu'il convient de distinguer de l'anémie symptomatique des tuberculeux. Et, dans cette chloro-tuberculose, c'est tantôt la chlorose, tantôt la bacillose qui est primitive (voir leçon XIII). Comme nous ne faisons pas de notre malade une chlorotique, nous ne pouvons pas admettre qu'elle soit atteinte de chloro-tuberculose.

D'autre part, il me paraît impossible de savoir si elle était déjà tuberculeuse lors de sa première atteinte en 1892. Sans doute, la tuberculose peut rester localisée et torpide pendant des années et suivre une évolution extrêmement lente, en particulier, chez les chlorotiques. Mais, rejetant l'idée de chlorose, je considère comme peu probable que la tuberculose remonte à la première atteinte d'anémie. La malade a bien guéri, elle a supporté le fer, les douches, s'est parfaitement remise et n'a éprouvé de rechute qu'après de nouvelles grossesses et de nouvelles privations. Ce sont là des raisons sinon irréfutables, au moins de grande probabilité. La malade serait donc devenue tuberculeuse pendant sa sixième grossesse, lorsque reprise comme la première fois d'anéantissement des forces, de pâleur, elle s'est mise à tousser et à cracher un peu de sang.

A cette seconde reprise, aux causes antérieures d'anémie est venue s'adjoindre la phtisie.

Quelle étiquette mettre à l'anémie ?

J'en ferai une *anémie de l'adulte*, engendrée par la *misère*, les privations, le surmenage et aggravée par l'*albuminurie* et la *tuberculose*. C'est une sorte d'anémie symptomatique.

Dans mon livre *du Sang*, je n'ai pas réservé de chapitre spécial à ce genre d'anémie, à cette anémie de misère de l'adulte, car mes observations n'étaient pas en nombre suffisant. Ces états sont d'ailleurs compris en partie dans l'histoire de l'anémie dite pernicieuse progressive. Gusserow a signalé un des premiers l'influence de la grossesse, surtout des grossesses répétées chez les femmes mal nourries. Biermer, Quincke, Eichhorst, Müller, etc., ont tous insisté sur l'insuffisance de l'alimentation. En considérant l'étiologie, on pourrait donc dire que cette malade a été atteinte d'une anémie entrant dans l'ancien cadre de l'anémie dite pernicieuse progressive. Mais vous savez que sous ce nom on a confondu plusieurs variétés d'anémie grave. Dans une de mes leçons antérieures (voir leçon XVIII), je vous ai cité un exemple d'anémie extrême protopathique, représentant la véritable anémie pernicieuse progressive. Le fait actuel appartient à la catégorie des cas beaucoup plus nombreux, dans lesquels l'anémie relève de causes actives et ressortit aux anémies symptomatiques.

L'état actuel du sang et les signes stéthoscopiques sont plutôt en faveur de cette interprétation que de l'hypothèse de chlorose.

La couleur des téguments ressemble, il est vrai, un peu à celle de la chlorose et il existe un faible frémissement jugulaire. Ce sont là deux signes auxquels on ne peut attribuer une grande valeur diagnostique.

Par contre, il n'y a pas de souffles vasculo-cardiaques en rapport avec l'état anémique. Je sais bien que M. Potain ne les trouve que dans la moitié des cas de chlorose et qu'il les considère comme sans rapport avec le degré d'anémie. Je vous dirai simplement pour le moment qu'ils manquent très rarement dans l'anémie intense, quand il s'agit de vraie chlorose, voire même de chloro-tuberculose au début. En tout cas, l'état silencieux du cœur peut être regardé comme un argument favorable à notre opinion.

L'examen du sang est plutôt en rapport avec l'hypothèse d'anémie symptomatique qu'avec celle de chlorose.

En résumé, il s'agit d'une anémie acquise, anémie de misère chez une femme non chlorotique, compliquée de tuberculose secondaire.

La situation est encore aggravée par l'existence d'une manifestation rénale, d'une néphrite mixte peu accusée, qui ne s'est traduite jusqu'à ce jour que par de l'albuminurie.

Le pronostic est naturellement fort grave, surtout en raison des déplorables conditions sociales où vit cette malade.

Au point de vue du traitement, la lésion rénale exige le régime lacté. Je le donnerai volontiers malgré la dilatation, tout en choisissant de préférence le képhyr en raison de l'hypopepsie. Pour soutenir les forces, qu'il importe de surveiller, j'ajouterai les œufs et la viande crue. Et je m'aiderai du massage, s'il est besoin de faciliter l'évacuation gastrique. Enfin, deux prescriptions s'imposent : le repos absolu, la suppression de l'allaitement.

Si la malade était fortunée, il faudrait l'envoyer se reposer dans le Midi, au grand air pendant de longs mois. Les lavements créosotés pourraient être alors de quelque efficacité à titre d'adjuvant.

Faut-il, contre l'anémie, prescrire du fer? Il n'est pas très utile dans cette forme d'anémie. L'arsenic est plus avantageux, à condition de le donner en injections hypodermiques ou en lavements.

Addendum. — La malade est encore restée trois mois et demi dans le service. Pendant ce temps l'anorexie était devenue absolue, l'anémie et l'amaigrissement avaient fait des progrès et la fièvre avait revêtu le caractère de la fièvre hectique.

La situation s'était encore aggravée vers la fin de son séjour par l'apparition d'une diarrhée très tenace survenant d'une façon intermittente.

Au moment de la sortie (le 7 mars 1896) l'affaiblissement était extrême ; la malade avait des vertiges dès qu'elle se tenait debout et même au lit quand elle faisait des mouvements brusques.

VINGT ET UNIÈME LEÇON

ANÉMIES SYMPTOMATIQUES (SUITE).

Anémie puerpérale extrême dite pernicieuse progressive (1).

MESSIEURS,

Il entre parfois dans nos salles des malades dont l'état est tellement grave qu'il est impossible de vous les présenter dans cet amphithéâtre et d'en faire l'examen devant vous : la mort accomplit trop tôt son œuvre. Ces faits seraient perdus pour vous, si je n'attirais sur eux votre attention en ravivant votre souvenir et en évoquant la première phase d'une maladie dont vous n'avez vu que la période terminale.

Rappelez-vous cette malade couchée au n° 3 de la salle Vulpian, qui mourait le lendemain de son entrée avec tous les signes d'une anémie pernicieuse progressive.

C'était une femme de trente et un ans, blanchisseuse, dont le père était mort de tuberculose, mais dont la mère, les frères et sœurs jouissaient d'une bonne santé. Réglée à quatorze ans, elle présenta dès lors une anémie légère qui ne la quitta plus, sans cependant l'empêcher de travailler. A seize ans, elle fut atteinte de fièvre typhoïde et sa convalescence dura près de

(1) Leçon du 30 juin 1896, recueillie par M. Parmentier, chef de clinique.

cinq mois, bien que la maladie ne fût traversée par aucune complication grave. Enfin, il y a cinq ans, elle eut une fluxion de poitrine sans suites fâcheuses.

Son premier accouchement a été normal. Le second a provoqué une forte perte de sang. Le dernier, tout récent, avait eu lieu huit jours seulement avant l'admission de la malade dans le service. Il n'y eut pas d'hémorragie à proprement parler. A part le dernier enfant, qui fut nourri au biberon et qui mourut le même jour que la mère avec toutes les apparences de l'athrepsie, les deux autres enfants ont été élevés au sein et sont en bonne santé.

Voici maintenant des renseignements plus précis et d'un rapport plus intime avec la maladie à laquelle elle a succombé.

Il y a quatre mois, au cinquième mois de sa grossesse, C. W. était comme d'habitude occupée au lavoir, quand une voisine pour lui « jouer un bon tour » jeta sur ses épaules un baquet d'eau. Le soir même elle fut prise de frissons, de fièvre, de toux. Elle dut garder le lit pendant six jours, fiévreuse, toussant et crachant ; l'expectoration était muqueuse, peu abondante.

La guérison fut rapide en apparence, mais incomplète, car il resta de ce stupide accident un affaiblissement très prononcé, de l'essoufflement au moindre effort et une grande pâleur du visage.

Un médecin consulté prescrivit du vin de quinquina qu'elle prit pendant trois mois. Bien entendu, les troubles digestifs ne firent qu'augmenter. Perte de l'appétit, pesanteur au creux de l'estomac, digestions lentes, constipation habituelle, vomissements alimentaires, tels furent les principaux symptômes de dyspepsie. En fait d'hémorragie, elle n'eut que des saignements de nez, très fréquents et cela depuis le début. Peu à peu elle dut se résigner à cesser tout travail; si elle ne put pas prendre le repos absolu dont elle avait tant besoin, elle ne subit pas, tout au moins d'après son récit, de privations.

A son entrée, sept jours après son accouchement, elle était dans un état de faiblesse extrême et de prostration telle que les membres soulevés retombaient lourdement comme s'ils étaient frappés de paralysie. Le visage avait cette pâleur intense qu'on a comparée à celle de la mort.

Le pouls, petit, battait 127 fois par minute; le cœur ne laissait entendre aucun souffle manifeste; la jugulaire donnait au doigt la sensation d'un frémissement de moyenne intensité, correspondant à un souffle continu avec léger renforcement, perceptible au stéthoscope.

L'auscultation des poumons ne révélait qu'une respiration rude au niveau des sommets.

Le foie dépassait le rebord costal de deux travers de doigt; il n'y avait pas d'hypertrophie de la rate. L'estomac n'était pas dilaté; mais la langue était chargée, l'anorexie absolue, les vomissements continus. Aussitôt après avoir pris un peu de lait, la malade le rejetait.

Et, cependant, il existait des traces d'albumine et il y avait un peu d'œdème au niveau des malléoles. J'ajoute que la malade se plaignait d'un mal de tête continuel et de vives douleurs à la pression des masses musculaires.

On a pu faire la numération globulaire. Le chiffre des hématies n'était que de 713 000, valant 494 180 globules sains, soit comme valeur globulaire : 0,70. Il y avait 6 570 globules blancs par millimètre cube de sang.

A l'examen du sang pur dans la cellule à rigole on constatait de courtes piles d'hématies, formées de 2 ou 3, 10 ou 15 éléments ; des pseudo-parasites ; une simple ébauche de fin réticulum.

Sur des préparations colorées à l'éosine et à l'hématoxyline il était facile de voir des globules blancs hypertrophiés, quelques globules rouges à noyau, de grands globules et même quelques globules géants, des globules déformés en raquette, etc. Enfin les hématoblastes paraissaient être en fort petit nombre.

La malade est morte avec 38°,4, le lendemain à huit heures du soir. On lui avait fait dans la journée une injection de sérum artificiel.

Laissez-moi vous résumer le protocole de l'autopsie.

Il existait des deux côtés une symphyse pleurale. Les poumons emphysémateux présentaient au niveau des sommets des tractus fibreux, de coloration gris-fer contenant dans leur épaisseur de petits tubercules crétacés ou ramollis.

Le cœur, du poids de 250 grammes, était pâle, un peu dilaté, avec quelques ecchymoses sur le feuillet viscéral du péricarde.

Tout le système aortique était diminué de calibre. A la hauteur des sigmoïdes, la circonférence de l'aorte mesurait 61 millimètres, elle n'avait plus que 51 millimètres au niveau de la partie moyenne de la crosse, que 40 millimètres dans le thorax et seulement 31 millimètres à sa terminaison. Les iliaques étaient de la grosseur d'un manche de porte-plume.

Le foie, du poids de 1650 grammes, avait une teinte jaune clair et paraissait gros. La vésicule contenait un peu de bile verdâtre. La rate pesait 280 grammes et la capsule en était épaissie. Les reins, du poids de 180 grammes, étaient très pâles, sans autre modification apparente.

L'utérus, en involution normale, ne présentait pas plus que les annexes, de traces d'infection.

Le système nerveux était intact. Il en était de même de l'intestin.

Cette malade anémique n'est pas la seule dont nous ayons à déplorer la perte. Rappelez-vous cette femme de trente-huit ans, entrée le mois dernier, et qui occupait le lit n° 19 de la salle Vulpian.

Née de parents bien portants, ayant deux frères et deux sœurs en bonne santé, Marie P. fut réglée à quinze ans et quoique toujours un peu pâle, jusqu'à l'époque de son mariage elle ne fut atteinte d'aucune maladie sérieuse.

Elle eut huit enfants en treize ans, de 1882 à 1895, et toujours, elle se leva neuf à dix jours après l'accouchement; c'est dire qu'il n'y avait pas de complication. En septembre dernier, comme dans les précédentes grossesses, elle travailla et fit son ménage jusqu'à la veille de ses couches et, après être restée une dizaine de jours au lit, elle reprit ses occupations habituelles. Mais elle resta plus pâle que de coutume, se fatiguant plus facilement; malgré la déperdition des forces, elle voulut nourrir son dernier enfant comme les autres et vers la mi-mars pouvant à peine marcher, essoufflée, ayant des palpitations, elle dut s'aliter.

A son entrée dans le service, le 18 mai dernier (1896), la malade présentait une teinte jaune cireuse pâle très accusée, ses muqueuses étaient décolorées au plus haut degré.

La faiblesse est telle, lit-on dans l'observation,

qu'elle ne peut faire sa toilette elle-même et qu'on est obligé de la faire boire. Et cependant elle est peu amaigrie. La face est un peu bouffie et les malléoles œdématiées. Les réflexes rotuliens sont un peu diminués. La peau des membres est séche, rugueuse.

L'appétit est nul, la diarrhée habituelle, la soif vive. La malade ne vomit pas et à l'examen de l'abdomen on ne constate rien de particulier. Il n'existe pas de tumeur et en aucune région les ganglions ne sont anormalement développés.

Bien qu'elle ait cessé d'allaiter depuis deux mois, les règles ne sont pas revenues. Il n'y a pas eu de pertes sanguines depuis l'accouchement et l'exploration directe ne fournit aucune donnée nouvelle. La rate n'est pas perceptible à la palpation. Quant au foie, il dépasse de deux travers de doigt le rebord costal.

L'urine renferme des traces d'albumine.

La malade ne tousse pas, quoiqu'elle ait eu, paraît-il, de petits crachements de sang. Et de fait, on ne relève rien d'anormal à l'auscultation des poumons.

Au niveau de la pointe du cœur on entend un bruit de souffle présystolique, n'irradiant pas dans l'aisselle. Il existe d'ailleurs un frémissement et un souffle continu avec renforcements dans les vaisseaux du cou.

La température oscilla dès l'entrée de la malade autour de 38°, montant le soir à 38°, 4 pour descendre le matin à 37°,7 en moyenne.

L'examen du sang pratiqué le lendemain (19 mai) a donné les résultats suivants :

Numération : N = 620 000
— R = 524 913
— G = 0,84
— B = 7 130

A l'examen du sang pur dans la cellule à rigole, on a constaté des pseudo-parasites en assez grand nombre, de rares hématoblastes, au milieu de petites piles de globules rouges composées de trois à quatre éléments, enfin l'absence de réticulum fibrineux.

Le sang recueilli dans une petite éprouvette s'est coagulé très rapidement, en cinq minutes. Au bout de vingt minutes déjà le sérum a apparu et le lendemain il a rempli l'éprouvette presque à lui seul; le caillot était réduit à un mince cylindre de un centimètre de long, surnageant au-dessus du liquide et rattaché à la surface de celui-ci par une sorte de base plus large, concave, adhérente aux bords du tube. La coloration en était d'un rouge clair uniforme, la solubilité nulle, la consistance très élastique.

Au spectroscope, le sérum donna la raie de l'urobiline et les deux raies de l'oxyhémoglobine.

Enfin le sang sec examiné au microscope après coloration permit de constater des globules, petits déformés, irréguliers, des globules rouges à noyau et des hématies géantes.

La situation était tellement grave qu'elle ne permettait guère d'espérer une amélioration, même passagère. La fièvre persista, elle s'éleva à 40° la veille de la mort au matin et la malade succomba dans le coma le 28 mai, après un abaissement thermique jusqu'à 35°, 5.

Je n'insiste pas sur les détails de l'autopsie qui ne nous apprirent rien de particulier, notons la pâleur des viscères, l'existence d'un pannicule adipeux encore bien conservé, l'absence de toute altération grossière des organes, l'hypertrophie de la rate qui pesait 235 grammes. Ce sont des faits communément observés. J'ajouterai que l'examen histologique de la moelle pratiqué par mon interne, M. Lenoble, est resté négatif. Et j'en profite pour mettre en opposition ce cas où la clinique et l'anatomie pathologique sont toutes deux muettes au point de vue nerveux avec celui du 33 B., récemment étudié (leçon XVIII), cas où les manifestations nerveuses étaient, au contraire, en rapport avec des altérations évidentes de l'axe spinal.

Comme je vous l'ai dit à propos de ce dernier malade, on décrit sous le nom d'anémie pernicieuse progressive un syndrome dont l'anémie du 4e degré constitue le caractère essentiel et qui survient à titre protopathique, sans raison connue, ou à titre deutéropathique, au cours ou comme terminaisons d'états pathologiques plus ou moins complexes. Dans ce dernier cadre il faut ranger l'anémie pernicieuse progressive des femmes enceintes.

Elle est certainement la plus fréquente des anémies symptomatiques susceptibles de parvenir au 4e degré. C'est une anémie qui est loin d'être rare. Nous en observons d'assez nombreux exemples dans notre salle de crêche. En dehors des deux observations dont je viens de faire le récit, nous avons dans la même salle une autre malade atteinte de la même affection et actuellement en voie d'amélioration.

Toutes ces femmes avaient eu plusieurs grossesses. Gusserow, qui a attiré le premier l'attention sur les faits de ce genre, a mis en évidence l'influence de la multiparité (1). Examinons ses observations : nous y lisons que la première femme eut sept grossesses en sept ans

(1) A. Gusserow, Ueber hochgradigste Anàmie Schwangerer (*Arch. f. Gynakologie*, Bd. II, Heft II, S. 218, 1871).

et que la seconde en eut sept en dix ans, que la troisième était enceinte pour la sixième fois, à l'âge de vingt-huit ans et que la quatrième eut dix grossesses en dix ans. A la fatigue occasionnée par les grossesses multiples et souvent rapprochées s'adjoignent souvent d'autres causes d'anémie.

Le cinquième cas de Gusserow concerne une alsacienne qui, fuyant devant l'invasion allemande pendant la guerre de 1870, dut faire à pied un long trajet pendant lequel elle endura mille privations et mille fatigues. On a depuis publié des faits analogues. Une malade de Tarnier travaillait dans une boyauderie, dans une pièce remplie de vapeurs chaudes et infectes.

Aux travaux excessifs, aux fatigues physiques s'ajoute trop souvent une alimentation déplorable. Une femme de Gusserow se nourrissait uniquement de café et de pommes de terre. Ainsi s'explique la prédilection singulière de la maladie pour certaines localités misérables de la Suisse.

Vous ne vous étonnerez donc pas de la voir plus fréquente dans la classe pauvre que dans les familles aisées.

Ces causes occasionnelles agissent souvent chez des prédisposées.

Parmi les conditions prédisposantes, on peut citer : la tuberculose des parents, qui favorise le développement de la chlorose chez les enfants ; les infections d'origine extérieure, les hémorragies, enfin la chlorose.

L'anémie extrême est un syndrome terminal assez fréquent dans l'histoire de la chlorose compliquée par les accouchements, la lactation, les fatigues et la misère. Bon nombre de jeunes femmes d'essence chlorotique arrivent à un âge avancé. Beaucoup aussi, surtout dans la classe ouvrière, vivent et travaillent avec une anémie du 2e ou du 3e degré jusqu'au jour où la vie de ménage avec les obligations, les devoirs qu'elle comporte les fait succomber à la tâche. Les accouchements répétés, l'allaitement, les nouvelles conditions physiques et morales achèvent de détruire l'édifice miné dès l'origine.

Notre première malade (3 Vulpian) en est un exemple. Fille de tuberculeux, elle devient chlorotique à l'occasion des premières règles, légèrement je le veux bien; mais elle n'en garde pas moins une certaine pâleur. Atteinte à de longs intervalles de deux infections, elle se défend heureusement contre la fièvre typhoïde et la pneumonie. Mais à la troisième, la tuberculose, elle commence à fléchir. Il est vrai qu'elle en était à la troisième grossesse, qu'elle devait s'occuper de son ménage, de ses deux enfants et travailler au lavoir comme par le passé. N'avais-je pas raison de vous dire que dans ces conditions sa prédisposition native, que trahit le faible calibre de l'aorte, elle était vouée presque fatalement à l'anémie extrême et j'ajouterai progressive?

Celle-ci pouvait-elle s'arrêter dans son évolution, alors que la grossesse poursuivait son cours et qu'éclataient de nouveaux troubles digestifs, des vomissements incoercibles? Mais cette évolution de l'anémie ne paraît pas avoir été la conséquence d'une maladie de cause obscure; elle s'explique par la succession des conditions dans lesquelles la malade s'est trouvée, conditions toutes favorables à l'entretien et à l'aggravation d'un état anémique déjà ancien.

On s'est demandé, Messieurs, si la terminaison funeste n'était pas due aux modifications viscérales qui se produisent pendant la gestation. Le foie est atteint de surcharge graisseuse, comme l'a montré le Professeur Tarnier ; le rein est souvent altéré. Et l'on arrive ainsi facilement à l'idée d'une auto-intoxication gravidique (1). Mais ces organes sont ordinairement peu lésés dans la maladie que nous étudions et la difficulté de la réparation du sang relève généralement dans ces cas des causes multiples.

Au point de vue hématique, rappelez-vous ce que j'ai dit au sujet du n° 33 de la salle Béhier, atteint d'anémie pernicieuse protopathique. Les hématoblastes étaient fort peu nombreux et le sang pris en masse dans l'éprouvette, n'a pas laissé transsuder de sérum. Chez la première malade qui a succombé le lendemain de son entrée, on n'a pas fait l'épreuve relative à la formation du sérum. Mais chez la seconde malade, atteinte évidemment de la même affection, le sang coagulé s'est fortement rétracté et nous avons obtenu un petit caillot fixé à la surface d'une grande quantité de sérum.

Ces faits paraissent établir que la persistance de la rétractilité du caillot, coïncidant avec une proportion relativement élevée des hématoblastes, constitue un caractère distinctif important de l'anémie symptomatique, même extrême, d'avec l'anémie pernicieuse protopathique.

Le pronostic dans les deux cas est fort différent. Cette dernière est fatalement mortelle ; l'anémie secondaire peut guérir, comme le prouve une autre malade, couchée au n° 2 de la salle Vulpian, et je crois pouvoir ajouter qu'elle doit guérir. Si les deux malades qui ont fait le sujet de cette leçon

(1) Plicot, Contribution à l'étude de la pathogénie et du diagnostic de l'anémie pernicieuse des femmes enceintes (Th. Paris, 1895).

étaient entrées à une époque moins avancée de leur affection, nous aurions pu, je pense, les sauver.

Le traitement devrait être surtout prophylactique. Il faudrait pouvoir soumettre les malades prédisposées dès l'origine à l'anémie extrême ou sur le point d'en être atteintes à une médication analogue à celle de la chlorose, c'est-à-dire, au repos absolu au lit, à une alimentation réglée d'après le pouvoir digestif de l'estomac, et à la médication ferrugineuse.

C'est encore cette même médication qu'il faut mettre en œuvre lorsque les malades sont arrivées au plus haut degré d'anémie et menacées de succomber à bref délai.

VINGT-DEUXIÈME LEÇON

ANEMIES SYMPTOMATIQUES (SUITE).

Sur un cas d'anémie grave symptomatique. (Métrorragie, grossesses, privations) (1).

MESSIEURS,

Les anémies graves de l'adulte, vous disais-je dans une précédente leçon, anémies relevant de causes diverses et en général mal connues, sont d'une interprétation difficile parce qu'on est porté naturellement à les confondre avec l'anémie pernicieuse progressive.

Déjà, il y a un an, nous avons étudié ensemble un cas d'anémie intense qui nous a permis de différencier certaines formes d'anémie, compliquée de tuberculose, de la chloro-tuberculose. Depuis, je vous ai fait voir que l'anémie dite pernicieuse progressive des femmes enceintes ou des puerpérales est une anémie symptomatique, en quelque sorte une pseudo-anémie pernicieuse progressive. Le cas que nous allons étudier aujourd'hui va nous permettre de compléter l'étude de cette variété d'anémie et de préciser le diagnostic différentiel de l'anémie pernicieuse protopathique et des anémies symptomatiques extrêmes.

G. L., âgée de vingt-neuf ans, décoreuse, est entrée dans nos salles le 26 octobre 1896. Ses antécédents de

(1) Leçon recueillie par M. Parmentier, chef de clinique, et publiée in *Médecine moderne*, 12 juin 1897.

famille ne présentent aucun intérêt. Pendant son enfance, elle a eu successivement la scarlatine, la rougeole, la coqueluche qui laissa derrière elle une toux persistante durant plusieurs mois, la fièvre typhoïde à onze ans, enfin une affection de la hanche, indéterminée. A l'âge de la puberté elle était rose, fraîche, bien portante. Mais les règles vinrent irrégulières et abondantes au point de constituer de vraies pertes et de provoquer à leur suite une certaine fatigue.

A dix-huit ans, G. L. entre en ménage et l'année suivante elle accouche d'un enfant mort-né. Il y eut une telle hémorragie puerpérale que pendant trois mois elle ne put travailler.

Deux ans plus tard, nouvel accouchement sans incident; puis, trois ans après, troisième grossesse.

A vingt-six ans, la malade eut une nouvelle maladie infectieuse, la variole, la dernière fièvre éruptive qui lui manquait.

Depuis deux ans qu'elle fait son métier, qui consiste à couvrir de peinture des soldats en pâte, elle se trouve fatiguée; mais, plus favorisée que les autres ouvrières, elle n'a jamais eu de coliques saturnines.

C'est dans ces conditions qu'elle devint enceinte pour la quatrième fois. Les derniers mois de la grossesse furent d'autant plus pénibles que la malade continua à travailler. Et à sept mois et demi elle accoucha de deux jumeaux. Elle eut encore une hémorragie très abondante, qui heureusement ne fut pas suivie d'accidents puerpéraux infectieux. Elle n'en resta pas moins faible, pâle, sans force, dans l'impossibilité absolue de travailler. La misère, les privations, vinrent compléter l'œuvre de la maladie, et lorsqu'elle est venue demander nos soins, le 26 octobre, elle avait les lèvres exsangues, le visage de la teinte de la cire jaunie par le temps. Si vous vous rappelez son état demi-syncopal, vous constaterez aujourd'hui une assez notable amélioration.

C'est une femme un peu amaigrie, d'apparence cachectique, aux muqueuses décolorées. Elle a encore des vertiges, des bruissements d'oreilles et peut à peine se tenir debout; mais elle n'a pas l'asthénie profonde qu'on s'attend au premier abord à rencontrer dans une pareille anémie. La bouffissure de la face et l'œdème des membres inférieurs que la malade présentait à l'entrée ont entièrement disparu. Il en est de même d'un léger mouvement fébrile qui existait pendant les premiers mois de son séjour à l'hôpital.

Le pouls est petit, mou, dépressible, non accéléré. Il existe un frémissement cataire au niveau de la jugulaire gauche et un souffle très doux, ayant son maximum au-dessus de la pointe, ne se propageant pas vers l'aisselle. L'auscultation des poumons ne révèle rien de particulier.

Voici l'examen du sang pratiqué par M. Lenoble, à l'entrée de la malade.

3 *novembre*. N = 620 000. Sang pur. Hématies de volume inégal, en piles de 4 à 5 éléments. Quelques pseudo-parasites. Pas de leucocytose.

— R = 805 930. Reticulum n° 2 (état fébrile léger).

— G = 1,20. *Sang coagulé* : sérum très abondant dans lequel nage un très petit caillot.

— B = 4 340. Réaction de Gmelin douteuse dans le sérum. *Sang sec* (7 novembre). Déformations globulaires. Quelques globules géants. Globules rouges à noyau très nets. Peu d'hématoblastes.

La malade, ai-je dit, n'a pas eu de coliques; elle n'a pas non plus de liséré plombique aux gencives. Mais elle n'a guère d'appétit. Dans le flanc droit on perçoit le foie qui est augmenté de volume, lisse, non induré, ni douloureux, et certainement plus ptosé encore qu'hypertrophié ; le bord inférieur atteint presque la crête iliaque et monte de là vers l'hypochondre gauche en croisant la ligne médiane un peu au-dessus de l'ombilic. La rate ne paraît pas augmentée de volume. Le ventre est ballonné, l'estomac non dilaté. Les règles n'ont pas reparu depuis les dernières couches. Au toucher, on trouve l'utérus petit, non douloureux et le col largement ouvert ; les annexes semblent indemnes.

L'examen du fond de l'œil, pratiqué par M. Dreyer-Dufer, le 13 novembre, a donné les résultats suivants : *à gauche :* 4 à 5 hémorragies dans le segment supérieur et le segment temporal de la rétine, en dehors des vaisseaux ; choroïdite, papille grisâtre, teinte ardoisée péripapillaire : *à droite :* une petite hémorragie indépendante des vaisseaux dans le segment supérieur et temporal du globe ; choroïdite probablement héréditaire.

L'analyse du suc stomacal indique une hypopepsie avec léger retard évolutif de la digestion.

Examen pratiqué le 11 novembre :
Pas de liquide à jeun.
Au bout de 30 minutes :

H = 0,000	T = 0,287	A = 0,019
C = 0,046	F = 0,191	α = 0,41
	$\frac{T}{F} = 1,24.$	

Liquide peu abondant, très muqueux, mal émulsionné.
Au bout de 60 minutes :

H = 0,000	T = 0,246	A = 0,018
C = 0,055	F = 0,191	α = 0,32
	$\frac{T}{F} = 1,28$	

Liquide peu abondant, muqueux.

Au bout de 90 minutes :

H = 0,000	T = 0,279	A = 0,051
C = 0,048	F = 0,231	α = 1,06
	$\frac{T}{F} = 1,20$	

Liquide bilieux, obtenu difficilement.

Quant à l'urine, elle se différencie d'une urine normale par les caractères suivants : faible quantité (800 cc. en 24 heures), faible acidité 0,72, faible densité 1015, enfin diminution des éléments solides : urée 16 gr. 65, acide phosphorique 0,92 ; chlorures 6 gr. 38, par 24 heures. L'urobiline, abondante à l'entrée, a disparu à l'heure actuelle.

Comme vous venez de le voir, nous avons affaire à une anémie du 4e degré. La question est de savoir de quelle variété il s'agit, d'une anémie pernicieuse progressive ou d'une anémie extrême symptomatique?

De la réponse dépondra, bien entendu, le pronostic.

Pour arriver au diagnostic, sans refaire l'étude de l'anémie pernicieuse progressive, il nous faut, tout au moins, en examiner avec soin les principaux éléments, relatifs à l'étiologie, aux symptômes, à la marche de la maladie.

L'*étiologie* prend dans l'espèce une importance capitale. Vous vous souvenez qu'il y a, en effet, deux manières de comprendre l'anémie dite pernicieuse progressive.

La première, la plus ancienne, adoptée encore par quelques auteurs, de moins en moins nombreux il est vrai, consiste à y faire entrer toutes les anémies extrêmes de l'adulte, à l'exclusion de celles qui sont liées à une affection organopathique à grossières lésions (cancer, tuberculose, leucémie, etc.), ou du moins tous les cas de ce genre à marche plus ou moins nettement progressive et susceptibles de se terminer d'une manière fatale.

La seconde, celle à laquelle je me suis rallié, veut qu'on distingue les cas protopathiques de ceux où l'anémie est liée à des causes évidentes et organiques de déglobulisation. En un mot, l'*anémie spontanée de l'adulte*, *non organopathique*, serait la *vraie* et la *seule* anémie pernicieuse progressive.

Cette anémie-là, dont la nature reste encore indéterminée, offre ceci de particulier qu'elle survient le plus souvent sans raison sensible, sous le couvert d'une étiologie insignifiante. Ainsi bien définie, c'est une affection rare, tout au moins à Paris.

Recherchons donc chez notre malade les causes d'anémie et demandons-nous si elles sont en rapport avec l'intensité de la déglobulisation.

En présence d'une anémie intense chez l'adulte, on pense naturellement à une affection organique, à un cancer latent de l'estomac par exemple. S'il n'y a aucun signe de néoplasie gastrique, il y a au moins un gros foie. Serait-ce un cancer primitif? Mais le foie est lisse, égal, non induré, non douloureux ; il n'y a pas de dégoût pour les aliments. Ce n'est pas non plus un foie cardiaque. Par exclusion, j'admettrais volontiers un foie gros, comme on l'observe chez les cachectiques ou dans les anémies chroniques, et ptosé ainsi qu'il arrive parfois chez les multipares.

La cause la plus certaine d'anémie, dans le cas présent, est sans conteste les hémorragies : les ménorragies d'abord qui ont apparu dès les premières menstrues, les pertes de sang ensuite qui ont eu lieu à l'occasion des accouchements et en particulier du dernier. Et je ne veux pas faire intervenir l'intoxication incertaine par le plomb dont je ne trouve pas de signe évident.

Ces causes sont-elles suffisantes pour expliquer l'anémie extrême?

A moins d'être très abondantes ou très prolongées, les ménorragies ne produisent qu'une anémie moyenne. Or, ici, elles n'ont pas été excessives ; elles ont même diminué un peu depuis le mariage.

Quant aux hémorragies de la délivrance, nous ne savons pas quelle en a été l'importance. La dernière, la plus forte, n'a pas été accompagnée de syncope. Après un mois de séjour au lit, la malade a pu se lever et tenter, sans succès du reste, de travailler.

Il semble donc que certaines causes soient venues entretenir la déglobulisation ou empêcher la restauration du sang. Au premier rang, je dois signaler la misère et les tentatives de travail faites par la malade pour gagner sa vie, alors qu'elle n'était pas suffisamment rétablie.

En résumé, les considérations relatives à l'étiologie seule nous permettraient déjà de nous prononcer, si la puerpéralité (avec ou sans perte de sang au moment de l'accouchement), l'alimentation insuffisante, n'étaient précisément considérées par un grand nombre d'auteurs comme causes d'anémie pernicieuse progressive. Pour eux, ce cas pourrait entrer sans doute dans le cadre de l'anémie pernicieuse post-puerpérale ou de la grossesse (Gusserow, etc.).

Passons donc en revue les symptômes.

Si l'on acceptait cette opinion que toute anémie extrême de l'adulte, non symptomatique de cancer, de pertes sanguines multipliées, etc., est une anémie pernicieuse progressive, la question serait tranchée, car cette malade est entrée dans notre service avec une anémie du 4e degré et un état du sang considéré comme caractéristique par les auteurs : *a*) chiffre des globules rouges au-dessous de 1 million; *b*) valeur globulaire plus grande que 1 : *c*) grande inégalité des globules; *d*) globules à noyau; *e*) globules blancs en quantité normale.

Ces caractères ont sans doute de la valeur; mais ils peuvent être variables. Il en est un autre sur lequel j'ai beaucoup insisté et qui me paraît indispensable pour que l'état du sang soit pathognomonique : la grande diminution des hématoblastes, l'arrêt de la formation hématoblastique. C'est ce que j'ai appelé l'*anhématopoièse*.

Les hématoblastes n'ont pas été comptés. Ils paraissent peu abondants sur les préparations sèches; mais on en voit un certain nombre et il existe beaucoup de petits éléments. D'autre part, la manière dont se comporte le caillot semble indiquer que les hématoblastes sont encore en nombre convenable. J'ai observé, en effet, que, dans les états où les hématoblastes tombent à un chiffre très faible, le caillot perd la propriété de se rétracter. Or, la production du sérum a été normale.

Les autres symptômes se rapportant à l'anémie, à la conservation de l'embonpoint, à l'état du tube digestif, du système nerveux, de la composition des urines, etc., sont trop variables d'un cas à l'autre dans l'anémie pernicieuse progressive pour servir d'éléments de diagnostic. Les hémorragies rétiniennes elles-mêmes, qu'on considérait autrefois comme pathognomoniques, se retrouvent dans d'autres états cachectiques.

Toutefois, il est un point qui m'a frappé dès mon

premier examen : le faible développement de l'asthénie relativement à l'intensité de l'anémie. Il n'y a ni prostration, ni symptômes nerveux inquiétants, tandis que, dans les cas typiques d'anémie pernicieuse progressive, les malades sont généralement très abattus, adynamisés et sous l'influence d'un état cérébral particulier.

La marche de la maladie, qu'il nous reste à considérer, va nous fournir des arguments de valeur.

L'anémie pernicieuse progressive protopathique est caractérisée non seulement par l'insignifiance ou l'obscurité des causes, mais aussi par une marche assez rapidement progressive de la déglobulisation.

Le début en est insidieux. Lorsque les malades commencent à se plaindre, à se sentir très faibles, ils sont déjà fortement anémiques ; mais auparavant, ils étaient le plus souvent forts et riches en sang.

Or, chez notre malade, bien que nous ne soyons pas parfaitement renseigné sur la marche de l'anémie, nous avons tout lieu de penser que l'anémie est très ancienne, qu'elle n'est devenue extrême qu'à l'occasion de la dernière grossesse. G. L. dit bien avoir été rose et fraîche autrefois, avant son mariage, mais n'était-elle pas chlorotique malgré ses couleurs? Elle avait, à n'en pas douter, de l'anémie post-hémorragique, car elle se plaignait d'essoufflement, de fatigue et prenait souvent du fer, ce qui prouve bien que la réparation sanguine n'était pas parfaite dans l'intervalle des règles. Plus tard, les grossesses et les hémorragies de la délivrance ont aggravé l'anémie, si bien que pendant la dernière grossesse l'état général était fort mauvais.

Enfin, la malade avoue que dans ces derniers temps elle a été mal nourrie.

L'hémorragie post-puerpérale du 4e accouchement

est donc survenue chez une femme débilitée, très vraisemblablement anémique depuis un grand nombre d'années. Et c'est là pourquoi cette anémie post-hémorragique ne s'est pas réparée.

La marche de l'affection est donc bien différente de celle de l'anémie pernicieuse progressive.

Pour toutes ces raisons, nous rejetons le diagnostic d'anémie pernicieuse progressive, et nous formulons ainsi notre opinion :

Anémie très ancienne, par hémorragies utérines, peut-être chez une chlorotique, aggravée par la puerpéralité, vraisemblablement aussi par une mauvaise hygiène et une alimentation insuffisante, et parvenue à un degré extrême (4e degré) à l'occasion d'un 4e accouchement suivi d'une forte perte de sang.

C'est à cette ancienne anémie qu'il faut rattacher l'hypertrophie du foie, compliquée peut-être d'infiltration graisseuse.

Vous comprenez maintenant aussi pourquoi il y a une sorte de contradiction entre le degré d'anémie et l'état général.

Lorsque l'anémie date de plusieurs années et marche lentement, par poussées successives, l'organisme semble pour ainsi dire s'y habituer ; il est moins vivement impressionné que dans les anémies à marche subaiguë ou aiguë. Du moins, c'est ce que j'ai vu dans l'anémie par corps fibreux, dans l'anémie saturnine, dans la cachexie paludéenne, etc.

Ce diagnostic, que j'ai formulé dès l'entrée de la malade, s'est trouvé confirmé par la manière dont les choses se sont passées depuis le 26 octobre.

La gravité de l'anémie pernicieuse progressive protopathique est considérable. Les moyens thérapeutiques qui réussissent dans les anémies symptomatiques et surtout d'origine post-hémorragique sont insuffisants.

Or, sous l'influence du repos au lit, d'un régime en rapport avec l'état stomacal, de la médication martiale, l'amélioration a été rapide. Le teint commence à se colorer, l'appétit renaît, les forces reviennent, enfin le sang se répare avec une rapidité remarquable.

Examen du 12 novembre 1896.		N = 1 209 000
—	—	R = 1 424 008
—	—	G = 1,10

L'anémie n'est déjà plus que du 3e degré. Ce n'est pas là l'évolution de l'anémie pernicieuse progressive.

Et je reste persuadé que dans un grand nombre de travaux, même parmi les plus récents, sur l'anémie pernicieuse, on a dû plus d'une fois faire la confusion que je me suis efforcé d'éviter et englober avec les cas vrais des cas d'anémie d'origine variable.

Pour que vous ne tombiez pas dans la même erreur, j'ai résumé dans un tableau les caractères différentiels que je viens de vous exposer.

ANÉMIE PERNICIEUSE PROGRESSIVE.	ANÉMIE SYMPTOMATIQUE.
	Etiologie.
Bonne santé antérieure. Pas d'anémie.	Mauvaise santé antérieure. Anémie à poussées successives.
Sujets forts, vigoureux, vivant dans de bonnes conditions hygiéniques.	Causes diverses de débilitation, d'altérations du sang et des organes (mauvaises conditions hygiéniques, pertes de sang, chlorose, puerpéralité, etc.).
Début sans cause apparente ou avec cause apparente insuffisante pour expliquer la grande déglobulisation.	

ANÉMIE PERNICIEUSE PROGRESSIVE.	ANÉMIE SYMPTOMATIQUE.
Symptômes.	
Anémie profonde par anhématopoièse : a) Diminution très grande dans le nombre des hématoblastes ; b) Perte de la rétractilité du caillot.	Anémie profonde sans anhématopoièse, sauf immédiatement avant la mort, quand la maladie n'est pas traitée.
Asthénie.	Asthénie moindre.
Phénomènes généraux inquiétants.	Phénomènes généraux moins graves.
	Anémie mieux tolérée.
Absence de grosses lésions d'organes.	Lésions organiques presque toujours (corps fibreux, lésions des annexes, etc.)
Marche souvent rapide et progressive.	Marche lente, épisodique.
Gravité extrême.	Gravité et curabilité en rapport avec la cause.
Rémission possible. Pas de cas incontestable de guérison.	Réparation sanguine rapide dans beaucoup de cas (hémorragies, etc.).

Le pronostic de l'anémie extrême symptomatique dépend de la cause qui l'a fait naître. Quand celle-ci peut être écartée, elle peut guérir à l'aide d'une médication fort simple.

Chez notre malade, il paraît facile, tout au moins théoriquement, d'éviter les principales causes d'anémie : grossesse, hémorragies, mauvaise hygiène. Pendant son séjour à l'hôpital tout ira bien ; mais dès qu'elle nous aura quittés, pouvons-nous espérer qu'il en sera de même et que nos conseils seront suivis ? A son foyer ne va-t-elle pas retrouver l'existence misérable et laborieuse qu'elle a dû mener malgré les accouchements répétés, malgré les pertes mensuelles ?

Nous la garderons donc le plus longtemps possible,

et nous la maintiendrons au repos absolu. Au point de vue alimentaire, l'examen du chimisme stomacal nous indique ce qu'il faut faire. Un régime képhyrique mixte est déjà institué. Enfin, le fer sera d'un utile secours, si l'on a soin de tenir compte de l'état gastrique (hypopepsie) et de donner en même temps la solution chlorhydrique.

En procédant ainsi nous sommes certains d'obtenir une amélioration considérable, voisine peut-être de la guérison complète.

Addendum. — La malade s'est rétablie avec une grande rapidité. Le 7 décembre (six semaines environ après son entrée dans le service) on lui permet de se lever. Un examen fait le 23 décembre montre que la réparation du sang est en très bonne voie : les lésions globulaires ont presque entièrement disparu et les hématoblastes sont nombreux ; la numération donne les résultats suivants :

N = 2 852 000
R = 2 493 344
G = 0,87
B = 5 270

La malade quitte l'hôpital le 7 janvier 1897, après un séjour d'un peu plus de deux mois. Elle est alors notablement améliorée : la peau et les muqueuses sont bien colorées, l'appétit est bon, les forces sont revenues et les urines sont plus abondantes. Elle conserve, cependant, un gros ventre et un foie légèrement hypertrophié et ptosé.

VINGT-TROISIÈME LEÇON

ANEMIES SYMPTOMATIQUES (SUITE).

Altérations du sang (1).

Messieurs,

Dans notre service où l'on reçoit un grand nombre de malades atteints d'anémie, les cas d'anémie pernicieuse progressive vraie, sont très rares. Cette maladie semble être, cependant, d'une certaine fréquence à l'étranger, notamment en Allemagne, à en juger par les publications assez nombreuses auxquelles elle donne lieu chaque année. Peut-être cette différence n'est-elle qu'apparente, car il est certain que beaucoup d'auteurs ne distinguent pas nettement les anémies graves symptomatiques de l'anémie protopathique légitime. Or, les cas d'anémie extrême, grave mais curable, sont, au contraire assez fréquents, surtout dans notre salle de crêche où nous recevons souvent des femmes atteintes de pseudo-anémie pernicieuse puerpérale. Vous connaissez maintenant les faits de ce genre. Je désire, cependant, vous en présenter un nouveau cas parce qu'il me paraît utile de compléter à cette occasion notre étude des altérations du sang dans les formes profondes de l'anémie de l'adulte.

La malade est une femme âgée de trente ans, entrée

(1) Leçons recueillies par M. Bensaude, chef de laboratoire, et publiées in *Presse Médicale*, n° 80, 7 octobre 1899.

à la Crèche (13 Vulpian) avec son enfant il y a environ trois semaines (le 3 avril 1899). Son état s'est notablement amélioré depuis ce moment.

Accouchée récemment, elle porte encore actuellement le masque de la grossesse. La figure est pâle, décolorée, le corps amaigri. La paroi abdominale flasque fait une grande saillie au niveau de la région ombilicale. L'état d'anémie s'accompagne d'un frémissement cataire au niveau de la veine jugulaire droite, correspondant à un bruit de rouet, et d'un souffle cardiaque dont le maximum siège au-dessus de la pointe.

L'appareil respiratoire est indemne.

Le foie et la rate sont d'un volume normal. L'estomac n'est pas dilaté. La malade n'a pas de fièvre et ne se plaint que d'une extrême faiblesse. Ainsi, l'examen ne nous révèle que de la pâleur, de l'amaigrissement et de l'asthénie.

Pour bien comprendre l'état actuel de la malade, il est nécessaire de rappeler son histoire pathologique.

Ses antécédents de famille n'offrent que peu d'intérêt : cette femme a perdu trois frères et une sœur en bas âge, mais elle a encore un frère et deux sœurs bien portants. La seule maladie qu'elle se souvienne avoir eue est la fièvre typhoïde, en 1893. Elle est bien réglée depuis l'âge de dix-sept ans.

Mariée à vingt-quatre ans, peu de temps après avoir été remise de sa fièvre typhoïde, elle a trois enfants vivants et bien portants, âgés respectivement de quatre ans et demi, de vingt-sept mois et d'un mois. Les trois grossesses ont été normales. Pas de fausse couche à signaler.

Jusqu'à son mariage elle a vécu très sobrement à

la campagne ; depuis, elle habite la ville et il n'est pas impossible, malgré ses dénégations, qu'elle ait fait quelques excès de boisson. Elle dit, en effet, avoir des cauchemars, des crampes dans les mollets, mais ces signes sont peu marqués. Son intelligence est, en tout cas, très faible et au-dessous de la moyenne.

Sa dernière grossesse l'a beaucoup fatiguée. Au moment de l'accouchement, qui a eu lieu il y a environ six semaines (le 7 mars), elle se trouve seule avec sa sœur qui l'aide comme elle peut. Il est probable que des manœuvres maladroites ont amené une rupture du cordon. La délivrance est faite trois quarts d'heure après par une sage-femme. Le manque de soins au moment de son accouchement a eu pour résultat des hémorragies par décollement prématuré du placenta et l'apparition de symptômes d'infection.

Les hémorragies ont commencé avant l'arrivée de la sage-femme et ont persisté pendant toute la journée et le lendemain, en s'accompagnant de coliques utérines avec expulsion de caillots. Elles ont duré trois jours.

Dès le lendemain de l'accouchement on voit survenir de la fièvre, une grande faiblesse et de l'abattement, du ballonnement du ventre, de la sensibilité de l'abdomen. La malade avait donc tous les symptômes d'une infection puerpérale; peut être même y avait-il un peu de pelvi-péritonite. Les jours suivants la faiblesse augmente, l'alimentation est presque nulle, l'ingestion de la moindre quantité d'aliments étant suivie de vomissements. La malade pâlit de plus en plus, l'état général s'aggrave et la famille l'amène à l'hôpital le 24 mars 1899.

Le 25 mars, nous la voyons pour la première fois : Elle se trouve dans un état d'anémie extrême, caractérisé par une décoloration telle qu'elle paraît exsangue; les yeux sont bouffis; il existe un léger œdème péri-malléolaire.

Elle continue à vomir dès qu'elle boit, même en faible quantité, et présente un léger mouvement fébrile. Un examen de sang frais, fait au moment de l'entrée, montre des lésions d'anémie grave, un degré notable de leucocytose et un réticulum fibrineux n° 3. On n'a pas pu faire à ce moment la numération des éléments.

La malade est, en effet, très difficile, indisplinée, grossière, ce qui tient peut-être à un état subdélirant. Elle ne se laisse ni soigner ni examiner et part sur sa demande le 29 mars. Elle revient le 3 avril, plus affaiblie peut-être encore; toujours d'une extrême pâleur, elle est dans un état lipothymique presque constant, mais sans fièvre.

Cette fois, nous avons pu l'examiner à notre aise.

La numération des éléments du sang faite quelques jours après l'entrée à l'hôpital (le 10 avril) a donné les résultats suivants :

N (nombre des globules rouges par millimètre cube)	837 000
R (richesse globulaire, exprimée en globules sains)	498 000
G (valeur individuelle moyenne d'un globule)	0,59
B (nombre des globules blancs par millimètre cube)	27 353

Les globules rouges présentent de très fortes altérations, les hématoblastes sont assez nombreux et le caillot rétractile laisse exsuder une certaine quantité de sérum.

La malade avait donc une anémie extrême (anémie du quatrième degré), compliquée de leucocytose, mais sans diminution notable de la rétractilité du caillot sanguin.

Sous l'influence du traitement la leucocytose a disparu et le nombre des globules rouges a augmenté considérablement : en quelques jours la malade a gagné près de 2 millions de globules (le 10 avril — N = 837 000 ; le 24 avril N = 2 821 000).

Considérons d'abord, si vous le voulez bien, l'état du sang, tel qu'il était au moment de l'entrée à l'hôpital.

Tous les éléments sont alors altérés : globules rouges, hématoblastes, globules blancs. On trouve, en outre, dans le sang certains éléments embryonnaires ou dont le passage dans le torrent circulatoire constitue une anomalie.

Parlons d'abord des globules rouges. Il faut les considérer sous les divers rapports du volume, de la forme, de la couleur et des modifications structurales.

Dans toutes les anémies intenses le diamètre de ces éléments est irrégulier : on trouve de très petits éléments et de très grands ; entre ces extrêmes, il y a un grand nombre d'intermédiaires. La proportion de ces divers éléments est fort variable.

Dans quelques cas d'anémie du quatrième degré, les grands globules et les globules géants sont abondants, au point de faire monter la valeur globulaire (G.) au-dessus de l'unité. Le chiffre le plus élevé relevé dans mes observations est celui de 1,70. Cette particularité s'observe surtout dans les anémies graves protopathiques. Je l'ai indiquée pour la première fois en 1876 à propos d'une malade dont l'histoire a été publiée par M. Ferrand. Laache (1) a ensuite confirmé

(1) LAACHE, *Die Anamie*. Christiana, 1883.

le fait dans son intéressant mémoire sur l'anémie.

Dans les anémies graves symptomatiques, les grands globules et les géants sont peu nombreux, les petits et les nains sont prédominants.

La forme est également altérée, irrégulière. J'ai déjà décrit, en détail, ces modifications que l'on rencontre dans toutes les anémies chroniques; elles constituent l'état des hématies que Quincke a désigné sous le nom de *poikilocytose*.

A l'irrégularité des contours s'ajoute souvent — et cela est très marqué dans le sang de notre malade — une disparition partielle ou générale de la forme biconcave.

Vous verrez ainsi sur les préparations faites par dessication et traitées par divers colorants une sorte de gonflement partiel ou général avec aspect convexe de l'élément, un épaisissement évident de l'hématie. D'autres fois, au contraire, il existe un boursouflement du bord et une excavation exagérée du centre de l'élément, l'hématie prend une forme annulaire avec centre clair irrégulier; c'est ce qu'on a appelé le « globule en pessaire ». Et cependant, Messieurs, dans mes descriptions anciennes, j'ai fait remarquer que les hématies, même celles dont la forme est le plus altérée — hématies en bâtonnet, en raquette — restent biconcaves comme les éléments normaux; que la biconcavité est souvent même exagérée.

Lá contradiction entre ces faits n'est qu'apparente. Lorsqu'on examine le sang pur dans la cellule à rigole, avec les précautions convenables, ou bien lorsque le sang issu des vaisseaux est mélangé immédiatement avec un liquide qui coagule les hématies et les fixe en les durcissant, les plus irréguliers des globules, petits ou grands, sont toujours biconcaves, c'est-à-dire plus épais à la périphérie qu'au centre.

Mais ces éléments altérés sont plus vulnérables que les globules normaux et dans les préparations sèches, fixées et traitées par divers réactifs, ils peuvent subir facilement les modifications dans le sens de l'épaisseur que je viens d'indiquer rapidement.

La disparition de la forme biconcave dans les préparations faites par dessiccation paraît donc être une altération artificielle, particulière aux éléments pathologiques. Toutefois les globules normaux eux-mêmes peuvent être modifiés par certaines manipulations d'une manière analogue.

L'anémie chronique s'accompagne toujours aussi d'une *diminution de la charge hémoglobique* des hématies, tout au moins quand les malades n'ont pas été soumis au traitement par le fer. Cette lésion, très inégalement répartie, se traduit par une diminution de coloration. Les hématies de notre malade présentaient un haut degré de décoloration, ce qui, joint à une diminution sensible du diamètre moyen, avait fait baisser notablement la valeur globulaire. Je vous rappelle que la valeur globulaire était de 0,59.

Il me paraît inutile d'insister davantage sur cette particularité qui est actuellement bien connue de tous.

Je passe donc à l'étude des *modifications structurales*. Les divers caractères morphologiques que nous avons passés en revue sont, comme vous le pensez bien, l'indice de troubles de l'évolution et de la nutrition des hématies. Ils correspondent, au moins dans certains globules, à des modifications dans la structure intime.

J'ai cherché des preuves de cette altération en étudiant la manière dont se comportent les éléments en dehors de l'organisme, soit dans le sang pur, soit après dessiccation, soit enfin dans certains liquides de dilution. J'ai indiqué parmi ces preuves la vulnérabilité des hématies (en particulier la transformation en microcytes), la facilité avec laquelle se produit la déformation en calotte, la diminution de résistance à certains liquides de dilution.

J'ai cité également l'augmentation de la cohérence et la formation de blocs cristallins dans les préparations sèches.

Depuis, divers auteurs ont cru reconnaître ces modifications à l'aide des réactions obtenues avec les colorants.

Lorsqu'on colore les globules normaux avec plusieurs couleurs à la fois ou d'une manière successive, ils ne prennent qu'une seule couleur ; ainsi, plongés dans un mélange de bleu de méthylène et d'éosine les hématies ne retiennent que cette dernière substance. Dans les anémies, au contraire, un certain nombre d'éléments se laisseraient teindre par diverses matières colorantes.

Ehrlich, qui a signalé le premier ce fait, l'a décrit sous le nom de dégénération anémique. Plus tard (1891) Gabritschewsky lui a donné le nom de *polychromatophilie* (1). Les résultats énoncés par Ehrlich diffèrent sensiblement de ceux que Gabritschewsky a obtenus ; la méthode d'étude n'est d'ailleurs pas la même.

Je vous résumerai d'abord le travail de Gabritschewsky, les globules rouges de notre malade étant atteints d'une manière frappante de polychromatophilie, en attachant à cette expression le sens que l'auteur lui attri-

(1) Gabritschewsky, Klin. hämat. Notizen (*Arch. f. experim. Pathol. u Pharmacologie*, 1891).

bue. Il se sert de préparations fixées par la chaleur ou l'alcool et l'éther et colorées soit par le bleu de méthylène seul, soit successivement par l'éosine et le bleu de méthylène. C'est la double coloration qui donne les résultats les plus frappants. Gabritschewsky n'a vu qu'une fois la réaction sur les petits globules ; dans les autres cas, les hématies les plus volumineuses, les hématies géantes, mesurant 10 à 12 μ, étaient seules atteintes. Ces éléments sont gonflés, déformés dans le sens de l'épaisseur, et ne sont plus homogènes ; ils se colorent en bleu-violet d'une manière diffuse, tandis que les globules normaux se teignent en rouge par l'éosine.

Le fait est parfaitement exact et vous verrez sur une des préparations du sang de notre malade que la plupart des globules rouges sont devenus violets (par la double coloration avec l'éosine et le bleu de méthylène). Mais vous remarquerez que ce ne sont pas seulement les plus gros éléments et les éléments convexes qui ont pris cette teinte ; que parmi ces globules violets il y en a de toutes tailles, de toutes formes, d'excavés et de non excavés.

Quelle peut-être la signification de cette réaction ? Après l'examen de divers modes de préparations et de sang normal traité par les mêmes procédés, je crois pouvoir conclure qu'elle est très douteuse. Elle paraît être, en effet la conséquence d'une fixation insuffisante, et d'une superposition de couleurs.

L'auteur a eu le tort d'employer des couleurs ayant la propriété de se porter, l'une et l'autre, sur les parties hémoglobiques.

Restent les faits d'Ehrlich. En employant la solution triacide ou un mélange d'éosine et d'hématoxyline

Ehrlich aurait vu dans les globules de l'anémie chronique des points violets, des taches plus ou moins foncées et étendues. Cette réaction serait la preuve d'une destruction progressive des vieilles formes par nécrose de coagulation du protoplasma (discoplasma). Je ne saurais dire quelle est la valeur de ces observations; toujours est-il qu'il est difficile de trouver un cas plus favorable que celui de notre malade à ce genre de recherches et, cependant, je n'ai obtenu aucun résultat, bien que la polychromatophilie se soit produite facilement par le procédé de Gabritschewsky. J'ajoute que j'ai suivi scrupuleusement la technique recommandée par Ehrlich et que j'ai employé comme lui la solution triacide et le mélange d'éosine et d'hématoxyline. Pour le moment, je réserve donc mon opinion sur les faits avancés par Ehrlich. Mais, s'il m'a été impossible de mettre en évidence des foyers dits de dégénération, j'ai vu avec le sang de cette malade un fait qu'on retrouve d'ailleurs dans toutes les anémies chroniques intenses, à savoir une grande variabilité dans la manière dont les hématies altérées se colorent. Ce sont les éléments convexes à l'état sec qui fixent les colorants avec le plus d'intensité, ce qui semble établir qu'ils sont plutôt rétractés que gonflés (1).

Les hématoblastes peu nombreux au début, mais encore en quantité notable, n'ont pas tardé à se multiplier.

C'est bien à tort qu'on néglige ces éléments. Lorsqu'ils sont peu nombreux, dans les anémies, c'est toujours un signe d'une certaine gravité ; lorsqu'ils

(1) Dans certains cas les globules rouges altérés renferment de petites vacuoles. Cette particularité qui n'existait pas dans le fait actuel est représenté planche II figure 3.

deviennent rares, la rétractilité du caillot diminue. Vous savez que j'ai donné la preuve expérimentale du rôle joué par les hématoblastes dans la rétraction du caillot. En privant du sang de cheval des hématoblastes par filtration, j'ai vu que le caillot ne se rétractait pas et ne laissait pas transsuder de sérum.

Cette double lésion hématique (rareté des hématoblastes et perte de la rétractilité du caillot) est un signe d'anémie pernicieuse progressive, c'est même, d'après mes dernières observations, le signe le plus caractéristique de cette forme d'anémie protopathique. Dans les anémies intenses, susceptibles de guérir, le nombre des hématoblastes ne descend pas assez bas pour rendre nulle la rétractilité du caillot et un traitement actif, comme vous allez le voir, ne tarde pas à faire remonter le nombre de ces éléments.

Il est rare, Messieurs, qu'on ne trouve pas dans les anémies du 3e degré et à plus forte raison dans celles du 4e degré quelques globules rouges à noyau. J'ai distingué deux variétés de ces éléments : les globules rouges nucléés de taille moyenne et les globules rouges nucléés géants. Ehrlich appelle les premiers *normoblastes* et les seconds *mégaloblastes* (Pl. III, fig. 1).

En dehors de la leucémie et de quelques infections, les globules rouges à noyau sont peu abondants et de petite taille. Chez notre malade, j'ai eu beaucoup de peine dans les premières préparations de sang à en trouver quelques-uns. Quand ils sont si peu nombreux, ils peuvent facilement échapper à l'observation ou être confondus avec d'autres éléments, en particulier avec certaines formes de lymphocytes (voir leçons VIII et XVIII).

Il me resterait maintenant à vous indiquer les modifications des globules blancs. Mais avant de vous les décrire, je désire vous dire quelques mots de la signication des diverses altérations que nous venons d'étudier.

Je vous ai dit que notre malade, soumise dès son entrée à un traitement convenable, n'a pas tardé à refaire du sang. Cette rénovation a même suivi une évolution assez rapide et s'est accompagnée d'une disparition de la leucocytose initiale.

Voici les chiffres qui en témoignent :

	10 avril.	24 avril.	4 mai.	14 mai.
N =	837 000	2 821 000	2 852 000	3 503 000
R =	498 000	949 845	1 274 378	1 939 268
G =	0,59	0,33	0,44	0,55
B =	27 353	6 200	7 520	8 857

La numération des hématoblastes faite avec le nouveau sérum iodé que j'ai recommandé, a donné les résultats suivants :

17 avril..............	416 000
21 avril..............	360000
4 mai	142 000

Eh bien, Messieurs, les faits observés dans ce cas sont exactement les mêmes que dans ceux que j'ai déjà publiés.

Pour bien les mettre en évidence, j'ai dressé dans des cas analogues des graphiques où se trouvent consignés les résultats numériques des examens faits jour par jour. Voici un de ces graphiques qui se rapporte à la réparation du sang après une métorragie (fig. 7). Vous pouvez y voir les principaux faits suivants :

1° Augmentation plus ou moins rapide des hématoblastes (H).

2° Augmentation du nombre des globules rouges (N).

3° Abaissement de la valeur globulaire et plus tard relèvement de cette valeur (G).

Si maintenant vous suivez sur des préparations les modifications anatomiques correspondantes qui se produisent dans l'état des globules rouges, vous remarquerez :

1° L'apparition, après la poussée d'hématoblastes, de

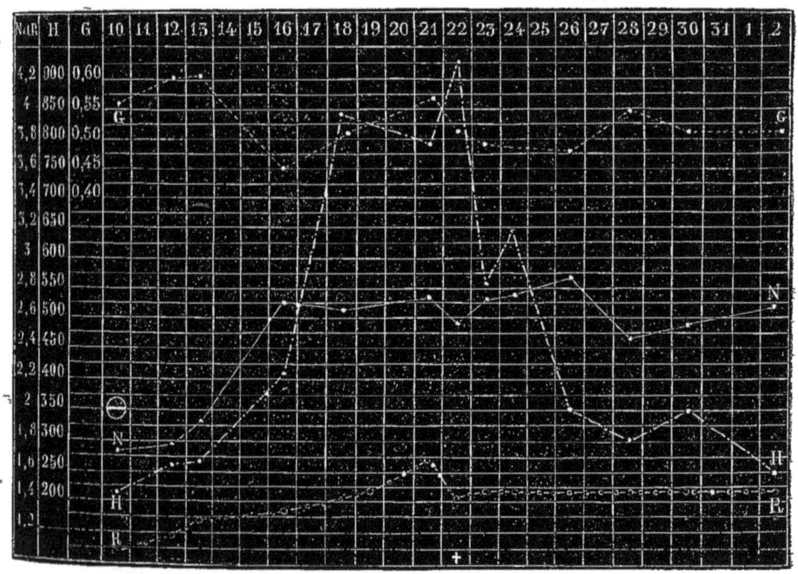

Fig. 7. — La fin de l'hémorragie a eu lieu le 10 juillet.

petits globules, imparfaitement développés. Ceci explique l'abaissement de la valeur globulaire, abaissement qui est d'autant plus prononcé que cette valeur était plus voisine de l'unité. et par conséquent très notable dans les cas où il y avait d'abord beaucoup de globules grands et géants.

2° La disparition des globules rouges à noyau pendant le cours de la réparation sanguine.

3° Le perfectionnement progressif des globules nouvellement formés : les types altérés diminuent, les éléments se régularisent et se chargent de plus en plus d'hémoglobine.

Les faits de ce genre, et l'étude expérimentale de la réparation hématique chez les animaux saignés, m'ont servi à édifier la théorie hématoblastique.

Cette théorie n'a été acceptée que par un petit nombre d'auteurs. En France même on semble, non pas s'en désintéresser, mais la considérer comme ruinée et tombée dans l'oubli. Et, cependant, au bout de vingt ans, après avoir pris connaissance de tous les travaux sur la question, mon opinion ne s'est pas modifiée ; elle n'a pu que se fortifier par l'étude de nouveaux faits pathologiques, confirmatifs de mes premières observations. C'est qu'effectivement ceux-ci sont absolument incompréhensibles — plus encore que les faits physiologiques — lorsqu'on n'admet pas la formation hématoblastique du sang chez l'adulte.

Il serait trop long de reprendre cette étude. Je n'aurais d'ailleurs presque rien à ajouter aux développements dans lesquels je suis entré dans des travaux antérieurs. Mais la question étant très importante, vous me permettrez de vous en rappeler les principaux points au début de notre prochaine leçon.

VINGT-QUATRIÈME LEÇON

ANÉMIES SYMPTOMATIQUES (SUITE).

Altérations du sang *(Suite)*

Messieurs,

L'étude hématologique que nous avons entreprise à propos de la malade couchée au n° 13 de notre salle Vulpian, m'a conduit à vous parler du mode de réparation du sang chez l'adulte. Permettez-moi de vous résumer brièvement mon opinion sur ce sujet.

Je vous ai dit que pour l'immense majorité des hématologistes contemporains, les globules rouges normaux sont des éléments nucléés, formés dans la moelle des os (le seul organe où il y en ait incontestablement chez l'adulte). Le noyau disparaîtrait avant le passage des éléments dans le sang.

Pour les uns, cette transformation aurait lieu par issue du noyau au dehors, pour d'autres (Ehrlich par exemple) par karyolise.

L'apparition de globules rouges à noyau dans les cas pathologiques serait le résultat d'une activité anormale des organes hématopoiétiques dont on peut trouver la preuve dans les modifications structurales de la moelle osseuse. Cette suractivité serait l'agent de la rénovation sanguine, précédée et annoncée par la poussée de globules rouges à noyau.

Je n'ai pas accepté ces vues et j'ai accumulé dans

mon livre *Du Sang* les arguments qu'on peut faire valoir pour en démontrer la fragilité. Voici les principaux :

a. Le processus de formation des globules rouges chez l'adulte par la moelle des os n'a jamais pu être démontré ; la disparition du noyau avant la pénétration de l'élément dans le sang est une simple hypothèse, qui est détruite par le fait du passage de globules rouges nucléés dans le sang dès que la moelle osseuse est incontestablement active.

b. Cette activité, si elle était le résultat de l'excitation d'une fonction normale, serait constatable pendant le cours des réparations sanguines, surtout lorsqu'elles évoluent rapidement.

Or, si vous laissez de côté les processus infectieux et la leucémie, vous ne verrez apparaître des globules rouges à noyau que pendant le cours des déglobulisations progressives (hémorragies répétées, anémies protopathiques et deutéropathiques).

Ces éléments disparaissent, au contraire, assez rapidement dès que le sang se répare.

Peut-on dire, avec certains auteurs, que ce fait prouve justement qu'ils préparent la réparation sanguine puisqu'ils la précèdent ? Non, certes.

La « crise normoblastique » que certains auteurs ont cherché à opposer à la « crise hématoblastique » n'existe pas. La seule observation qu'on ait pu citer comme probante est celle de von Noorden (1).

Elle concerne une malade ayant eu une abondante perte de sang.

Une semaine après cette hémorragie on voit appa-

(1) v. Noorden, Untersuchungen über schwere Anamie. (*Charite Annalen*, 1889, Bd. 16).

raître dans le sang un si grand nombre de globules rouges à noyau qu'on en compte jusqu'à 7 dans chaque champ du microscope armé d'un fort grossissement. En même temps il y a de la poïkilocytose et une forte augmentation des globules blancs.

Cette observation est dépourvue de détails cliniques. La numération des éléments n'a pas été faite; on ne peut pas dire par conséquent qu'on ait suivi la réparation sanguine. Enfin la leucocytose permet de supposer l'existence d'une infection. Or, on sait que l'infection est une des causes d'apparition passagère dans le sang de globules rouges nucléés (1).

c. Un autre fait sur lequel je voudrais attirer votre attention concerne la signification des globules rouges géants, telle que la comprend Ehrlich. Cet auteur est, vous le savez, un des défenseurs de la théorie que je combats. Pour lui, les globules rouges géants ne seraient autres que les mégaloblastes transformés en mégalocytes par perte du noyau. Cela n'est pas impossible, mais il faudrait le démontrer.

En effet, c'est dans la leucémie qu'on voit le plus souvent des mégaloblastes et ce n'est pas dans cette maladie qu'on rencontre le plus de globules géants.

Ceux-ci s'observent surtout dans l'anémie pernicieuse progressive protopathique où le nombre des globules rouges à noyau grands ou petits est toujours très restreint. Enfin, on trouve des globules géants dans toutes les anémies anciennes et intenses dans des cas où l'on n'observe pas de mégaloblastes (hémorragies répétées, etc.)

Ce qu'il y a de plus probable, c'est que les globules

(1) Dominici, Considérations sur la réaction normoblastique du sang. (*Arch. gén. de méd.*, août 1898).

rouges à noyau, provenant de la moelle des os vivent dans le sang de l'adulte comme dans celui de l'embryon, sans y subir de transformation par perte du noyau. La présence dans le sang d'un certain nombre de ces éléments est une preuve du passage de la moelle osseuse à l'état embryonnaire, d'une sorte de reviviscence de la moelle, mais la participation des globules à noyau à la reconstitution du sang est si faible que, si l'on fait exception de la leucémie, le nombre de ces éléments est d'autant plus élevé dans le sang que l'anémie est plus grave.

d. Si la théorie que nous examinons était exacte, les réparations sanguines devraient amener une élévation de la valeur globulaire, puisque ce sont les grands globules qui seraient d'origine médullaire. C'est précisément le contraire qu'on observe.

L'augmentation rapide des hématies par poussées de petits globules, telle qu'elle s'est produite chez notre malade est la règle.

J'ai indiqué, il y a déjà longtemps la signification de ces petits globules qu'on trouve même dans les hémorragies physiologiques (menstruation).

Ehrlich n'acceptant pas cette opinion est obligé d'admettre qu'ils proviennent de la fragmentation des grands globules.

Il se produirait dans les fortes anémies un acte de défense : les grands éléments, pour multiplier les surfaces, se diviseraient en petits par un processus d'ailleurs non indiqué. C'est de la pure fantaisie ou plutôt un défaut d'exactitude dans l'observation des faits.

Toutes les réparations globulaires commencent par une augmentation dans le nombre des petits globules et, par suite, par une diminution, parfois considérable, du diamètre moyen. Voilà le fait.

Mais cela ne s'accorde qu'avec la théorie hématoblastique.

La multiplication des hématoblastes est le seul phénomène qui soit assez actif pour expliquer le relèvement rapide du nombre des hématies, tel qu'il se produit le plus souvent dans les cas heureux.

Lorsque la véritable réparation sanguine a lieu, le nombre des hématoblastes augmente brusquement; (il s'élève jusqu'à 5, 6, 700 000 et même plus); les éléments nouveaux, formés par la transformation des hématoblastes en globules rouges restent petits, incomplètement développés, surtout dans les fortes anémies, lorsque l'organisme épuisé ne peut fournir aisément aux jeunes globules les matériaux qui leur seraient nécessaires pour arriver à l'état parfait.

Puisque j'ai été entraîné par la nature du sujet à vous retracer le mode de rénovation du sang dans les anémies curables, permettez-moi de dire un mot des raisons pour lesquelles la théorie hématoblastique a rencontré si peu d'adhérents, au bout d'un si grand nombre d'années (plus de vingt ans), à une époque où les progrès scientifiques marchent cependant avec une grande rapidité.

J'en vois deux principales :

1° Les hématoblastes sont des éléments très vulnérables; la numération en est pénible et peu d'auteurs se sont, comme moi, donné la peine d'en suivre les variations numériques. D'autre part, les modes de préparation adoptés les altèrent et les rendent presque tous indistincts. On n'a donc guère poursuivi, depuis mes recherches, d'observations précises sur ces éléments. Lorsqu'on voudra bien reprendre ce sujet, on verra que les faits concernant la crise hématoblastique sont tels que je les ai décrits, nets et constants.

2° La plupart des auteurs n'ont voulu voir dans les hématoblastes que des particules n'ayant pas les caractères de véritables éléments (le nom de plaquettes donné aux hématoblastes par Bizzozero a été adopté par presque tous les auteurs). Ils n'ont pas tenu compte des faits remarquables d'anatomie comparée sur lesquels je me suis appuyé.

L'hématoblaste n'existe pas seulement dans le sang des vivipares. On le trouve dans le sang de tous les vertébrés.

Or, dans le sang des ovipares à globules rouges nucléés, ce n'est plus un petit corpuscule dont la nature est peu précise ; c'est une cellule à noyau comme le globule rouge.

Et, malgré cette forme cellulaire, l'hématoblaste des ovipares présente les mêmes propriétés physiologiques que le corpuscule hématoblastique des vivipares : vulnérabilité, participation au processus de coagulation et à la constitution du réticulum fibrineux etc.

Comme il s'agit d'un élément plus volumineux, ayant forme de cellule, il devient plus facile d'en suivre les modifications. Après les hémorragies, au moment de la reconstitution du sang, on observe les mêmes faits que chez les vivipares. On peut alors assister à la multiplication des hématoblastes et à l'apparition de formes intermédiaires d'une étude relativement facile. Il s'agit là d'une loi générale de rénovation cellulaire : les éléments nucléés des vertébrés inférieurs se comportent de la même manière, au point de vue de la reconstitution du sang, que les éléments corpusculaires des animaux supérieurs.

J'ai décrit, il y a longtemps, les faits qui succèdent aux hémorragies chez la grenouille et indiqué dans mon livre *Du Sang* la possibilité de constater les mêmes modifications sur les oiseaux (1).

Depuis, un de mes anciens élèves, M. le Dr Luzet, a fait dans mon laboratoire un excellent travail sur ce sujet, en se servant de pigeons (2). Et, cependant, les publications contemporaines sur la physiologie pathologique, ne tiennent pour la plupart aucun compte de la formation hématoblastique.

Permettez-moi donc de revenir encore sur ce point en vous décrivant sommairement les phases par lesquelles passent les hématoblastes des oiseaux pendant qu'ils se transforment en hématies.

J'ai fait choix du pigeon, mais il va sans dire qu'on peut utiliser un ovipare quelconque.

La plus petite perte de sang est suivie chez le pigeon d'une poussée hématoblastique et de modifications successives des hématoblastes. Pour étudier ce point particulier, la coloration des préparations par le bleu de méthylène est fort recommandable, ce réactif faisant prendre au protoplasma une coloration verdâtre, dès qu'il renferme de l'hémoglobine, tandis qu'il teint en bleu le protoplasma des éléments qui en sont pauvres ou dépourvus.

Il est facile de reconnaître que le processus passe par trois phases (Pl. II, fig. 5).

Dans la première, le noyau des hématoblastes se

(1) *Du Sang*, 1889, p. 561.

(2) Luzet, Étude sur la régénération du sang après saignée chez les oiseaux. (*Soc. biol.*, 30 mai 1891 et *Arch. physiol.*, 1891, p. 455).

gonfle, et montre des traînées de chromatine, irrégulièrement disséminées et ayant une tendance à prendre une disposition rayonnée ou réticulée.

La seconde phase est marquée par le développement du disque protoplasmique qui, d'homogène, devient légèrement poussiéreux, prend une forme variable souvent ovalaire, mais parfois aussi arrondie et se colore en bleu. Pendant ce temps le noyau, resté relativement volumineux et peu coloré, est plus clair que le disque et renferme encore des masses de chromatine irrégulièrement disséminées et tendant toujours à prendre une disposition réticulée.

Pendant la troisième phase le disque grandit et se régularise, tandis que le noyau s'allonge et devient nettement réticulé. Alors apparaissent des éléments ressemblant de plus en plus à des hématies. Ils sont constitués par un noyau semblable à celui des globules rouges adultes, mais plus volumineux et à mailles moins serrées, et par un disque dont la forme et les dimensions se rapprochent de plus en plus de celles des hématies adultes, tout en conservant encore une coloration bleuâtre. Celle-ci ne fait place à une coloration verdâtre que lorsque le développement est achevé, de sorte qu'à première vue, il est facile de distinguer les éléments nouveaux et encore imparfaits des hématies anciennes, adultes ou en voie de disparition.

J'ai mis sous le miscroscope des préparations de sang d'un pigeon qui a subi de petites pertes sanguines. Examinez-les, vous y verrez tous les intermédiaires entre les hématoblastes et les globules rouges adultes. Les préparations sont tout aussi démonstratives quand on prend le sang de la grenouille comme sujet d'étude.

A ces faits d'une grande netteté, d'une vérification si facile, il faut opposer la difficulté de mettre en évidence le rôle de la moelle des os.

Chez l'adulte, celle-ci est un organe en quelque sorte engourdi, ne se réveillant que dans certaines circonstances pour jouer, au point de vue de la formation des globules rouges, une sorte de rôle vicariant, d'importance toujours fort accessoire. En voici une des preuves que j'ai citées dès mes premières recherches :

Dans les anémies chroniques de l'adulte, ce sont les formes les plus graves, celles dont l'évolution est le plus avancée, ou bien celles qui progressent rapidement, qui permettent de voir le plus régulièrement dans le sang un certain nombre de globules rouges à noyau. Plus tard, mes études sur l'anémie des nourrissons ont montré qu'à l'époque où la moelle osseuse est encore en partie embryonnaire, les anémies, même de moyenne intensité, font apparaître dans le sang des globules rouges à noyau. N'est-ce pas là une nouvelle preuve du rôle limité de la moelle osseuse devenue adulte et de la persistance des formes nucléées après leur pénétration dans le sang? N'en doit-on pas conclure que si, dans les réparations sanguines, la moelle des os était très active, le sang reprendrait alors la constitution qu'il offre chez l'embryon?

On pourrait encore rappeler d'autres arguments. Vous les trouverez énoncés dans mes diverses publications sur ce sujet. Qu'il me suffise pour terminer de vous faire remarquer que les modifications qui se sont produites dans l'état du sang de la malade depuis son entrée à l'hôpital jusqu'à ce jour sont encore une fois confirmatives de l'opinion que je défends touchant la formation des hématies par les hématoblastes.

Vous vous souvenez, qu'en raison de l'infection puerpérale, le sang de notre malade renfermait une grande quantité de globules blancs. Ces éléments étaient altérés. Ce point important va maintenant nous arrêter.

L'anatomie pathologique des globules blancs est moins connue que celle des hématies. Les méthodes de coloration que je vous ai indiquées permettent de se rendre compte mieux qu'autrefois de quelques-unes des altérations subies par ces éléments, notamment dans les anémies. On a mis à profit ces méthodes pour étendre nos connaissances sur ce sujet et depuis quelques années la question préoccupe nombre d'auteurs. J'ai déjà eu l'occasion de décrire diverses modifications des leucocytes dans la chlorose. En examinant en détail les altérations des globules blancs dans le cas actuel, nous aurons un tableau assez complet des lésions leucocytaires des anémies chroniques.

Nous allons passer en revue successivement les quatre variétés de globules blancs (1).

1° *Mononucléaires clairs.* — Ces éléments ont subi une augmentation de nombre surtout sensible dans les premières préparations au moment de la leucocytose. Il y a prédominance relative des grandes formes à noyau faiblement coloré. Mais les dimensions modérées du corps cellulaire et du noyau, et l'absence presque complète de granulations, permettent de distinguer ces grands mononucléaires des myélocytes de la leucémie (grandes cellules mononucléaires à granulations neutrophiles).

On peut rattacher à ce groupe des éléments à

(1) Voir Leçon VIII.

noyau moins simple, beaucoup plus nombreux qu'à l'état normal. Ils sont du volume des polynucléaires, mais très clairs, presque complètement dépourvus de granulations ; ils renferment un noyau en bissac, en haricot, en fer à cheval ou plus irrégulier encore, et paraissent correspondre aux globules intermédiaires d'Ehrlich. Tous ces éléments ne constituent pas des formes anormales ; ce sont des formes normales plus ou moins altérées et plus abondantes (toutes proportions gardées) que dans le sang physiologique.

2° *Mononucléaires opaques.* — Dans le cas actuel, ils sont très petits, à noyau foncé. Dans quelques préparations, surtout celles qui sont montées dans le baume, le disque est si réduit que le noyau paraît parfois libre. Ce sont des lymphocytes mal développés. Je vous rappelle qu'il n'est pas rare, dans des cas analogues, de distinguer difficilement les lymphocytes des globules rouges nucléés, quand les préparations sont soumises à la double coloration.

3° *Polynucléaires.* — Presque tous ces éléments sont anormaux.

A côté de ceux qui ne diffèrent pas sensiblement des polynucléaires du sang physiologique, on note deux autres variétés d'éléments :

a). Des éléments étalés, sans bord surélevé, pâles ou peu granuleux, ayant un noyau faiblement coloré, parfois même gonflé, présentant des découpures simulant des lobes. Ces éléments ne diffèrent des mononucléaires à noyau découpé que par la présence de granulations neutrophiles. Il est possible qu'il s'agisse de polynucléaires en voie de dégénérescence.

b). Des éléments atteints d'une altération que je désignerai sous le nom d'*infiltration granuleuse* ou mieux encore de *surcharge granuleuse* et qu'on retrouve dans toutes les anémies intenses, quelle qu'en soit la provenance. J'ai signalé cette altération pour la première fois à l'Académie des Sciences dans une note de février 1880, sans en reconnaître la nature, car j'avais examiné le sang à l'état sec, sans colorants.

Ces éléments résistants sont plus petits à l'état sec que les polynucléaires normaux; ils ont un bord épais, réfractant fortement la lumière. Dans les préparations non colorées, ils sont finement grenus et jaunâtres, surtout sur le bord. Aussi les ai-je crus imbibés d'hémoglobine et considérés comme atteints de surcharge hémoglobique. Pour reconnaître la nature de cette altération, il faut se servir de la solution triacide d'Erhlich. On voit alors que ces éléments ont acquis les propriétés physiques que nous venons d'indiquer parce qu'ils sont bourrés de granulations dites neutrophiles. Ces granulations sont tellement abondantes qu'elles masquent parfois presque complètement le noyau; elles forment toujours une couronne dense sur le bord (Voir Pl. II, fig. 2, *b*, *b'*).

Lorsqu'on traite les préparations par l'éosine, puis par l'hématoxyline ou l'hématéine, les granulations ne sont pas apparentes; elles sont en quelque sorte dissoutes par ce mode de traitement et l'élément prend une coloration rose ou violet-rose diffuse. Sur ces préparations, on peut constater que les noyaux ne sont habituellement pas modifiés. Cependant, on peut observer, dans une partie des éléments altérés, une dégénérescence des noyaux et une atrophie du disque protoplasmique (Voir leçon IX).

Il s'agit donc d'une accumulation de granulations normales. Celles-ci sont non seulement plus nombreuses, mais aussi plus volumineuses. J'ajoute qu'elles se colorent plus facilement qu'à l'état normal. Ainsi, la fixation par l'osmium ou par le temps qui empêche la bonne coloration des globules normaux permet encore celle des granulations des éléments ainsi altérés (1).

4° *Éléments à grosses granulations.* — Je n'ai rien de particulier à vous dire des éosinophiles, si ce n'est qu'ils se trouvent en si faible proportion sur les préparations du sang de notre malade qu'on a de la peine à en découvrir quelques rares spécimens. D'ailleurs, j'ai fait la même remarque dans d'autres cas d'anémie intense.

Les globules blancs à granulations basophiles (Mastzellen) tendent, au contraire, à être plus nombreux dans les anémies intenses que dans le sang normal.

Dans les préparations traitées par la double coloration (éosine et hématéine) ces éléments granuleux particuliers, de la taille des polynucléaires, renferment un noyau volumineux à bord déchiqueté et des granulations très brillantes et inégales.

J'en ai fini, Messieurs, avec les altérations du sang observées dans l'anémie intense et notamment dans le cas que nous venons d'étudier. Il me reste à vous dire quelques mots du diagnostic, du pronostic et du traitement de l'affection de notre malade.

Cette femme était atteinte à son entrée à l'hôpital d'une anémie du quatrième degré, compliquée d'amaigrissement et d'affaiblissement extrême.

L'origine de cette anémie était, vous vous en sou-

(1) G. Hayem, *C. R. hebd. de la Soc. de Biologie*, 27 mai 1899.

venez, une hémorragie puerpérale, aggravée par la misère et la mauvaise alimentation, d'une part, l'infection utérine, d'autre part.

Les troubles nutritifs étaient considérables, les urines faibles, le taux de l'urée était tombé le 19 avril à 9gr,22 pour les vingt-quatre heures. Il y avait, de plus, dans l'œil droit, deux petits foyers d'hémorragie périmaculaire, ainsi que l'a montré l'examen pratiqué par M. Dreyer-Dufer.

Enfin, l'analyse du suc stomacal, faite par M. Carrion, indiquait l'existence d'une gastrite chronique avec atrophie commençante des glandes.

Analyse du suc gastrique :

		Après 30'.	Après 60'.	Après 90'.
Acidité totale.....	A.	0,028	0,129	0,098
HCl libre.........	H.	0	0,037	0,008
HCl comb. organ.	C.	0,073	0,119	0,129
Chlorhydrie..	H + C.	0,073	0,156	0,137
Chlore total......	T.	0,438	0,438	0,438
Chlore minér. fixe.	F.	0,365	0,282	0,301
Coefficient.	$\alpha = \frac{A-H}{C}$	0,38	0,77	0,68
Coefficient.......	$\frac{T}{F}$.	1,20	1,55	1,45
Peptones.........			peu	peu
Réactions de HCl.			constatées	faibles
Résidu...........			coloré	peu coloré
Acides gras.......			rien	
Observations.....		Peu de liquide spumeux.	Liquide assez abondant, mal émulsionné spumeux.	Peu de liquide spumeux.

Malgré la gravité de ces symptômes, j'ai pu rejeter le diagnostic d'anémie pernicieuse progressive. Les caractères du sang m'ont fait ranger ce cas dans les anémies symptomatiques susceptibles de guérir, et dès l'entrée de la malade, j'ai pu dire qu'il s'agissait d'une anémie post-hémorragique grave, mais curable.

La marche ultérieure de la maladie a pleinement confirmé le diagnostic et le pronostic que j'avais portés. Vous vous rappelez avec quelle rapidité se sont faites la réparation du sang et le relèvement des forces.

Aujourd'hui la malade est presque convalescente. L'état des urines s'est vite modifié, comme vous pouvez en juger d'après les analyses que je vous ai soumises. Les différences sont mêmes très grandes; elles sont expliquées, je pense, par la reprise de l'alimentation chez une malade assimilant encore difficilement.

Analyse des urines.

	19 avril 1899.	
Volume	1800 c. c.	
Couleur	jaune ambré.	
Aspect	louche.	
Consistance	fluide.	
Odeur	faible.	
Dépôt	nul.	
Réaction	acide.	
Densité à + 15°	1007	
	Par litre.	Par 24 heures.
Éléments fixes	16,80	30,30
Acidité	0,24	0,43
Acide phosphorique	0,27	0,48
Urée	5,12	9,22
Azote total	6,29	11,33
Chlore	4,44	8,00
Acide urique	0,06	0,11
Mucine	peu.	
Glucose	0	
Peptones	0	
Albumine	0	
Pigments	0	
Urobiline	traces.	
Indican	peu.	
Examen microscopique	rien.	

	4 mai 1899.
Volume	1440 c. c.
Couleur	jaune rougeâtre.
Aspect	louche.
Consistance	fluide.
Odeur	faible.
Dépôt	assez abondant, nuageux
Densité à +15°	1021

	Par litre.	Par 24 heures.
Eléments fixes	50,40	72,57
Acidité	0,59	0,84
Acide phosphorique	1,30	1,87
Urée	21,30	30,67
Azote total	24,11	31,71
Chlore	5,71	8,22
Acide urique	0,11	0,19
Mucine	assez abondant.	
Glucose	0	
Peptones	0	
Albumine	0	
Pigments	0	
Urobiline	peu.	
Indican	peu.	
Examen microscopique	Nombreux débris épithéliaux, leucocytes, cristaux d'oxalate de chaux (peu).	

Quel traitement devrez-vous appliquer dans un cas semblable ?

On a proposé dans les anémies graves des médications diverses. Une de celles qu'on a le plus vantées est la médication arsenicale.

Était-elle indiquée ici ? Le mode d'action de l'arsenic d'une part sur la nutrition, de l'autre sur la régénération du sang est une question fort discutée et encore obscure.

Je m'en suis beaucoup occupé et il résulte de mes observations que l'arsenic semble posséder une action sensible dans les cas où la production des éléments du sang est ralentie, c'est-à-dire dans l'anhématopoïèse.

Cette action est-elle assez puissante pour que l'arsenic guérisse les cas protopathiques? Les faits de ce genre que j'ai rencontrés se sont terminés par la mort.

Mais ces faits sont rares et, par suite, ne me permettent pas d'avoir une opinion sur l'efficacité de la médication qu'on leur oppose. Je dirai seulement que l'arsenic est alors le médicament le mieux indiqué et qu'il doit être prescrit le plus tôt possible.

Dans les anémies symptomatiques curables, il me paraît être très inférieur au fer.

Ces cas doivent être traités de la même manière que la chlorose, c'est-à-dire par les trois moyens que je combine dans cette maladie: le repos absolu, le régime et s'il y a lieu la médication gastrique, et le fer. On aura soin de prendre des précautions pour que le fer soit digéré; c'est ainsi qu'en cas d'hypopepsie ou d'apepsie, on prescrira une certaine quantité d'acide chlorhydrique après le repas où le fer est administré.

Le fer est aussi utile dans les anémies post-hémorragiques que dans la chlorose. S'il n'est pas toujours suffisant pour activer la formation globulaire, il est, en tout cas, le meilleur reconstituant des hématies.

VINGT-CINQUIÈME LEÇON

ANÉMIES SYMPTOMATIQUES (SUITE).

Forme anémique de l'ulcère stomacal (1).

MESSIEURS,

La description de l'ulcère de l'estomac a tenté bien des observateurs et l'intérêt qu'ils y trouvaient est amplement justifié par les variétés des formes symptomatiques et le nombre des complications. Nous avons en ce moment dans nos salles un exemple net d'une forme intéressante, qui, sans être rare, n'est pas des plus communes. En l'étudiant, j'aurai l'occasion de compléter quelques-unes des considérations que je vous ai présentées sur les anémies symptomatiques.

Le malade que je vais soumettre à votre examen est un employé de commerce de vingt-huit ans, couché à l'Isolement, chambre n° 2, où il est entré le 10 mai dernier (1897). Je le connais depuis plusieurs années et n'ai eu aucune difficulté à reconstituer son histoire clinique assez complexe. Le début de sa maladie remonte à cinq ans environ et le cycle des accidents gastriques s'est renouvelé plusieurs fois, si tant est qu'il se soit jamais interrompu.

Son père, âgé de soixante-trois ans, est bien portant; sa mère est morte à cinquante-trois ans de congestion

(1) Leçon du 5 juin 1897, recueillie par M. Parmentier, chef de clinique.

cérébrale. Un frère est mort en bas âge de cause inconnue. Une de ses sœurs est dyspeptique. Il a encore un frère et une sœur en bonne santé.

A l'âge de dix-neuf ans, il vint à Paris. Le changement de vie, de régime, d'habitudes, eut pour effet de provoquer un certain degré de faiblesse et d'anémie, à laquelle n'étaient pas étrangères non plus de fréquentes épistaxis.

A ce moment (1889) il fut traité par un médecin qui, après avoir fait, paraît-il, le diagnostic de chlorose, prescrivit de la viande crue, des dragées de fer Rabuteau, et de la teinture de noix vomique.

Obligé de prendre ses repas au restaurant et de manger souvent à la hâte, il ne tarda pas à éprouver des troubles dyspeptiques. Les premiers remontent à 1890.

Ce fut d'abord une petite douleur siègeant dans la région épigastrique en un point localisé, revenant régulièrement une demi-heure après chaque repas et durant une heure ou une heure et demie. Cette douleur était précédée et accompagnée d'une sensation de plénitude, de tension stomacale, qui le forçait à relâcher sa ceinture. La constipation était opiniâtre.

Le malade ne commença à se préoccuper de son affection stomacale que lorsque l'appétit diminua, c'est-à-dire en mai 1892. A cette époque, j'eus l'occasion de l'examiner. L'analyse du suc stomacal fit constater une hyperpepsie légère ; il n'existait pas de dilatation gastrique. Je fis le diagnostic de gastrite mixte, sans songer à l'ulcère dont je n'avais constaté aucun signe net. Le traitement prescrit ne fut suivi que très imparfaitement, le malade ayant continué à manger au restaurant.

Le 3 octobre suivant, sans autre cause apparente qu'une purgation prise la veille, il fut pris en se réveillant de vertige et d'un sentiment de plénitude stomacale. Il rendit des selles noires comme du goudron et immédiatement après eut une *hématémèse* abondante. Avec le sang vomi, d'un rouge foncé, étaient mélangés de gros caillots.

L'hémorragie eut pour conséquence une anémie considérable, mais il ne survint pas de douleurs gastriques plus prononcées, plus caractéristiques.

Sous l'influence du repos au lit, du régime lacté d'abord et plus tard d'un régime sévère, une amélioration notable survint. Pendant deux à trois mois le malade n'éprouva aucune douleur. Mais presque aussitôt après la reprise du régime habituel le malade éprouva de nouveau des digestions pénibles et douloureuses.

Un médecin consulté recommanda de revenir au régime précédent et prescrivit de l'eau d'Alet, et un mélange de teinture de Colombo, de noix vomique et de badiane. Des gouttes noires anglaises devaient calmer les douleurs.

La constipation était toujours très forte, les douleurs étaient plus vives que jamais, quand le 15 janvier 1894, à la suite de l'administration d'un purgatif au séné, le malade fut pris d'une nouvelle *hématémèse*, très abondante.

Le Dr Alexandre fit alors le premier examen du sang, dont nous ayons connaissance. Il existait une aglobulie du troisième degré.

N = 2 821 000
R = 1 662 229
G = 0,58

Grâce au repos et au traitement primitif, l'anémie diminua et les douleurs s'amendèrent.

Une blennorragie compliquée d'orchite, contractée

en juin 1894 et traitée par le santal, fut l'occasion d'une nouvelle rechute.

Les souffrances devinrent tellement vives que le malade marchait courbé en deux. Au point épigastrique s'ajouta un nouveau point dorsal avec sensation d'embrochement.

Le sirop d'hémoglobine et surtout l'eau de Sedlitz, qu'il prit pour combattre la constipation, ne firent qu'exagérer la violence des crises. D'ailleurs, le malade ne suivait pas de régime suffisamment rigoureux.

En 1895, survinrent encore deux *hématémèses*, la première en janvier ou en mars (le malade ne s'en souvient plus), la seconde le 9 juillet dans des conditions bien précisées. Quelques jours auparavant il était venu me consulter à Saint-Antoine. J'avais constaté de la sensibilité de la région épigastrique à la palpation, un très léger clapotage deux heures après l'ingestion d'une tasse de café au lait, sans dilatation notable. Pour éclaircir la situation, il était indiqué de faire une analyse du suc stomacal.

Le 7 juillet, l'extraction du repas d'épreuve, pratiquée au bout d'une heure, avait permis de retirer un liquide non sanguinolent, indiquant une hyperpepsie franche avec hyperchlorhydrie légère, mais plus marquée qu'à un examen précédent, quand le surlendemain, c'est-à-dire, le 9, une hémorragie formidable se déclara, avec *hématémèse* et melæna. Le malade tomba dans un état d'anémie extrême. On eût dit qu'il avait été saigné à blanc.

Malgré un repos absolu au lit pendant un mois et un séjour prolongé à la campagne, il avait encore une anémie du troisième degré au mois d'octobre. Il était amaigri et présentait au sommet gauche des signes de bronchite.

Dès le mois de septembre, le caractère des crises douloureuses s'était quelque peu modifié. Elles n'étaient plus aussi manifestement en rapport avec l'ingestion des aliments ; et de plus, elles se calmaient, lorsque le malade restait couché sur le dos pendant une demi-heure environ.

Le 9 mars 1897, cinquième hématémèse, moins abondante que les précédentes, bien qu'il y ait eu perte de connaissance. Elle nécessita un nouveau séjour au lit de trois semaines. Depuis, les douleurs sont incessantes dès que le malade abandonne le régime lacté et veut s'occuper.

J'ajouterai qu'il n'a jamais vomi en dehors des hématémèses et qu'il a conservé un assez bon appétit. Il a toujours été sobre et ne fume que quelques cigarettes par jour.

L'exploration de l'estomac ne révèle actuellement rien que vous ne sachiez déjà. Je vous rappelle simplement la sensibilité à la pression, le clapotage et l'absence de toute ectasie notable.

L'analyse du suc gastrique a donné des résultats que vous allez pouvoir comparer avec ceux des examens antérieurs :

12 mai 1802.	7 juillet 1895.	Juin 1897.
$A = 0{,}195$	$A = 0{,}266$	$A = 0{,}227$
$H = 0{,}066$	$H = 0{,}094$	$H = 0{,}029$
$C = 0{,}153$	$C = 0{,}187$	$C = 0{,}201$
$H + C = 0{,}219$	$H + C = 0{,}281$	$H + C = 0{,}230$
$T = 0{,}372$	$T = 0{,}459$	$T = 0{,}386$
$F = 0{,}153$	$F = 0{,}178$	$F = 0{,}156$
$\frac{T}{F} = 2{,}43$	$\frac{T}{F} = 2{,}57$	$\frac{T}{F} = 2{,}47$
$\alpha = 0$	$\alpha = 0{,}91$	$\alpha = 0{,}98$
Liquide moyennement abondant bien émulsionné.	Liquide assez abondant, bien émulsionné.	Liquide abondant, mal émulsionné.

L'examen du foie, de la rate, de l'intestin, des poumons et du cœur ne révèle aucun signe particulier méritant d'être signalé.

La quantité d'urine oscille autour de 1200 centimètres cubes par jour. Le 3 juin voici quelle en était la composition générale :

Volume	1300
Couleur	Jaune claire.
Odeur	Forte.
Aspect	Louche.
Dépôt	Nul.
Réaction	Acide.
Densité	1013

	Par litre.	Par jour.
Acidité	1,69	2,19
Chlorures	3,39	4,40
Acide phosphorique	2,80	3,6
Urée	16,37	21,19
Acide urique	0,37	0,48

Pas d'albumine, de glucose, d'indican, de pigments biliaires, d'urobiline.

Le malade, qui est évidemment amaigri, ne pèse que 116 livres.

Mais ce qui frappe, surtout, et j'attire spécialement votre attention sur ce point, c'est l'anémie profonde, la décoloration des téguments et des muqueuses, qui de loin vous rappelle le facies chlorotique.

L'analogie est même plus grande encore qu'on ne pourrait le supposer. En appliquant le pouce sur la jugulaire droite, on perçoit un frémissement et, avec le stéthoscope, on entend un souffle continu avec renforcements.

De plus, l'état du sang est sensiblement le même que celui de l'anémie primitive des jeunes filles.

Voici deux numérations faites à quinze jours de distance :

17 mai 1897.	2 juin 1897.
N = 3 782 000	N = 3 964 900
R = 2 031 500	R = 1 992 675
G = 0,53	G = 0,52
B = 12 816	B = 12 716

Il existe de très nombreux hématoblastes et globules nains et quelques plaques cachectiques. Les déformations globulaires sont extrêmement marquées: formes en haltère, en raquette, en boudin, etc.

Les douleurs vives et térébrantes, les hématémèses surtout, abondantes et répétées, comme elles le sont ici, ne permettent aucune discussion. Mais voyez, par contre, combien le diagnostic, au début, présentait de difficulté.

Lors de mon premier examen, il s'agissait en apparence d'une forme de gastropathie juvénile, déterminée par une mauvaise hygiène alimentaire ; en somme, d'un cas d'une grande banalité.

Cependant l'ulcère existait peut-être déjà à ce moment, en mai 1892.

L'*ulcère latent* n'est pas rare, moins rare encore l'ulcère ne donnant lieu qu'à des phénomènes dyspeptiques vulgaires. Aussi l'ulcus stomacal est-il une *maladie à surprises*, la maladie traîtresse par excellence.

Pour M. Bouveret, l'ulcère est une complication de l'hypersécrétion continue.

Or, remarquez le bien, dans le cas présent, la première analyse indiquait une hyperpepsie peu intense, très banale, sans dilatation, sans prolongation des digestions. La douleur n'avait rien de caractéristique et il n'existait aucun motif de soupçonner l'ulcère, quand celui-ci s'est révélé par une hématémèse. Les faits de ce genre sont certainement fréquents.

L'auteur qui a le mieux décrit les types cliniques de l'ulcère, est Lebert. Il en admet dix formes, dont trois sont tirées des complications. Nous retiendrons seulement les sept premières formes :

1° F. *perforante aiguë*, avec développement latent de l'escarre, rupture soudaine après sa chute, et terminaison fatale ;

2° F. *hémorragique aiguë*, avec début analogue, mais avec érosion d'une artère. Cette forme peut aussi entraîner la mort rapide, à titre exceptionnel. Le plus habituellement les malades survivent ;

3° F. *dyspeptique*, caractérisée par un processus chronique avec troubles dyspeptiques moyennement douloureux ;

4° F. *dyspeptique cardialgique*, caractérisée par un développement proportionnel des troubles dyspeptiques et douloureux ;

5° F. *cardialgique ou névralgique*, à phénomènes douloureux prédominants ;

6° F. *hémorragique chronique*, avec tendance à la fréquence et au retour habituel des hémorragies ;

7° F. *vomitive*, caractérisée par l'importance des vomissements. Dans les premières phases, cette forme ne présente aucun caractère particulier ; plus tard, les vomissements très fréquents ressemblent aux vomissements nerveux.

Ces formes résument bien ce qu'on sait en clinique, mais il faut être prévenu que souvent elles se succèdent.

Ainsi la première, la *forme perforante aiguë* peut —

j'en ai observé un cas d'une netteté absolue — survenir chez des individus jusqu'alors non dyspeptiques en apparence, mais qui auraient été trouvés dyspeptiques à la suite d'un examen méthodique.

C'est l'ulcère latent terminé par perforation. Le plus souvent les malades ont éprouvé des signes de dyspepsie, mais de dyspepsie banale, quand soudain une perforation vient en révéler la gravité. L'ulcère latent a d'abord commencé par la troisième forme (dyspeptique) avant de passer à la première.

On peut faire les mêmes remarques au sujet du type suivant. Il est très exceptionnel que les malades soient pris tout à coup d'une hémorragie énorme, mortelle même, dans le cours d'une santé absolument bonne. Ici encore, l'hématémèse est précédée d'une période de dyspepsie banale. La seconde forme de Lebert, la *forme hémorragique aiguë*, est donc presque toujours secondaire ; elle représente la seconde phase d'un ulcère à forme dyspeptique.

On peut toujours se demander, il est vrai, si la maladie n'a pas d'abord été constituée par une gastrite simple, compliquée à un moment donné d'un ulcère à évolution rapide, atteignant en peu de temps les gros troncs artériels. C'est à cette supposition que s'est rallié Lebert en créant la forme hémorragique aiguë.

Les deux processus sont possibles et c'est pour cette raison que je disais que notre malade avait peut-être déjà un ulcère lorsqu'il était simplement dyspeptique.

Fait singulier, à la suite d'une grande hémorragie, on constate parfois un amendement notable des douleurs et des phénomènes dyspeptiques, susceptible même d'en imposer et de faire croire à la guérison de l'ulcère.

Assez souvent les malades vont mieux, vont bien même et paraissent guéris. On les perd de vue et on les croit, en effet, guéris. Mais, quand on a toute facilité pour les suivre, on ne tarde pas à avoir la preuve du contraire, en voyant éclater des accidents nouveaux et parfois redoutables.

Il en a été ainsi chez notre malade. Après la première hématémèse, il s'est cru rétabli et, depuis, il a vomi quatre fois du sang.

Est-ce une raison pour faire rentrer son cas dans la sixième forme de Lebert, c'est-à-dire, dans la *forme hémorragique chronique?* A priori, cela semble évident. En réalité, il faut faire ici des distinctions.

Deux types cliniques distincts réalisent également le tableau de la forme hémorragique chronique.

a. Dans le premier type, la première hématémèse, plus ou moins abondante, est suivie à de courts intervalles de nouveaux vomissements sanguins et de melæna. On note parfois une hémorragie par semaine, si peu abondante soit-elle. L'ulcère saigne avec la plus grande facilité : c'est un *ulcère suintant*.

b. Dans le deuxième type, les hématémèses, abondantes cette fois, sont séparées par de longs intervalles ; les douleurs présentent parfois des accalmies assez durables et les troubles dyspeptiques une atténuation assez grande pour que les malades se croient guéris. Quelques auteurs donnent à ce type le nom de *forme hémorragique récidivante*.

Entre ces deux formes, la distinction n'est pas toujours facile à établir.

Ceux qui admettent la forme récidivante supposent

que l'ulcère, après avoir été floride et saignant, se cicatrise; mais qu'en raison de la persistance de la cause, un autre ulcère se produit tôt ou tard, capable de provoquer à son tour des hémorragies. Et, de fait, chez les malades qui succombent, on peut trouver *plusieurs ulcérations* d'âges différents, les unes cicatrisées, les autres récentes. On en a rencontré jusqu'à 4, 5 et même davantage. Ces cas sont rares.

Dans d'autres faits, après des récidives analogues à celles que nous venons d'observer, on est étonné de ne trouver à l'autopsie qu'un *seul ulcère*, plus rarement deux ulcères non cicatrisés. J'ai soigné, il y a deux ans, un malade atteint d'un prétendu ulcère récidivant. Il avait deux grandes ulcérations de même âge en apparence, toutes deux perforantes; l'une était en rapport avec le pancréas, l'autre avec le foie.

A quelle variété avons-nous affaire ici? S'agit-il d'une succession d'ulcères ou d'un seul ulcus non cicatrisé? La reproduction des grandes hématémèses est-elle due à la formation de plusieurs ulcérations à intervalles éloignés ou à la persistance d'un ulcus chronique?

Cette question, toute subtile qu'elle soit en apparence, soulève des considérations intéressantes au point de vue du pronostic et du traitement. Il importe donc de la résoudre.

Pour y arriver, on peut s'appuyer, dans le cas actuel, sur *l'état du sang*.

Le jeune homme que nous venons d'examiner a été tout d'abord considéré comme un anémique, comme un chlorotique (1889). Ce diagnostic était peut-être exact. Mais la chlorose chez le garçon est rarement intense, elle ne se montre guère que chez les dégénérés;

le malade n'a pas de stigmates de dégénérescence; ses sœurs ne sont pas chlorotiques. D'autre part, elle constitue un état passager qui se voit de dix-huit à vingt-deux ou vingt-trois ans, mais non à vingt-huit ans.

Pour ces raisons, même en admettant un fond de chlorose, l'anémie chronique et persistante que nous observons est certainement symptomatique.

L'hypothèse d'un ulcère chronique ne s'étant jamais cicatrisé peut s'appuyer encore sur d'autres considérations.

La persistance des troubles dyspeptiques dans l'intervalle des crises d'hématémèses, l'intensité des douleurs avec irradiation dans le dos sont des arguments à invoquer. Rappelez-vous qu'à un moment donné, après sa blennorragie, le malade marchait courbé en deux.

Et puis, en outre de l'aglobulie et des hématémèses, il existe une augmentation appréciable des globules blancs (12500).

Cette leucocytose, quoique peu prononcée, prouve que l'ulcère est loin d'être cicatrisé en ce moment. On ne la trouve guère que dans les ulcères déjà anciens, épaissis, plus ou moins calleux, ou ayant déterminé une périgastrite locale.

L'absence de cicatrisation trois mois après la dernière hématémèse permet de penser que la cicatrisation ne s'est pas faite non plus après les premières.

En résumé, le diagnostic est le suivant :

Ulcère de l'estomac. Forme hémorragique récidivante par ulcération chronique non cicatrisée, entretenant depuis longtemps une aglobulie chronique symptomatique avec lésions du sang analogues à celles de la chlorose.

Ce cas soulève encore une question que nous allons examiner.

Il n'est pas difficile actuellement de reconnaître que ce jeune homme est atteint d'ulcère de l'estomac. Mais à quelle cause doit-on rattacher cette anémie prononcée qui persiste avec une accentuation peu commune dans l'intervalle des crises hémorragiques ?

L'ulcère avec anémie constitue une forme un peu particulière qu'on pourrait désigner sous le nom de *forme anémique de l'ulcère*. Et, effectivement, l'ulcère n'est pas habituellement une maladie anémiante. Alors même que les malades auront eu une ou plusieurs hématémèses abondantes, vous constaterez un teint coloré et une richesse de globules rouges sensiblement normale. Vous savez, d'ailleurs, que c'est là un des caractères dont les auteurs se servent pour établir le diagnostic différentiel de l'ulcère et du cancer. Il faut donc pour que l'ulcère prenne cette forme et s'accompagne d'une anémie persistante, parfois progressive, qu'une cause particulière intervienne.

Dans le cas que nous venons d'étudier, l'anémie est-elle symptomatique des hémorragies, des hématémèses ?

Ces hémorragies, au nombre de cinq en quatre ans et demi, ont été formidables. J'ai vu le malade après la première et après la troisième : il était exsangue. Et, cependant, si je me pose la question suivante : ces hémorragies sont-elles capables d'expliquer l'anémie chronique intense avec altérations persistantes des globules, difficulté de la rénovation sanguine ? Je répondrai, cela n'est pas probable.

La tendance à la rénovation du sang chez l'homme adulte est considérable. Lorsqu'à la suite d'une très grande hémorragie produisant un état d'anémie aiguë, toute perte de sang cesse, le sang se répare avec plus ou moins de lenteur, mais à peu près complètement au bout de quelques mois, si les organes sont sains.

Pour que des hémorragies, même très abondantes, déterminent un état d'anémie chronique avec altérations des globules, analogues à celles de la chlorose, il faut que les hémorragies se succèdent avant l'achèvement de la réparation. C'est ce qui se voit, par exemple, dans les hémorragies par fibromes utérins.

L'expérimentation conduit au même résultat. Je n'ai pu reproduire chez le chien le type de l'anémie chronique avec altérations chlorotiques du sang qu'en pratiquant des saignées abondantes coup sur coup (1).

J'en conclus qu'entre chacune des hématémèses, notre malade aurait eu le temps de réparer ses pertes de sang, si un obstacle ne s'y était opposé.

Cet obstacle, pourquoi le chercher ailleurs que dans la persistance de l'affection stomacale ?

On peut d'abord supposer que, dans l'intervalle des hémorragies, l'ulcère a continué à fournir un suintement sanguin et on aura facilement l'explication de l'anémie simulant la chlorose. Le malade, qui s'observe avec soin, n'a pas eu de selles noires en dehors des hématémèses ; mais il peut avoir perdu constamment un peu de sang, sans qu'il se soit produit une modification sensible des garde-robes.

L'existence d'un suintement assez faible pour ne pas provoquer de selles-noires, mais suffisant, en raison de sa continuité, pour s'opposer à la réparation sanguine n'est, toutefois, qu'une hypothèse. En réalité,

(1) *Du sang*, p. 568.

il n'y a pas de preuve de la persistance des pertes de sang en dehors des crises hémorragiques. Nous devons donc nous demander, pour achever ces remarques, si l'anémie chronique ne pourrait pas relever d'une autre cause.

Vous savez que dans le cancer les malades peuvent s'anémier sans perdre de sang ; l'anémie semble être alors uniquement d'origine infectieuse.

L'ulcère chronique est-il également capable de provoquer une déglobulisation par infection? La leucocytose légère, mais notable que nous avons constatée, peut-être regardée comme preuve d'un certain degré d'infection. Mais il faudrait, pour établir que cette infection est capable d'anémier, de produire une forte déglobulisation, observer des cas d'anémie notable et durable chez des malades n'ayant jamais eu d'hématémèses. Jusqu'à présent tous les ulcéreux anémiques que j'ai observés avaient eu des hémorragies. Il est donc, en somme, difficile de se prononcer sur la pathogénie de cette aglobulie persistante.

Si le diagnostic est exact, c'est-à-dire s'il existe bien, comme je le pense, un ulcère chronique, notre malade est menacé de divers accidents redoutables.

L'ulcère est la maladie la plus grave après le cancer. Il expose à diverses complications qui sont souvent causes de la mort. Voici les principales :

1° La *perforation avec péritonite suraiguë* se voit surtout dans les formes récentes, mais s'observe aussi dans les formes chroniques.

2° La *périgastrite suppurée*, l'abcès sous-diaphragmatique, la perforation du diaphragme, etc., ne se montrent guère aussi que dans les cas récents. Parfois, cependant, ces deux complications se produisent dans des cas d'une certaine ancienneté, à l'occasion de la formation d'un nouvel ulcère.

Dans les faits analogues à celui-ci, il se produit des adhérences intimes avec les organes voisins et la complication qui peut se montrer est une ulcération de ces organes formant le fond de l'ulcère.

3° Dans ces conditions, les *accidents septiques* ne sont pas rares, fièvre septicémique, endocardite infectieuse, phlegmatia alba dolens, etc.

4° L'anémie enfin peut devenir mortelle, même en l'absence de nouvelles hématémèses.

Certains auteurs ont dit que l'ulcère pouvait se compliquer d'anémie pernicieuse progressive. C'est là une expression inexacte, car il s'agit d'une anémie extrême symptomatique, nosologiquement distincte de l'anémie pernicieuse protopathique.

J'espère qu'aucune de ces complications ne surviendra et que notre malade guérira ; mais il est urgent, pour atteindre ce but, de le soigner très méthodiquement.

L'état actuel est, en effet, la conséquence d'un traitement insuffisant. Le malade ne s'est jamais soumis à un régime rigoureux et surtout assez prolongé. Après chaque poussée nouvelle, il ne tardait pas à délaisser le régime qui lui convenait. C'est pour cette raison que je l'ai engagé à entrer dans le service.

Que faire en pareil cas ?

Au moment des grandes hémorragies, il faut recommander non seulement le repos général absolu, mais aussi le repos de l'organe atteint. L'alimentation se fera donc uniquement par la voie rectale. Un sac de glace pilé sera appliqué sur le creux épigastrique. Si le malade souffre ou s'agite, la piqûre de morphine est tout indiquée. Au besoin, les injections sous-cutanées de sérum remédieront momentanément au danger résultant d'une grande perte de sang.

Le danger immédiat une fois passé, il convient de prescrire le régime lacté progressif, très rigoureux, tout en continuant les lavements alimentaires jusqu'à ce qu'il soit possible d'arriver à deux litres de lait par jour, à doses régulièrement espacées. Ce régime lacté sera maintenu pendant un temps variable, toujours difficile à déterminer, pendant plusieurs mois au moins.

S'il existe des douleurs, on fera tous les matins pendant huit, dix, vingt jours, un pansement de l'estomac au bismuth (15 à 20 grammes de sous-nitrate de bismuth en suspension dans 200 grammes d'eau).

Certains malades ont un dégoût insurmontable pour le lait. S'alimentant mal, ils dépérissent plus ou moins rapidement. Dans une pareille affection, l'intolérance pour le lait est une condition des plus fâcheuses.

Il faut alors intervenir le plus tôt possible à l'aide d'une médication capable de déprimer le type hyperpeptique. La plus active est représentée par l'usage de l'eau de Carlsbad, employée depuis longtemps en Allemagne dans ces cas par Leube, Oser, etc.

Ce procédé m'a donné de bons résultats. Habituellement j'attends que les malades soient revenus progressivement à un régime mixte ; mais je l'emploie plus tôt quand le régime lacté n'est pas accepté.

L'eau de Carlsbad est alors donnée à la dose de deux à trois verres par jour. Le régime se compose de lait auquel on ajoute, plus tard, des soupes, des œufs, etc.

Quand on est revenu à une alimentation plus ordinaire, il vaut mieux faire prendre l'eau de Carslbad le matin, en trois fois, à la dose de 500 à 600 grammes par jour.

Cette médication doit-être continuée un mois et reprise après cinq à six semaines jusqu'à ce que les digestions soient bonnes et non accompagnées de douleurs.

Addendum. — Le malade, que j'aurais désiré garder plus longtemps à l'hôpital, a voulu quitter le service le 7 août. Malgré ses protestations, il est à craindre qu'il n'abandonne bientôt son régime, composé de laitage et d'œufs, et qu'il ne soit repris de nouveaux accidents.

Les douleurs avaient presque complètement disparu et cédaient facilement à l'application de compresses froides. L'hématémèse ne s'était pas reproduite. Le poids, de 116 livres au 28 mai, s'était élevé à 120 livres le 15 juin, pour rester ensuite stationnaire. L'anémie était moindre évidemment ; mais la pâleur était encore marquée. Aussi bien, le sang présentait encore tous les caractères du type chlorotique.

VINGT-SIXIÈME LEÇON

ANÉMIES SYMPTOMATIQUES (SUITE).

Forme anémique du cancer de l'estomac (1).

L'anémie, dont vous allez voir aujourd'hui un bel exemple, appartient au groupe des anémies symptomatiques. En mettant à profit certains examens cliniques encore trop délaissés par les médecins instruits, je vais m'efforcer de faire un diagnostic considéré comme difficile et d'établir la nature et le siège d'une affection prétendue « latente ».

François B., qui occupe le lit n° 18 de la salle Bazin, est âgé de cinquante-neuf ans. Imprimeur sur papiers peints depuis l'âge de sept ans, il a manié la céruse, le chromate de plomb, le vert de Schweinfurth. Il s'est même servi, il y a cinq ans, d'une poudre verte lui imprégnant les mains au point qu'il ne pouvait s'en débarrasser par un lavage prolongé. Vous ne vous étonnerez donc pas qu'il ait eu de nombreuses coliques saturnines. Fait intéressant à noter, ce n'est guère que depuis 1890 qu'elles sont survenues, mais avec une telle fréquence qu'il en aurait eu deux et trois par mois jusqu'à ces temps derniers.

A dix-sept ans, il fut atteint de fluxion de poitrine avec pleurésie. En 1892, il eut le choléra, à la suite du-

(1) Leçon recueillie par M. Parmentier, chef de clinique, publiée in *Médecine moderne*, 13 mai 1897.

quel il resta faible, malgré une convalescence de huit mois et, en 1894, la grippe. En 1895, il fut même considéré comme tuberculeux et traité par la créosote. Après avoir tenté de travailler de nouveau, il fut repris de coliques saturnines et demanda son admission à l'hôpital.

C'est un homme de haute taille, autrefois très robuste, aujourd'hui pâle, amaigri, sans forces. Les masses musculaires sont molles ; la peau a une teinte bistrée ; les muqueuses sont décolorées. Le malade a des vertiges, des bourdonnements d'oreilles, une tendance marquée aux syncopes, au point qu'ici même on a dû lui faire respirer plusieurs fois de l'éther et de l'oxygène. Sa faiblesse est telle qu'il est obligé de garder le lit sous peine de défaillance et de chute.

Le pouls est régulier, peu fréquent et faiblit dès qu'on lève le bras. Il est bondissant, mais non soutenu. C'est un type de *pulsus celer*.

La pointe du cœur bat derrière la 5e côte et le choc en est assez fort. A l'auscultation on entend, au-dessus de la pointe, un souffle systolique, doux, augmentant d'intensité vers la base ; le deuxième bruit est claquant.

L'examen de la poitrine dénote un certain degré de rudesse respiratoire au niveau des sommets, sans râles, sans matité.

A son entrée dans le service de M. Brissaud, d'où il est venu dans nos salles, le malade urinait 3 lit. 500 par jour, donnant 44 grammes d'urée, et se relevait jusqu'à dix à douze fois par nuit. Actuellement qu'il est au régime lacté, les urines sont encore claires et abondantes, bien qu'elles ne dépassent pas 2 litres. On y trouve 28 grammes d'urée, 9 grammes de chlorures, 0^{gr},50 d'acide urique, 2^{gr},62 d'acide phosphorique, enfin une acidité normale. L'examen du fond de l'œil a montré une anémie rétinienne très accusée, sans hémorragie, sans troubles de la papille. Il existe un peu de bouffissure des paupières, mais il n'y a pas trace d'œdème des jambes.

La langue est saburrale et sur la sertissure des dents on voit un liséré grisâtre qu'entretient sans doute l'état défectueux de la dentition. Je dois vous dire que depuis 1894, date de la grippe, le malade a eu constamment de mauvaises digestions. Sans doute il n'a eu ni vomissement alimentaire, ni hématémèse ni melæna, mais son appétit est toujours resté faible, capricieux, accompagné d'un profond dégoût pour la viande. Depuis cette époque, il éprouve une douleur fort vive, mais continue dans la région de l'épigastre. Enfin il est très constipé et les selles sont très douloureuses. L'examen direct de l'abdomen ne donne guère de renseignements précis. Le foie ne dépasse pas le rebord costal, la matité splénique est à peine appréciable. Il n'y a pas d'ascite. Partout le ventre est souple, sauf cependant dans la zone sus-ombilicale. On perçoit, en effet, un certain degré de rénitence au niveau de l'épigastre et c'est tout. Le système ganglionnaire, autant qu'on puisse en juger, ne paraît nullement affecté.

En somme, nous nous trouvons en présence d'un sujet âgé, profondément anémié et cachectique. Quelle est donc la cause de cette extrême pâleur ?

Faut-il accuser l'intoxication saturnine ? Cet homme est sans conteste un saturnin avéré. Exposé depuis l'enfance à l'empoisonnement plombique, il a eu de nombreuses coliques, et il présente aujourd'hui certains signes de néphrite interstitielle légère, associés à des signes plus évidents d'athérome et d'aortite chronique. Mais son anémie n'est vraiment pas en rapport avec ces lésions matérielles ; elle est aussi hors de proportion avec la cause de ces altérations, l'empoisonnement chronique par le plomb.

Sans doute, le saturnisme est une cause assez active de déglobulisation, mais il provoque bien rarement une anémie extrême. Depuis vingt-cinq ou trente ans, depuis des améliorations apportées à l'hygiène professionnelle, on n'en voit guère d'exemple. Pour ma part, je n'ai jamais constaté que le 2e ou 3e degré au plus. J'ajoute que dans le cas présent le liséré est modéré, que les coliques n'ont jamais été accompagnées ou suivies de paralysie ou d'encéphalopathie.

L'anémie, vous disais-je, est ici très intense. Jugez-en par le résultat des examens du sang, pratiqués le 9 février et le 2 mars. Le 9 février, on trouvait par millimètre cube de sang 2 728 000 globules rouges, valant seulement 886 500 globules sains en tant qu'hémoglobine. Or le 2 mars on n'en constatait déjà plus que 1 705 000, valant 701 900 globules ayant une teneur normale en hémoglobine.

Voici les détails concernant les examens du sang.

Numération pratiquée le 9 février 1896 dans le service de M. Brissaud :

$$
\begin{aligned}
N &= 2\,728\,000 \\
R &= 886\,500 \\
G &= 0{,}35 \\
B &= 15\,500
\end{aligned}
$$

Examen du 2 mars 1896 par M. Lion :

$$
\begin{aligned}
N &= 1\,105\,000 \\
R &= 701\,890 \\
G &= 0{,}41 \\
B &= 17\,670
\end{aligned}
$$

Les globules rouges sont très inégaux, beaucoup d'entre eux sont petits.

La préparation (dans le liquide A) renferme d'assez nombreuses plaques granuleuses, peu volumineuses (plaques cachectiques), englobant parfois un globule rouge.

Sang desséché. — Hématoblastes peu nombreux, mais encore en nombre appréciable ; prédominance des globules rouges petits, déformés ; quelques globules rouges à noyau de taille moyenne. Il s'est formé de nombreuses cristallisations dans les préparations conservées trois à quatre jours. Les globules blancs polynucléaires sont très abondants ; on voit quelques éléments éosinophiles ; quelques mononucléaires clairs sont hypertrophiés.

Le sang recueilli dans une petite éprouvette se coagule rapidement. Le caillot se rétracte bien ; le sérum est abondant, pâle comme de l'eau, il renferme des traces d'hémoglobine, pas d'urobiline.

L'examen du sang renouvelé le 5 mars et le 10 mars au point de vue de la formation du sérum a donné les mêmes résultats.

Le 10 mars, dans le sang pur, on constate des pseudo-parasites.

Ce ne sont pas là les caractères de l'anémie saturnine. En raison du haut degré de l'aglobulie et de la marche progressive de la déglobulisation, se traduisant par la perte d'un million d'hématies en trois semaines, il est naturel de se demander s'il ne s'agit pas de cette anémie grave progressive dont je vous ai parlé dans une précédente leçon.

Que trouvons-nous donc en faveur de cette hypothèse ? L'absence de cause très apparente d'anémie, les troubles dyspeptiques, l'absence d'œdème, la tendance aux syncopes. Faut-il citer aussi les caractères hématologiques : l'anémie du 4e degré, la marche progressive, la présence de globules rouges à noyau? Mais sont-ils suffisants et pathognomoniques ?

Non, ces caractères, tout valables qu'il soient dans une certaine mesure, ne sont pas exclusifs. On peut les rencontrer dans l'anémie symptomatique, comme je l'ai déjà indiqué. Et puis, tous les autres caractères éloignent de l'idée d'une anémie pernicieuse progressive protopathique, tels que :

1° La prédominance des globules petits et décolorés ;

2° La faible valeur globulaire en hémoglobine ;

3° L'augmentation des globules blancs ;

4° La faible diminution des hématoblastes ;

5° La conservation de la propriété du sang coagulé de fournir du sérum.

Ajoutez encore à ces signes l'absence de lésions du fond de l'œil.

Il faut donc chercher ailleurs.

Or, à l'âge du malade, à soixante-cinq ans, les anémies symptomatiques sont bien plus fréquentes que l'anémie essentielle, et celle qu'on observe le plus souvent est sans contredit l'anémie cancéreuse.

Le malade, me direz-vous, n'a pas l'aspect d'un cancéreux, mais la teinte jaune paille peut manquer. Le taux de l'urée, ajouterez-vous, est trop considérable pour qu'il s'agisse d'un cancer. Quoi qu'en dise Rommelaere, l'excrétion de l'urée reste parfois assez élevée dans le cancer. Ces signes négatifs sont insuffisants pour faire écarter l'idée d'une néoplasie.

D'ailleurs les troubles digestifs, dont cet homme est atteint depuis longtemps, doivent attirer notre attention. Je vous accorde qu'ils sont peu accusés, mais ils sont durables et progressifs. Et puis, l'état du sang correspond bien à ce qu'on voit dans l'anémie cancéreuse. En dehors de l'aglobulie croissante, il existe une leucocytose incontestable, qui s'est accusée par 15 500 globules blancs au premier examen et par 17 650 au second.

Ce signe, sur lequel j'ai autrefois attiré l'attention, a une valeur diagnostique de premier ordre lorsqu'il est indépendant de toute phlegmasie ou de suppuration.

Malgré tout, malgré l'anorexie, le dégoût prononcé pour la viande, la rénitence épigastrique, vous pourriez peut-être encore hésiter sur la présence et le siège du néoplasme, si je n'avais pour vous convaincre d'une manière définitive une preuve directe, l'examen du suc stomacal.

A jeun, le matin, on a retiré de l'estomac 10 centimètres cubes d'un liquide à caractères particuliers. Il tenait en suspension une multitude de petits grains noirs comme du marc de café. Or, ces grains-là sont uniquement l'effet d'hémorragies capillaires. N'était-ce pas d'autant plus intéressant à constater qu'il n'y a jamais eu de vomissements sanglants ni de melæna?

Le malade étant tombé dans un état syncopal au moment de l'introduction du tube stomacal, on n'a pu faire l'analyse du suc gastrique après repas d'épreuve.

Et maintenant il est facile de formuler le diagnostic : néoplasme de l'estomac chez un saturnin ; anémie cachectique intense et progressive.

Ce diagnostic difficile a été révélé, en somme, par l'examen des caractères du sang et établi d'une manière irréfutable par celui du liquide stomacal à jeun, deux procédés dont vous comprendrez mieux maintenant toute la valeur clinique. Ils nous ont permis de reconnaître l'existence d'un prétendu cancer latent. Mettez-les à profit désormais et vous serez bientôt convaincus, que dans les cas les plus complexes, ils rendent les plus importants services. Ils vous seront d'autant plus précieux que ceux sur lesquels vous avez l'habitude de compter vous feront alors défaut.

Addendum. — Le malade après une légère amélioration qui s'est traduite par une augmentation de poids de 4 livres (le 18 avril, 132 livres ; le 2 mai, 136 livres) s'est affaibli progressivement jusqu'à la mort qui est survenue le 27 juillet après un vomissement de sang.

Le 24 avril on a constaté dans le sang des pseudo-parasites en grande quantité. Les hématoblastes étaient de moins en moins nombreux.

Autopsie. Athérome aortique et artério-sclérose généralisée. Emphysème pulmonaire. Périsplénite fibreuse. Pas d'altération rénale ou hépatique. Adhérences de la surface de l'estomac à la face inférieure du foie. Infiltration néoplasique du petit épiploon. Cancer de l'estomac de la petite courbure avec bourgeon saillant à la surface interne de la muqueuse. L'infiltration néoplasique est de consistance fibro-cartilagineuse.

L'examen histologique a fait voir des traînées de petites cellules épithéliales disséminées au milieu d'un abondant tissu fibro-embryonnaire.

VINGT-SEPTIÈME LEÇON

ANÉMIES SYMPTOMATIQUES (SUITE).

Forme anémique du cancer de l'estomac (*Suite*) (1).

Messieurs,

Le malade dont nous allons nous occuper aujourd'hui est un homme de quarante et un ans, garçon de bureau, venu, il y a un mois, nous consulter pour des symptômes d'anémie.

Ses antécédents héréditaires sont sans grand intérêt; son père est mort jeune, à trente ans; sa mère est morte, à soixante ans, de bronchite chronique; il a cinq frères et sœurs bien portants. Lui-même a eu, dans son jeune âge, des convulsions, et, plus tard, une croissance lente et pénible, et, peut-être, un peu d'anémie; mais il n'a fait aucune maladie sérieuse; il n'a pas eu la syphilis.

Il est marié et père de deux enfants.

Il y a quelques années, il a été atteint d'une affection cutanée qu'il désigne du nom d'eczéma génital. Il n'a jamais subi de privations, n'a jamais fait d'excès.

Le début de sa maladie actuelle remonte à décembre dernier, c'est-à-dire à deux mois et demi.

C'est à cette époque, du moins, qu'ont apparu les premiers signes d'anémie.

(1) Leçon du 19 février 1898, recueillie par M. Ghika, interne des hôpitaux, et publiée in *Presse medicale*, 27 août 1898.

Mais déjà auparavant, vers le mois de juillet, le malade avait ressenti quelques maux d'estomac. Il se plaignait d'une sensation de crampes, survenant à des intervalles irréguliers et suivies du rejet d'une plus ou moins grande quantité de salive. Les douleurs étaient peu intenses, l'appétit conservé. C'est en décembre seulement que l'appétit a un peu diminué, mais à aucun moment il n'y a eu du dégoût pour les viandes ni pour les graisses.

Les troubles dyspeptiques sont restés stationnaires. Seule l'anémie a fait des progrès rapides, et lorsque le malade est venu nous voir pour la première fois en janvier, elle était déjà très intense.

Aujourd'hui encore, ainsi que vous pouvez le voir pendant que j'examine le malade devant vous, ce sont les signes d'anémie qui dominent.

Nous constatons une décoloration générale des téguments. Le visage est d'une pâleur extrême, les muqueuses sont complètement exsangues.

Le malade a des étourdissements fréquents, des lipothymies. Il se plaint de bourdonnements d'oreilles, surtout à gauche. Et, cependant, on ne constate aucun souffle anémique au cœur ; il n'y a pas de frémissement dans les jugulaires, pas de bruit de diable. Le pouls est régulier, plutôt lent. Le murmure vésiculaire est normal. Il n'y a aucun signe suspect aux sommets.

A certains moments, le malade se plaint de tortillements, de crampes d'estomac survenant à des heures très irrégulières, d'une intensité fort modérée, et, comme dans les premiers temps de sa maladie, ces symptômes sont suivis de l'expulsion d'une certaine quantité d'un liquide filant, muqueux, ayant les caractères de la salive bien qu'il semble remonter de l'estomac ; c'est une sialorrhée réflexe intermittente.

Il n'y a jamais eu de vomissements.

L'examen du tube digestif ne donne pas grand renseignement.

Les dents sont mauvaises, la langue propre.

L'estomac ne paraît pas dilaté. Il existe une certaine sensibilité à la pression dans la région épigastrique, à gauche, au niveau de la partie supérieure du muscle grand droit, et l'on constate précisément, en ce point, une certaine résistance à la pression. Mais le muscle est fortement contracté.

La résistance est presque aussi marquée du côté opposé. En faisant varier la position du malade, la sensation ne devient pas plus nette.

Il est donc à peu près certain qu'elle est due surtout à l'état de contracture des muscles de la paroi abdominale, et il est impossible de conclure à l'existence d'une tumeur.

Le foie a son volume normal.

En haut, il correspond à une ligne horizontale passant à 2 centimètres au-dessous du mamelon. En bas, il dépasse à peine le rebord des fausses côtes.

La rate n'est pas hypertrophiée.

Dans le reste de l'abdomen, on ne sent rien d'anormal.

Il n'y a pas de ganglions indurés dans les creux susclaviculaires, les aisselles, les aines.

Bref, on ne trouve à l'examen que des signes d'anémie intense et des troubles dyspeptiques sans caractères particuliers.

Ajoutons, enfin, que jamais il n'y a eu d'hémorragie : hématémèse, melæna, flux hémorroïdaire ou tout autre écoulement sanguin.

L'anémie est survenue sans cause appréciable.

Sachant que les anémies de l'adulte sont toujours graves, lorsque j'ai vu le malade pour la première fois, je l'ai fortement engagé à entrer dans notre service.

L'absence de tout facteur étiologique devait nous faire craindre une anémie pernicieuse progressive. Il était donc indispensable de pratiquer un examen du sang pour vérifier si nous étions bien en présence d'un cas de ce genre, ou si nous avions affaire à une anémie symptomatique.

Cet examen a été pratiqué le 21 janvier. Il nous a donné les résultats suivants :

N = 2 635 000
R = 1 424 700
G = 0,54
B = 15 100

Ces chiffres indiquent une anémie intense, accompagnée d'une leucocytose modérée.

D'autre part, le sérum était abondant et le caillot franchement rétractile.

Nous avons complété ces premiers examens par l'étude du sang sec et du sang pur, examiné dans la cellule à rigole.

Ces recherches nous ont permis de constater que les globules rouges présentaient des altérations profondes. Ils sont très irréguliers de forme, en raquettes, en têtards, en croissants, etc. Quelques-uns, très pâles, présentent des prolongements bizarres. De plus, dans les préparations de sang pur, il existe quelques éléments se déformant sur place, d'autres munis de prolongements mobiles, d'autres, enfin, présentant des phénomènes de reptation, éléments que j'ai désignés sous le nom de *globules rouges pseudo-parasitaires*.

Les hématoblastes sont abondants. Enfin, dans les

préparations colorées par l'éosine et l'hématoxyline, on ne trouve pas de globules rouges à noyau.

Depuis que le malade est au repos, le nombre des globules a augmenté, mais les altérations globulaires sont peut-être encore plus marquées. Le nombre des globules blancs est resté élevé; il était hier, le 18 février, de 20 000 environ.

De tous les caractères que nous venons de relever, il en est un qui mérite de fixer plus spécialement l'attention ; ce sont les phénomènes dits de *contractilité des globules rouges*.

Je les ai décrits pour la première fois dans mon livre *Du sang* et plus en détail, à la Société médicale des Hôpitaux en 1890. J'avais intitulé ma communication à cette société : *De la contractilité des globules rouges et des pseudo-parasites du sang dans l'anémie extrême*. Aujourd'hui, j'ajouterai extrême ou *intense*, car j'ai pu observer ces phénomènes aussi bien dans les anémies très marquées du troisième degré, que dans celles du quatrième. Lorsque j'ai commencé mes études sur le sang, un certain nombre d'auteurs croyaient à la contractilité normale des globules rouges. Klebs en donnait comme preuve la formation des globules dits *épineux*, c'est-à-dire de ces éléments de forme plus ou moins sphérique, hérissés de petites pointes mousses, et prenant l'aspect d'un marron d'Inde.

J'ai montré que cette opinion était erronée, et j'ai rangé ces prétendus phénomènes de contractilité dans les altérations par agents extérieurs : traumas, corps étrangers, humidité, etc.

Les globules épineux se produisent avec la plus

grande facilité. Il suffit, pour les obtenir, de faire une préparation de sang pur sans prendre les précautions nécessaires. Dans les préparations bien faites, au contraire, les globules rouges restent intacts jusqu'au moment où survient la putréfaction.

Cependant, dans les anémies intenses du troisième et plus souvent encore du quatrième degré, certains globules acquièrent la propriété de se déformer ou de se mouvoir dans la préparation. Ils présentent des phénomènes évidents de contractilité.

J'en ai décrit quatre types:

Dans le premier, la masse entière des globules est contractile. Il s'agit de globules de tailles variées, se déformant sur place avec une certaine lenteur. Pour se rendre compte de ces déformations, il convient de dessiner à la chambre claire, de minute en minute, les formes successives que prennent les éléments. On voit alors ceux-ci devenir irréguliers, se couvrir de bosselures, de petites pointes mousses arrondies, se gonfler par places, s'aplatir en d'autres, s'étrangler sur certains points.

Ces déformations ne sont pas sans analogie avec celles des globules blancs, mais ne s'accompagnent pas de reptation. Elles sont tout à fait comparables aux phénomènes de contractilité qu'on observe dans les globules rouges nucléés de l'embryon (1), et dans les hématoblastes nucléés de la moelle des os (2).

Le deuxième type de globules rouges contractiles est représenté par des éléments de taille également variable, de la surface desquels se détachent un ou deux prolongements *mobiles*. Ces prolongements, sortes

(1) G. Hayem, *Du sang*, p. 547.
(2) *Id.*, p. 596.

de tentacules ou de flagella, sont animés d'oscillations lentes ou de véritables mouvements vermiculaires, assez forts quelquefois pour provoquer un léger déplacement du corps de l'élément (Pl. II, fig. 1, *b*).

Ces prolongements se rencontrent non seulement dans ce deuxième type, mais peuvent se voir aussi dans les globules du premier type, détail qui n'existe pas dans ma note de 1890, mais que j'ai observé depuis.

Dans le troisième type, le plus fréquent de tous, les éléments subissent des oscillations sur place. Ce sont de petits globules nains, très légers, tellement légers qu'ils flottent dans la préparation. Ils oscillent assez rapidement autour d'un axe passant par leur plus grand diamètre ; on les voit successivement de champ, de face ; ils prennent à chaque instant un aspect différent, mais, en réalité, ils ne changent pas de forme.

Le quatrième type, enfin, est constitué par des éléments qui se déplacent dans la préparation par des mouvements de reptation, quelquefois très rapides ; je leur ai donné le nom de *pseudo-parasites* ; ils se rencontrent également avec une assez grande fréquence.

Ce sont aussi des globules nains, mais très déformés, ayant pris l'aspect de bâtonnets noueux, quelquefois assez régulièrement cylindriques, d'autrefois légèrement renflés à l'une de leurs extrémités, présentant, en somme, des aspects variables. Ils mesurent 3 à 4 μ de longueur, quelquefois 7 à 8 μ (fig. 1, *c*).

Ils sont doués de deux sortes de mouvements : mouvements d'oscillation autour de leur grand axe, et mouvements d'inflexion latérale. C'est la combinaison de ces deux sortes de mouvements qui produit le déplacement ; il y a changement et de forme et de place. Les pseudo-parasites traversent les lacs plasmatiques, se glissent entre les piles de globules et parviennent, parfois, à les franchir ou à les contourner pour reparaître plus loin.

On peut en suivre les mouvements pendant plusieurs heures, et, au bout de ce temps, ils redeviennent fixes et rigides. Il m'a semblé, dans certains cas, que quelques-uns des pseudo-parasites étaient formés par des prolongements tentaculaires détachés des éléments du deuxième type.

Chez notre malade, on trouve facilement des éléments du premier, du deuxième et du quatrième types.

Les phénomènes de contractilité ont une durée variable, mais limitée, deux ou trois heures en moyenne.

Ils ne s'observent que sur des éléments pathologiques et ne caractérisent pas tant une maladie qu'un degré avancé d'anémie. Je ne les ai rencontrés que dans les anémies et surtout dans celle du cancer, en raison, sans doute, de l'abondance, dans cette variété, des globules nains déformés.

Quand j'ai communiqué ces faits à la Société médicale, en 1890, MM. Chantemesse, Vaillard et Antony ont mis en doute le valeur de mes constatations. Nous étions en pleine épidémie de grippe. MM. Chantemesse et Vaillard ont prétendu avoir vu des phénomènes analogues dans le sang des grippés.

M. Antony a même ajouté avoir observé ces formes dans son propre sang.

Les observations de M. Chantemesse ont été faites avec du sang dilué dans une solution de chlorure de sodium, additionnée d'un peu de bleu de méthylène. MM. Vaillard et Antony se sont servis de sang pur.

Sans vouloir rechercher comment mes collègues ont pu constater des faits de ce genre dans des cas où les globules rouges paraissaient de forme et de volume normaux, je répéterai simplement que, d'après mes observations personnelles, les modifications dont je viens de vous entretenir me paraissent particulières aux anémies avancées, dans lesquelles les hématies présentent des altérations de forme, de diamètre et de coloration.

J'ai tenu à vous décrire en détail ces intéressantes lésions car elles sont encore trop peu connues. J'ai hâte maintenant de revenir à notre malade. Je crois pouvoir, en me fondant sur la formule hématologique observée éliminer sans hésitation l'hypothèse d'une anémie pernicieuse progressive protopathique.

J'ai décrit à diverses reprises l'état du sang dans cette maladie. Les altérations des globules rouges y sont moins prononcées, ou, du moins, un peu différentes ; les formes géantes dominent, d'ou G = 1 ou même dépasse l'unité.

On observe une grande diminution des hématoblastes, ce qui entraîne le défaut de rétractilité du caillot et l'absence de sérum. Il n'y a pas de leucocytose. On trouve le plus souvent des globules rouges à noyau. C'est le contre-pied des lésions rencontrées chez notre malade.

Il s'agit donc certainement d'une anémie symptomatique.

D'ailleurs, certains symptômes cliniques, moins importants il est vrai, confirment cette manière de voir, et, en particulier, l'absence complète de souffles anémiques, souffles au contraire fréquents dans l'anémie pernicieuse.

Il nous reste à rechercher la cause de cette anémie symptomatique.

Les conditions dans lesquelles se montre ce genre d'anémie sont assez diverses. Chez notre malade le petit nombre de phénomènes pathologiques relevés limite singulièrement notre champ d'exploration.

En dehors des symptômes d'anémie nous ne trouvons que quelques troubles dyspeptiques. Notre attention est donc tout naturellement attirée du côté de l'appareil digestif.

Les maladies anémiantes de cet appareil sont avant tout l'ulcère et le cancer, affections pouvant toutes deux rester latentes ou se caractériser par une symptomatologie fruste.

Vous savez combien dans ces maladies, et surtout dans les formes latentes, l'exploration méthodique de l'estomac et l'étude du sang peuvent acquérir d'importance au point de vue du diagnostic.

Puisque nous avons commencé par nous occuper de l'état du sang, nous allons voir d'abord si les lésions que nous y avons relevées présentent des caractères assez tranchés pour nous permettre de nous prononcer entre ces deux affections.

Les altérations des globules rouges n'ont rien de caractéristique. Elles peuvent se retrouver à des degrés divers dans toutes les anémies symptomatiques, et aussi bien dans l'ulcère chronique que dans le cancer.

Cependant, si je m'en tiens à mes propres observations, et je n'en connais pas d'autres sur ce sujet, les pseudo-parasites et les expansions tentaculaires sont fréquents dans le cancer, tandis que, jusqu'à présent, je ne les ai jamais rencontrés chez les ulcéreux. Il est vrai que ces derniers malades ont rarement une anémie aussi intense.

Je crois que le malade n'a pas eu d'hémorragie avant son entrée dans notre service, sans, toutefois, pouvoir l'affirmer. Toujours est-il que depuis un mois que nous le surveillons étroitement, nous n'avons pu saisir aucune perte de sang, et cependant l'anémie n'offre aucune tendance à diminuer.

Ce fait a une grande valeur lorsqu'il est observé chez un malade dont le sang, *riche en hématoblastes*, présente un *caillot rétractile*. Il indique, dans la sanguification, un trouble profond qui ne peut guère s'observer que dans le cancer.

La leucocytose, ici assez notable, n'est pourtant pas assez accentuée pour être pathognomonique. A ce degré, elle peut s'observer aussi bien dans l'ulcère chronique que dans le cancer.

Il eût peut-être été indiqué, dans un cas de ce genre, de rechercher l'état de la leucocytose digestive, nom sous lequel on a décrit l'augmentation du nombre des globules blancs pendant la période de digestion.

D'après Schneyer, en effet, la leucocytose digestive reste normale dans l'ulcère, et fait, au contraire, défaut dans le cancer (1).

Je ne nie pas l'existence de la leucocytose de digestion, décrite pour la première fois par deux de mes élèves MM. Dupérié et Cadet. Tous deux avaient acquis une habileté remarquable dans les examens du sang et on peut avoir confiance dans les résultats qu'ils ont obtenus (2).

(1) SCHNEYER, Das Verhalten der Verdauungsleucytose bei Ulcus rotundum u Carcin. ventriculi (*Intern. klin. Rundschau*. n. 39, 1894).

(2) DUPERIE, Globules du sang ; variations physiologiques (thèse de Paris, 1878). — CADET, Étude physiologique des éléments figurés du sang et en particulier des hématoblastes (Thèse de Paris, 1881).

D'après leurs recherches, l'augmentation du nombre des globules blancs au cours des digestions serait environ de 6 à 10 p. 100 ; elle est surtout marquée cinq à six heures après le repas.

Mais cette augmentation très faible ne peut servir de base pour caractériser un état pathologique.

Quand on fait la numération des globules blancs chez un même malade, à deux reprises différentes et à des intervalles très rapprochés, on peut trouver des écarts qui varient dans des proportions de 10 à 15 p. 100 et même plus, et cela pour des causes multiples : épaisseur différente de la peau, adhérence variable des globules blancs aux parois de la plaie.

Les erreurs ainsi commises étant souvent plus grandes que les différences indiquées par M. Dupérié et par M. Cadet dans la leucocytose digestive, on conçoit combien il est difficile d'attribuer à ce symptôme une valeur diagnostique quelconque.

L'étude que nous venons de faire de l'état du sang de notre malade nous fournit donc des signes sérieux de présomption en faveur du cancer. Ce résultat, nous l'avons obtenu par le seul examen du sang. La plupart des signes cliniques, au contraire, ne nous donnent que des renseignements tout à fait insuffisants. Les troubles dyspeptiques sont tellement vagues qu'ils peuvent aussi bien appartenir à une gastrite chronique simple qu'à un ulcère ou à un cancer.

Le principal consiste en une sensation de tiraillements avec sialorrhée réflexe. Il ne s'agit pas ici des vomissements pituiteux de Lasègue, lesquels ont une certaine valeur pour le diagnostic du cancer, mais d'un phénomène qui peut se rencontrer dans toutes les gastropathies, lorsque le régime alimentaire n'est pas rigoureux. Il a, d'ailleurs, presque disparu depuis l'emploi du régime lacté.

L'absence de souffles anémiques se rapporte plutôt au cancer qu'à l'ulcère, mais la conservation de l'appétit, de l'embonpoint, d'un bon état général, malgré l'intensité de l'anémie, cadre mieux avec l'hypothèse d'un ulcère chronique.

L'examen des urines montre de l'azoturie plutôt que de l'hypoazoturie, ce qui plaide peu en faveur du cancer.

Il a été fait deux analyses des urines :

Le 13 février = vol., 1 200 c.c. Couleur jaune pâle, odeur ammoniacale, aspect trouble, dépôt blanc (phosphate ammoniaco-magnésien), densité = 1201, réaction alcaline.

	Pour le litre.	Pour les 24 heures
Chlorures (NaCl)	7,80	9,36
Phosphates (Ph^2O^5)	1,62	1,94
Urée	18,91	22,69
Acide urique	0,46	0,55

Albumine, glycose, mucine, peptones, pigments biliaires, indican, urobiline = 0.

A ce moment, le malade mangeait peu. Après un régime lacté mixte plus substantiel, on trouve le 18 février :

Vol. 3200, couleur jaune pâle, odeur ammoniacale, aspect louche, dépôt blanc (phosphate ammoniaco-magnésien), densité = 1,010, réaction alcaline.

	Pour le litre.	Pour les 24 heures.
Chlorures	5,20	16,64
Phosphate	0,75	2,41
Urée	10,08	32,25

Acide urique = impondérable.
Albumine, mucine, peptones, glycose = 0.
Pigments biliaires, indican, urobiline = 0.

Il était bien indiqué, dans un cas de ce genre, de pratiquer un examen chimique du suc stomacal.

Les cliniciens qui mettent en doute la haute valeur de cet examen ne connaissent pas encore suffisamment les remarquables résultats qu'on en peut tirer. En l'absence d'hématémèse, on ne doit pas hésiter à passer la sonde. L'exploration doit porter sur trois points principaux : recherche du liquide à jeun et analyse de ce liquide ; analyse du suc stomacal extrait aux différents moments de la digestion ; détermination de la place et des dimensions de l'estomac par l'insufflation, mode d'exploration qui renseigne en même temps sur l'état continent ou non du pylore.

Dans un cas analogue, qui a fait l'objet d'une de mes précédentes leçons, publiée par M. Parmentier, le tubage à jeun a donné immédiatement le diagnostic. On a trouvé, en effet, un liquide infect, rempli de débris alimentaires et de grains noirâtres (leçon précédente).

Ici le liquide à jeun est peu abondant, bilieux, sans caractère précis : il est dû à une régurgitation duodénale. Le lavage à l'eau pure n'entraîne pas de résidus alimentaires. Toutefois, la présence, dans le liquide extrait de l'estomac vide d'aliments, de quelques filets de sang pur indique l'existence probable d'une surface saignante.

Les résultats de l'exploration chimique sont les suivants :

Examen du 14 février :

Liquide à jeun, peu abondant, légèrement sanguinolent, muqueux, sans résidus alimentaires :

H = 0	T = 0,408	A = 0,040
C = 0,003	F = 0,405	α = 13,33

Il y a trop peu de liquide pour faire la recherche des acides gras.

Extraction une demi-heure après le repas d'épreuve :

Liquide peu abondant, mal émulsionné, renfermant du sang.

H = 0	T = 0,299	A = 0,032
C = 0,190	F = 0,109	α = 0,16

$$\frac{T}{F} = 2,79.$$

On n'a pas repris de liquide au bout d'une heure, le liquide extrait au bout d'une demi-heure renfermant un peu de sang.

Le liquide à jeun est exclusivement chlorurique, mais il est le siège d'une fermentation marquée, se traduisant par une valeur très élevée du coefficient α. Le liquide, extrait une demi-heure après le repas d'épreuve, renferme une forte proportion de chlore organique (C) ; il est cependant peu acide et les produits C sont tellement altérés que la valeur α ne s'élève qu'à 0,16. Ces divers caractères ont une importance incontestable.

Par l'insufflation, l'estomac reste plutôt petit ; le pylore ne se laisse pas forcer par les gaz ; il n'est pas insuffisant.

Ces différents renseignements me permettent d'affirmer que ce malade est atteint d'un cancer de l'estomac.

Si nous avions trouvé un liquide stomacal abondant, riche en produits fermentatatifs normaux (C et H), et un liquide résiduel chlorhydrique, les résultats de l'exploration gastrique n'auraient pas été significatifs.

Je dis *cancer* parce que la sécrétion gastrique est

pauvre, les produits C profondément altérés, et qu'enfin le liquide résiduel est exclusivement chlorurique et adultéré par des produits acides de fermentation.

Voilà donc un exemple très remarquable d'anémie symptomatique d'un cancer de l'estomac, je ne dirai pas latent, mais avec réduction au minimum des symptômes dyspeptiques. On ne trouve aucun signe objectif ou subjectif de cancer ; il n'y a pas de dénutrition ni de cachexie, on n'observe, en somme, qu'une anémie intense et un chimisme gastrique particulier.

Je propose d'appeler cette forme clinique de cancer, *forme anémique*. Cette dénomination me paraît plus exacte que celle de *cachexie sans tumeur*, nom sous lequel elle a été décrite par quelques auteurs.

C'est une forme intéressante à plus d'un titre, et, lorsqu'elle est précoce et reconnue, elle peut permettre d'intervenir utilement. Sans être fréquente, elle n'est pas très rare. Tantôt elle est passagère, l'évolution naturelle de la maladie amenant généralement au bout d'un certain temps d'autres signes plus grossiers ou plus communs, notamment l'apparition d'une tumeur accessible à la palpation. Ces signes peuvent tarder à se montrer pendant plusieurs mois alors que l'anémie est déjà prononcée. Dans certains cas ils font défaut jusqu'à la terminaison fatale ; le cancer reste latent et les malades semblent mourir d'anémie.

A propos de cette forme particulière de cancer, je désire vous exposer, d'une manière générale, ce que nous savons du mode de production de l'anémie cancéreuse. C'est un point sur lequel vous trouverez bien peu de renseignements dans les auteurs.

Les anémies chroniques ne peuvent être produites que par un petit nombre de processus.

a) Elles peuvent survenir à la suite de pertes de sang (anémie post-hémorragique chronique);

b) Elles peuvent être le résultat d'un arrêt ou d'une diminution dans la formation des éléments; c'est ce que j'ai appelé l'*anhématopoïèse.* Tel est le processus de l'anémie pernicieuse progressive;

c) Elles peuvent enfin résulter d'une déglobulisation par destruction, par usure précoce.

Dans le cancer, les pertes de sang peuvent prendre une part plus ou moins considérable à la production de l'anémie.

Il n'est pas nécessaire que ces pertes soient très abondantes, il suffit qu'elles soient répétées, qu'il y ait, par exemple, un suintement quotidien.

Notre malade n'a eu ni grandes ni petites hémorragies. Il n'y a pas de sang noir dans l'estomac. Le sang retiré par la sonde était rose, frais, dû au contact de la sonde. Jamais on n'a constaté de sang dans les garde-robes.

En admettant, malgré cela, l'existence d'un suintement sanguin, — un suintement très faible, pouvant, à la rigueur, échapper complètement, — je ne crois pas que ce genre de suintement puisse expliquer une anémie aussi précoce et aussi profonde.

Donc, dans le cas actuel, l'anémie n'est pas d'origine hémorragique. Peut-on l'expliquer par le processus de l'anhématopoïèse?

J'ai établi qu'un des caractères distinctifs du sang, dans l'anémie cancéreuse, était l'abondance des hématoblastes jusqu'à une époque voisine de la mort. A ce moment seulement les hématoblastes diminuent et l'on voit survenir en même temps quelques globules rouges à noyau, qui sont l'annonce d'une mort prochaine. C'est le contraire de ce qu'on observe dans l'anémie spontanée dite pernicieuse progressive. Dans cette maladie, en effet, j'ai reconnu une diminution plus ou moins grande dans la formation des éléments du sang; dès le début ou très hâtivement, le nombre des hématoblastes diminue; *il y a anhématopoièse.*

L'anémie du cancer n'est donc pas une anémie par arrêt dans la formation du sang.

Peut-elle provenir de l'insuffisance de la digestion gastrique, de l'apepsie plus ou moins absolue? Nous avons constamment dans notre service des apeptiques qui n'ont aucune anémie.

Certes, l'inanition du cancer, qu'il ne faut pas confondre avec l'apepsie, peut être un des facteurs de l'anémie, mais ce facteur ne peut être invoqué que chez les malades qui ne s'alimentent plus ou qui ne prennent qu'une quantité insignifiante d'aliments. Chez des malades atteints de sténose cancéreuse auxquels on a pratiqué la gastro-entérostomie j'ai vu le sang se réparer grâce à la reprise de l'alimentation. Voilà une preuve nette de l'influence exercée par l'inanisation.

Mais notre malade n'a pas de sténose stomacale, il se nourrit d'une manière convenable.

On ne peut donc invoquer chez lui, ni un arrêt dans la formation du sang, ni un trouble profond et ancien de la nutrition générale.

Reste la troisième hypothèse : celle de la déglobulisation par destruction.

Elle est devenue la seule acceptable, en procédant par voie d'élimination.

Le processus de cette destruction ne peut être qu'une

résorption, au niveau du cancer, de poisons destructeurs des hématies.

La résorption peut être plus ou moins précoce, plus ou moins active : d'où rapidité et intensité variables de l'anémie. En outre, il est probable que la nature même des substances toxiques peut varier d'un cas à l'autre.

L'anémie cancéreuse serait donc d'origine toxique, ou mieux toxi-infectieuse ; et si le cancer de l'estomac est un des plus anémiants, cela tient sans doute à ce que la tumeur, vite ulcérée, et envahie par des micro-organismes à cause de son siège spécial, est dans des conditions plus favorables que tout autre à la production de poisons destructeurs des hématies.

En résumé, les trois processus examinés peuvent prendre part à la production de l'anémie cancéreuse, mais, pour le cas actuel, on ne peut guère faire intervenir que le troisième.

Ce fait est extrêmement intéressant, au point de vue de la physiologie générale, car il montre que la toxémie peut, à elle seule, produire l'anémie.

L'hypothèse de l'infection est réelle, ce n'est pas une simple vue de l'esprit.

Un autre phénomène vient la souligner quelquefois, c'est l'apparition de la fièvre, symptôme qui n'est pas d'une rareté extrême.

Avant de terminer cette leçon, il me reste encore quelques questions importantes à résoudre.

Où siège le cancer? Y a-t-il lieu de tenter une intervention chirurgicale?

La tumeur n'a pas envahi le cardia, car il n'existe aucune dysphagie ; elle n'occupe pas la région pylorique ; on ne constate, en effet, aucun signe de rétention (résidus alimentaires à jeun, dilatation plus ou moins marquée), et, d'autre part, le pylore n'est pas insuffisant. C'est donc un cancer des faces ou des courbures, probablement une forme infiltrante, car on ne sent pas de tumeur, et l'estomac est plutôt petit que dilaté.

Ces conditions sont très mauvaises pour une intervention chirurgicale.

En l'absence de sténose, seule indication de la gastro-entérostomie, l'opération rationnelle est la résection du cancer. Malgré la gravité du cas, l'affection étant fatalement mortelle, et mortelle à assez brève échéance, mon devoir est de prévenir le malade qu'il y a une opération à tenter, et s'il consent à s'y soumettre, je l'enverrai en chirurgie.

Addendum. — Le malade a été opéré par M. Tuffier le 29 mars 1898. L'opération a consisté en une résection étendue de l'estomac. La portion réséquée était infiltrée de cancer, et ne mesurait pas moins sur la pièce (après macération dans le Müller) de 15 centimètres environ en tous sens. Le cancer, étendu en nappe, atteignait jusqu'à 1 cent. 1/4 d'épaisseur ; il était ulcéré sur une petite étendue.

Il s'agissait d'un épithélioma alvéolaire. Les suites opératoires ont été assez simples. Cependant, il s'est formé, vers le 1er avril, une fistule qui a donné issue à du pus et à des matières stercorales pendant quelques jours.

Je revois le malade le 6 mai. Il est resté anémique, mais il est dans un excellent état, digère bien, se montre très satisfait et a repris son travail.

M. W... est revenu nous voir, depuis, plusieurs fois. Il est encore actuellement dans un très bon état de santé, vingt-quatre mois après l'opération. La réparation du sang s'est faite lentement; mais elle est complète depuis la fin de l'année 1898. Le malade a un appétit normal, digère bien et ne se plaint d'aucune souffrance.

VINGT-HUITIÈME LEÇON

ANEMIES SYMPTOMATIQUES (SUITE).

Forme anémique du cancer de l'estomac

(*Suite et fin*) (1).

MESSIEURS,

Rien n'est plus instructif que de chercher à résoudre un problème clinique difficile. Il est d'ailleurs de notre devoir de nous appliquer à formuler un diagnostic, alors même qu'il ne pourrait en résulter aucune utilité pour le malade, et, à plus forte raison, lorsque de notre jugement peuvent découler des indications thérapeutiques importantes.

Le nouveau cas d'anémie que nous allons étudier mérite à ces divers égards de fixer notre attention.

Il s'agit d'une femme de soixante-trois ans, journalière, entrée le 11 février dernier (1899) au n° 11 *bis* de la salle Moïana pour une anémie profonde, compliquée d'ictère léger, déjà atténué.

Cette malade se sent faible et a maigri beaucoup depuis quelques mois. Elle se plaint de tiraillements d'estomac, de perte d'appétit et a du dégoût pour les aliments, particulièrement pour la viande. Elle n'a ni nausées, ni vomissements; elle n'éprouve que de légers

(1) Leçon du 25 février 1899, recueillie par M. Thiercelin, chef de clinique.

troubles digestifs, parmi lesquels le plus marqué est la constipation. La langue est bonne. Quand elle se lève, elle a du tournoiement de tête, mais elle n'a eu ni bourdonnements d'oreilles, ni lypothymies ; elle dort bien.

La coloration des téguments n'est pas la coloration jaune paille classique, car il y a des traces de subictère, il existe, en outre, un peu de cyanose des extrémités, mais pas d'œdème. Cependant il survient un peu de gonflement œdémateux au niveau des malléoles, quand la malade reste longtemps debout. Notons encore l'absence de toute perte de sang ; il n'y a eu ni hématémèse, ni melæna.

Le ventre est déformé : une hernie ombilicale épiploïque adhérente au sac, forme une saillie médiane, et les flancs sont proéminents et abaissés, tandis que la région épigastrique est déprimée ; il y a donc un certain degré de ptose viscérale.

Par la palpation on constate dans le flanc droit et au creux épigastrique une masse qui descend presque au niveau d'une ligne horizontale passant par l'ombilic, c'est le foie dont le bord est mousse et qui est hypertrophié, surtout dans la région du lobe droit; la malade n'a jamais eu de douleurs hépatiques, même au moment où l'ictère a apparu. La rate n'est pas augmentée de volume.

L'estomac n'est pas délimitable, il ne permet pas de produire du clapotage ; on ne sent pas d'accumulation de matières dans les intestins.

Rien à signaler au cœur, si ce n'est un léger claquement du second bruit ; dans les vaisseaux du cou on constate un léger murmure jugulaire intermittent provoqué par la pression du stéthoscope ; on ne sent pas de frémissement par la palpation.

L'appareil respiratoire paraît indemne. La vue est bonne et l'examen des yeux ne fournit que des renseignements négatifs. Les ganglions sont normaux, y compris les sus-claviculaires.

Les antécédents de la malade sont d'une grande banalité : ses parents sont morts âgés, elle-même a toujours eu une bonne santé. Réglée à seize ans, elle cessa de l'être à quarante-quatre ans. Elle eut deux enfants, dont l'un mourut à treize mois; l'autre est vivant et très bien portant. Comme maladies antérieures, elle eut une fluxion de poitrine il y a trente ans, et une bronchite intense il y a vingt ans; depuis lors elle tousse tous les hivers.

Veuve depuis dix ans, elle traîne une existence misérable, ne gagnant que 20 francs par mois. Elle n'a jamais fait d'excès de boissons, mais s'est très mal nourrie.

Le début de son affection semble remonter au mois de juin de l'année dernière (1898). Elle ressentit tout d'abord une grande fatigue, de l'accablement, puis l'appétit disparut et, depuis cette époque, elle éprouve une anorexie élective, un dégoût de la viande qui persiste actuellement.

Vers le milieu de décembre, à bout de forces, elle cesse son travail. A ce moment apparaissent des troubles digestifs plus accentués. Tous les trois ou quatre jours, elle a des vomissements pituiteux qui surviennent d'abord exclusivement le matin; au bout de quelque temps à ces pituites s'en ajoutent d'autres se montrant dans la journée et caractérisées par le rejet sans effort d'un liquide filant, muqueux, ayant un goût fétide. Elle n'a jamais eu de vomissements alimentaires ni sanguinolents.

En janvier, elle remarque que ses selles contiennent des membranes; c'est à ce moment qu'apparaît la teinte ictérique dont il reste actuellement des traces. Les matières n'ont jamais été décolorées.

L'urine est un peu colorée, très pauvre. Une analyse faite le 17 février indique, en effet, une acidité très faible, $4^{gr},50$ de chlorures, $2^{gr},63$ d'acide phosphorique, ce qui est normal, mais $9^{gr},45$ seulement d'urée, une quantité normale d'acide urique ; l'absence de pigments biliaires, mais la présence d'urobiline et d'indican en quantité notable.

On ne relève donc guère chez notre malade que des signes d'anémie, et quelques troubles digestifs. Je vous ai dit à diverses reprises que l'anémie qui paraît survenir spontanément à l'âge adulte ou chez les vieillards est tantôt symptomatique, tantôt, sinon essentielle, protopathique.

Dans quelle catégorie devons-nous ranger le cas actuel? Pour répondre à cette question, on doit considérer l'étiologie, les symptômes, l'état des organes, et tout particulièrement l'état du sang.

Les seules causes d'anémie qu'on puisse invoquer ici sont la misère et les privations. Mais ces causes sont banales et peuvent se rencontrer au seuil des anémies symptomatiques, aussi bien que dans tout autre forme. Les considérations étiologiques sont donc ici d'un bien faible secours.

Les symptômes se prêtent à des considérations plus importantes. Généralement dans l'anémie protopathique il y a des signes cardio-vasculaires plus ou moins intenses : palpitations, essoufflement, tendance aux syncopes, bourdonnements d'oreilles. Ces signes font presque absolument défaut chez notre malade.

De plus, dans les organes, on ne trouve pas de lésions. Le foie peut être un peu gros, mais il est rare qu'il soit très volumineux. Le subictère a été également noté dans l'anémie essentielle, mais il s'y montre d'une manière exceptionnelle.

Les troubles dyspeptiques ne font jamais défaut dans les anémies graves, mais sont variables. Dans le cas actuel on remarque un fait un peu spécial, c'est l'existence pendant un certain temps de vomissements pituiteux.

Les troubles morbides présentés par notre malade, tout en n'ayant pas de signification bien précise, font penser, en somme, à une anémie symptomatique plutôt qu'à une anémie pernicieuse progressive sans permettre, toutefois, de formuler nettement un diagnostic.

L'examen du sang, au contraire, va nous fournir des renseignements d'une réelle valeur.

Cet examen pratiqué par l'interne du service. M. Rosenthal, a donné les résultats suivants :

$$N = 1\,054\,000$$
$$R = 980\,000$$
$$G = 0{,}94$$
$$B = 4500$$

L'examen du sang sec montre une grande irrégularité dans la taille, dans la forme et dans la coloration des hématies, avec prédominance des formes géantes, et des modifications qualitatives des globules blancs : les polynucléaires sont moins nombreux qu'à l'état normal et ont un noyau très divisé, les mononucléaires sont très abondants, surtout les lymphocytes. Enfin on trouve quelques globules rouges à noyau.

Dans le sang pur, examiné dans la cellule à rigole, on constate que les piles de globules sont petites, formées de peu d'éléments, et l'on voit quelques globules mobiles pseudo-parasitaires.

Si l'on s'en tenait à cette étude, il ne serait pas possible de formuler un diagnostic, parce que tous ces caractères peuvent s'observer dans les anémies primitives aussi bien que dans les anémies secondaires. Il faut pratiquer un examen du sang plus complet; il faut voir notamment s'il y a de nombreux hématoblastes, et si la production du sérum est normale.

Le sang de notre malade renferme un nombre assez élevé d'hématoblastes; il se coagule d'une manière normale, et le caillot rétractile fournit un sérum abondant et légèrement coloré.

Cela me suffit pour rejeter l'hypothèse d'anémie pernicieuse progressive. Ce sang présente, en effet, tous les caractères de l'anémie extrême et ressemble, par suite, à celui de l'anémie pernicieuse progressive, mais il en diffère sur un point essentiel, l'absence d'anhématopoïèse, les hématoblastes étant en quantité notable, et la rétractilité du caillot étant intacte.

Il s'agit donc d'une anémie organopathique, mais le diagnostic n'est pas encore complet; il nous reste des difficultés à vaincre.

A l'âge de notre malade, la maladie déglobulisante par excellence, la plus capable de produire cet état du sang, est l'anémie cancéreuse, mais elle n'est pas la seule. Certains états dyspeptiques, presque toujours accompagnés d'hypertrophie du foie, peuvent donner lieu à une anémie semblable. Ces faits n'ont pas été décrits par les auteurs; ils ont été confondus jusqu'à présent avec l'anémie dite essentielle progressive, et, de fait, on ne peut les en distinguer qu'à l'aide de l'examen du sang. Cette distinction est cependant fort intéressante, car ils sont susceptibles de guérir, tandis que la vraie anémie protopathique est probablement toujours mortelle. Je réserve à ces cas le nom d'anémie extrême deutéropathique, non cancéreuse. Nous avons déjà eu l'occasion d'étudier ensemble plusieurs faits de ce genre dans des leçons antérieures. Je désire vous en rapporter un nouveau que j'ai observé en ville, il y a environ un an.

Je dois les notes qui vont me servir à vous en donner un court résumé à l'obligeance de M. le Dr G. Lion.

Il s'agit d'une dame américaine, âgée d'environ cinquante-cinq ans, qui m'a été adressée par mon collègue, le professeur Berger, en avril 1898. A cette époque elle était dans un état d'anémie extrême, survenu sans autre cause appréciable que du surmenage physique et l'usage habituel d'un régime alimentaire un peu bizarre.

Cette personne, malgré son âge, faisait abus de la bicyclette, et se livrait à des excès de table; elle se fatiguait l'estomac en prenant surtout en dehors des repas des boissons glacées, des pâtisseries et des bonbons. Les premiers symptômes de la maladie remontaient au commencement de l'année et avaient consisté en une sensation de fatigue, en essoufflement pendant la marche, accompagné de palpitations. En même temps était survenue assez rapidement une décoloration progressive et prononcée de la peau et des muqueuses.

Les phénomènes cardiaques étant très développés, on diagnostiqua en Amérique une affection du cœur et la malade fut envoyée en France auprès d'une de ses filles.

Arrivée à Paris, on lui donne le conseil d'aller passer quelque temps dans le midi dans une station des bords de la Méditerrannée. Elle y séjourne six à huit semaines et revient à Paris dans un état alarmant. Les médecins consultés diagnostiquent un cancer du foie et portent un pronostic fatal.

Au moment où je la vois, elle est dans un état d'anémie considérable, d'une pâleur cadavérique. Bien qu'elle prétende avoir beaucoup maigri, elle présente un certain embonpoint. Elle se plaint d'une fatigue extrême et, cependant, elle se lève un peu chaque jour pour faire une promenade en voiture. Les jambes sont le siège d'un œdème élastique, remontant jusqu'aux cuisses.

Il existe des bourdonnements d'oreilles qui sont assez pénibles. L'appétit fait défaut; les digestions s'accompagnent de pesanteur d'estomac. La constipation est habituelle. L'examen me permet de constater un certain nombre de signes importants.

La langue est nette. L'abdomen est déformé, flasque, tombant. L'estomac paraît grand ou abaissé; il renferme peu de liquide. Le foie semble énorme; il descend jusqu'à un ou deux travers de doigt au-dessous de l'ombilic, mais la limite supérieure en est abaissée : l'organe est certainement ptosé. La surface en est lisse, le bord tranchant et souple, la consistance normale. La rate n'est pas hypertrophiée.

Du côté du cœur, on constate que les battements sont réguliers, qu'il n'existe pas d'augmentation de volume. Dans toute la région précordiale on entend un souffle systolique énorme, dont le maximum semble siéger au niveau de l'artère pulmonaire, mais qui s'entend d'un côté jusqu'au niveau de la clavicule gauche, de l'autre, jusque dans l'aisselle. On sent sur le trajet de la jugulaire un frémissement cataire, correspondant à un souffle continu avec renforcements.

L'auscultation des poumons ne révèle rien de particulier. Les urines sont faibles et ne contiennent ni sucre, ni albumine.

Cette dame n'a jamais été malade; elle a un fils et une fille bien portants et une autre fille mariée, dont la santé est troublée par des accidents dyspeptiques et nerveux.

L'examen du sang a été fait à diverses reprises par M. G. Lion.

Le 6 avril, la numération fournit les résultats suivants :

N = 990 000
R = 997 300
G = 1,007
B = 2604

Dans le sérum artificiel (liquide A). on remarque une grande diversité dans les dimensions des globules rouges, qui sont très petits ou très grands et présentent toutes les variétés intermédiaires aux types extrêmes. Les grands éléments paraissent plus nombreux que les petits. Les déformations globulaires sont très accentuées.

Dans le sang pur, examiné dans la cellule à rigole, les globules rouges sont disposés par petites piles; ils offrent les mêmes caractères que dans le sérum sous le rapport du volume et de la forme. On ne voit que de rares hématoblastes; les globules blancs sont peu nombreux. Il ne se forme pas de réticulum fibrineux visible. La préparation est parcourue par des pseudo-parasites; quelques-uns proviennent de prolongements détachés des globules rouges et simulent des bacilles mobiles.

Le sang sec ne laisse apercevoir qu'un petit nombre

d'hématoblastes ; on y trouve quelques rares globules rouges à noyau (1 seul dans toute une préparation).

Le sang se coagule normalement ; le caillot se rétracte bien et laisse transsuder un sérum clair, assez abondant, ne renfermant ni urobiline, ni pigment biliaire.

Comme traitement, je prescrivis le repos complet, un régime sévère, composé de képhir et de viande crue, du protoxalate de fer dont la digestion fut facilitée par l'administration, une demi-heure après les repas, de solution chlorhydrique.

Plus tard, je fis porter à la malade une ceinture hypogastrique et lui fis masser l'abdomen. L'amélioration fut très rapide.

Le 29 avril, M. G. Lion obtenait :

N = 1 426 000
R = 1 415 280
G = 0,99 à 1
B = 5 680

Il existait des amas d'hématoblastes.

Le 6 juin, la réparation du sang était plus avancée encore, ainsi qu'en témoignent les chiffres suivants :

N = 2 325 000
R = 2 548 750
G = 1,09
B = 2 170

L'œdème avait disparu, les téguments avaient repris une teinte rosée, les forces et l'appétit étaient revenus.

Le foie était resté abaissé, mais avait diminué de volume ; il n'atteignait pas l'ombilic. Enfin les signes cardio-vasculaires étaient fort atténués.

Peu de temps après, la malade se sent si bien qu'il est impossible de la retenir. Elle court les magasins et les théâtres et mange de tout, sans vouloir entendre parler de régime.

Bientôt elle retourne en Amérique et écrit qu'elle est guérie.

Dans ce cas, l'examen du sang me permit de rejeter le diagnostic d'anémie pernicieuse progressive, puis j'éliminai le cancer en raison des signes cardio-vasculaires très intenses qu'on ne trouve pas dans cette maladie. La malade a d'ailleurs parfaitement guéri par le traitement de l'anémie et cette guérison s'est maintenue depuis deux ans.

En face d'un cas d'anémie extrême de l'adulte, on n'est donc pas autorisé à limiter la discussion à l'anémie pernicieuse progressive et au cancer latent, il faut encore tenir compte des anémies graves, organopathiques, curables.

Le diagnostic est délicat puisque certaines anémies deutéropathiques, ainsi que le montre si bien l'observation de cette dame américaine, tout en pouvant guérir, ressemblent sémiologiquement d'une manière remarquable à la forme anémique du cancer de l'estomac.

Peut-on trouver dans les caractères anatomo-pathologiques du sang des particularités permettant de faire ce diagnostic? Vous savez déjà que dans l'anémie cancéreuse les altérations des globules rouges sont les mêmes que dans les autres anémies symptomatiques. Il nous reste à examiner si les modifications du côté des globules blancs présentent des particularités utilisables pour le diagnostic.

Il y a quelques années, j'ai appelé l'attention sur l'augmentation du nombre des globules blancs dans la carcinose, sur la *leucocytose cancéreuse*. Ce fait intéressant, quand il est bien accentué et tout à fait indépendant d'une phlegmasie infectieuse, présente une grande valeur. Mais lorsqu'il fait défaut, comme chez notre malade, on n'est pas en droit de repousser l'hypothèse de cancer, les épithéliomas à développement lent pouvant évoluer sans produire une leucocytose notable.

Vous avez vu, d'autre part, que les globules blancs subissent dans l'anémie cancéreuse des modifications qualitatives. Le fait le plus saillant, sous ce rapport, consiste dans une augmentation relative et parfois absolue des deux variétés de mononucléaires.

Souvent ces éléments se présentent sous des formes un peu anormales, constituées principalement par une hypertrophie de quelques-uns d'entre eux (pl. II, fig. 3).

Les grands mononucléaires clairs de la variété I peuvent avoir un noyau très volumineux, quelquefois divisé et un protoplasma un peu granuleux, mais non chargé de grains neutrophiles comme les myélocytes de la leucémie. Les lymphocytes (mononucléaires de la variété II) peuvent acquérir aussi un très grand volume.

Ajoutons encore que, dans l'anémie cancéreuse, on peut rencontrer une surcharge granuleuse des polynucléaires; que les éosinophiles font défaut ou deviennent rares, tandis qu'il est habituel de voir quelques globules blancs à grosses granulations basophiles (*Mastzellen*) et vous aurez ainsi une idée des altérations morphologiques des globules blancs dans le cancer.

Ces particularités sont peut-être plus constantes et plus accusées dans le cancer que dans les anémies ordinaires, mais elles ne sont pas pathognomoniques; rappelez-vous que semblables faits anatomiques peuvent se retrouver dans toutes les anémies intenses, qu'elles soient protopathiques ou symptomatiques.

Pour en revenir à notre malade, l'hypothèse de l'anémie cancéreuse nous paraît être la plus probable. Elle ne s'appuie pas seulement sur des faits négatifs, mais aussi sur certains signes positifs. Le foie est gros, avons-nous dit, et déformé ; on pourrait donc tout d'abord penser à la présence d'un cancer du foie. Le cancer primitif de cet organe doit être éliminé, car si le foie est gros, il n'est ni induré, ni douloureux, et, de plus, il n'a pas sensiblement augmenté de volume depuis l'entrée de la malade. Or, vous savez avec quelle rapidité le foie s'hypertrophie dans le cancer primitif. S'il existait un cancer du foie, ce ne pourrait être qu'un cancer secondaire, caractérisé par la présence de nodules qui ne seraient pas accessibles au toucher. Reste la question du cancer de l'estomac. Pour trancher cette question, il est de la plus haute importance d'avoir l'examen du suc gastrique.

Le diagnostic du cancer de l'estomac est loin d'être facile, surtout en l'absence de tumeur, et on n'y arrive qu'en ne négligeant aucun des procédés d'exploration. Malheureusement notre malade a été incapable de prendre le repas d'épreuve. Elle a pu avaler le tube hier matin, et elle a rendu, par régurgitation, un peu de liquide spumeux verdâtre, sans résidus alimentaires, liquide très peu acide contenant des traces de bile et n'ayant pas de signification précise. Voilà donc un renseignement important qui nous fait défaut. Nous sommes là dans des conditions qui se présentent assez fréquemment en ville, soit que les malades refusent de se prêter à l'examen du suc stomacal, soit qu'ils ne peuvent plus prendre le repas d'épreuve. Nous ne pouvons donc nous appuyer ici que sur la nature des troubles dyspeptiques et sur la marche de la maladie : existence de pituites sur la valeur desquelles Lasègue a beaucoup insisté, anorexie élective pour la viande. Ajoutons encore que l'ictère pourrait s'expliquer, dans l'hypothèse du cancer, par la compression des voies biliaires par des ganglions.

En résumé, malgré toutes les difficultés que nous rencontrons dans le cas présent pour établir un diagnostic, nous sommes très vraisemblablement en présence d'un nouvel exemple de la forme anémique du cancer de l'estomac, forme qui n'est pas très rare après cinquante ans. Vous remarquerez que si la malade était entrée dans le service avant d'être tombée dans cet état d'affaiblissement extrême où nous la voyons aujourd'hui, l'exploration gastrique nous aurait probablement donné le mot de l'énigme, comme pour d'autres malades que je vous ai antérieurement présentés (1).

(1) La malade, de retour chez elle, a succombé environ un mois après cette leçon.

VINGT-NEUVIÈME LEÇON

ANÉMIES SYMPTOMATIQUES (SUITE).

De l'ictère infectieux chronique splénomégalique (1).

MESSIEURS,

L'histoire de l'ictère chronique est encore imparfaitement élucidée. Nous ne connaissons bien que l'ictère chronique par oblitération du cholédoque : obstruction par calcul ou compression par tumeur, par brides, etc. Nous savons également que, dans la cirrhose hypertrophique biliaire, il existe un ictère souvent très persistant. Mais, à côté de ces variétés, il en est d'autres encore peu connues.

Parmi celles-ci, je vous signalerai l'ictère chronique de certains dyspeptiques, ictère très particulier, qui se traduit par une coloration jaune chamois des téguments, et notamment de la paume des mains. Cet ictère a comme caractère spécial l'absence de pigment biliaire dans les urines, alors que le sérum sanguin donne nettement la réaction de Gmelin. J'en ai observé plusieurs exemples et récemment j'en ai présenté un cas à la Société médicale des Hôpitaux (2). La coloration

(1) Leçons des 22 et 29 janvier 1898, recueillies par M. Ghika, interne des hôpitaux, et publiées in *Presse medicale*, 9 mars 1898.

(2) G. HAYEM, Coloration spéciale des téguments chez certains dyspeptiques. Ictère sans pigments biliaires ni urobiline dans les urines (*Société méd. des Hôp.*, 14 mai 1897 et 23 mars 1899).

ictérique assez intense était généralisée et, cependant, l'urine ne renfermait aucun pigment biliaire.

Aujourd'hui, je désire aborder l'étude d'une autre variété d'ictère chronique ayant peut-être, comme la précédente, des rapports avec le mauvais état des voies digestives, mais en différant à plus d'un titre, et constituant, je pense, une espèce à part bien caractérisée.

Le moment me semble opportun pour étudier cette affection, car nous avons dans nos salles deux malades qui en sont atteints ; je pourrai, en outre, vous en présenter deux autres cas parmi nos malades de la ville.

Des deux malades qui sont encore dans notre service, l'un est précisément celui qui, le premier, a attiré mon attention sur ce sujet, l'autre est nouveau, et l'interprétation de son cas eût été impossible ou du moins fort difficile sans les éclaircissements que nous avons pu tirer des faits analogues antérieurement observés.

Nous allons d'abord faire connaissance avec mon plus ancien malade.

Le nommé Mon..., couché au n° 30 *bis* de la salle Bazin, est âgé de trente-huit ans et marchand des quatre saisons. Je l'ai soigné, pour la première fois, en 1886. Depuis cette époque, je l'ai revu à maintes reprises et l'ai déjà présenté à l'une de mes leçons. Je résumerai son observation, très longue, mais fort intéressante.

Ses antécédents de famille n'offrent rien de particulier. Né à Paris, il a été élevé à Constantine où il a séjourné depuis l'âge de deux mois jusqu'à l'âge de dix ans. Il est revenu à Paris en 1870 et y est resté depuis cette époque.

Il a été atteint d'un grand nombre de maladies. Dans

sa première enfance, il a eu des maux d'yeux ; à six ans, la rougeole ; à six et à huit ans, une entérite. Pendant son séjour en Algérie, il n'a pas eu de malaria, mais, après son retour, comme cela se voit parfois, il a été pris de fièvre intermittente à trois reprises différentes, à douze ans (1878), à quinze ans (1875) et à dix-huit ans (1878). Ces accès ont été plusieurs fois accompagnés de diarrhée dysentériforme ; ce n'était pas la dysenterie vraie des pays chauds, mais la diarrhée est restée chronique.

En 1879, le malade a eu la fièvre typhoïde. Dans la convalescence de cette maladie, il est devenu, pour la première fois, ictérique, *sans crises douloureuses* ; à partir de cette époque, c'est-à-dire depuis dix-neuf ans, l'ictère a été persistant.

Lorsque je l'ai vu pour la première fois, en 1886, il présentait un subictère assez marqué. Les selles abondantes, liquides, diarrhéiques, étaient colorées, souvent bilieuses ; les urines contenaient exclusivement de l'urobiline ; le sérum sanguin, teinté en jaune, donnait la réaction de Gmelin. Il existait un peu de tuméfaction du foie, une hypertrophie plus marquée de la rate, et enfin une forte anémie.

Depuis lors, le malade est resté sensiblement dans le même état, mais il a eu, à diverses reprises, des poussées d'ictère biliphéique plus ou moins intenses, plus ou moins prolongées.

La diarrhée a fini par disparaître en 1894-1895, pour être remplacée par de la constipation. Les plus fortes poussées d'ictère se sont accompagnées de tuméfaction du foie et d'hypertrophie marquée de la rate. Après ces paroxysmes, le foie reprenait un volume normal, mais la rate s'hypertrophiait peu à peu et, en même temps, s'indurait d'une façon manifeste. Une seule fois pendant l'une de ces crises. le malade a éprouvé quelques douleurs dans la région hépatique. Une seule fois également, les garde-robes ont été décolorées, mais d'une manière toute passagère.

A aucun moment je n'ai observé de fièvre, sauf à l'occasion d'une amygdalite aiguë. Jamais le malade n'a eu de signes nets de coliques hépatiques ni de tuméfaction de la vésicule biliaire.

Nous avons pratiqué, à plusieurs reprises, l'examen du suc gastrique, et chaque fois nous avons trouvé une hyperpepsie modérée.

Entre temps, est survenue une otite gauche suppurée. L'écoulement a persisté pendant près de dix ans et déterminé une surdité assez marquée. Depuis cinq ans, la surdité existe également à droite, mais elle n'est pas absolue.

Nous allons examiner le malade devant vous et nous rendre compte de l'état dans lequel il se trouve actuellement.

Bien que son affection date de dix-neuf ans, sa santé générale est relativement bien conservée.

C'est un homme qui présente tous les caractères de l'infantilisme ; il est de petite taille, d'aspect un peu chétif, amaigri, mais non cachectique, non œdématié.

Les téguments et les muqueuses ont une teinte légèrement subictérique : la coloration est surtout marquée aux conjonctives. Les muqueuses sont décolorées; on trouve, d'ailleurs, tous les signes d'une anémie chronique, anémie du troisième degré avec altérations chlorotiques du sang, comme cela a lieu dans toutes les anémies de longue durée.

Le malade n'a jamais eu de grandes crises douloureuses, n'a jamais souffert de l'estomac ; cependant, le mois dernier, il a éprouvé quelques malaises gastriques, une sensation de plénitude et de pesanteur. Il venait de manger à contre-cœur et a dû se faire vomir. Le rein droit est légèrement abaissé, ce qui est fréquent en cas de gastropathie ancienne, accompagnée d'un certain degré de dilatation de l'estomac et de poussées congestives du côté du foie.

Actuellement, le foie ne déborde les fausses côtes que de trois ou quatre centimètres au plus. Il est lisse, souple, non résistant, non induré.

La rate, au contraire, est fortement hypertrophiée. A plusieurs reprises, nous avons observé, dans la région splénique, une tuméfaction visible à la simple inspection. Aujourd'hui encore, loin de toute poussée d'ictère, la rate fait une saillie très nette, surtout quand le malade est dans le décubitus latéral droit. Elle est volumineuse et mesure 15 centimètres en hauteur, sur 10 à 12 en largeur. Elle est devenue *scléreuse*, dure, ligneuse, je le répète encore, bien que le foie soit resté souple et lisse.

A certains moments, le malade a présenté quelques signes de bronchite , et nous avons craint l'éclosion de la tuberculose. Il n'en a rien été : jamais on n'a trouvé de bacilles dans les crachats, et, actuellement, on ne constate aucune lésion pulmonaire, sauf quelques râles muqueux aux deux bases. Au cœur, on trouve un souffle mésosystolique, sus-apexien, souffle doux ne se propageant pas vers l'aisselle. Ce souffle, je l'ai toujours entendu ; il coexistait avec un frémissement cataire, léger, de la jugulaire droite, mais ce frémissement a disparu aujourd'hui.

Le malade se sent moins fatigué, moins déprimé

depuis qu'il n'a plus de diarrhée. Il a de petites hémorroïdes qui saignent de temps en temps.

La peau présente quelques lésions de grattage : le malade, en effet, a des démangeaisons, comme dans presque tous les cas d'ictère chronique. Ces démangeaisons ont été beaucoup plus violentes au moment des crises paroxystiques.

Les urines sont très urobiliques, non albumineuses, et ne donnent pas la réaction de Gmelin. Cette réaction se produit, au contraire, avec une grande netteté dans le sérum sanguin.

J'ai observé en ville, il y a cinq ans, un malade présentant des symptômes fort analogues : ictère chronique avec grosse rate, foie légèrement hypertrophié. Je ne l'ai pas revu depuis lors et ne sais ce qu'il est devenu ; je laisserai donc de côté son histoire, pour passer immédiatement à ma seconde observation.

Il s'agit d'une jeune femme de vingt-quatre ans, Mme O..., blanchisseuse, que je connais également depuis assez longtemps. Elle a quitté notre service le 6 décembre dernier.

Ses antécédents héréditaires sont sans intérêt. Elle a eu, dans son enfance, la coqueluche et la rougeole.

Comme notre premier malade, elle est infantile. Elle n'a jamais été réglée. L'utérus est petit, les seins peu développés. Elle est mariée, mais n'a jamais eu d'enfants.

Je l'ai vue pour la première fois en janvier 1896, et, depuis, elle est revenue au moins quatre fois dans notre service. Elle a fait également l'objet d'une de mes leçons cliniques.

En janvier 1896, elle présentait, depuis un temps indéterminé, du subictère chronique et des crises douloureuses plus ou moins intenses et persistantes. Les douleurs avaient un siège variable, mais toujours sus-ombilical, tantôt épigastrique, tantôt splénique, d'autres fois hépatique. A certains moments, elles ont été assez violentes pour faire songer à la colique hépatique. Mais l'ictère a toujours présenté les caractères de l'ictère dit hémaphéique. Les garde-robes n'étaient pas décolorées. La rate était un peu volumineuse et douloureuse. Enfin, il existait tous les signes d'une chlorose intense avec anémie du troisième degré, anémie beaucoup plus accentuée qu'elle ne l'est ordinairement dans la chlorose des jeunes filles aménorréiques. Chez celles-ci, en effet, la chlorose ressemble à celle des garçons, en ce sens qu'elle s'accompagne d'anémie modérée ne dépassant pas le deuxième degré. Depuis cette époque, la malade est restée dyspeptique. Sujette par moments à de la diarrhée, elle est habituellement constipée; ses digestions sont parfois douloureuses.

L'ictère ou plutôt le subictère a persisté, et nous sommes persuadé qu'il était déjà ancien lorsque la malade s'est présentée à nous pour la première fois, car, après la disparition de cette première poussée aiguë, bien qu'il existât encore du subictère, la malade s'est crue à tort guérie, et nous a affirmé être revenue à son état normal.

A plusieurs reprises, surtout à l'occasion de fatigues, elle a eu de nouvelles crises douloureuses, avec irradiations dans le dos et vomissements plus ou moins abondants. Chacune de ces crises a été accompagnée d'une poussée d'ictère; deux fois seulement celui-ci a pris, pendant un temps très court, les caractères dits biliphéiques, dus au passage dans les urines de pigment donnant la réaction de Gmelin; une seule fois les garde-robes ont été décolorées, mais très passagèrement; dans les autres cas, au contraire, les selles sont restées liquides et bilieuses.

Dans les dernières crises, la rate est devenue plus grosse, plus dure et plus douloureuse et le foie a présenté une tuméfaction lisse, manifeste.

Le repos et le régime ont toujours fait diminuer les phénomènes abdominaux et amélioré l'anémie. Mais celle-ci n'a jamais disparu complètement, le subictère a persisté, la rate est restée grosse et dure, contrairement au foie qui, après chaque poussée, a repris peu à peu, un volume normal.

Nous n'avons jamais observé, chez cette malade, de signes nets de gravelle biliaire. J'ai fait tamiser plusieurs fois les garde-robes au moment des poussées douloureuses; on n'y a trouvé aucun calcul.

Toutes les crises que nous avons observées ont été apyrétiques; cependant, la malade prétend avoir eu, chez elle, de la fièvre à certains moments.

Nous avons fait pratiquer des examens du suc gastrique; comme chez Mon..., nous avons trouvé une hyperpepsie assez marquée.

Actuellement, cette malade n'est pas en état de crise, et cependant elle a une teinte subictérique assez prononcée. Elle est restée très anémiée, mais, loin d'être cachectique, elle présente un embonpoint marqué.

Elle souffre actuellement du côté gauche, plus que du côté droit. La douleur qui siège à la base du thorax et dans l'hypocondre gauche est continue; elle présente des paroxysmes qui durent une ou deux heures avec irradiations dans l'épaule gauche. La malade se plaint de cette douleur depuis plusieurs mois, et, en novembre dernier, lors de son dernier séjour dans notre service, nous avons constaté des signes de pleurite sèche à la base gauche. Ces signes ont disparu aujourd'hui.

Actuellement le foie ne déborde pas les fausses côtes. Il y a de la néphroptose droite. La rate se sent facilement. Elle est douloureuse au toucher, moins dure, moins saillante que chez notre premier malade, mais nettement hypertrophiée ; elle donne une matité de 10 à 12 centimètres en hauteur sur 12 à 15 en largeur. L'appétit est faible, les digestions un peu pénibles et douloureuses ; il existe, en ce moment, de la constipation ; les garde-robes ne sont pas décolorées. Les urines sont franchement urobiliques ; le sérum sanguin donne la réaction de Gmelin.

On constate tous les signes d'une chlorose intense : décoloration des téguments et des muqueuses, souffle anémique avec maximum à la base, frémissement cataire dans les jugulaires ; le corps thyroïde n'est pas hypertrophié.

Le troisième malade que je vais vous présenter est très analogue aux deux précédents. Il est venu tout récemment, de la campagne, se faire examiner dans notre service.

M..., âgé trente-cinq ans, paraît avoir des parents prédisposés aux affections hépatiques ; son grand-père maternel a eu du subictère chronique ; sa mère, encore vivante, mais dans un mauvais état de santé, a également du subictère depuis fort longtemps ; son père a eu des coliques hépatiques.

Lui-même s'est bien porté jusqu'à l'âge de quatorze ans. A cette époque, il a été atteint d'une maladie du tube digestif qui a été suivie de convulsions avec délire, perte de connaissance. Trois mois plus tard, ces troubles nerveux sont revenus, pour disparaître définitivement. De quelle affection s'agissait-il? Etait-ce de l'hystérie? Il nous est impossible de nous prononcer sur ce point.

C'est à l'âge de dix-huit ans que le malade est devenu ictérique. Depuis cette époque l'ictère a persisté et a présenté des paroxysmes intermittents, survenant principalement à l'occasion de fatigues, mais toujours sans douleurs et sans fièvre.

Malgré cet état, le malade a été jugé bon pour le service militaire. Il est resté quatre ans dans la cavalerie. A cheval, il ressentait des palpitations de cœur, de l'essoufflement, et, après chaque exercice un peu violent, l'ictère devenait un peu plus foncé. Il avait de fréquentes épistaxis.

A quatre reprises différentes, il a dû entrer à l'hôpital, et chaque fois, il y est resté trois mois. Lors de son dernier séjour, il a été pris de troubles gastro-intestinaux, de fièvre, d'épistaxis abondantes. On a porté le diagnostic de fièvre muqueuse ou d'embarras gastrique fébrile.

A la fin de son service militaire, il est entré au Val-de-Grâce pour une adénite de l'aine droite, adénite non suppurée, survenue sans maladie vénérienne, sans lésions visibles de la région anale ou des membres inférieurs.

Après un examen sommaire du sang, les médecins militaires ont porté le diagnostic de *leucémie à forme splénique*.

De ce diagnostic, nous ne retiendrons qu'un seul fait à savoir que, déjà à cette époque, *la rate était volumineuse*. Quant à l'hypothèse de la leucémie, nos constatations actuelles nous permettent de l'éliminer.

Depuis cette époque, l'état général est resté à peu près stationnaire.

Faiblement ictérique à certains moments, plus à d'autres, le malade n'a présenté, pendant ce long espace de temps, aucun symptôme nouveau. Il n'a eu que passagèrement des troubles gastriques, et n'a jamais constaté que ses matières fussent décolorées.

Depuis vingt ans, il s'est beaucoup médicamenté; l'été dernier, il a fait une cure à Vichy.

Tout récemment, comme Mme O..., il a ressenti quelques douleurs dans le flanc et dans l'hypochondre gauches, douleurs surtout marquées quand il se couche sur ce côté.

Malgré la longue durée de sa maladie, son état actuel est très satisfaisant.

Ainsi que vous pouvez le voir, c'est un homme fort robuste, mais manifestement anémié.

Il présente une coloration subictérique un peu plus marquée que celle de nos premiers malades.

Les ganglions inguinaux droits sont un peu plus volumineux que ceux du côté opposé: c'est un reliquat de l'ancienne adénite dont nous avons parlé plus haut.

Les digestions sont bonnes, ou, du moins, il n'existe aucun trouble subjectif de gastropathie.

Le foie est notablement hypertrophié; il mesure 18 centimètres sur la ligne mamelonnaire. Il est lisse, régulier, ferme, non induré. La vésicule biliaire n'est pas perceptible. On ne trouve aucun signe de périhépatite; pas de frottements péritonéaux.

La rate est douloureuse à la pression, résistante au doigt. Elle arrive presque à l'ombilic, et mesure 10 centimètres de haut sur 20 centimètres de large. Elle aurait été plus volumineuse avant le séjour du malade à Vichy.

On ne constate rien de suspect dans la poitrine. Très léger souffle anémique au cœur. Pas de frémissement cataire dans la jugulaire. Pas d'étourdissements ni de vertiges.

Les urines sont franchement urobiliques. Le sérum sanguin donne la réaction de Gmelin.

Il existe une anémie du deuxième degré, et, de plus, une leucocytose légère (10 000 globules blancs).

A ces trois premières observations, je crois pouvoir en ajouter une quatrième, mais avec moins de certitude.

Mme V..., âgée de cinquante ans, journalière, est entrée dans le service le 27 décembre 1897.

Son père est mort jeune de maladie inconnue ; sa mère est morte à quarante-cinq ans, d'une tumeur abdominale. Elle a deux frères et une sœur bien portants ; trois frères sont morts de maladies sans intérêt pour nous.

Elle-même s'est toujours bien portée. Elle s'est mariée deux fois, n'a pas eu d'enfants et a cessé d'être réglée à quarante-cinq ans. Elle n'est ni éthylique, ni syphilitique.

Le début de l'affection actuelle paraît avoir été brusque et remonte à dix ans ; mais la malade affirme que déjà, à cette époque, elle était un peu jaune.

Elle a été prise dans la journée, d'une douleur très

intense dans l'hypocondre droit, avec irradiations dans le dos, entre les deux épaules, puis de vomissements qui ont duré toute la nuit. La malade est entrée le matin à Saint-Antoine et presque aussitôt est survenue une hématémèse abondante, après laquelle les douleurs se sont calmées. Ces accidents ont été suivis de l'apparition d'un ictère très foncé, qui n'aurait été que l'exagération d'un ictère ancien chronique.

La malade, d'une intelligence peu développée, ne peut nous fournir d'autres renseignements. Toujours est-il qu'après trois semaines de régime lacté, elle a quitté l'hôpital en assez bon état et que depuis lors, elle n'a plus eu ni hématémèse, ni accès douloureux aussi violent. Elle est restée toutefois ictérique et, à intervalles éloignés, elle a ressenti des malaises durant deux ou trois jours avec quelques douleurs épigastriques et augmentation de l'ictère. Elle n'a jamais eu ni diarrhée, ni constipation.

Son état était donc sensiblement stationnaire, lorsque le 23 décembre 1897, survint dans l'après-midi, une nouvelle crise douloureuse très vive, à siège hépatique, sensiblement analogue à la première, accompagnée de vomissements bilieux, amers, très abondants, mais non sanglants. Ces douleurs ont duré toute la nuit, puis tout s'est calmé.

C'est à la suite de cet accès que la malade est entrée dans notre service.

A ce moment, 27 décembre, elle présentait du subictère plutôt que de l'ictère vrai. Les garde-robes n'étaient pas décolorées, les urines ne contenaient que de l'urobiline, le sérum donnait la réaction de Gmelin. Le foie était gros, la rate énorme, relativement beaucoup plus volumineuse que le foie. L'estomac était dilaté (la malade n'a pas voulu se laisser pratiquer une prise de suc stomacal). Il existait de plus une anémie très prononcée, arrivée au troisième degré.

Depuis lors, l'état est resté à peu près le même avec quelques variations légères dans l'intensité de l'ictère; mais le repos et le régime ont fait diminuer le volume de la rate.

Je ne puis vous présenter cette malade qui refuse absolument de se laisser examiner.

TRENTIÈME LEÇON

ANEMIES SYMPTOMATIQUES (SUITE).

De l'ictère infectieux chronique splénomégalique (*Suite et fin*).

MESSIEURS,

Il est impossible de ne pas être frappé de la ressemblance extrême qui existe entre les troubles morbides présentés par les quatre malades que nous avons étudiés ensemble dans la dernière leçon. Aussi, avant d'indiquer la place où nous croyons devoir ranger dans le cadre nosologique l'affection dont ces malades sont atteints, allons-nous comparer entre elles leurs observations.

Dans toutes les maladies chroniques, chaque cas, considéré isolément, présente des caractères un peu spéciaux. La clinique a pour objet de faire ressortir ces traits particuliers, mais elle doit aussi reconnaître les traits communs, elle doit savoir faire des groupements.

Or, les quatre malades que nous venons d'étudier, présentant un certain nombre de signes importants, communs, qui se retrouvent chez tous avec la même netteté, il est permis de dire qu'ils appartiennent à une même famille pathologique. Tous sont des ictériques à manifestations variables ; chez tous, l'ictère présente des exacerbations, des crises plus ou moins nettes, dans l'intervalle desquelles la teinte jaune s'atténue mais ne disparaît pas. Tous ont un ictère chronique à marche paroxystique.

Au moment des poussées subaiguës, l'ictère devient biliphéique, mais d'une intensité, qui tout en étant variable d'une crise à l'autre, et d'un malade à l'autre, reste en général modérée. La plus forte poussée d'ictère a été observée chez notre premier malade, M. M..., en 1896 ; elle a persisté plusieurs semaines, puis a fini par rétrocéder ; depuis un an il n'y a pas eu de nouvel accès.

Au cours de ces paroxysmes, les urines deviennent franchement ictériques pendant un temps variable, mais en général assez court ; elles donnent alors la réaction de Gmelin. Puis bientôt, après trois à dix jours, dans les cas où cela a pu être déterminé d'une façon précise, la réaction de l'urine devient hémaphéique. Enfin, un ou deux jours plus tard, l'urine ne contient plus que de l'urobiline, tandis que le sérum sanguin, pendant toute la durée de la crise et même après la crise, donne la réaction de Gmelin. En même temps, les garde-robes peuvent être passagèrement et plus ou moins complètement décolorées (par exemple, chez Mme O..., dans une de ses crises). Souvent au contraire, même avec une urine biliphéique, les selles restent bilieuses.

Dans l'intervalle des accès, on observe une diminution notable de la coloration ictérique, mais avec persistance d'un subictère plus ou moins accentué ; jamais la coloration des téguments ne redevient complètement normale, quelle que soit la durée de la maladie et alors même que les malades se croient complètement guéris. Pendant ces périodes de rémission, les urines sont urobiliques, parfois elles contiennent des pigments modifiés, mais jamais elles ne donnent la réaction de Gmelin, tandis que dans le sérum sanguin cette réaction persiste, plus ou moins intense, mais toujours nette.

Les selles restent colorées ; parfois elles sont foncées, bronzées, bilieuses, ou d'un brun roux, riches en urobiline.

Ces caractères de l'ictère sont fondamentaux, et se retrouvent chez nos quatre malades.

Chez tous également, en même temps que l'ictère, nous avons constaté, au moment des crises, de la *tuméfaction du foie* à un degré plus ou moins marqué, faible chez Mme O..., plus fort chez M. M... et chez notre dernière malade, mais toujours modéré. Le foie déborde les fausses côtes de trois travers de doigt au plus ; il n'arrive pas à l'ombilic. Il est *gros*, *lisse*, *non déformé* ; la consistance n'en est pas augmentée ; il reste souple : n'est ni dur, ni granuleux. Jamais l'hypertrophie n'en a été suffisante pour amener la déformation du thorax ou de l'abdomen. L'organe subit des variations incessantes comme dans certaines gastropathies ; c'est un foie en *accordéon*, suivant la comparaison imagée de Hanot.

C'est ainsi que chez M. Mon... et Mme O..., le foie n'est gros qu'au moment des poussées ictériques. Il est alors, chez cette dernière, un peu sensible à la pression, mais d'une façon toute passagère. Dans l'intervalle des crises, il se rétracte, et tantôt, comme chez Mme O..., il revient complétement au volume normal, tantôt il reste légèrement tuméfié. Jamais on n'a pu sentir la vésicule, jamais la région qui y correspond n'a été trouvée douloureuse à la pression ; et, cependant, chez deux de nos malades, Mme O... et Mlle V..., certaines crises auraient pu faire penser à l'existence de coliques hépatiques.

Bien plus caractéristique est l'état de la rate. Celle-ci est toujours hypertrophiée d'une façon notable, et cette hypertrophie est relativement beaucoup plus forte que celle du foie. Elle est, d'ailleurs, d'intensité variable: moyenne chez Mme O... et chez M. Mon..., plus marquée chez M. M... et Mme V... Elle est variable non seulement d'un individu à l'autre, mais chez le même individu.

Régulièrement plus forte au moment des poussées d'ictère, elle ne disparaît pas dans l'intervalle de ces poussées, et reste toujours très prédominante sur celle du foie. Celui-ci peut reprendre des dimensions normales (Mme O...), ou presque normales (M. M...), alors que la rate, même pendant les périodes d'accalmie avec subictère, reste *grosse*, *dure* et sert, en quelque sorte, de *signature à la maladie*. La *dureté*, en effet, est constante comme l'hypertrophie ; elle est uniforme et d'autant plus prononcée que la maladie est plus ancienne. Il y a un contraste évident entre la consistance presque ligneuse de la rate et la souplesse du foie.

Enfin, plus que celui-ci et plus souvent que lui, la rate est sensible à la pression au moment des crises. La sensibilité de cet organe peut même persister quelque temps après, comme par exemple chez Mme O...

Chez cette malade, au début de l'accès, la rate augmente brusquement de volume et devient douloureuse ; puis, lorsque l'accès est terminé, ces deux symptômes persistent pendant un certain temps.

En présence de lésions viscérales aussi importantes, on pourrait s'attendre à rencontrer des troubles marqués de la circulation abdominale. Il n'en est rien ; et, dans nos observations, il n'existait ni développement des veines sous-cutanées abdominales, ni tympanisme, ni ascite, ni hémorroïdes ; seul M. Mon... a, depuis peu, de petites hémorroïdes internes.

Les analogies que nous venons de relever, chez tous nos malades dans les caractères de l'ictère, dans l'état du foie et dans celui de la rate, nous les rencontrons encore dans les troubles de l'appareil digestif.

Tous ces malades sont des gastropathes de vieille date ; chez plusieurs d'entre eux les symptômes subjectifs sont nuls ou peu marqués, mais tous présentent des troubles objectifs.

Deux seulement, Mme O... et surtout M. Mon..., ont eu des troubles intestinaux ; chez ce dernier, il s'est produit, dans les premières années, une diarrhée chronique très tenace.

L'examen du chimisme stomacal a montré chez nos trois premiers malades (la quatrième s'est refusée à tout examen) une hyperpepsie plus ou moins intense, symptomatique d'une gastrite mixte.

Autre caractère, non moins important et non moins constant : chez tous nos malades, on trouve une *anémie chronique*, d'intensité variable, mais toujours très notable.

Le sang a été examiné à plusieurs reprises ; je me bornerai à vous rapporter quelques-uns des résultats obtenus.

M. Mon..., 22 février 1896 :

N = 2 604 000
R = 1 723 000
G = 0,68
B = 4 260

Anémie du troisième degré.

Mme O..., 1er juin 1896 :

N = 2 790 000
R = 1 662 000
G = 0,60
B = 4 650

Anémie du troisième degré.

M. M..., 30 décembre 1897 :

N = 3 397 000
R = 2 493 000
G = 0,73
B = 10 700

Anémie du deuxième degré, leucocytose légère.

Mme V..., 4 janvier 1898 :

N = 1 550 000
R = 1 255 000
G = 0,81
B = 7 800

Anémie du troisième degré.

Chez trois de nos malades (M. Mon..., Mme O..., et Mme V...,), il existe une anémie du troisième degré. Chez M. M..., l'anémie n'est que du deuxième degré.

L'anémie est certainement liée à la maladie dont nous nous occupons. Chez Mme O..., on pouvait croire à une chlorose intense, mais comme nous l'avons déjà dit, l'anémie chlorotique des aménorrhéiques n'est jamais aussi marquée ; d'autre part, le sang ne s'est pas réparé chez elle sous l'influence du repos, comme cela a lieu chez les vraies chlorotiques ; enfin l'anémie s'accroît d'une façon manifeste après chaque crise d'ictère. La chlorose ne suffit donc pas à l'expliquer. Pour M. M..., et surtout pour M. Mon..., l'origine de l'anémie n'est pas discutable. Une anémie survenant chez des hommes, avec des caractères d'intensité et de chronicité tels, ne peut être que symptomatique. Chez Mon., elle existait déjà en 1886, et il est probable qu'elle est également très ancienne chez M... Le malade nous dit, en effet, que pendant son service militaire, il avait constamment de l'essoufflement et des palpitations de cœur. Enfin, chez Mme V..., l'anémie présente également tous les caractères de l'anémie chronique symptomatique, et, chez elle, il n'existe aucune autre cause de déglobulisation.

La variété d'ictère que nous étudions est donc une maladie déglobulisante, et même fortement déglobulisante. Elle s'est accompagnée chez un de nos malades, M. M..., d'épistaxis assez abondantes.

La maladie a suivi chez tous nos malades une évolution un peu variable en apparence, mais au fond toujours la même. Elle s'est comportée comme une maladie *chronique*, traversée, à certains moments, par des *crises paroxystiques*.

Le premier symptôme, dont le début est impossible à préciser, a été l'ictère. Cet ictère, d'emblée chronique, a procédé par crises plus ou moins intenses, plus ou moins durables, douloureuses ou non, accompagnées chaque fois d'une augmentation de volume du foie et de la rate.

Quelques-unes de ces poussées paraissent avoir été légèrement fébriles; mais, le plus souvent, elles ont été apyrétiques. Toujours elles ont été accompagnées de troubles digestifs plus ou moins accusés.

Les intervalles qui les ont séparés ont eu une durée très variable. Chez deux de nos malades (Mme O... et

M. M...), la fatigue paraît en avoir facilité ou provoqué le retour.

Toutes les fois que nous avons pu nous en rendre compte (en particulier chez Mme O...), la crise s'est terminée par une polyurie abondante (de 800 centimètres cubes, l'urine est montée à 3 litres).

Bien que chez nos quatre malades l'ensemble des symptômes observés soit d'une grande uniformité, dans deux des cas (Mme O... et Mme V...), on remarque des particularités qui sont ou des coïncidences ou des complications. Pour Mme V..., les renseignements donnés, relativement à la crise d'il y a dix ans, sont trop peu précis, pour qu'on puisse en préciser la nature : la malade parle d'une violente gastralgie suivie d'hématémèse, de douleurs intenses rappelant la colique hépatique avec poussée d'ictère.

Quelle est la cause de cette hématémèse qui, d'ailleurs, ne s'est jamais renouvelée ?

Il nous est impossible de nous prononcer sur ce point.

Les crises douloureuses, beaucoup plus légères, qui se sont montrées dans la suite, ne peuvent que difficilement être considérées comme des coliques hépatiques. Nous n'avons pas trouvé de calcul dans les selles, mais cet examen n'a été fait qu'une seule fois.

De même, pour Mme O..., les douleurs qui ont accompagné certaines crises présentent de grandes analogies avec celles de la lithiase biliaire ; mais, souvent aussi, les phénomènes douloureux ont été plus marqués à gauche, dans la région splénique. Chez elle, l'examen des garde-robes a été pratiqué à plusieurs reprises; il a toujours donné un résultat négatif.

Les deux hommes n'ont jamais rien présenté de semblable, et, pourtant, les autres symptômes sont identiques. Cette légère dissemblance n'a donc pas grande valeur.

Pour terminer cette étude analytique, nous insisterons sur un dernier point, à savoir la *durée* longue, pour ainsi dire indéfinie de la maladie. L'absence de cachexie malgré l'anémie, le bon état de la nutrition générale, la conservation des forces et la possibilité, pour les malades, de vaquer à leurs occupations sont des traits importants et caractéristiques.

L'étude de ces faits, montre nettement qu'il existe une maladie particulière, caractérisée essentiellement par les phénomènes suivants : un *ictère chronique* d'une durée indéfinie, avec poussées paroxystiques passagères ; une *hypertrophie lisse et modérée du foie;* une *tuméfaction plus marquée de la rate avec sclérose progressive* ; des *troubles digestifs* et une *anémie* assez intense pouvant, à certains moments, atteindre un haut degré.

Après avoir légitimé le rapprochement de ces faits cliniques, nous allons maintenant chercher à les classer dans le cadre nosologique. Mais, d'ores et déjà, nous pouvons prévoir qu'il s'agit d'un type morbide très sensiblement différent de tous ceux qui ont été décrits jusqu'à présent.

En raison de la durée de la maladie et de l'absence de cachexie, nous pouvons éliminer toutes les *néoplasies* capables de provoquer un ictère chronique.

S'agit-il d'une forme particulière de *lithiase biliaire* ? Cette maladie est une cause assez fréquente d'ictère chronique. Deux de nos malades ont eu des crises douloureuses rappelant beaucoup celles de la gravelle biliaire, il n'est donc pas inutile de nous arrêter un moment à cette hypothèse; mais elle ne résiste pas à un examen sérieux. Nos deux autres malades n'ont jamais présenté aucun signe de lithiase, et pourtant, comme chez les deux autres, l'ictère a offert des caractères sensiblement différents de l'ictère par obstruction lithiasique.

Dans cette dernière affection, en effet, l'ictère est beaucoup plus foncé; c'est, de plus, un ictère biliphéique : les urines, comme le sérum sanguin, donnent la réaction de Gmelin. Les garde-robes sont décolorées, non d'une manière passagère, mais d'une façon persistante. La rate peut être grosse, mais non franchement hypertrophiée et scléreuse. Les troubles stomacaux sont plus accusés. Enfin, la nutrition générale est en souffrance, la cachexie arrive fatalement et la survie ne dépasse pas quatre à six ans.

Je crois donc que s'il existe, chez deux de mes malades, de la lithiase biliaire, celle-ci doit être considérée comme un épiphénomène. Elle n'en est qu'une des complications possibles.

Reste une hypothèse, plus séduisante en apparence, celle de la *cirrhose hypertrophique biliaire*. Le genre particulier d'ictère, la coïncidence de l'hypertrophie de la rate avec celle du foie, l'absence de circulation collatérale et d'ascite permettent d'y penser, mais là encore, les apparences sont trompeuses. La cirrhose hypertrophique biliaire est avant tout une *cirrhose*. Or, si, chez nos malades, il existe de la sclérose de la rate ou tout au moins de la périsplénite, on ne trouve chez aucun d'eux des signes de cirrhose hépatique.

Dans la cirrhose hypertrophique avec subictère, le foie peut être, au début, le siège de simples congestions passagères, mais bientôt il s'hypertrophie réellement, devient volumineux, saillant, dur, résistant au doigt; il déforme la base du thorax et de l'abdomen, et, s'il peut encore, au moment des poussées d'ictère, comme l'a montré M. Jaccoud, subir un accroissement de volume, il revient après ces paroxysmes à un état qui représente toujours une grande hypertrophie. La lésion en est dominante et prend constamment le pas sur celle de la rate, ce qui est précisément l'inverse de ce que nous observons ici.

Enfin, la maladie, tout en permettant une assez grande survie, altère assez rapidement la nutrition générale, et la mort survient après une durée moyenne de six à sept ans.

Nous sommes donc obligé de conclure que l'affection qui nous occupe diffère de toutes les maladies connues ou du moins décrites.

S'ensuit-il qu'elle soit sans rapport aucun avec les faits pathologiques déjà étudiés ? Je ne le crois pas. Il me semble, au contraire, qu'il n'est pas impossible de rapprocher cette variété d'ictère chronique des affections aiguës ou subaiguës désignées sous le nom d'*ictères infectieux bénins*.

Sous ce nom, on a décrit les ictères simples, et, entre autres, l'ictère catarrhal, paraissant dus à une auto-intoxication d'origine digestive ou à une infection ascendante, mais légère des voies biliaires. Il ne s'agit pas d'une maladie bien déterminée, d'une *espèce* nosologique bien précise, mais d'un *genre* comprenant de nombreuses *variétés*.

Dans d'autres cas, et non des moins sévères, après une crise nette, accompagnée de polyurie brusque, au moment où tout faisait prévoir la guérison, la fièvre et l'ictère reprennent, c'est la *forme à rechute*, décrite à tort sous le nom de *maladie de Weil*, puisque d'autres auteurs en avaient donné des descriptions avant lui. Dans cette variété un fait permet, d'après M. Mathieu, de prévoir la rechute, c'est la persistance du gonflement de la rate.

Supposez un ictère infectieux assez bénin pour ne pas être fébrile ; supposez que cet ictère soit un ictère à rechute, que le nombre des rechutes soit indéfini, et qu'entre les poussées aiguës il persiste à la fois de l'ictère et une grosse rate, indiquant la persistance de l'infection, vous aurez la maladie dont nous cherchons à préciser la nature.

Je vous propose de l'appeler « *ictère infectieux chronique splénomégalique, à poussées paroxystiques* ».

Pas plus que l'expression d'ictère infectieux (à rechute ou non), cette dénomination ne peut s'appliquer à une *espèce* déterminée. C'est un *genre* comme l'*ictère grave*, comme l'*endocardite infectieuse*, c'est-à-dire un complexus répondant à un certain genre de causes, causes infectieuses, probablement d'origine gastro-intestinale, mais dont les espèces peuvent être multiples. Cette conception, que j'ai formulée antérieurement, à propos de Mon... et de Mme O..., j'ai voulu l'étayer sur des recherches bactériologiques. J'ai donc fait pratiquer par M. Thiercelin, chef de mon laboratoire, des ponctions de la rate, moins dangereuses ici que dans les cas aigus.

Chez Mme O.., et Mme V... les résultats ont été négatifs, M. Thiercelin n'a pu ramener qu'une quantité insignifiante de sang : les cultures sont restées stériles. Mais chez une autre malade présentant un ictère infectieux, à rechute, survenu dans le cours d'une sixième grossesse et accompagné d'hypertrophie du foie et de développement considérable de la rate, le liquide extrait par ponction de ce dernier organe, renfermait des diplocoques encapsulés, se colorant par le Gram. Ensemencés sur bouillon et gélose, ces microbes n'ont pas poussé. Inoculés directement à la souris, ils l'ont tuée en moins de vingt-quatre heures, et dans le sang de cette souris on les a retrouvés à l'état de pureté.

Chez cette dernière malade l'ictère a fini par disparaître, ainsi que l'anémie qui était considérable ; le foie est resté un peu gros, mais souple, la rate sensiblement hypertrophiée, tout en ayant subi un retrait considérable. Il s'agissait de la forme subaiguë et curable de l'ictère infectieux (1).

Les cas chroniques, à durée indéfinie, dont nous nous occupons sont-ils dus au même microbe ? Il est impossible pour le moment de répondre à cette question (2).

Le *pronostic* d'un pareil état n'est certainement pas d'une gravité extrême, puisque chez Mon.... l'affection dure déjà depuis dix-neuf ans et que l'état général est

(1) C'est dans ce cas que notre chef de clinique, M. Thiercelin, a trouvé pour la première fois le microbe qu'il a fait connaître depuis sous le nom d'*entérocoque*.

(2) La maladie de Hanot étant probablement, d'après les recherches les plus récentes, de nature infectieuse, entre dans le groupe des ictères dont il est ici question. MM. Gilbert et Fournier ont même fait voir que, chez les enfants, cette maladie est remarquable par l'hypertrophie de la rate (*Soc. de biologie* et *Rev. mens. des maladies de l'enfance*, 1895).

Je n'en persiste pas moins à penser qu'il importe de distinguer cliniquement les ictères infectieux splénomégaliques de la maladie de Hanot. On voit qu'il en existe au moins deux formes, l'une passagère, curable, l'autre chronique, à durée indéfinie, mais d'un pronostic beaucoup moins grave que la cirrhose hypertrophique biliaire légitime.

encore excellent. Mais, il est à craindre que tôt ou tard surviennent de la cachexie et des troubles marqués de la nutrition. Le pronostic doit donc être réservé.

Le *traitement* ne peut être que symptomatique. Comme il est probable que l'infection est d'origine gastro-intestinale, il est rationnel de s'adresser avant tout à l'appareil digestif.

Le mieux est de s'en tenir à une hygiène rigoureuse, de soumettre les malades à un régime antidyspeptique sévère, de les mettre au lait pendant les crises, de soutenir les forces, de surveiller les émonctoires.

Tous mes malades avaient une gastrite parenchymateuse mixte. C'est l'état qu'on constate habituellement dans l'ictère dit catarrhal. Le duodénum participe à l'inflammation gastrique, et, de là, les lésions remontent dans les voies biliaires. J'ai donc soumis mes malades à des cures gastriques appropriées ; ils s'en sont bien trouvés.

TRENTE ET UNIÈME LEÇON

SUR LA PHLEGMATIA ALBA DOLENS ET LES COAGULATIONS SANGUINES INTRAVASCULAIRES (1).

Vous avez pu voir ces jours-ci, dans nos salles, deux cas de phlegmatia alba dolens, l'un chez une femme entrée le 19 mars 1895 à la salle Vulpian, l'autre chez un homme admis quelques jours plus tard au lit n° 7 de la salle Bazin.

La femme, âgée de trente-sept ans, n'accuse aucun antécédent morbide digne d'être noté. Elle a eu dix accouchements normaux et deux fausses couches. Son dernier accouchement remonte à un mois. Au moment de la délivrance elle fut prise d'une forte hémorragie et les jours suivants elle ressentit une douleur dans la fosse iliaque droite ; cependant, elle n'eut ni fièvre, ni lochies fétides. Environ trois semaines après l'accouchement, apparut un gonflement de la jambe droite, le mollet devint douloureux et la marche gênée.

La malade se décida alors à venir nous demander des soins. A son entrée dans le service, elle présentait tous les signes d'une phlegmatia alba dolens du membre inférieur droit : douleur sur le trajet de la veine fémorale, œdème, développement du réseau veineux superficiel, etc. Huit jours plus tard le membre inférieur gauche se prit à son tour. Malgré

(1) Leçon recueillie par M. R. Bensaude, interne du service et publiée in *Gazette des hôpitaux*, 27 juin 1895.

cette double phlegmatia, l'état général resta bon et le léger mouvement fébrile que la malade présentait au début disparut. L'examen minutieux des organes internes n'a révélé rien d'anormal ; cette femme est cependant encore très anémiée (anémie du deuxième degré sans augmentation des globules blancs).

Notre second malade, âgé de quarante-quatre ans, a été pris de signes de phlegmatia alba dolens dans des conditions bien particulières. Dans les premiers jours de mars, il ressentit un grand frisson. Deux ou trois jours plus tard survint une douleur dans la fosse iliaque gauche, puis une douleur au niveau de la cuisse, enfin huit jours avant son entrée à l'hôpital un gonflement œdémateux de la jambe. Actuellement, la phlegmatia s'est étendue à tout le membre inférieur gauche. Elle est accompagnée d'une légère élévation thermique et d'un état saburral, avec constipation. Les urines sont azoturiques et urobilinuriques, mais ne contiennent pas d'albumine. L'affection veineuse s'est donc développée dans le cours d'un état infectieux de nature indéterminée. Nous ne trouvons, dans les antécédents de cet homme, rien qui puisse expliquer l'apparition de la phlegmatia : pas de maladie infectieuse caractérisée, pas d'intoxication autre qu'un éthylisme léger.

Ces deux malades sont donc atteints de phlegmatia alba dolens. Vous n'ignorez pas que cette affection est due à l'oblitération des veines principales d'un membre ou d'une région par un caillot sanguin, un thrombus. Les recherches modernes tendent à attribuer cette thrombose à l'influence microbienne et à faire de la phlegmatia une phlébite infectieuse.

Chez l'homme, dont je viens de vous rapporter

l'histoire, la cause infectieuse est obscure. Chez la femme, au contraire, il est légitime de faire intervenir la septicémie puerpérale.

Vous trouverez ce côté de la question bien exposé dans vos livres et, en particulier, dans le travail de M. Vaquez, publié dans la clinique de la charité du professeur Potain.

Je veux, à ce propos, me placer au point de vue que j'ai étudié personnellement et vous présenter un court résumé de mes recherches sur la formation des concrétions intravasculaires.

Ces recherches sont presque essentiellement expérimentales. Elles m'ont amené à distinguer trois variétés de concrétions intravasculaires ;

1° *Les concrétions hématoblastiques ou par battage*, composées essentiellement d'hématoblastes arrêtés au niveau des points lésés des vaisseaux ;

2° *Les concrétions par stase ou par stagnation* résultant de la prise du sang en masse comme dans un vase ;

3° *Les concrétions par précipitation* qui se forment de toutes pièces dans le sang circulant et par un procédé qui rappelle de loin une précipitation d'ordre chimique.

Nous verrons, chemin faisant, dans quelles conditions pathologiques, chez l'homme, chacune de ces variétés peut être observée (1).

CONCRÉTIONS HÉMATOBLASTIQUES OU CAILLOTS PAR BATTAGE. — J'ai déjà eu l'occasion de vous en parler à propos de ma leçon sur le purpura. Ce sont les concrétions qui résultent de cette propriété particulière des

(1) On retrouvera dans cette leçon l'exposé d'expériences dont il a déjà été question dans la IVe. Je n'ai pas cru devoir supprimer ces répétitions.

hématoblastes d'adhérer aux corps étrangers introduits à l'intérieur des vaisseaux.

Lorsque le sang n'est pas adultéré, les hématoblastes restent intacts au contact de la paroi vasculaire. Dès que celle-ci est altérée, les hématoblastes se déposent sur le point lésé. Comme le sang continue à circuler (au moins au début), la concrétion s'accroît par des dépôts nouveaux d'amas d'hématoblastes. C'est donc le sang qui, par son mouvement incessant, vient se battre lui-même sur le point altéré. Il se fait une sorte de battage par corps étranger, qui justifie la dénomination que j'ai choisie. Mais, remarquez-le bien, ce n'est pas là un battage comme dans un vase, le sang se renouvelant sans cesse et pouvant fournir beaucoup d'hématoblastes sans qu'il se produise une coagulation proprement dite.

Diverses expériences mettent ce processus en évidence. Je vous rappellerai entre autres celle que j'ai exécutée avec l'aide de M. le professeur Barrier [d'Alfort] (1). Un segment de la carotide d'un cheval ayant été compris entre deux pinces à pression, placées de manière à le rendre exsangue, on introduit, par une collatérale, une petite tige métallique terminée par un grattoir à l'aide duquel on lèse superficiellement la couche interne du vaisseau principal. Après avoir placé une ligature sur cette collatérale, on retire les pinces à pression. Au bout de quelques minutes, le segment vasculaire est excisé et plongé immédiatement dans un

(1) Sur le mécanisme de l'arrêt des hémorragies (*C. R. de l'Acad. des sc.*, 3 juillet 1882). — Expériences démontrant que les concrétions sanguines, formées au niveau d'un point lésé des vaisseaux, débutent par un dépôt d'hématoblastes (*Ibid.*, 5 mars 1883). — Du sang, p. 426 et suiv.

liquide qui fixe les éléments du sang. En ouvrant ensuite le vaisseau, on trouve au point lésé une grosse concrétion sanguine. Il est facile de s'assurer, à l'aide du microscope, que cette concrétion est constituée par d'innombrables hématoblastes, auxquels sont venus s'adjoindre des filaments de fibrine mélangés avec des amas de globules rouges et de globules blancs.

Dans les vaisseaux volumineux, lésés en un point circonscrit, le caillot par battage (en chou-fleur ou polypiforme) n'obture pas complètement la lumière vasculaire. Lorsque, au contraire, le vaisseau est petit ou de moyen calibre et la lésion d'une certaine étendue, le processus peut aboutir à l'oblitération complète. C'est ce qu'on peut observer en passant un fil à travers une artère de calibre moyen : la fémorale d'un chien par exemple.

Ces faits sont de la plus haute importance pour la *pathologie humaine*. Ils expliquent au moins deux ordres de lésions : la formation de concrétions sanguines dans le cœur et dans les gros vaisseaux, lorsqu'il existe une altération circonscrite de l'endocarde ou de l'endartère, et l'oblitération des petits troncs vasculaires dont la paroi est lésée sur une plus ou moins grande étendue.

1° *Les concrétions hématoblastiques formées dans le cœur et les gros vaisseaux* (aorte, tronc brachio-céphalique) ont pour point de départ une altération de nature infectieuse ou non : une endocardite infectieuse, une ulcération athéromateuse, les aspérités du collet d'un sac anévrysmal.

Ces concrétions sont blanchâtres, plus ou moins végétantes, fragiles ; elles subissent facilement la dégénérescence graisseuse et le morcellement.

Aussi, en raison de cette constitution et de la manière dont elles sont implantées sur une partie restreinte de la paroi cardiovasculaire, sont-elles fréquemment susceptibles de se fragmenter et de produire des embolies.

2° *L'oblitération des petits troncs vasculaires* se réalise de la façon suivante :

Au niveau du point lésé ou des points lésés des petites artères, il se forme une ou plusieurs concrétions hématoblastiques qui obturent d'abord incomplètement le vaisseau, puis gênent assez la circulation pour amener de la stase et une coagulation secondaire qui complète la thrombose.

C'est ainsi que les choses doivent se passer dans les phlébites et dans les endartérites oblitérantes. Tel est le mode d'oblitération de certaines artérioles encéphaliques. Telle est peut-être aussi l'origine des concrétions dans certaines phlegmatia alba dolens. La malade de la salle Vulpian a dû avoir au début une phlébite infectieuse des petites veines utérines. La coagulation a probablement commencé à ce niveau par une ou plusieurs concrétions hématoblastiques qui se sont complétées par stase secondaire. De proche en proche la thrombose a alors gagné les veines du membre inférieur.

A l'histoire de ces concrétions hématoblastiques ou par battage se rattachent certaines particularités relatives à la prolongation des thromboses.

Quand un thrombus déjà formé obture incomplètement un vaisseau ou reçoit un courant sanguin déversé par des collatérales, le thrombus agit sur le sang à la façon d'un corps étranger. Il emprunte peut-être dans certains cas cette propriété à une imprégnation par des microbes. Il se fait alors à la surface et à l'extrémité du thrombus une concrétion hématoblastique — tête de clou ou de serpent des auteurs — concrétion molle qui, fouettée par le sang, est parfois l'origine de caillots emboliques.

CONCRÉTIONS OU CAILLOTS PAR STASE (1). — Nous arrivons maintenant à un deuxième mode de formation des concrétions sanguines : les concrétions par stase.

J'appelle coagulation par stase la coagulation massive du sang arrêté dans un segment vasculaire, se produisant alors que le sang circulant reste parfaitement fluide.

Cette variété de coagulation est soumise à des lois qui ont été également établies par l'expérimentation. Vous savez que le sang normal et stagnant peut rester pour ainsi dire indéfiniment liquide dans un vaisseau normal. Mais il suffit qu'il y ait une altération du sang ou du vaisseau pour que la coagulation ait lieu.

Dans les états pathologiques il se produit rarement une stase complète du sang. Si celle-ci survenait dans un segment vasculaire sain, la paroi vasculaire subirait par ce fait, assez rapidement, un vice de nutrition qui entraînerait la coagulation en masse.

Ce genre de coagulation n'est peut-être pas étranger à la prise du sang en gelée dans certains départements vasculaires, dans les oblitérations multiples et étendues qu'on observe précisément dans la phlegmatia alba dolens. Dans ces vastes coagulations, il se peut qu'une colonne de sang se trouve prise entre deux caillots éloignés et oblitérant complètement la lumière du vais-

(1) Nouvelle contribution à l'étude des concrétions sanguines intravasculaires (*C. R. de l'Ac. des sc.*, 16 juillet 1883). — La formation des concrétions sanguines intravasculaires (*Rev. scientif.*, juillet 1883). — Du sang, p. 431.

seau, sans pouvoir s'écouler par une collatérale et qu'elle ne tarde pas à se concréter.

Il s'agirait, dans ce cas, d'une coagulation par stase et par altération de la paroi vasculaire.

Plus intéressants encore à connaître sont les faits relatifs à la coagulation résultant de l'adultération du sang. Dès que le sang stagnant a subi la plus légère altération, il se coagule. Cela est d'autant plus remarquable que le même sang reste liquide tant qu'il circule.

J'ai démontré le fait d'une manière très frappante par l'expérience suivante, facile à répéter.

Un segment d'une des veines jugulaires d'un chien ou d'un lapin ayant été compris entre deux ligatures, de manière à ce qu'il reste gonflé de sang, on injecte dans le sang de l'animal une petite quantité d'eau distillée ou de sérum de la même espèce. Immédiatement après l'injection on pose deux ligatures sur le segment correspondant de la veine jugulaire opposée. Au bout de vingt à trente minutes, on ouvre les deux vaisseaux : dans la veine jugulaire (ligaturée avant l'injection), le sang en stagnation est parfaitement liquide ; dans la veine jugulaire opposée, au contraire, il est complètement coagulé.

C'est donc l'injection intraveineuse qui a modifié la coagulabilité du sang.

Ce fait me paraît très instructif. Toute adultération du sang peut être considérée comme une cause prédisposant aux coagulations massives par stase. C'est peut-être pour cette raison que les cachectiques dont le sang est altéré (chlorotiques, anémiques de tout genre, tuberculeux, cancéreux), sont prédisposés aux phlegmatia et pourquoi aussi les thromboses massives se produisent plutôt dans les veines que dans les artères et dans les parties déclives, c'est-à-dire dans les points où le cours du sang est ralenti.

Vous savez que, toutes choses égales d'ailleurs, c'est au niveau des valvules (nids de pigeon), dans les vaisseaux variqueux, dans les parties où la circulation est languissante et difficile que prennent naissance les coagulations des veines des membres.

Il n'est peut-être pas nécessaire que la stagnation du sang soit absolue pour que la coagulation ait lieu. On peut supposer que, dans certaines conditions pathologiques, le ralentissement du cours du sang — lorsque celui-ci est très altéré — suffit à la déterminer.

Nous allons voir bientôt, d'ailleurs, que le sang circulant lui-même peut se coaguler quand il a subi certaines modifications.

J'ai cherché à tirer, de mes expériences sur la coagulation du sang par modifications du plasma, une application thérapeutique.

Dans le traitement des anévrysmes des artères, la compression digitale est l'application de la première loi concernant la formation des thromboses (loi relative à l'altération de la paroi). On cherche à ralentir la circulation pour que le sang se coagule, au niveau du point lésé. J'ai tenté d'utiliser la seconde loi, c'est-à-dire celle qui est relative à l'altération du sang.

A l'époque où je venais de faire mes expériences, mon collègue de cet hôpital, M. Perier, avait dans son service un homme atteint d'anévrysme poplité. Il voulut bien essayer sur ce malade le mode de traitement que je lui proposais et qui consistait à amener la coagulation du sang dans le sac anévrysmal par injection de sérum stérilisé. Le manuel opératoire fut des plus simples : l'artère fut comprimée au-dessus et au-dessous de l'anévrysme avec une bande d'Esmarch. Le courant sanguin ainsi arrêté, on injecta dans le sac, avec une seringue de Pravaz, une petite quantité de sérum stérilisé.

Cette opération fut recommencée à trois reprises ; la troisième fois on injecta par mégarde du sérum non stérilisé. Il survint une inflammation du tissu cellulaire du creux poplité, et le chirurgien, qui suppléait alors M. Perier, jugea nécessaire d'extirper le sac anévrysmal.

J'ai pu examiner cette pièce, et j'y ai nettement reconnu le dépôt de trois caillots superposés et épais, correspondant aux trois injections qui avaient été pratiquées.

Je n'ai jamais publié cette tentative dans l'espoir de pouvoir la renouveler. Elle est cependant intéressante à connaître.

Concrétions par précipitation. — Cette troisième variété de concrétions n'est pas la moins curieuse.

Elle se produit, non plus, dans le sang stagnant, mais bien dans le sang en circulation. On peut la provoquer de diverses manières, mais le procédé qui fournit les résultats les plus intéressants pour nous est certainement celui qui consiste à employer un sérum sanguin provenant d'une espèce étrangère, car on n'introduit ainsi dans l'organisme que des substances ayant la plus grande analogie avec celles qui y existent normalement ou qui peuvent y pénétrer par le jeu même du mouvement nutritif. Il serait trop long d'étudier avec vous en détail tous les effets qui peuvent être suscités par les injections de sérum et d'en rechercher les causes. Celles-ci restent encore incomplètement connues.

Je vous rappellerai seulement les faits principaux, capables d'expliquer certains états pathologiques. (Voy. leçon IV).

Le sérum du sang emprunté à un animal d'une autre espèce est toujours un liquide nuisible, doué de propriétés très actives. Cela est important à formuler de nouveau, actuellement que l'attention est si vivement attirée sur ces questions par la « sérothérapie ». Mais les effets nuisibles varient avec les espèces animales sur lesquelles on opère.

Si nous nous bornons à considérer la production des concrétions sanguines, nous dirons qu'on peut, par les injections de sérum, obtenir deux variétés de concrétions par précipitation : les concrétions par *précipitation grumeleuse* et les concrétions par *précipitation massive*. Toutes les deux se forment de toutes pièces dans le sang en circulation et amènent immédiatement des oblitérations vasculaires. Les premières, nombreuses et petites, jouent le rôle d'embolies ; les secondes, peu nombreuses, forment sur place de gros thrombus.

Dans mes expériences, les injections qui ont donné lieu à la formation de *concrétions grumeleuses* sont les injections de sérum de bœuf ou de cheval au chien, les injections de sérum de chien au chevreau.

Mais il est certain qu'il s'agit là de faits très généraux et que des résultats analogues pourraient être obtenus à l'aide d'autres espèces animales.

Injectez à un chien du sérum de bœuf et recueillez par une saignée le sang du chien dans un vase. Vous verrez que ce sang présente un aspect grumeleux caractéristique, dû à la présence d'un grand nombre de petites concrétions. Celles-ci, visibles à l'œil nu ou seulement au microscope, sont formées de deux parties : l'une centrale, incolore, constituée par un amas d'hématoblastes et quelques globules blancs ; l'autre rouge, périphérique, composée par des amas compacts et très cohérents de globules rouges.

Les grumeaux donnent naissance, chez les animaux, à des embolies capillaires et produisent une maladie caractérisée par des infarctus multiples et des hémorragies par diverses voies, maladie qui revêt, dans son ensemble, les apparences d'un purpura hémorragique grave. Le sang de l'animal transfusé est pauvre ou plutôt appauvri en hématoblastes, la coagulation en est retardée.

Ces résultats expérimentaux me paraissent faciliter l'interprétation de certains *faits cliniques*.

J'ai déjà eu l'occasion de vous en parler à propos du cas de purpura hemorragica que nous avons étudié récemment. (Voir plus loin Leçon XXXVI.)

Dans cette forme de purpura, remarquable par la rareté des hématoblastes, on peut supposer — vous ai-je dit — que, sous l'influence d'une altération du plasma, les hématoblastes sont détruits, probablement par une sorte de précipitation analogue à celle qui est provoquée par certaines injections de sérum.

Notre malade purpurique, actuellement en voie de guérison, a maintenant un sang presque normalement constitué au point de vue du nombre des hématoblastes.

Il y a donc une grande analogie entre les enseignements fournis par l'expérimentation et les faits révélés par la clinique.

La coagulation par *précipitation massive* est un degré plus élevé pour ainsi dire de la précédente. Elle est caractérisée par la prise en masse du sang circulant lui-même. Dans la coagulation par stase, seul le sang arrêté dans un segment vasculaire se prend en caillot. Ici, le caillot massif se forme sans qu'il y ait arrêt ou même ralentissement dans le cours du sang.

Naunyn avait pu obtenir un semblable résultat en injectant dans les vaisseaux du sang dissous. Plus tard, un physiologiste anglais, Wooldridge, produisit un effet analogue en se servant d'une matière albuminoïde provenant de la macération de certains organes, matière qu'il désigna sous le nom de fibrinogène des tissus.

J'ai réussi à déterminer ces thromboses massives en me servant simplement de sérum. Il suffit pour cela d'injecter au lapin du sérum de chien.

L'injection étant faite par une veine (auriculaire ou saphène), les effets en deviennent sensibles au niveau des cavités droites et des vaisseaux qui y arrivent et qui en partent. Ces cavités et ces vaisseaux se remplissent immédiatement de caillots massifs ; la circulation s'arrête au niveau du cœur droit comme si l'on avait posé une ligature sur l'artère pulmonaire. Les animaux ainsi transfusés meurent en quelques minutes, non pas par empoisonnement (retenez bien ce fait), mais par un genre particulier d'asphyxie, résultant de la coagulation en masse du sang au niveau des cavités droites du cœur.

Ces faits curieux peuvent-ils servir à éclairer certaines *particularités anatomo-pathologiques* ? Cela est probable, mais sur ce point on ne peut faire, pour le moment, que des hypothèses.

Nous ne savons pas encore quels sont les corps qui

dans le sérum étranger, possèdent un effet si énergique sur le sang de l'animal transfusé. Cependant, nous pouvons affirmer que ces corps sont probablement des déchets cellulaires suceptibles, comme certaines matières albuminoïdes, de se modifier à la température de 56 à 57 degrés.

En effet, j'ai fait voir à l'aide d'expériences complémentaires sur ce sujet que le sérum, chauffé à cette température, perd ses qualités nocives, ou du moins la propriété de faire coaguler le sang circulant. Ainsi le sérum de bœuf, après chauffage, ne précipite plus le sang du chien ; le sérum de chien, après chauffage, perd la propriété de tuer rapidement le lapin, c'est-à-dire de provoquer la formation de thromboses massives.

Or, dans d'autres expériences plus anciennes, j'ai démontré que cette même température de 56 à 57 degrés modifie à la fois les matières fibrinogéniques et le ferment de la coagulation fibrineuse. Ainsi, par exemple, l'addition de sérum provoque un coagulum dans le liquide de certaines hydrocèles. Chauffé à 56 degrés, ce liquide ne subit aucune modification apparente. Cependant il a perdu la propriété de se prendre en gelée fibrineuse quand on y ajoute du sérum du sang. Si, inversement, on chauffe le sérum à cette même température avant de le mélanger au liquide d'hydrocèle intact, le mélange reste également incoagulable. D'autres observateurs ont démontré qu'à cette même température de 56 à 57 degrés, les propriétés bactéricides et globulicides sont profondément atténuées.

Ces diverses notions manquent encore de précision au point de vue chimique ; nous ignorons quelle est la modification produite par l'opération du chauffage.

Elles permettent cependant de penser que le passage dans le sang de matières provenant de la désassimilation des tissus et constituées probablement par des matières albuminoïdes complexes peut influencer la coagulation du sang et la favoriser à l'intérieur même des vaisseaux.

Il me paraît fort logique aussi d'admettre, en se fondant sur ces données expérimentales, que les microbes peuvent donner naissance à des produits analogues.

Supposez maintenant que les microbes viennent se fixer en grand nombre dans des parois veineuses, qu'ils y pullulent et déversent leurs produits de déchets dans le sang passant à travers ces vaisseaux, il pourra se faire qu'à un moment donné le sang soit adultéré au point de devenir plus facilement coagulable.

S'il s'agit d'une veine au niveau de laquelle la circulation se fera lentement pour les diverses raisons dont je vous ai déjà parlé, la prise du sang en masse se trouvera facilitée par le ralentissement de la circulation. Ce mécanisme intervient peut-être dans ces coagulations très étendues auxquelles on a donné le nom de phlegmatia alba dolens et dont l'origine infectieuse paraît aujourd'hui démontrée.

Vous le voyez, l'histoire des coagulations intravasculaires présente encore quelques lacunes d'ordre bio-chimique ; mais elle a fait, dans ces dernières années, des progrès incontestables, dus non seulement à la découverte de l'origine infectieuse de certaines lésions de l'appareil circulatoire, mais aussi à la connaissance plus complète et plus exacte des divers modes de précipitation du sang à l'intérieur des vaisseaux.

TRENTE-DEUXIÈME LEÇON

SUR UN CAS DE PSEUDO-LEUCÉMIE AVEC SPLÉNOMEGALIE (1).

Messieurs,

La rate est, vous le savez, un organe dont le rôle physiologique est resté mystérieux. La pathologie en est également des plus obscures. D'ailleurs, si les cas d'altérations secondaires de la rate sont fréquents, les maladies proprement dites paraissant porter primitivement sur cet organe sont très rares.

Nous avons en ce moment dans nos salles un cas dans lequel les lésions d'ailleurs multiples ont peut-être eu la rate pour point de départ.

Il s'agit d'un homme âgé de trente-six ans, couché au n° 19 de la salle Bazin.

Avant de vous le faire voir, je vais vous présenter un court résumé de son *histoire pathologique*.

Nous n'avons relevé dans ses antécédents de famille aucune particularité digne d'être notée.

Ses antécédents personnels se réduisent également à peu de chose : il a eu la rougeole à neuf ans ; à dix-huit ans, il a contracté une blennorragie qui a été suivie d'une goutte militaire. Pendant qu'il faisait son service, il a été pris d'une forte bronchite, et depuis,

(1) Leçon du 10 décembre 1898, recueillie par M. Bensaude, chef du laboratoire de la clinique et publiée in *Presse medicale*, 20 mai 1899.

il tousse un peu chaque année à l'entrée de l'hiver. Dans le cours d'une de ces bronchites, en 1894, il a craché du sang, et cependant, à aucun moment, il ne semble avoir accusé de signes nets de tuberculose. Il n'a pas eu la syphilis. Il habitait le département de Seine-et-Marne, n'a jamais été dans les colonies et n'a pas été atteint de fièvre intermittente.

Marié et père d'une fille bien portante, il exerça d'abord, dans son pays, le métier de cultivateur ; ce n'est qu'en 1892 (il y a six ans) qu'il est venu se placer à Paris comme sommelier. Tant qu'il était à la campagne, il se contentait de boire deux litres de cidre et un litre de vin par jour ; à Paris, il a pris régulièrement trois litres de vin par jour, auxquels il a ajouté, depuis l'année dernière, un litre de vin de quinquina. Cet homme est donc un grand buveur.

La *maladie actuelle* aurait débuté il y a environ huit mois. Il était bien portant quand, tout à coup, il lui est survenu une poussée de furoncles aux jambes et ensuite un prurit généralisé. Un médecin consulté lui prescrivit de l'iodure de potassium.

Ce n'est que depuis six mois que son ventre a augmenté de volume, et cela sans qu'il se produisit la moindre douleur ni gêne notable. Le malade ne s'en est aperçu que le lendemain d'une friction à la « potasse » ordonnée pour ses démangeaisons. Ce que nous devons en tout cas retenir, c'est que déjà à cette époque, un médecin de l'Hôtel-Dieu porta le diagnostic de maladie de la rate.

En septembre dernier (c'est-à-dire il y a environ trois mois et demi), le malade entre à l'hôpital de la Charité dans le service de M. Moutard-Martin. Notre collègue le soumet à un traitement par l'arsenic, les bains et les douches, et lui fait une ponction de la rate qui a été très douloureuse. Il avait alors maigri, dit-il; de 17 kilogrammes.

Sorti de l'hôpital, il est incapable de reprendre son travail; il commence de nouveau à tousser comme les années précédentes à pareille époque, et se décide enfin à entrer dans notre service, le 4 novembre 1898, il y a cinq semaines.

A l'heure actuelle, cet homme est, comme vous le voyez, tombé dans un état d'amaigrissement extrême. Tout le corps est recouvert de lésions de grattage. Vous remarquerez dans l'aisselle et surtout aux aines, de petites sailies dues à des ganglions hypertrophiés, ou plutôt un peu tuméfiés, peu volumineux. Dans la région cervicale postérieure et dans les creux sus-claviculaires, on trouve également des ganglions, mais ils sont plus petits. Vous ne devez pas attacher trop d'importance à ces adénopathies, qui probablement ne sont que la conséquence des lésions de grattage. Il n'y a pas d'œdème des membres inférieurs, mais on sent à la racine de la cuisse droite une plaque indurée profonde, un peu douloureuse à la pression et ayant une étendue de plusieurs centimètres. A la cuisse gauche, il n'existe rien de semblable.

Le ventre est notablement développé, tout en restant assez souple; il contient une petite quantité de liquide ascitique. Du côté gauche, on y sent une énorme tumeur solide formée, à n'en pas douter, par la rate hypertrophiée.

Cette tumeur occupe tout l'hypocondre gauche, tout le flanc gauche et une partie de la région ombilicale. Le bord inférieur de cette masse plonge dans le bassin, tandis que le bord supérieur, difficile à délimiter, semble atteindre une ligne passant à trois travers de doigt au-dessous du mamelon; il en résulte que le grand diamètre de la matité splénique mesure environ 30 centimètres.

L'organe ainsi hypertrophié est dur, résistant, un peu mobile, mais non douloureux à la palpation. Le bord libre, qu'on sent avec une grande netteté, est épaissi et présente une encoche vers le tiers supérieur. Le malade éprouve quelque gêne à se coucher du côté gauche, mais il ne souffre pas à proprement parler. Cette absence totale de douleur, spontanée ou provoquée, est d'autant plus intéressante que la main perçoit à la partie inférieure de l'organe des frottements dus probablement à de la périsplénite. Vous savez d'ailleurs que la douleur dans le flanc gauche, survenant par crises d'une certaine violence, est un fait très commun dans les splénomégalies.

Malgré cette énorme hypertrophie de la rate, le foie a conservé un volume normal. Quant à l'estomac, il se trouve caché par la rate et est inaccessible à l'exploration. Cette particularité nous empêche de rechercher pourquoi le malade présente, depuis quelques jours, des troubles digestifs de la plus haute gravité et en particulier des vomissements abondants et véritablement incoercibles.

Voici maintenant ce que nous révèle l'examen du thorax.

Les dernières côtes gauches sont rejetées en dehors, les espaces intercostaux sont effacés; à cet élargissement de la base, à gauche, correspond une matité complète à partir de l'angle de l'omoplate et une abolition des vibrations thoraciques. Le murmure vésiculaire est faible et disparaît à mesure que l'on se rapproche de la base du poumon gauche. Il n'y a pas d'égophonie, pas de pectoriloquie aphone. Au niveau de la moitié supérieure du poumon gauche et dans toute l'étendue du poumon droit, on entend quelques râles de bronchite; la sonorité et les vibrations thoraciques y sont conservées. Les bruits du cœur sont normaux; il n'y a pas de bruits de souffle aux orifices.

Messieurs, l'état que nous venons de constater ensemble est à peu près le même qu'à l'entrée du malade. Il a subi, cependant, quelques modifications. Reprenons, si vous le voulez bien, les quatre faits principaux qui dominent le tableau clinique, à savoir : l'état du ventre, l'état de l'appareil respiratoire, l'état de le peau et l'état général.

Le ventre était plus tendu et le liquide ascitique plus abondant. La rate est devenue plus dure, moins mobile et moins lisse. Elle nous a paru d'abord augmenter de volume, puis diminuer progressivement, surtout depuis l'apparition des vomissements. En tout cas, elle s'est déplacée vers le flanc gauche, et tout en descendant aussi bas qu'auparavant, elle ne dépasse plus la ligne médiane comme lors de l'entrée du malade.

Du côté de l'appareil respiratoire, les modifications ont été plus notables encore. Au début, il n'y avait que de la gêne respiratoire sans signes stéthoscopiques nets, puis, tout à coup, vers le 13 novembre, la dyspnée a augmenté, des râles de bronchite disséminés, avec des frottements-râles à la base gauche ont apparu, l'expectoration est devenue abondante et muco-purulente. On aurait été d'autant plus enclin à porter le diagnostic de tuberculose qu'il y avait de la fièvre ; mais, la recherche des bacilles dans les crachats a été négative.

Le 23 Novembre surviennent des signes évidents d'un épanchement de la plèvre gauche sans souffle, sans égophonie ni pectoriloquie aphone. Le lendemain, on pratique une thoracentèse qui donne issue à un litre de liquide hémorragique. Le 28 Novembre, on répète l'opération et on obtient encore un litre de liquide de même nature. Cette deuxième thoracentèse soulage beaucoup le malade.

En ce qui concerne la peau, le prurit a toujours existé, mais avec une intensité très variable. Quant à la plaque indurée de la cuisse droite, elle semble s'être développée depuis que le malade est soumis à notre observation. Enfin, il existait un œdème des membres inférieurs qui a disparu depuis l'apparition des vomissements.

L'état général était déjà mauvais à l'entrée : le malade était amaigri, il avait de la fièvre, des sueurs, de l'insomnie. Il n'existait pas d'anémie marquée et vous voyez qu'aujourd'hui encore la peau et les muqueuses sont bien colorées.

C'est à partir du 1er Décembre, c'est-à-dire depuis dix jours, que les vomissements ont apparu et ont amené rapidement une aggravation considérable dans l'état du malade. Ces vomissements sont d'ailleurs quotidiens et d'une extrême abondance : on peut évaluer à plus de trois litres la quantité de liquide rendu dans les vingt-quatre heures. Ils surviennent au bout d'un temps variable après l'ingestion des boissons et sont constitués par un liquide muqueux, filant, verdâtre, renfermant des grumeaux plus foncés, tirant un peu sur le brun noirâtre, de sorte qu'ils ont paru contenir du sang. Mais, il nous a été impossible de démontrer nettement la présence du sang. La coloration spéciale des vomissements paraît due surtout à la présence de pigments biliaires; le liquide donne en effet la réaction de Gmelin et la réaction spectrale montre qu'il contient des pigments biliaires (bilirubine, biliverdine) et de l'urobiline. Le liquide retiré le matin à jeun de l'estomac, à l'aide du siphon, est également très abondant et présente les mêmes caractères.

Depuis l'apparition de ces vomissements, abondants et incoercibles, le malade a une soif inextingible, l'œdème des membres inférieurs a disparu, l'ascite a diminué et l'amaigrissement a fait des progrès rapides, surtout à la face.

Voici maintenant les résultats fournis par l'examen des urines et l'examen du sang.

Examen des urines (9 déc. 1898).

Volume	1,300
Odeur	Normale.
Couleur	Rougeâtre.
Aspect	Limpide
Dépôt	Nul.
Densité	1.027

	Par litre.	Par 24 heures
Acidité	1,08	1,40
Chlorures	0,90	1,17
Phosphates	2,92	3,79
Urée	35,30	45,89
Acide urique	»	»
Albumine	0	0
Mucine	0	0
Peptones	0	0
Pigments biliaires	0	0
Indican	Q. ass. notable.	
Urobiline	id.	
Glucose	0	

Les chiffres fournis par l'analyse des urines sont assez particuliers : les chlorures sont très diminués, ce qui tient probablement à ce qu'ils s'éliminent par les vomissements ; quant à l'augmentation de l'urée, elle s'explique peut-être par l'autophagie.

L'examen du sang, répété deux fois, a révélé une anémie de moyenne intensité et une leucocytose légère, mais pas de leucémie.

	11 novembre	9 décembre
N (nombre des globules rouges par mm³)................	3.837.000	3.720.000
R (richesse globulaire)........	1.773.000	1.360.000
G (valeur globulaire).........	0,43	0,48
B (Nombre des globules blancs par mm³)................	12.000	11.500

- Quel *diagnostic* devons-nous porter chez notre malade ?

En somme, ce qui domine, c'est une splénomégalie à développement assez rapide, sans leucémie, sans anémie notable.

Les hypothèses qu'il faut examiner en pareil cas sont au nombre de trois, à savoir : la pseudo-leucémie, le néoplasme de la rate et l'affection décrite sous le nom d'anémie splénique. Je laisse, en effet, de côté, le paludisme, le malade n'ayant jamais eu d'accès de fièvre intermittente. Il n'y a pas, non plus, lieu de discuter les splénomégalies secondaires, soit par affection hépatique, soit par infection chronique. La rate dans les cirrhoses n'est jamais aussi volumineuse et d'ailleurs le foie, dans notre cas, ne paraît pas atteint.

Parmi les infections chroniques, la seule maladie qui puisse donner lieu à une très grosse rate est l'ictère infectieux chronique ; mais cette affection se caractérise avant tout par de l'ictère chronique, qui n'existe pas chez notre malade ; de plus, la rate n'atteint pas, dans cette affection, un volume aussi considérable. Il ne nous reste donc que les trois hypothèses énumérées plus haut, et tout d'abord celle d'un néoplasme splénique.

Les néoplasmes primitifs de la rate sont tellement rares que MM. Cornil et Ranvier les nient. D'autre part, rien ne nous autorise à admettre ici l'existence d'un néoplasme secondaire. D'ailleurs les néoplasmes de la rate donnent lieu à une tumeur déformante et non pas à une splénomégalie lisse, régulière.

S'agit-il d'une anémie splénique? On a donné ce nom, ou bien encore celui de splénomégalie primitive, à une affection cachectisante, essentiellement caractérisée par une anémie avec développement considérable de la rate, sans augmentation dans le nombre des globules blancs. Divers observateurs en avaient publié des cas, lorsque Strümpell en fit l'objet d'un travail qui attira l'attention. Mais ce n'est qu'en 1882, à la suite de la monographie de Banti, que l'affection acquiert droit d'asile dans le cadre nosologique (1). Depuis, on ne peut guère signaler que des observations isolées et le mémoire de M. Bruhl en 1891, dans lequel se trouvent réunies quatorze observations avec quelques autopsies (2).

Les faits principaux mis en lumière par ces travaux sont les suivants :

A l'âge adulte, et beaucoup plus souvent chez l'homme que chez la femme, on voit survenir, sans cause nette, une anémie dite pernicieuse progressive, s'accompagnant d'une mégalosplénie, parfois énorme, ressemblant à celle de la leucémie. La maladie débute tantôt par l'anémie, tantôt par la mégalosplénie, et celle-ci s'accompagne assez souvent de périsplénite avec crises douloureuses et quelques poussées fébriles.

(1) Banti, Dell' anemia splenica. Florence, 1882.

(2) Bruhl, Splénomégalie primitive (*Arch. gén. de médecine*, 1891).

Dans l'ensemble, c'est une anémie dans laquelle on observe le plus souvent les signes sthétoscopiques et les altérations du sang caractéristiques.

Dans les quelques autopsies qui ont été pratiquées — elles sont encore peu nombreuses et assez imparfaites —, on trouve de la sclérose de la rate avec atrophie des corps de Malpighi, sans participation des autres organes hématopoiétiques, sans productions néoplasiques lymphomateuses. Presque toujours il existe quelques lésions du côté du foie : hypertrophie avec sclérose de forme variable et dégénérescence des cellules (surtout infiltration graisseuse) ; l'ictère est d'ailleurs noté dans un bon nombre de cas.

Cette forme particulière d'anémie à laquelle Strümpell a donné le nom d'anémie splénique à propos d'un cas qui ressemblait à une anémie dite pernicieuse progressive, est-elle une splénopathie primitive comme le pensent MM. Debove et Bruhl (de là le nom de splénomégalie primitive qu'ils lui ont donné), ou bien comme le veut Banti et, depuis, un assez bon nombre d'auteurs, la forme splénique pure de la pseudoleucémie ? La chose est bien difficile à décider dans l'état actuel de nos connaissances. On pourrait même se poser d'autres questions, et en particulier celle de savoir s'il n'y a pas de rapport entre cette splénomégalie et les infections chroniques à grosse rate. Il me semble qu'il faut attendre d'autres observations plus complètes pour prendre parti. Toujours est-il, Messieurs, que dans la littérature médicale, il existe des faits de splénomégalie sans leucémie, faits qui ne se présentent pas sous les traits cliniques de l'anémie splénique.

A cet égard, je dois vous signaler l'affection décrite

par M. Gaucher, sous le nom d'épithélioma de la rate (1). Ici encore il s'agit d'une hypertrophie de la rate sans leucémie, ayant trait à un malade de trente-deux ans. Son histoire clinique, qui présente quelques analogies avec celle de notre malade, en particulier un fort prurigo, en diffère par l'ictère, un mouvement fébrile plus accusé et diverses manifestations hémorragiques : purpura, état scorbutique des gencives. Or, dans ce cas, les alvéoles de la rate à cloisons épaisses étaient remplis de cellules épithéliales. L'expression d'épithélioma de la rate est discutable (Cornil). Aussi a-t-on fait entrer le cas de M. Gaucher soit dans l'anémie splénique, soit dans la pseudo-leucémie.

Ce fait était resté isolé, lorsqu'au mois de mars 1896, MM. Picou et Ramond en ont observé un absolument semblable (2). Il s'agit d'une femme entrée dans le service de M. Bouilly et paraissant atteinte d'un fibrome utérin. M. Bouilly lui fait une laparotomie et, se trouvant en présence d'une rate hypertrophiée, se décide à enlever l'organe, en même temps qu'un ganglion hypertrophié situé dans le voisinage. L'examen histologique montre que les éléments nucléaires de l'organe sont remplacés par des cellules épithéliales très nettes, renfermées dans des alvéoles dont les parois sont constituées par des travées de tissu conjonctif. Les figures annexées à ce mémoire reproduisent exactement celles que M. Gaucher a publiées.

Voilà donc un deuxième fait qui semble indiquer qu'il s'agit bien, dans le cas de M. Gaucher, d'une maladie particulière.

(1) E. Gaucher, De l'épithélioma primitif de la rate. Paris, 1882.
(2) Picou et Ramond, *Arch. de méd. expérimentale*, mars 1896.

Mais, Messieurs, ce n'est pas tout. Il existe des exemples de pseudo-leucémie splénique, caractérisés par des lésions anatomiques bien différentes et notamment par des productions de lymphomes se comportant à la façon des tumeurs malignes.

Parmi ces faits, je ne vous signalerai que le cas remarquable, observé par M. Duguet en 1879 et relaté dans les *Bulletins de la Société anatomique*. Il n'y avait pas de leucémie. La rate hypertrophiée était coiffée d'une tumeur qui avait envahi le diaphragme et la cavité thoracique gauche, et avait produit une pleurésie cloisonnée. La tumeur, étudiée par M. Cornil, se montra constituée par un lymphome à tissu réticulé absolument analogue aux lyphomes qu'on trouve fréquemment dans la leucémie, dans des organes très divers.

En s'appuyant sur l'anatomie pathologique, il semble donc bien que les splénomégalies qui accompagnent les cachexies sans leucémie forment plusieurs espèces, et qu'il serait prématuré de rattacher tous ces faits, comme tendent à le faire quelques auteurs modernes, à l'histoire de la lymphadénie.

Quoi qu'il en soit, je veux, pour le moment, conserver les distinctions généralement admises et je me demande quelle est l'espèce de splénomégalie dont notre malade est atteint.

La forme clinique, dite « anémie splénique » ou « splénomégalie primitive », est surtout une anémie. Notre malade s'est cachectisé sous nos yeux sans s'anémier notablement, et l'anémie n'a pas été chez lui le trait dominant. Je ne crois donc pas à une anémie à grosse rate.

La maladie, désignée par M. Gaucher sous le nom

d'épithélioma de la rate, s'accompagne d'hypertrophie du foie et d'hémorragies : épistaxis, purpura, état scorbutique des gencives. Nous ne relevons rien de semblable chez notre malade. Il n'y a donc pas lieu d'admettre chez lui une maladie dont on ne connaît d'ailleurs que les deux exemples cités plus haut.

L'hypothèse d'une pseudo-leucémie est celle qui, en définitive, me paraît la plus vraisemblable. L'examen du sang, en particulier la leucocytose légère sans leucémie et sans anémie accentuée, est favorable à cette opinion.

Si nous nous arrêtons à l'hypothèse d'une pseudo-leucémie, pourquoi ne pas admettre que la pleurésie hémorragique (survenue sous nos yeux sans apparition de bacilles de Koch dans les crachats) est due à la production de lymphomes se portant, comme dans le cas de M. Duguet, vers le thorax? Pourquoi aussi ne pas attribuer à des lymphomes musculaires, l'induration en plaque qui existe au niveau des muscles de la cuisse droite?

Il n'y a que les vomissements qui, au premier abord, paraissent difficiles à expliquer.

Vous savez que chez beaucoup de mégalospléniques on a noté des vomissements et de la diarrhée, se montrant parfois sous forme de crises. Dans le cas actuel, les vomissements se sont produits tout à coup, et depuis ils ont persisté. Je ne sais s'ils ont contenu du sang à un moment donné — cela est possible —; toujours est-il qu'ils renferment constamment de la bile et sont extrêmement abondants; que, de plus, ils s'accompagnent d'un reflux notable de bile dans l'estomac, mis en évidence par le siphonage pratiqué le matin (1).

Ce sont là, Messieurs, des signes évidents d'obstruction sous-pylorique. Mais, quelle peut-être la cause de ce rétrécissement sous-pylorique?

Dans les pseudo-leucémies, il n'est pas très rare de constater des lymphomes intestinaux (en particulier dans le duodénum). En admettant l'existence d'une pareille lésion, on n'expliquerait pas ainsi l'arrêt des sucs gastrique et intestinaux, ces productions n'effaçant pas le calibre de l'intestin. Je suis également peu disposé à croire que la compression de l'intestin soit produite par la rate, car je n'ai jamais observé cette particularité, même en cas de splénomégalie très volumineuse.

Mais, si le diagnostic que je vous propose est exact, ne pouvons-nous pas admettre que les ganglions mé-

(1) Voici, dans le tableau ci-dessous, les analyses du liquide à jeun et du suc gastrique faites par M. Carrion.

LIQUIDE A JEUN		ANALYSE DU SUC GASTRIQUE		
sans lavage prélable. 6 décembre 1898.	après lavage la veille. 8 déc. 1898.	après 30'. 8 déc. 1898.	après 60'. 8 déc. 1898.	après 90'. 8 déc. 1898
A = 0,208	0,144	0,079	0,144	0,158
H = 0	0	0	0	0
C = 0,161	0,139	0,047	0,102	0,117
H + C = 0,161	0,139	0,047	0,102	0,117
T = 0,540	0,569	0,262	0,335	0,379
F = 0,379	0,430	0,215	0,233	0,202
α = 1,29	1.03	1,68	1,41	1,34
T/F = 1,42	1,32	1,21	1,43	1,45
Peptones : peu.	Peu.	Peu.	Peu.	Peu.
Acides gras : lactique?	Lactique?	Lactique.	Lactique.	Lactique.
Observations : Liquide abondant, résidus assez abondants, coloration verte.	Liq. vert donnant la reaction de Gmellin et bande d'absorption de l'urobiline.	Liquide abondant mal émulsionné bilieux.	Liquide abondant.	Liquide abondant.

sentériques sont atteints et qu'en exerçant depuis quelque temps une compression sur la première partie de l'intestin, ils déterminent une obstruction sous-pylorique?

Il est clair que le *pronostic* d'un pareil état est de la plus haute gravité. Si l'obstruction sous-pylorique persiste, le dépérissement, déjà grave, va faire des progrès, et notre malade va succomber à bref délai dans un état voisin du collapsus cholérique.

Laissez-moi vous dire, en terminant, un mot du traitement que l'on a institué dans les cas de splénomégalie analogue aux nôtres. On a surtout vanté les préparations arsenicales et en particulier l'arsénite de soude ou de potasse. L'arsénite de soude, en solution à 1 p. 100, a l'avantage d'être plus facilement injectable.

Je n'ai pas grande confiance dans les cas de guérison obtenus par ce mode de traitement, mais je crois qu'il y a eu des améliorations indéniables.

Dans l'anémie splénique et dans l'épithélioma de la rate, la splénectomie a été faite et a réussi. Mais, l'état général de notre malade fût-il meilleur, je n'oserais pas la conseiller dans un cas où il existe certainement des productions néoplasiques multiples : pleurales ou pleuro-diaphragmatiques, ganglionnaires (mésentériques) et musculaires.

Messieurs, le malade atteint de splénomégalie que je vous ai présenté il y a huit jours a succombé le lendemain.

J'ai fait conserver les principaux organes enlevés à

l'autopsie pour vous les montrer et je vais compléter aujourd'hui, si vous le voulez bien, l'étude de ce cas si intéressant.

La rate a pu être extraite facilement et ne présentait aucune adhérence anormale, au moins résistante. Elle pèse 2 kg. 430 grammes et mesure 28 centimètres de long sur 15 centimètres de large. Elle est donc moins grosse que nous ne l'avions pensé pendant la vie ; ceci tient, en partie au moins, à ce qu'elle n'est plus remplie par le sang circulant. L'organe est de consistance très dure ; il crie sous le scalpel à la coupe.

La capsule, épaissie, présente des plaques fibro-lymphomateuses de couleur blanc jaunâtre avec des taches hémorragiques. Des coupes faites sur divers points de la rate montrent une infiltration diffuse (mais centrale) de grosses masses blanchâtres, dures, donnant peu de suc au raclage. Ces masses forment des traînées irregulières à bords déchiquetés se détachant nettement sur la coloration rouge sombre du tissu splénique. Il existe également de petits nodules isolés blanc jaunâtre ressemblant à des tubercules.

Vous remarquerez que, sur la plupart des coupes, les parties blanches occupent au moins un cinquième de la surface totale. Le reste du tissu splénique n'est pas uniformément coloré en rouge sombre : on y voit des parties noirâtres, nettement hémorragiques. Au niveau du hile de la rate on a trouvé un ganglion hypertrophié qui a environ, ainsi que vous pouvez le voir, le volume d'une petite noix : il est blanc et très dur.

L'estomac est sain ou du moins il ne présente pas d'épaississement néoplasique. L'intestin n'offre pas, non plus, d'altérations visibles à l'œil nu. Mais le mésentère est parsemé de petites tumeurs dures, blanchâtres, formées par des ganglions isolés ou réunis en amas. Une de ces tumeurs ganglionnaires, du volume d'une mandarine, comprime l'intestin d'une façon très nette à 12 centimètres au-dessous du pylore. L'intestin lui est adhérent et se trouve coudé à son niveau.

Les ganglions prévertébraux, hypertrophiés et fusionnés ensemble, forment une masse blanchâtre, dure, moulée sur les parties antérieure et latérale de la colonne vertébrale.

Au niveau de la cuisse droite, en plein quadriceps fémoral, on a trouvé une autre masse néoplasique, blanchâtre, dont l'aspect rappelle celui des tumeurs ganglionnaires. Elle mesure 10 centimètres de long sur 4 de large.

La plèvre gauche contenait environ un litre de liquide hémorragique. Les deux feuillets en sont tapissés de fausses membranes rouges et épaisses, mais nulle part on n'y découvre de nodules néoplasiques.

L'examen attentif de tous les autres organes (foie, reins, cœur, poumons, cerveau, moelle), ne révèle pas d'autres lésions intéressantes. La moelle des os examinée au niveau de la diaphyse du fémur, ne présente pas d'altération évidente à l'œil nu.

En somme, Messieurs, le diagnostic de pseudo-leucémie a été pleinement confirmé par l'autopsie.

Nous avons, d'ailleurs, tenu à vérifier ces résultats par l'examen histologique des différents organes malades (rate, ganglions, muscle); partout les néoplasies ont présenté les caractères du lymphome.

Vous savez que le lymphome typique est constitué par un tissu adénoïde en tous points semblable à celui des ganglions lymphatiques. Il comprend deux parties essentielles : 1° un stroma réticulé, formé de fibrilles d'une extrême délicatesse ; 2° des cellules lymphatiques de petite taille (6 à 7 μ 5), contenant un gros noyau fortement coloré et logées dans les mailles du réticulum.

A côté de cette forme typique, on admet une variété dite lympho-sarcomateuse — encore mal précisée — dans laquelle le tissu pathologique s'éloigne de la structure normale du tissu ganglionnaire, soit par le volume des cellules, soit par l'épaississement des fibrilles du réticulum. Celles-ci peuvent être remplacées par de véritables cloisons remplies d'éléments embryonnaires devenant en partie fibreux.

C'est à cette dernière variété qu'appartiennent les néoplasies observées chez notre malade.

Pour vous en convaincre, je vous conseille d'examiner d'abord les coupes d'un organe comme le muscle privé, à l'état normal, de tissu lymphoïde. Dans la rate et les ganglions lymphatiques, le tissu adénoïde néoformé se confond trop facilement avec le tissu adénoïde normal.

En examinant les coupes de la tumeur musculaire, vous remarquerez que le tissu néoplasique s'infiltre entre les fibres musculaires et les isole les unes des autres ; par places même, vous verrez une fibre musculaire intacte, perdue au milieu d'une grande étendue de tissu lymphoïde. A un fort grossissement, ce tissu se montre formé par des cellules rondes, à noyau généralement unique et fortement coloré, contenues dans les mailles d'un réticulum à fibrilles épaisses, comme fibreuses. Le volume de ces cellules est variable ; quelques-unes d'entre elles dépassent les dimensions ordinaires des globules blancs du sang La même structure se retrouve dans les ganglions et surtout dans la rate, où l'on est frappé de l'épaisseur des cloisons fibreuses. Toutes les néoplasies étaient, dans ce cas, si riches en tissu fibreux qu'on pourrait admettre qu'elles se rapportent à une forme spéciale à laquelle on donnerait volontiers le nom de *forme fibreuse* du lymphome.

Messieurs, je voudrais, en terminant, pouvoir vous donner quelques renseignements sur la nature de cette singulière maladie. Malheureusement nos connaissances sur ce sujet sont encore très restreintes.

On a cherché à en faire une maladie infectieuse, mais les cultures du sang et du suc des organes sont restées stériles ou ont montré des organismes divers, résultant d'infections secondaires. Le germe pathogène, s'il existe, est encore à trouver. Si vous voulez bien tenir compte de la multiplicité des produits pathologiques, de l'apparition de ces néoplasies dans un grand nombre d'organes et de tissus (ici dans les muscles, parfois dans les testicules, les reins, le pancréas, etc.), vous serez amenés à rapprocher cette variété de lymphadénie des productions malignes, notamment de la sarcomatose. Il s'agirait donc d'une sorte de lymphomatose dont la gravité diffère peu de celle des cancers généralisés.

TRENTE-TROISIÈME LEÇON

DE LA LEUCOCYTHEMIE (1).

Messieurs,

Je vais examiner devant vous, un malade atteint de leucocythémie, affection des plus intéressantes, mais assez rare, et que vous n'aurez qu'exceptionnellement l'occasion d'observer dans nos services hospitaliers.

Je vous rappellerai à ce propos les principales données relatives à cette singulière et grave maladie, en insistant surtout sur la partie anatomo-pathologique : les lésions du sang et des organes.

Notre malade reçu ces jours-ci (26 mai 1889) au n° 1 de l'isolement est un jeune homme de vingt-huit ans, architecte. Sa situation est d'autant plus digne d'intérêt qu'il était obligé de gagner sa vie pour pouvoir faire les frais de ses études. Avant de vous le présenter, je vais vous donner quelques renseignements qui rendront notre examen plus profitable. Son frère est atteint de la goutte depuis une vingtaine d'années. Sa mère a une maladie nerveuse sur laquelle nous n'avons pu obtenir des renseignements. Il est célibataire et n'a ni frère ni sœur.

Son passé pathologique est assez complexe. Né à

(1) Leçon recueillie par M. le Dr R. Bensaude, chef de laboratoire.

Bordeaux, il a été bien portant pendant les premières années de sa vie. Il n'a pas eu de fièvre éruptive. Cependant, dès l'âge de cinq ans, il commença à souffrir de l'estomac. Il avait fréquemment de l'embarras gastrique, accompagné de fièvre et de troubles dyspeptiques, mais ces phénomènes disparaissaient au bout de quelques jours par le repos et l'emploi de purgatifs. Dans l'intervalle de ces poussées, les digestions restaient pénibles.

A l'âge de vingt ans il contracte la syphilis. Il se traite activement par des injections de peptonate de mercure, par du sirop de Gibert et plus tard par de l'iodure de potassium. Ces médicaments ne font naturellement qu'aggraver les troubles dyspeptiques.

Le traitement antisyphilitique a été continué depuis sept ans avec des intervalles plus ou moins longs. Les accidents sont au début relativement bénins; ils se bornent à des poussées de plaques muqueuses et à des céphalées qui disparaissent dès que le traitement est repris.

Pendant qu'il fait son service militaire, les troubles gastriques redoublent d'intensité : il souffre alors nettement de dyspepsie. Après les repas il éprouve une sensation spéciale de tiraillement de l'estomac, avec ballonnement, mais sans douleurs vives.

A l'âge de vingt-trois ans (après le service militaire) il subit des examens qui le fatiguent beaucoup et augmentent encore les désordres gastriques. La sensation pénible devient plus marquée tout en n'étant jamais très douloureuse. Elle apparaît à dix heures du matin et vers quatre heures du soir, mais cesse après le repas. En outre, le malade souffre d'une constipation opiniâtre. Tous ces phénomènes se produisent sous forme de crises durant une quinzaine de jours et s'accompagnant, paraît-il, pendant les derniers huit jours d'un état fébrile. Les crises sont séparées par des intervalles de même durée environ.

L'année dernière, l'une de ces crises a été combattue efficacement par des lavages de l'estomac et un régime lacté mixte. A ce moment le médecin s'aperçoit que le foie est gros ; il ordonne du calomel et des pointes de feu sur la région hépatique.

C'est là, Messieurs, le premier signe reconnu de la maladie actuelle, mais, à en juger d'après le traitement prescrit, il est probable qu'il a été mal interprété.

En novembre 1898, les genoux de notre malade se tuméfient et deviennent douloureux. En même temps apparaissent au niveau des oreilles et des genoux des lésions cutanées, probablement d'origine syphilitique, dont l'aspect rappelle celui de l'ecthyma. Le traitement spécifique fait disparaître toutes ces manifestations.

Deux mois plus tard (janvier 1899) survient une angine avec de la toux, des céphalées intenses et de la fièvre. Ces troubles n'ont qu'une courte durée. Comme le malade veut se soutenir pour travailler, il abandonne tout régime et mange copieusement. Il se sent alors plus mal et s'aperçoit pour la première fois qu'il perd ses forces. Depuis cette époque il se trouve épuisé et ne peut presque plus travailler.

Enfin au commencement du mois de mai deux gommes se développent au niveau des tibias et, en même temps, le malade perd assez rapidement la vue du côté droit. Un oculiste consulté, déclare qu'il est atteint de chorio-rétinite maculaire ; il prescrit des injections d'huile biiodurée et de l'iodure de potassium à l'intérieur. Ce dernier médicament, mal supporté par l'estomac, est bientôt remplacé par de la benzo-iodhydrine.

Le traitement antisyphilitique fait disparaître les gommes, mais n'a qu'une action passagère sur les troubles de la vue. Ceux-ci, après avoir d'abord diminué se sont aggravés ensuite et cette aggravation a coïncidé avec une recrudescence des troubles gastriques et un dépérissement général.

C'est pour cet ensemble complexe que le malade est venu me consulter.

Ainsi que vous le voyez, il est dans un grand état de faiblesse. C'est avec peine qu'il a pu venir à pied jusqu'à l'amphithéâtre. Il est pâle, anémié mais non très amaigri. Il porte aux jambes des traces de syphilides croûteuses et les cicatrices des gommes dont je vous ai parlé.

Les ganglions lymphatiques sont peu développés. On en trouve bien à la nuque, aux aisselles et aux aines, mais ils sont petits et assez durs comme dans la syphilis et ne forment nullement des tumeurs ganglionnaires.

La base de la poitrine est élargie, le ventre est uniformément distendu, mais sans circulation veineuse superficielle exagérée.

La palpation fait reconnaître une augmentation de volume du foie et dans l'hypochondre gauche une tuméfaction énorme de la rate dont la limite inférieure arrive à la crête iliaque, tandis que le bord interne atteint presque la ligne médiane.

Il n'y a pas d'ascite. L'estomac n'est pas dilaté. Les bruits du cœur sont bien frappés. On ne perçoit aucun souffle anémique dans les vaisseaux du cou. La température est normale. Les poumons sont indemnes. Enfin, un examen attentif ne révèle aucune altération du système nerveux.

En résumé, Messieurs, notre malade est un homme assez bien constitué, dyspeptique de longue date, présentant une grosse rate et un certain degré d'hypertrophie du foie. C'est au cours d'une syphilis, contractée il y a huit ans, que la maladie actuelle s'est déclarée.

Dès mon premier examen j'ai soupçonné la leucémie.

L'examen du sang a confirmé ce diagnostic Notre interne, M. Théohari a fait la numération des éléments du sang et a relevé les chiffres suivants :

	2 juin.	9 juin.
N (nombre de globules rouges par mm^3)....	1 860 000	1 519 000
R (richesse globulaire).....................	1 662 280	1 180 746
G (valeur individuelle de chaque globule)...	0,80	0,70
B (nombre des globules blancs par mm^3)....	372 000	437 000

La leucémie produisant souvent des lésions de la rétine, il était important d'examiner les yeux.

Il ressort de l'examen fait par M. Dreyer-Dufer qu'il existe des lésions tenant d'une part à la syphilis, d'autre part à la leucémie. Voici, en resumé, le résultat de son examen : On trouve d'abord la teinte spéciale bleu violacé du fond de l'œil que l'on rencontre dans les cas de leucémie, de même que la stase veineuse, les hémorragies en flammèche et la teinte spéciale grisâtre des exsudats rétiniens. Il existe, de plus, un scotome central et de la papillite de l'œil droit qui sont d'ordre syphilitique, de même que certaines lésions de vasculite de l'œil gauche : par places, à une certaine distance de la papille, on trouve la veine temporale inférieure accompagnée sur le bord d'un liséré blanchâtre de périvasculite.

Les modifications des urines ne concordent qu'en partie avec celles qu'on trouve habituellement dans la leucémie. On a, en effet, signalé dans cette affection la diminution de l'urée et l'augmentation de l'acide urique et de l'acide phosphorique. Chez notre malade, il y a bien un excès d'acide urique, mais nous trouvons en même temps une diminution d'acide phosphorique et une azoturie très marquée :

ANALYSE DES URINES.

1er *juin* 1899.			5 *juin* 1899.		
Volume.......	1510 en 24 heures.		Volume.....	1250 en 24 heures.	
Densité (à 23°).	1022		Densité.....	1020	
	Pour 1000.	par 24 h.		Pour 1000	Par 24 h.
Résidu fixe.....	46,72	70,54	Résidu fixe.....	43,80	54,75
Acidité (en HCl).	0,99	1,49	Acidité (en HCl).	1,06	1,32
Chlorures (en NaCl)........	6,66	10,05	Chlorures (en NaCl)........	4,095	5,118
Urée..........	23,95	36,16	Urée..........	27,48	34,35
Azote total (en urée).........	25,21	38,06	Azote total (en urée)........	27,52	34,40
Acide urique...	0,60	0,906	Acide urique...	0,725	0,906
Acide phosphorique (en P^2O^5).	1,97	2,97	Acide phosphorique (en P^2O^5).	2,435	3,043
Albumine......	0		Albumine.....	0	
Glucose........	0		Glucose.......	0	
Dépôt..........	0		Dépôt.........	0	
Δ..............	1,58		Δ.............	1,36	
Masse moléculaire moyenne.	54,63		Masse moléculaire moyenne.	59,57	
$\frac{U}{Az}$............	0,95		$\frac{U}{Az}$............	0,99	
$\frac{\text{Résidu}}{Ph^2O^5}$ =......	23		$\frac{\text{Résidu}}{Ph^2O^5}$ =......	18	

L'analyse du suc gastrique présentait de l'intérêt en raison des troubles dyspeptiques dont le malade souffre depuis longtemps. Elle a donné les résultats suivants (31 mai 1899) :

	Après 60′.	Après 100′.
Acidité totale A......	0,108	0,099
HCl libre H..........	0,029	0,050
HCl combin. org. C...	0,153	0,064
Chlorhydrie H + C...	0,182	0,114
Chlore total T........	0,401	0,342
Chlore minéral fixe F..	0,219	0,228
Coefficient α =.......	0,51	0,76
Coefficient $\frac{T}{F}$ = ...	1,83	1,50
Peptones	assez abondantes.	
Réactions de l'HCl....	constatées.	constatées.
Résidu...............	coloré	coloré
Acides gras..........	rien.	
Observations.........	Liquide difficile à extraire, assez abondant, mal émulsionné.	Liquide peu abondant bilieux.

De cette observation intéressante à plus d'un titre je rapprocherai, Messieurs, celle d'un homme que nous avons vu en 1894, au n° 28 de la salle Béhier. Ceux de vous qui suivent la Clinique depuis plusieurs années se le rappellent certainement.

Le malade était un manœuvre âgé de quarante-deux ans.

Environ dix-sept mois avant son entrée à l'hôpital il eut, sur l'épaule droite et dans le dos, une éruption furonculeuse qu'il attribua au frottement de lourds sacs de charbon qu'il était alors employé à décharger. Mais, il remarqua, à la suite de cette indisposition, que ses forces faiblissaient, qu'il éprouvait de l'essoufflement pendant la marche ou au moindre effort, et que son teint pâlissait.

Quelque temps après, il ressentit dans le flanc gauche, un peu au-dessous de l'ombilic, une douleur pongitive, sorte de point de côté qu'exagéraient la fatigue et le travail. A plusieurs reprises, cette douleur parut s'amender sous l'influence d'applications de teinture d'iode, mais elle finit par devenir continue et elle persistait encore quand le malade fut soumis à notre observation.

En mars 1894 (7 mois avant son entrée), le malade commença à éprouver une sensation de gêne intra-abdominale et s'aperçut que son ventre devenait dur. En avril, il se sentit tout à fait incapable de continuer à travailler et entra à l'hôpital Tenon. Là, on fit l'examen de son sang; mais il ignorait les résultats de cet examen. On aurait parlé de rate déplacée et on lui aurait donné de la liqueur de Fowler. Le traitement aurait eu pour effet de le faire saliver et moucher. La dureté du ventre diminua, la douleur disparut, mais la faiblesse augmenta progressivement. En juillet, il fut envoyé en convalescence à Vincennes, où d'après le certificat de Tenon (tout cela était, comme vous le voyez, bien peu précis), on lui fit prendre du sirop de Gibert. A sa sortie de Vincennes, il continua le traitement antisyphilitique. Il essaya en vain de travailler et tomba dans la plus grande misère. La douleur de l'hypochondre gauche s'exagéra, le ventre devint de plus en plus dur, la marche en fut gênée. Le malade se décida alors à entrer à l'hôpital, et fut admis dans nos salles vers le milieu d'octobre 1894.

C'était un homme légèrement amaigri, offrant une pâleur toute particulière de la peau et des muqueuses, pâleur qui rappelait plutôt la teinte des anémiques que celle des cachectiques, mais qui ne s'accompagnait pas d'œdème.

En examinant l'abdomen, on voyait au premier coup d'œil que l'hypochondre gauche était plus développé qu'à l'état normal. Par la palpation, il était facile de constater l'existence d'une tumeur splénique qui partait du rebord costal gauche, remplissait l'hypochondre et envahissait le flanc, pour s'étendre en bas jusqu'au voisinage du pli de l'aine. En dedans, cette tumeur débordait la ligne blanche de trois travers de doigt au niveau de l'ombilic ; en arrière, elle se perdait dans la région lombaire. Le bord antérieur en était facile à sentir par la palpation ; il présentait une encoche au niveau de son tiers supérieur. La surface en était lisse, en général, mais présentait une dépression verticale qui la partageait en deux portions inégales, dont la droite formait une saillie plus prononcée et plus étendue que la gauche. La consistance de cette masse était ferme. La percussion permettait d'en déterminer exactement les limites supérieures et inférieures, mais elle fournissait transversalement des données moins précises que la palpation, quelques anses intestinales interposées entre la tumeur et la paroi au niveau de l'ombilic, donnant un son presque tympanitique.

En somme, la rate dont la configuration générale était conservée, était restée lisse, mais avait pris une dureté presque ligneuse.

Les fonctions digestives étaient sensiblement normales. L'appétit était bon, les digestions semblaient faciles, les garde-robes étaient régulières. Toutefois, pendant que le malade était soumis à notre observation, il avait rendu deux ou trois jours de suite des matières noires comme du goudron, il avait eu du melæna.

L'examen du cœur et de l'aorte ne révélait rien de particulier. Dans les vaisseaux du cou, on trouvait un frémissement cataire à la palpation, et à l'auscultation un bruit de souffle continu avec renforcements.

Le malade accusait un peu de toux le matin. A l'auscultation, la respiration était pure ; à la base gauche, notamment, on ne trouvait ni frottements, ni râles, comme cela se voit parfois, lorsque la tumeur de la rate a provoqué de la pleurésie sèche.

Les masses musculaires étaient molles. Les réflexes étaient conservés.

La vue était bonne. La pupille droite était plus petite que la gauche et la cornée droite présentait une cicatrice, conséquence d'un traumatisme remontant à sept ans.

L'ouïe était affaiblie depuis déjà neuf ans.

Il y avait, enfin, deux signes négatifs de grande importance : le foie avait conservé un volume normal et paraissait intact ; les ganglions lymphatiques étaient absolument sains.

Le malade était le dernier de onze frères et sœurs, dont six étaient morts. Il semblait indemne de toute tare héréditaire et ne présentait aucun stigmate de tuberculose ni de syphilis. Il était marié et avait eu deux enfants morts en bas âge.

Son passé personnel était simple. Il s'était développé paraît-il, assez difficilement, au physique comme au moral. En effet, il n'avait marché qu'assez tard et avait eu de la peine à apprendre à lire et à écrire. Son intelligence était restée assez bornée, et il avait dû toujours faire des métiers de force, pénibles et peu lucratifs. Tailleur de pierre, puis cloutier pendant qu'il habitait Grenoble, il était arrivé à Paris en 1892, et était devenu manœuvre dans une usine à gaz. Il avait toujours dû se contenter d'une alimentation grossière, quelquefois même insuffisante. Il n'était pas alcoolique; chiquait et fumait beaucoup, et prétendait avoir fait quelques excès vénériens. Ses antécédents morbides se réduisaient à peu de chose : la variole en bas âge, une contusion lombaire à treize ans, un ictère catarrhal à quinze ans. De plus, il avait souffert à deux reprises différentes de troubles gastriques. La première fois, à l'âge de trente-trois ou trente-quatre ans, il avait été pris d'accidents qui avaient suivi une marche subaiguë ; la deuxième fois, en octobre 1893, les troubles gastriques qu'il avait ressentis avaient été plus durables et avaient consisté en aigreurs et vomissements quatre à cinq heures après les repas.

Il me reste maintenant, Messieurs, à vous donner quelques renseignements complémentaires qui avaient été recueillies à l'aide des procédés spéciaux, employés en clinique.

On avait d'abord constaté que la température du corps était régulièrement normale : absence de fièvre.

La quantité des urines était variable, mais toujours supérieure à la moyenne physiologique ; elle avait parfois atteint 2 500 grammes dans les vingt-quatre heures. Cette polyurie irrégulière était accompagnée d'une soif qui était très capricieuse. Voici l'analyse des urines, faite par M. Carrion :

Volume des 24 heures...........	2200
Couleur.........................	Jaune ambrée.
Odeur..........................	Faible.
Aspect..........................	Louche.
Agitation.......................	Mousse peu persistante.
Dépôt...........................	Faible.
Réaction........................	Acide.
Densité.........................	1011
Acidité.........................	1,650
Urée............................	36,075
Azote total.....................	37,464
Chlorures.......................	17,373
Acide phosphorique.............	2,923

Acide urique	0,435
Mucine	Traces.
Peptones	0
Albumine	Traces indosables.
Glucose	0
Indican	Peu.
Acide libre	0
Pigments	0

Ainsi que vous le voyez, on ne retrouve pas non plus dans ce cas les caractères attribués aux urines des leucémiques.

Il y avait une augmentation de la quantité de l'urine et une diminution de l'acide phosphorique ; mais le taux de l'acide urique était inférieur à la normale.

L'examen du fond de l'œil n'avait révélé aucune altération de la rétine.

Le sang, dont la coloration était violacée, présentait les caractères d'une anémie intense du deuxième degré. Le nombre des globules rouges, trouvé dans trois numérations successives (21 octobre, 27 octobre, 3 novembre), avait été respectivement de 1 454 475, 2 542 000, 1 953 000, et la valeur individuelle de chaque globule en hémoglobine (G) de 0,60, 0,65, 0,73.

Le nombre des globules blancs était singulièrement élevé et avait augmenté progressivement : il était de 313 100 le 21 octobre, de 325 500 le 27 octobre et de 341 000 le 3 novembre.

Malgré une augmentation aussi considérable des leucocytes, la coagulabilité du sang était normale : elle avait lieu en huit minutes, à une température de 16 degrés ; le sérum et le caillot ne présentaient rien de particulier. A la surface du caillot se trouvait, cependant, une mince couche rosée, formée de globules blancs agglomérés.

Cette observation présente donc, Messieurs, beaucoup d'analogies avec celle de notre malade. J'ai tenu à vous la rapporter parce qu'il est assez rare de trouver, comme dans ce cas, une leucémie liénale pure, sans participation du foie, ni des ganglions.

Le *diagnostic* dans des cas de ce genre ne présente réellement aucune difficulté, et, cependant, l'examen du sang est si communément dédaigné que les médecins ne le font pas toujours. Il n'y a pas longtemps, j'étais appelé à voir une malade atteinte de leucémie très avancée, avec splénomégalie énorme. L'examen du sang n'avait pas été pratiqué, mais un chirurgien des hôpitaux, appelé en consultation, avait ouvert le ventre pour voir quelle était la nature de la tumeur occupant la région de la rate.

En vérité, on ne peut s'empêcher de trouver que les procédés d'examen clinique sont trop négligés. On ne peut pas dire, cependant, qu'il soit plus simple et moins fâcheux pour les malades, de faire une laparatomie exploratrice qu'un examen du sang par piqûre du bout du doigt.

La leucémie est une vaste et difficile question. Je n'en traiterai que le côté anatomo-pathologique et tout d'abord je m'occuperai de *l'état du sang*.

A lui seul il permet toujours de faire le diagnostic.

Vous savez, Messieurs, que cette affection a pour caractère essentiel une augmentation généralement considérable du nombre des globules blancs. On s'est beaucoup préoccupé de déterminer le taux des globules blancs permettant d'affirmer la leucémie. Les premiers observateurs ont voulu l'estimer en calculant le rapport des globules blancs aux globules rouges. Pour qu'il y ait leucocythémie, ont-ils dit, et non plus leucocytose simple, il faut que ce rapport soit de 1 p. 50 et à plus forte raison au-dessus.

J'ai indiqué, il y a longtemps, les motifs pour lesquels on doit compter le chiffre absolu des globules blancs et, ayant trouvé dans un cas de cancer à marche rapide jusqu'à 70 000 globules blancs, j'ai mis en garde contre les appréciations fondées uniquement sur le chiffre élevé des globules blancs.

Le plus souvent, le nombre de ces éléments, surtout dans les formes chroniques, atteint 100 000 et au-dessus et peut dépasser 500 000.

Mais il peut y avoir leucémie, et non leucocytose, avec un nombre de globules blancs assez sensiblement inférieur à 70 000. En semblable cas, la leucémie peut néanmoins être reconnue. Elle est caractérisée, en effet, non seulement par un accroissement dans le nombre des éléments, mais aussi et surtout par une modification profonde dans les rapports des différentes variétés de ces éléments entre elles et souvent, en même temps, par l'apparition de formes anormales qu'on ne trouve dans aucune autre circonstance, tout au moins en aussi grand nombre.

Ainsi von Noorden a rapporté un cas où la proportion des globules blancs aux globules rouges était de 1 p. 200, ce qui fait seulement 20 000 leucocytes pour 4 000 000 de globules rouges (1).

Il y a donc dans la leucémie des modifications à la fois numériques et qualitatives des globules blancs, et il serait, par suite, important de préciser la formule

(1) von Noorden, cité par Ehrlich et Lazarus, *loc. cit.*

hématologique permettant de la reconnaître, alors même que le nombre des globules blancs ne dépasse pas le taux de ces éléments dans les fortes leucocytoses. Nous verrons s'il est possible de trouver cette formule lorsque nous aurons décrit les lésions leucémiques du sang.

Celles-ci étant très variables, il est indispensable d'admettre divers types de sang leucémique.

L'augmentation numérique des globules blancs est due tantôt à une accumulation considérable de petits éléments, tantôt à des éléments de tailles diverses et notamment de grande taille. Cette distinction déjà faite par Virchow, qui le premier a reconnu les lésions du sang, a été depuis consacrée par un certain nombre d'observateurs. Pour la préciser, Ehrlich admet une *leucémie lymphatique* et une *leucémie myélogène*. La première serait due à une multiplication de tissu lymphoïde, la seconde à une multiplication de tissu myélogène.

Cet auteur fait remarquer que ces deux formes hématologiques ne correspondent pas aux formes cliniques admises d'après l'état des organes : ganglions, rate, foie, moelle des os, etc.

Ainsi, dans les cas de leucémie dite splénique, où la rate paraît être le seul organe atteint (comme dans l'observation du malade de la salle Béhier), les caractères du sang sont ceux de la leucémie myélogène. On peut, d'autre part, ainsi que Neumann l'a fait remarquer, avoir une leucémie à très grosse rate avec un sang à caractère lymphatique.

Ces marques sont exactes au point de vue clinique, mais nous verrons plus tard si les distinctions d'Erlich, fondées sur l'état du sang, correspondent à des lésions anatomo-pathologiques particulières à chacune des deux variétés qu'il admet.

Contentons-nous de dire pour le moment que la division d'Erlich est peut-être plus précise que ne le comporte l'état actuel de nos connaissances sur l'origine des lésions leucocytaires. Il vaudrait peut-être mieux, ainsi que cela découlera des faits anatomiques, s'en tenir à l'ancienne division qui offre l'avantage de ne pas trancher certaines questions encore à l'étude. Cependant, nous allons suivre le classement d'Ehrlich dans l'exposé des altérations du sang.

La leucémie dite *lymphatique* se présente en clinique sous deux formes essentiellement différentes : l'aiguë et la chronique. Je laisserai, pour le moment, de côté la leucémie aiguë dont l'histoire toute contemporaine est cependant fort intéressante, mais nous ferait sortir de notre sujet.

La forme lymphatique chronique est la plus rare des deux formes chroniques. Je n'en ai encore rencontré que 4 cas : l'un deux a été rapporté dans mon livre *Du sang* ; les trois autres ont été étudiés avec M. Lion et seront l'objet d'un travail spécial. Les caractères du sang sont sensiblement les mêmes, que l'affection soit aiguë ou chronique ; ils consistent dans une augmentation des leucocytes mononucléaires clairs et dans une diminution des grandes formes (polynucléaires et éléments à grosses granulations).

L'étude des cas chroniques nous a montré, à M. Lion et à moi, les principaux faits suivants :

L'augmentation des leucocytes est très variable : dans l'un de nos trois cas, elle se chiffrait seulement par 37 000 éléments environ, tandis que dans un autre, on comptait jusqu'à 500000 globules blancs, c'est-à-dire un des plus forts chiffres qu'on puisse trouver.

Dans tous les cas, la proportion des mononucléaires est tellement grande par rapport aux autres formes, qu'elle représente 97 à 99 p. 100 des leucocytes.

Les éléments multipliés ont presque tous, à l'état sec, des caractères analogues à ceux des mononucléaires clairs normaux. Ce sont des corps arrondis ou ovalaires mesurant en moyenne 11 à 14 μ, et dont les plus volumineux ne dépassent pas 19 μ. (Pl. III, fig. 2.) Ils sont constitués par un disque clair, non granuleux, renfermant un noyau relativement volumineux, central ou un peu excentrique, sans réticulum visible et fixant les colorants avec peu d'intensité. Les polynucléaires sont très peu nombreux, non seulement d'une manière relative, mais aussi absolue.

Les éosinophiles sont très peu abondants et non hypertrophiés; on ne voit pas d'éléments à granulations basophiles. On ne trouve pas de grands mononucléaires à granulations neutrophiles, mais dans presque toutes les préparations, on remarque des éléments ressemblant à des myélocytes de petite taille. Il est vrai que je n'ai pas pu, à l'aide du triacide, y faire apparaître des granulations neutrophiles. Mais les préparations sur lesquelles j'ai opéré n'étaient pas récentes et je ne serais pas étonné si, à l'aide d'observations nouvelles, on parvenait à trouver des petits myélocytes parmi les mononucléaires qui caractérisent cette variété de leucémie.

Dans les cas dont nous parlons, l'anémie n'était que du 2e ou du 3e degré. Dans un cas, les globules rouges à noyau faisaient défaut, dans un autre, on en trouvait quelques rares spécimens, et enfin dans un troisième, ils étaient assez abondants.

Existe-t-il, à côté de ces faits à mononucléaires clairs, une variété de leucémie caractérisée par une accumulation de mononucléaires opaques, c'est-à-dire de lymphocytes proprement dits? Ce genre de lésion semble avoir été vu par Virchow, Blache, Isambert, Robin, à en juger d'après les termes descriptifs employés par ces observateurs. Mais l'examen du sang a été fait dans ces cas anciens d'une manière trop imparfaite pour qu'on puisse se prononcer sur ce point. J'ai retrouvé dans ma collection une des préparations se rapportant au cas publié dans mon livre. Bien que cette préparation soit mal conservée, il est facile d'y voir que les éléments multipliés appartiennent au groupe des mononucléaires clairs. Dans le seul fait publié en Allemagne, du moins à ma connaissance, c'est-à-dire dans celui de Grawitz, il s'agit encore de la même lésion hématique. L'auteur désigne les éléments multipliés sous le nom de grands lymphocytes, mais la description qu'il en donne, ainsi que la figure qui les représente ne peuvent laisser aucun doute (1).

Il faudra donc attendre de nouvelles observations avant d'admettre l'existence de la lymphocytose proprement dite (2).

(1) Ernst Grawitz, *Klinische Pathologie des Blutes*, S. 123. Berlin, 1896. On trouve également dans Limbeck (*Grundriss einer klinischen Pathologie des Blutes*, Iéna, 1896) une figure (pl. II, fig. 7) se rapportant à la même altération du sang.

(2) Depuis que cette leçon a été faite, le mémoire auquel il y est fait allusion a été publié. Il a pour titre : G. Hayem et G. Lion, A propos de trois cas de leucocythémie à globules blancs mononucléaires (*Bull. de la Soc. méd. des hôpitaux*, séance du 9 mars 1900).

TRENTIÈME LEÇON

DE LA LEUCOCYTHÉMIE (SUITE).

MESSIEURS,

Nous allons aujourd'hui aborder l'étude de la forme dite *myélogène* de la leucémie, à laquelle se rattachent les cas dont nous nous occupons.

L'altération du sang, dans cette forme, est extrême et d'une telle variabilité que chaque fait, ainsi qu'Ehrlich le dit avec raison, a des caractères propres. Sans chercher à décrire toutes les particularités qu'on peut rencontrer, une description générale et succincte est possible et, en la faisant, nous indiquerons ce qu'on a trouvé dans le sang de nos malades.

Pour mettre un certain ordre dans la question, nous allons passer en revue les altérations des diverses variétés de globules blancs en suivant le classement que nous avons adopté (1) (Pl. III, fig. 3 et 4).

1° *Groupe des mononucléaires clairs.* — Les petits leucocytes mononucléaires clairs sont relativement rares; les moyens et les grands sont nombreux et, parmi eux, quelques-uns se comportent sensiblement comme les grands mononucléaires normaux. Mais la plupart des mononucléaires clairs sont des éléments étrangers à la constitution normale du sang.

(1) Voir Leçon VIII.

Ce sont ceux dont je vous ai parlé et auxquels Ehrlich donne le nom de *myélocytes* (1). Il y en a de divers diamètres : des grands (gigantesques) des moyens (plus grands que les polynucléaires) et des petits. Ehrlich appelle myélocytes nains les plus petits de ces éléments (Pl. III, fig. 3, *b*.).

Les myélocytes sont toujours très abondants dans la leucémie myélogène. On en voit un grand nombre chez les deux malades dont je vous ai rapporté l'histoire. Ils présentent des caractères assez variables. Il serait inexact de croire que la solution triacide y fait toujours voir des granulations neutrophiles fines plus ou moins abondantes ; on trouve généralement, à côté des éléments à granulations neutrophiles, des éléments dont les granulations résistent aux colorants et d'autres renfermant des granulations, ou plutôt une sorte d'émulsion basophile, qui est bien mise en évidence par la thionine.

Le noyau, toujours volumineux, est arrondi ou réniforme, exceptionnellement incurvé en S ou en Z et se colore avec une intensité très variable, souvent très faiblement.

Une préparation faite avec la thionine vous fera voir que chez notre malade, les éléments à protoplasma dit basophile sont nombreux.

2° *Mononucléaires opaques* (*lymphocytes*). — Généralement ils sont peu abondants, bien que le nombre absolu puisse en être augmenté. Ils sont de taille plus variable qu'à l'état normal. A côté de très petits éléments, on en voit d'autres de grande taille atteignant celle des polynucléaires moyens, mais plus allongés.

(1) Voir Leçon VIII.

3° *Polynucléaires.* — On a fait remarquer avec raison que les leucocytoses proprement dites se distinguent de la leucémie par ce fait qu'elles produisent surtout une augmentation des polynucléaires.

Dans la leucémie dite myélogène, on trouve cependant toujours un nombre absolu de polynucléaires plus élevé qu'à l'état normal ; mais le nombre relatif de cette forme d'élément est, au contraire, très diminué. Les polynucléaires présentent des particularités spéciales. Ils sont plus variables de taille qu'à l'état normal : un certain nombre d'entre eux sont hypertrophiés (fig. 4, *b.*).

Les noyaux sont d'une grande variabilité de forme : celles qui sont un peu spéciales sont les formes incurvées, presque annulaires. On en trouve aussi de lobés ou foliés, de fragmentés. Ils sont très nombreux dans les éléments hypertrophiés. Parfois ces noyaux sont inégalement colorés, comme dans les anémies chroniques intenses. Cette particularité se voit surtout avec la thionine et le bleu de méthylène.

La solution triacide montre dans ces polynucléaires des granulations neutrophiles fines plus ou moins nombreuses, rarement en nombre excessif (fig. 3, *a.*).

4° *Éléments à grosses granulations.* — Ces éléments sont toujours très nombreux dans cette forme de leucémie.

Les basophiles qu'Erlich nomme *Mastzellen* se présenteraient, d'après cet auteur, dans les préparations faites avec le triacide comme des polynucléaires libres de granulations. En réalité, ils diffèrent très nettement des polynucléaires (fig. 4, *e*, *e'*.).

Dans le sang de notre malade, et il en est de même dans celui d'autres cas de leucémie que j'ai examinés, ils se présentent sous la forme d'éléments assez volumineux (de la taille des polynucléaires et un peu au-dessus, mais parfois aussi sensiblement plus petits) à noyau diffus, relativement considérable, formé par une, deux ou trois masses mal délimitées, isolées ou réunies et à bords sinueux.

Sur les préparations faites par les procédés ordinaires, le protoplasma relativement peu abondant de ces éléments renferme des granulations non colorées, extrêmement brillantes.

Lorsque les préparations sont traitées par la thionine et faiblement colorées, le noyau de ces éléments basophiles se colore nettement, mieux qu'avec les autres colorants et peut ainsi être étudié en détail, mais parfois les granulations protoplasmiques restent incolores comme avec les autres méthodes de coloration. Au contraire, en colorant assez vigoureusement par la thionine, on voit apparaître les nombreuses granulations basophiles qui caractérisent ces leucocytes très particuliers, dont le nombre est toujours assez élevé dans la leucémie dite myélogène (fig. 4.)

Les éosinophiles sont toujours également très abondants. Ils diffèrent sous bien des rapports des éosinophiles du sang normal (plus encore que les polynucléaires). La taille en est très variable : les plus petits ont des dimensions inférieures à celles des polynucléaires moyens, tandis que les plus grands atteignent les dimensions des myélocytes.

Le noyau est tantôt unique et parfois très volumineux, tantôt double (comme dans les éosinophiles ordinaires), tantôt formé de masses isolées ou reliées. Mais bien rarement ce noyau est analogue à celui des polynucléaires (fig. 3, *c*.).

Ces éléments sont parfois presque aussi abondants

que les polynucléaires. Dans le sang de notre malade ils existent en très grand nombre.

Pour terminer ce chapitre des altérations des globules blancs, je tiens à vous dire un mot des mouvements amœboïdes.

Certains auteurs ont considéré les globules blancs du sang leucémique comme des éléments en général paralysés, en train de mourir ou même morts.

Cette opinion ne saurait plus être soutenue. J'ai pu moi-même constater des mouvements amœboïdes dans les polynucléaires et les éosinophiles. Les petits mononucléaires qui, généralement, sont dépourvus de contractilité, et les globules blancs gigantesques, sont seuls restés immobiles.

Les globules blancs, Messieurs, ne sont pas les seuls éléments atteints.

Les globules rouges sont altérés comme dans toute anémie chronique ; ils sont inégaux, déformés, et inégalement colorés par l'éosine, ce qui tient à ce qu'ils sont inégalement chargés en hémoglobine. Mais ces lésions sont plus ou moins accentuées suivant que la maladie est récente ou ancienne.

Le caractère le plus essentiel consiste dans l'abondance, même avec une anémie encore peu avancée, de globules rouges à noyau. Ces derniers éléments se montrent dans d'autres affections (anémie pernicieuse progressive, anémies graves, infections), mais la leucocythémie est la seule maladie où l'on puisse en rencontrer d'une manière soutenue et en quantité un peu notable. Ils sont cependant beaucoup moins abondants que les autres éléments du sang et j'estime que, dans les cas que j'ai observés, le nombre ne s'en élevait pas au-dessus de 3000 par millimètre cube.

Dans le sang du malade de la salle Béhier on voyait presque dans chaque champ du microscope, un ou plusieurs globules rouges à noyau, dont le diamètre dépassait en général celui des hématies ordinaires. La plupart de ces éléments ne contenaient qu'un noyau ; quelques-uns, pourtant, avaient des noyaux multiples (jusqu'à quatre).

Les globules rouges nucléés se présentent, d'ailleurs, dans le sang leucémique sous les diverses formes où on les voit dans le sang de l'embryon. Ils sont de dimensions variables, et se trouvent à divers degrés d'évolution (Pl. III, fig. 1, *a*, *b*, *c*, *d*.).

Quelques auteurs ont signalé des mitoses dans les globules blancs des leucémiques. Pour ma part, je n'en ai pas encore rencontré.

Au contraire, les globules rouges à noyau en présentent non seulement dans la leucémie infantile décrite, sans raison valable, par von Jaschk et M. Luzet sous le nom de pseudo-leucémie infantile, mais aussi dans la leucémie de l'adulte. On peut voir dans le sang de notre malade un bon nombre de ces figures karyokinétiques, mais elles sont moins nettes et moins démonstratives que dans les préparations de leucémie infantile.

Les globules rouges nucléés de grande taille ont souvent un protoplasma peu chargé en hémoglobine. Ils prennent alors avec le bleu de méthylène, qui est le réactif de choix pour l'étude du noyau, une teinte bleutée au lieu de la teinte verte habituelle. Ils pourraient, dans ce cas, être confondus avec des lymphocytes, mais la disposition des filaments chromatiques du noyau permet la distinction.

Les hématoblastes sont aussi altérés, ils le sont même plus que dans aucun autre état morbide. La particularité la plus saillante consiste dans une hypertrophie notable de quelques-uns, comme s'ils éprouvaient un obstacle à se transformer en hématies.

Dans certains états pathologiques, notamment dans les anémies chroniques, on peut voir des corps très réfringents se décomposant, sur les préparations sèches et colorées, en 2 parties : l'une périphérique est lobée ou mamelonée, l'autre, centrale, a l'apparence d'un disque nucléaire avec vestige de nucléole. Ce disque se colore faiblement par l'hématéine, le bleu de méthylène, la thionine.

Je crois que ces éléments ne sont autres que des hématoblastes très hypertrophiés. Ils atteignent assez souvent le diamètre des petits ou même des moyens mononucléaires. Dans les préparations montées dans le baume ils se comportent comme des hématoblastes, c'est-à-dire qu'ils pâlissent et deviennent presque indistincts.

Je dois encore vous signaler dans le sang des leucémiques la présence d'autres éléments : ce sont les cristaux allongés, analogues aux aiguilles de tyrosine (cristaux de Charcot-Vulpian) et les corpuscules réfringents.

On trouve dans tous les organes hématopoiétiques (ganglions, moelle des os, rate), en grand nombre, des corpuscules très petits, réfringents, résistants aux colorants, et bien distincts des hématoblastes. Ces corps, dont j'ai donné la description, sont encore de nature indéterminée. Très peu nombreux dans le sang normal, ils deviennent plus ou moins abondants dans le sang leucémique, mais on peut en voir dans l'anémie extrême non leucémique. Je les ai signalés pour la première fois dans le sang d'un malade leucémique dont M. Giraudeau a publié l'histoire. Depuis j'ai retrouvé les mêmes corpuscules dans tous les autres cas de leucémie dite myélogène.

Je crois que ce sont ces corps que H. F. Müller a cru découvrir et qu'il nomme « Hæmokonie ».

Après cette étude des modifications du sang, nous pouvons essayer de trouver la formule hématologique générale, applicable à toutes les variétés d'état leucémique.

Un seul fait est commun à toutes les formes. Ce fait capital, c'est l'accumulation dans le sang d'éléments mononucléaires.

L'état leucémique du sang est donc dans tous les cas une *mononucléose*. Mais on aperçoit immédiatement deux grandes variétés de cette mononucléose, suivant que les mononucléaires sont analogues aux types normaux, au moins sous le rapport de la taille, ou bien représentés surtout par des formes anormales.

Dans le premier groupe de faits, le second caractère des lésions du sang est constitué par la rareté relative et même absolue des grands éléments (polynucléaires, globules blancs à grosses granulations), de telle sorte que l'expression ancienne de leucémie à *petits globules* lui est peut-être encore mieux applicable que celle de leucémie lymphatique.

C'est la variété la plus rare et la moins nettement définie, car on peut rencontrer, dans quelques circonstances pathologiques non encore bien précisées, une leucocytose mononucléaire qu'il ne faudrait pas confondre avec un véritable état leucémique.

Dans le second groupe de faits, contrairement à ce qu'on observe dans le premier, toutes les variétés de globules blancs sont abondantes ; de plus, les éléments ayant conservé un type normal tendent, comme les autres, à prendre des formes plus ou moins volumineuses. Ainsi se trouve constituée une variété qui pourrait aussi conserver l'ancienne dénomination de leucémie à *gros éléments*. C'est la forme désignée actuellement sous le nom de myélogène.

Nous avons vu que la première forme présente peut-être deux variétés : la leucémie à mononucléaires clairs, la leucémie à mononucléaires opaques ou *lymphocytose* proprement dite. L'existence de cette dernière n'est pas encore établie.

Il serait facile d'admettre plusieurs variétés de la seconde forme.

Le plus souvent on sera frappé par l'abondance des éosinophiles; mais on rencontrera des cas, où, au contraire, les éléments basophiles seront certainement plus nombreux encore. Ces particularités permettront d'admettre les trois variétés suivantes : forme commune; forme à éléments éosinophiles prédominants; forme à prédominance d'éléments basophiles. Nous arrivons donc au classement suivant :

Etat leucémique : Mononucleose.

I. Éléments petits (forme dite lymphatique).	Augmentation des mononucléaires clairs. Augmentation des mononucléaires opaques ou lymphocytes (?)
II. Éléments de grande taille : types hypertrophiés et anormaux (myélocytes) (forme myélogène).	Forme commune. Prédominance des éosinophiles. Prédominance des basophiles.

Avant d'examiner avec vous quel est le processus de l'accumulation des globules blancs dans le sang des leucémiques, il me paraît utile de vous rappeler ce que l'on sait de l'*anatomie pathologique* des divers organes.

Les lésions de la leucémie sont de deux ordres : 1° lésions probablement primitives; 2° lésions déterminées simplement par l'état particulier du sang.

1° Les lésions primitives sont considérées, quant à présent, comme absolument les mêmes que celles de la lymphadénie (pseudo-leucémie ou lymphadénie aleucémique). On peut les diviser en lésions hyperplasiques et en lésions néoplasiques.

a. Vous savez que l'hyperplasie est caractérisée par la multiplication des éléments, par le retour à l'état embryonnaire des tissus lymphoïdes (adénoïdes) et myélogènes des organes hématopoïétiques, sans néoplasie proprement dite. Vous trouverez donc cette lésion dans les ganglions, la rate, la moelle des os, les organes lymphoïdes. Il résulte de diverses observations, que cette lésion peut être la seule cause de l'augmentation des globules blancs particulièrement dans les cas à évolution rapide (aiguë).

L'hyperplasie des ganglions et de la rate a été décrite par les premiers observateurs ; celle de la moelle par Neumann d'abord, puis par Waldeyer et plus tard par beaucoup d'autres. Cette dernière paraît pouvoir être hétérotopique, car M. Kelsch, dans un cas, aurait trouvé la moelle osseuse transformée en tissu lymphoïde.

Les descriptions histologiques des tissus hyperplasiés sont un peu confuses et contradictoires. Les procédés de multiplication des éléments *in situ* sont pour les globules rouges à noyau la mitose ou division indirecte ; pour les globules blancs il y a discussion : les uns admettent la mitose, (Flemming, Peremeschko,

Arnold, Spronck) les autres la division directe (Löwit, Biondi, Arnold pour quelques cas).

b. Les lésions néoplasiques sont constituées par des lymphomes. Je vous en ai déjà parlé à propos de la pseudo-leucémie (1). Ces néoplasies ne sont pas caractéristiques de la leucémie, puisque, d'une part, on en trouve de semblables sans leucémie (ainsi qu'en témoigne le cas que j'ai récemment rapporté) et que, d'autre part, il peut y avoir leucémie sans lymphomes.

Elles ont été décrites par Virchow, Friedreich, Bottcher, Vidal, Craigie, Benett, etc.

O. Deiters, E. Wagner et, depuis, beaucoup d'autres, les ont plus particulièrement étudiées. Bien qu'elles se développent de préférence dans des organes qui, à l'état normal, sont constitués par du tissu adénoïde, tels que les ganglions lymphatiques, la rate, on en rencontre aussi dans des organes partiellement ou totalement dépourvus de ce tissu (lymphomes hétérotopiques), comme le foie, les reins, la plèvre, le tissu pulmonaire interlobulaire, le tissu cellulaire (p. ex. le tissu cellulaire rétro-sternal), l'estomac, l'intestin (duodénum, jéjunum, iléon, rectum), les testicules.

Les lymphomes ont généralement la structure du tissu lymphoïde, mais on a observé aussi des productions hétérotopiques de tissu myélogène.

Le mode de production de ces néoplasies est discuté, Virchow, Neumann, Bizzozero, etc., pensent qu'elles ont pour point de départ les éléments préexistants. Rindfleisch, MM. Cornil et Ranvier, Ziegler admettent qu'elles débutent par une accumulation de cellules blanches et que la trame adénoïde se forme

(1) Voir Leçon précédente.

secondairement. Cette vue fournit un argument à ceux qui en font des productions secondaires.

Il faut faire remarquer que les deux processus sont l'un et l'autre admissibles et non contradictoires. Il est, en effet, probable qu'il y a des lymphomes primitifs et des lymphomes secondaires. Ces derniers proviendraient d'une sorte de généralisation par greffes, comme cela se voit dans d'autres processus néoplasiques.

2° Parmi les lésions secondaires, les plus importantes sont les infarctus de globules blancs et les infarctus hémorragiques.

Les premiers peuvent être, nous venons de le voir, le premier stade des lymphomes (Ollivier et Ranvier). Quant aux infarctus hémorragiques, ils sont dus à des oblitérations vasculaires facilitées, sinon produites, par l'état leucémique du sang.

On a encore signalé dans les lymphomes des foyers caséeux, des infarctus par oblitération vasculaire et des infiltrations purulentes dues à des infections secondaires. Enfin, la tuberculose miliaire peut venir se greffer sur les lésions leucémiques.

Les faits connus jusqu'à présent permettent-ils d'assigner une origine distincte aux deux variétés de leucémie décrites par Ehrlich et Lazarus : la lymphatique et la myélogène? Pour trancher cette question, examens histologiques qui accompagnent les autopsies publiées dans ces dernières années me paraissent insuffisants. Il faut attendre la relation de faits nouveaux et mieux étudiés. On devra surtout se préoccuper de la question que j'ai soulevée, à propos de la forme dite lymphatique, en montrant que les auteurs ont confondu, sous le nom de lymphocytes, les deux variétés de mononucléaires, que j'ai distinguées : les opaques (ou vrais lymphocytes, les clairs). Or, dans la forme dite lymphatique, vous avez vu que ce ne sont pas des lymphocytes qui s'accumulent dans le sang, mais bien des mononucléaires clairs.

Il y a lieu de se demander où se forment ces éléments, quels rapports ils affectent avec les autres mononucléaires et particulièrement avec les myélocytes. Si des observations nouvelles venaient à prouver l'existence constante de lésions de la moelle osseuse dans cette prétendue leucémie lymphatique, la solidité de la division admise par Ehrlich et Lazarus serait fort ébranlée. En un mot, il se pourrait que, malgré les apparences, les deux variétés de leucémie, dites lymphatique et myélogène, fussent l'une et l'autre sous la dépendance, au moins en partie, d'une lésion médullaire. S'il en était ainsi, la question de la leucocythémie serait un peu simplifiée. Peut-être même pourrait-on expliquer l'adénie ou pseudo-leucémie par la non participation de la moelle osseuse au processus morbide.

Voyons, maintenant, s'il est possible d'indiquer la *cause prochaine de l'état du sang* dans la leucémie? Toutes les hypothèses ont été soutenues. Et, en effet, Messieurs, il est clair que la multiplication des éléments du sang peut résulter, soit du passage dans le sang d'éléments formés dans les organes hématopoiétiques malades, soit de la multiplication des éléments du sang, soit encore d'une accumulation des globules blancs par défaut de destruction.

Le débat qui s'est élevé dans ces dernières années au sujet de ces théories est intéressant, mais prouve simplement que les rapports qui peuvent exister, soit à l'état normal, soit dans les cas pathologiques, entre les éléments produits par les organes hématopoiétiques et ceux qui existent dans le sang, sont encore incomplètement précisés.

Je me suis rallié, il y a longtemps déjà, à la première hypothèse, dite de Virchow-Neumann. Je n'ai aucun motif pour l'abandonner. C'est elle qui explique le mieux la variabilité des faits observés. Comment comprendre avec les autres hypothèses la rareté des éléments en voie de multiplication dans le sang?

Mais j'ai encore d'autres arguments à vous citer qui plaident fortement en faveur d'une altération primitive des organes hématopoiétiques.

Tout d'abord, dans le plus grand nombre des cas, la leucémie est consécutive à une hypertrophie de la rate et des ganglions. Les observations dans lesquelles la leucémie a été la première en date sont exceptionnelles et peuvent être expliquées par une lésion latente de la moelle des os. Et cela d'autant mieux que ces lésions sont peut-être, nous l'avons dit, les plus importantes.

L'apparition précoce des globules rouges à noyau a pour moi une signification absolue. Dans un travail que j'ai publié en 1883 sur ces éléments considérés dans le sang de l'adulte, je crois avoir établi que les hématoblastes nucléés sont formés par les portions de l'appareil hématopoiétique qui passent, dans diverses conditions pathologiques, à l'état embryonnaire ; que la présence de ces éléments dans le sang est toujours la conséquence d'une lésion anatomo-pathologique de la moelle des os ou des autres organes hématopoiétiques (rate, plus rarement foie, ganglions) et non celle d'un simple trouble dans l'évolution des hématies, ainsi qu'on l'a soutenu en Allemagne et en Italie surtout.

Vous savez que, chez l'embryon, on trouve, à côté des globules rouges ordinaires, des globules rouges nucléés, les uns très volumineux (globules nucléés géants) les autres de taille moyenne. Ces éléments disparaissent chez l'homme, au moment de la naissance, pour réapparaître chez l'adulte dans certaines circonstances, notamment dans la leucocythémie, lorsque les organes hématopoiétiques sont remplis d'éléments embryonnaires. Formés dans les organes hématopoiétiques, les globules rouges nucléés pénètrent dans le sang de l'adulte, sans perdre leur noyau. Ils y persistent, ainsi que je vous l'ai dit, avec leurs caractères propres, absolument comme chez l'embryon. En d'autres termes encore, les globules rouges à noyau (hématoblastes nucléés) ne représentent pas pour moi le premier stade de formation des hématies légitimes. Ce sont des éléments qui font normalement partie constituante du sang chez l'embryon, mais qui, chez l'adulte, sont toujours d'origine pathologique et sans rapport aucun avec la reconstitution du sang.

La présence dans le sang des corpuscules réfringents que j'ai décrits, constitue un autre argument en faveur de la lésion primordiale des organes hématopoiétiques et du passage ultérieur dans les vaisseaux de certains éléments formés dans ces organes.

Enfin, il est très probable que les myélocytes proviennent également de la pénétration dans le sang de corpuscules formés dans la moelle osseuse, corpuscules qui, normalement, restent fixes, et ne sont pas entraînés sous cette forme dans le torrent circulatoire.

En résumé, Messieurs, les faits semblent établir que la maladie a plutôt pour siège l'appareil hématopoiétique que le sang et plus particulièrement la moelle des os. La lésion du sang n'a qu'une part accessoire dans la malignité de la maladie, puisque la lymphadénie conduit à l'épuisement sans leucémie.

Un dernier point reste à examiner :

Quelle peut être l'*origine de l'altération des organes hématopoiétiques*? Quelle est la véritable cause de la leucocythémie ?

Dans son ensemble la maladie se comporte comme une affection néoplasique de mauvaise nature. On tend, cependant, à en faire une maladie infectieuse et la forme aiguë, récemment reconnue et étudiée, semble donner un certain poids à cette opinion.

C'est un sujet obscur et difficile, encore à l'étude.

Je vous rappellerai seulement que notre malade a eu la syphilis et qu'on peut admettre que cette maladie a pris une certaine part au développement de la leucémie, car elle est assez souvent notée dans les antécédents des malades.

Enfin, il est possible que l'état leucémique du sang soit simplement un syndrome relevant de processus divers, notamment des processus toxi-infectieux.

Messieurs, je n'insisterai pas longuement sur la gravité d'un pareil état.

On cite quelques rares guérisons, mais on peut penser qu'il ne s'est agi que d'arrêts temporaires. En général, la leucémie suit une marche progressive, et a une durée de deux à trois ans. Elle se termine, soit par les progrès lents de la cachexie, soit par une complication (hémorragies, troubles gastro-intestinaux, infections secondaires).

Le pronostic est encore assombri chez notre malade par la coexistence de la syphilis.

Vous vous souvenez qu'on a noté chez lui des lésions oculaires complexes paraissant résulter à la fois de la syphilis et de la leucémie. Depuis son entrée dans notre service sont survenus des vertiges qui, peu accentués d'abord, ont augmenté ensuite. Pendant ces vertiges le malade se sent entraîné en arrière et tombe sans toutefois perdre connaissance. Il nous est donc permis de supposer qu'il y a peut-être aussi des lésions syphilitiques intra-craniennes.

En raison des manifestations syphilitiques, il nous a paru important de continuer le traitement spécifique. Malheureusement l'anémie et l'épuisement des forces dus à la leucémie empêchent le malade de le supporter facilement.

Il a été abattu après les injections de benzoate de mercure qui sont habituellement bien tolérées. Depuis, nous avons fait faire quelques frictions mercurielles et nous avons continué les lavements d'iodure de potassium, donnés dès les premiers jours.

En même temps, nous faisons administrer pour combattre la leucémie des injections rectales de liqueur de Fowler diluée.

Encouragé par les résultats que donne le traitement par le suc thyroïdien dans la maladie de Basedow, on a essayé l'extrait de rate et de ganglions chez les leucémiques. J'ai expérimenté aussi ce mode de traitement, en particulier chez le malade de la salle Béhier. Il ne m'a donné aucun résultat.

Je crois donc que l'arsenic est le seul médicament qui puisse améliorer l'état des leucémiques. Malheureusement, d'après ce que j'ai vu, il ne peut que retarder le terme fatal et je ne connais pas d'observation probante de guérison définitive.

Addendum. — Le malade qui a fait l'objet de cette leçon est sorti le 10 juin 1899, après quinze jours de séjour à l'hôpital. Il se trouvait alors plus affaibli et plus amaigri qu'à son entrée. Il a fourni lui-même des renseignements sur la marche ultérieure de sa maladie dans une lettre datée du 6 août. Cette lettre est écrite d'une main ferme et dans un langage très clair.

Le 23 juin, il ressentit dans le dos, du côté gauche, une assez vive douleur qui disparut immédiatement et à laquelle il n'attacha pas grande importance. Le lendemain, à son réveil, il s'aperçut de l'existence, au même endroit, d'une grosseur accompagnée de vives douleurs. Il fit appeler en toute hâte un médecin qui revint plusieurs fois dans la journée et lui annonça dans la nuit qu'il s'agissait d'une tumeur liquide.

Le 23 juin, ce médecin pratiqua une ponction et retira de la tumeur environ un demi-litre de sang. Étant donnée la gravité de cet état, il fit avertir le père du malade qui arriva le lendemain et l'emmena avec lui à Bordeaux.

Il y eut à son arrivée une consultation de trois médecins (dont deux professseurs de la Faculté de Médecine) qui prescrivirent l'administration de cacodylate de sodium en lavements (un centigramme par lavement). Comme l'hématome du dos augmentait de plus en plus, on fit une nouvelle ponction le 1er juillet, mais l'écoulement de sang persistant, on s'arrêta après en avoir retiré un litre.

L'hématome continua à grossir et on évalue à 3 litres

la quantité de sang qu'il renfermait trois jours après l'opération. (?)

A partir de ce moment la tumeur se mit à diminuer et elle avait complètement disparu au bout de trois semaines.

Deux analyses du sang faites par M. Sabrazès, l'une le lendemain de la ponction, l'autre huit jours après, auraient montré que dans l'intervalle le nombre des globules rouges avait augmenté d'un million par millimètre cube.

Au moment où le malade écrivait sa lettre (le 6 août), son état paraissait être très satisfaisant. « Les médecins, dit-il, considèrent ma guérison comme certaine. Je jouis d'un appétit excellent; mes ongles et mes muqueuses sont devenus aussi roses qu'ils l'ont jamais été; j'ai déjà pas mal engraissé et enfin mon moral continue à être excellent. Par contre, je suis encore excessivement faible et presque sourd. »

Il attribua cette amélioration au cacodylate de sodium, dont il avait pris 60 centigrammes du 30 juin au 6 août. Cette amélioration a dû être passagère, car le malade a succombé peu de temps après, au commencement de septembre 1899.

TRENTE-CINQUIÈME LEÇON

DE L'ADÉNIE A FORME LIPOMATEUSE.

MESSIEURS,

Le malade que je vous présente est un homme de trente-huit ans, vigoureux, obèse, bien constitué, chez lequel, se sont développées, en divers points du corps des tumeurs volumineuses dont le siège, la consistance et la structure anatomique sont remarmarquables. En certaines régions, elles entraînent des déformations considérables.

Le fait est surtout frappant à la région cervicale et à la face. Le cou présente une tuméfaction énorme, le diamètre en est plus considérable que celui de la tête. Il se dessine sous forme d'un bourrelet épais, encadrant exactement la mâchoire inférieure et descendant jusqu'au sternum, de telle sorte que les épaules semblent se continuer directement avec la tête. Cependant un sillon profond sépare le bourrelet sous-maxillaire de la région sus-hyoïdienne.

Le volume du cou et de la tête, allant progressivement en décroissant de bas en haut, il en résulte que l'extrémité céphalique, depuis les épaules jusqu'au sommet du vertex, a la forme d'une pyramide tronquée à base inférieure, et à sommet supérieur.

Cette tuméfaction du cou et de la face est diffuse. En avant, elle a envahi les régions sus et sous-hyoïdiennes, latéralement les régions parotidienne, sous-maxillaire, sterno-mastoïdienne et sus-claviculaire, plus en arrière la région mastoïdienne, et enfin, à la partie postérieure du cou, les deux fossettes latérales de la nuque.

Celles-ci sont comblées par deux tumeurs volumineuses à grand axe vertical, descendant jusqu'à la partie inférieure de la nuque. Les oreilles sont comme soulevées. La face tout entière semble boursouflée, grâce à l'abondance du tissu adipeux : d'où exagération des sillons naso-géniens, naso-buccaux, etc.

Au niveau des bords latéraux du trapèze, dans les fosses sus-épineuses, il existe également une tuméfaction diffuse, se continuant avec celle de la nuque.

Sur le dos, à gauche, le long du bord interne de l'omoplate, on voit une petite tumeur arrondie, mollasse, grosse comme une petite noix.

Aux aisselles, surtout à droite, il existe une énorme tumeur qui retombe sur la partie antéro-latérale du thorax, au-dessus et en dehors des mamelles légèrement hypertrophiées.

Ces tumeurs empêchent l'adduction complète du bras.

Aux aines : gros bourrelets parallèles et sous-jacents au pli de flexion de la cuisse. A l'aine droite, on aperçoit une longue cicatrice linéaire, résultant de l'ablation partielle de la tumeur, faite en 1895, par M. Pierre Delbet.

Dans toutes les autres régions, aucune tumeur semblable.

Ces tumeurs ont toutes une consistance à peu près identique. Chacune d'elles est constituée par une tuméfaction diffuse, sans limites précises, légèrement lobulée, semi-élastique, semi-fluctuante, ayant en un mot tous les caractères des lipomes; mais une palpation attentive permet de reconnaître, en certains points, de petites masses arrondies, tantôt fixes (nuque), tantôt plus fermes, nettement séparées les unes des autres, roulant sous les doigts : ce sont des ganglions lymphatiques hypertrophiés, noyés dans une énorme masse de tissu adipeux.

Dans les régions maxillaires et sus-claviculaires, l'abondance de la graisse empêche de sentir les ganglions. Ils sont très nets à la nuque et faciles à reconnaître dans les aines, dans l'aisselle droite et surtout dans l'aisselle gauche.

Là, non seulement on sent des ganglions hypertrophiés, mais encore des sortes de cordons indurés qui semblent les réunir entre eux.

Toutes ces masses sont mobiles par rapport au plan profond ; la peau qui les recouvre a un aspect normal, sauf au niveau de l'aisselle droite.

Dans cette région, elle est considérablement épaissie, ridée, chagrinée, grenue, comparable à de la peau d'orange, impossible à plisser ; elle a, en un mot, un aspect éléphantiasique. Le réseau veineux est très développé à la surface de toutes les tumeurs et surtout autour d'elles.

Lorsque j'ai vu le malade pour la première fois, c'est-à-dire le 20 janvier 1897, il était assez fortement cyanosé et présentait une gêne très notable de la respiration. En proie à une dyspnée légère, mais continue, le moindre effort augmentait beaucoup la difficulté de la respiration.

Le sommeil dans le décubitus complet était impossible ; la respiration bruyante. Au plus léger effort, il existait un cornage laryngé, modéré.

Ces phénomènes se sont amendés depuis le début du traitement suivi en ce moment. Mais il persiste encore une altération très notable de la voix, qui est grave, profonde, un peu voilée.

En raison de ces troubles, mon attention devait se porter du côté du médiastin. Or, j'ai pu constater, à peu près à l'union de la première et de la deuxième pièce du sternum, une zone de matité transversale de 10 centimètres environ ; à ce niveau, du côté droit surtout, la respiration est rude, bronchique.

Il existe donc manifestement une compression des bronches, et cette compression est limitée sans doute à la loge antérieure du médiastin ; en arrière, il n'y a pas de matité.

Malgré l'hyperadipose de la paroi abdominale, on peut reconnaître que ni le foie, ni la rate ne sont augmentés de volume.

Les testicules sont normaux. La légère hypertrophie des mamelles s'explique facilement par l'hyperadipose généralisée.

Enfin du côté du cœur, du système nerveux et de l'appareil digestif, nous n'avons rien de remarquable à signaler.

L'étude du malade a été complétée par des examens du sang et des urines.

L'analyse du sang a montré une augmentation manifeste du nombre des globules rouges, que j'attribue à la cyanose : 5 580 000 le 29 janvier, 5 425 000 le 27 février.

Par contre, il n'existe qu'une leucocytose légère et qui n'est même pas constante, puisque le 29 janvier on trouve : 12 400 globules blancs et, le 27 février, 8650.

Quant à l'analyse des urines, elle montre une élimination très exagérée des chlorures, et, au contraire, très faible de l'urée, particularités que l'alimentation du malade n'explique pas.

Le 5 février il y a : 13gr,14 d'urée par vingt-quatre heures et 22gr,27 de chlorures.

Le 11 février, 18gr,94 de chlorures.

Avant de nous prononcer sur la nature de l'affection qui se traduit par cet ensemble de phénomènes, examinons les antécédents du malade et rendons-nous compte de la manière dont se sont développées les manifestations morbides.

Ses parents étaient bien portants ; aucun d'eux n'était atteint de tumeurs analogues.

Lui-même, à part quelques maladies contractées dans son enfance, de neuf à onze ans (rougeole, scarlatine, fièvre typhoïde), a toujours eu une bonne santé.

Il est depuis longtemps un peu obèse ; il a d'ailleurs, comme employé dans les bureaux de la Compagnie du gaz, toujours mené une vie presque sédentaire.

Il y a cinq ans, il a été atteint d'une maladie fébrile, accompagnée d'une tuméfaction douloureuse des régions parotidiennes, ayant débuté à gauche, puis s'étant étendue à droite. Le médecin traitant a porté le diagnostic d'oreillons. La maladie a duré quinze jours. La tuméfaction a totalement disparu à droite. Elle s'est atténuée à gauche, mais sans jamais disparaître complètement.

Tel serait le début apparent de la maladie actuelle. Un peu plus tard est survenu un gonflement au niveau de la fossette latérale gauche de la nuque. Mais à partir de ce moment, toutes les poussées ganglionnaires ont eu lieu sans douleur et sans fièvre.

Tandis que le gonflement augmentait insensiblement dans les régions précédemment envahies, il faisait son apparition en d'autres points : nuque du côté droit, région parotidienne et sous-maxillaire droites.

Pendant trois ans, la tuméfaction reste limitée au cou.

Il y a deux ans, les régions inguinales sont prises simultanément. Quelque temps après, l'aisselle droite est envahie.

Les tuméfactions du cou, jusque-là indépendantes, se fusionnent.

Il y a huit mois, apparaît pour la première fois un peu de gêne respiratoire.

Depuis deux ou trois mois, la tumeur de l'aisselle droite a considérablement augmenté de volume. Enfin, il y a cinq ou six semaines, l'aisselle gauche s'est prise à son tour. Et c'est dans cet état que le malade se montre à nous (1).

Nous sommes en présence d'une maladie chronique, apyrétique, à marche progressive, lente, n'ayant pas donné lieu jusqu'à présent à un dépérissement marqué, ne déterminant que des gênes mécaniques. Cette maladie est caractérisée essentiellement par le développement de tumeurs lipomateuses, siégeant dans les régions où il existe des ganglions lymphatiques et renfermant des ganglions plus ou moins volumineux, reconnaissables en beaucoup de points par la palpation. Il existe, en outre, une modification sensible du pli

(1) Le malade a été présenté à la Société médicale des hôpitaux (5 mars 1897). V. les bulletins de cette société qui contiennent l'observation clinique et la discussion à laquelle a donné lieu la présentation du malade.

cutané au niveau du bord antérieur de l'aisselle droite.

Cette localisation exclusive, cette marche lente, mais envahissante, portent immédiatement à penser qu'il s'agit d'une maladie ganglionnaire.

La maladie dite de Hodgkin ou encore lymphadénie (adénie de Trousseau) se comporte, au moins pendant une première phase évolutive, de la même manière ; mais les tumeurs ganglionnaires auxquelles elle donne lieu présentent des caractères sensiblement différents.

Presque toujours multiples, elles sont constituées par des ganglions hypertrophiés, durs, isolés au début, puis arrivant à se toucher et pouvant former des masses marronnées d'un volume parfois considérable.

En ce cas, lorsque la production est bilatérale, il n'est pas impossible que la tête soit, comme ici, supportée par un énorme collier.

Les ganglions conglomérés restent distincts les uns des autres et peuvent être mobilisés ; ils ne se fusionnent véritablement qu'en cas de suppuration.

La consistance de ces masses est variable, généralement assez dure, ligneuse ; elle peut être molle au point de simuler un abcès. Parfois, on trouve des points mous et comme fluctuants au milieu de masses plus dures.

Dans le cas actuel, les caractères des tumeurs rappellent ceux du lipome et se rapportent incontestablement à des masses ganglionnaires, noyées dans une atmosphère cellulo-adipeuse. L'épaississement hypertrophique de la peau de l'aisselle droite, ressemblant à une lésion éléphantiasique, constitue également une particularité qui n'a jamais été signalée, que je sache, dans la lymphadénie légitime.

Ce mélange de ganglions et de tissu adipeux peut-il s'expliquer à l'aide des notions acquises touchant la constitution anatomique des lymphadénomes?

Vous vous souvenez (voir leçon précédente) que les lymphadénomes se montrent sous deux formes : type pur, type irrégulier; que ce dernier comprend deux variétés, suivant que dans les produits morbides il y a prédominance de tissu cellulaire ou de tissu fibreux.

Il n'est pas question, dans les descriptions classiques, de ces productions morbides du développement anormal, hypertrophique, de l'atmosphère celluloadipeuse dans laquelle plongent les ganglions lymphatiques devenus malades. Or, dans le cas actuel, c'est à cette hypertrophie que se rapportent les caractères particuliers des tumeurs. M. Delbet en a fourni la preuve. La portion de tumeur qu'il a enlevée en 1895 était constituée par des ganglions perdus au sein d'une masse lipomateuse.

Nous sommes donc en présence d'une variété insolite d'affection ganglionnaire. Cette constatation anatomique suffit-elle pour que nous soyons en droit d'admettre une maladie particulière, sans rapport avec la lymphadénie?

La question ainsi posée est difficile à résoudre. La lymphadénie est une maladie à marche lente, procédant par poussées, dans l'intervalle desquelles l'état local peut rester stationnaire pendant assez longtemps. Nous observons chez notre malade une évolution morbide analogue.

Les caractères du sang ne nous paraissent pas pouvoir servir au diagnostic.

Ils sont assez variables dans la lymphadénie et peuvent même se modifier chez le même malade, suivant les phases de la maladie.

L'hypertrophie lymphomateuse des ganglions existe le plus souvent sans altération sensible dans le nombre et dans les qualités des globules blancs.

Nous sommes alors dans le cas de l'adénie, de la lymphadénie pure (variété aleucémique de M. Gilbert). Dans d'autres cas, plus rares, la lésion ganglionnaire s'accompagne de leucémie, et tantôt les lésions du sang sont les mêmes que dans la leucocythémie dite myélogène, tantôt, ce qui est plus rare, l'augmentation des globules blancs porte exclusivement sur les mononucléaires.

Chez notre malade, le nombre des globules blancs est légèrement augmenté, mais insuffisamment pour qu'on puisse admettre la leucémie.

J'ai observé, il est vrai, un cas de leucémie ganglionnaire (à petits mononucléaires) avec un nombre relativement restreint de globules blancs : mais il existait, cependant, une leucocytose marquée (37200 éléments), et à marche progressive, puisqu'au bout d'un an on comptait 83390 éléments. Or, chez notre malade, on n'a relevé qu'une leucocytose très légère (le 29 janvier : 12400 globules blancs, le 27 février : 8650).

Semblable leucocytose peut se montrer dans les néoplasies de quelque nature qu'elles soient.

Le chiffre élevé des globules rouges, que j'ai rapporté à la cyanose, indique tout au moins que nous sommes encore loin de la période cachectique, bien que la maladie date de plusieurs années.

La cyanose paraît être la conséquence de l'extension de l'affection ganglionnaire aux groupes médiastinaux. Elle s'explique par la gêne respiratoire et par la compression des troncs veineux de la tête.

En résumé, l'affection de notre malade semble se

rapprocher de la lymphadénie ganglionnaire. Elle en est peut-être une forme spéciale. Quant à l'aspect éléphantiasique de la peau de l'aisselle droite, il a pour origine des troubles trophiques en rapport avec la gêne de la circulation veineuse et lymphatique.

On note, en effet, à ce niveau, l'aspect variqueux des veines, la présence de cordons lymphatiques indurés et on peut admettre qu'il existe, en outre, des varices lymphatiques.

Quelques auteurs font de la lymphadénie une maladie infectieuse. Cette opinion a été surtout défendue dans ces derniers temps par M. Pierre Delbet. Cet observateur a obtenu un microbe mobile, sporifère, qui lui a paru pathogène et avec lequel il a reproduit chez le chien,.après des inoculations multiples, faites à haute dose, une lymphadénie avec leucémie (1).

Comme depuis l'époque où ces recherdres ont paru, les résultats qu'elles annoncent n'ont pas été confirmés, nous croyons nécessaire d'attendre de nouveaux travaux avant de nous prononcer.

Toujours est-il qu'il y a lieu de se demander si les accidents fébriles et douloureux qui ont marqué, chez notre malade, lé début du gonflement parotidien, étaient dus à des oreillons ou simplement à la lymphadénie qui peut procéder par poussées aiguës, douloureuses.

Vous savez que la lymphadénie paraît avoir souvent pour origine des lésions pharyngiennes, amygdaliennes ou voisines de ces régions. Je n'en connais pas d'observation établissant un rapport entre cette maladie et les oreillons. Théoriquement ce rapport est possible.

D'après M. Pierre Delbet, ce cas aurait comme ceux

(1) Pierre Delbet, *Comptes rendus de l'Acad. des Sciences*, juin et juillet 1895.

de lymphadénie vraie qu'il a étudiés, une origine microbienne.

La tumeur qu'il a extirpée, constituée par des tissus graisseux, renfermant de petits ganglions noirâtres, lui a permis d'obtenir une culture pure d'un microbe analogue au staphylocoque.

Notre malade a déjà été soumis à de nombreux traitements. Il a pris surtout de l'iodure de potassium à très forte dose et de l'arsenic. Ces médicaments se sont montrés inefficaces.

Frappé de la prédominance excessive des tissus adipeux sur l'élément ganglionnaire, j'ai prescrit au malade de la poudre de corps thyroïde de mouton. Il en prend deux capsules par jour, représentant un tiers de glande. J'ai fait choix de la préparation de M. Yvon.

Bien que le malade ne soit que depuis six jours à cette médicamentation, il se trouve soulagé : la gêne respiratoire a déjà diminué. La dose va être portée à trois capsules par jour et je ferai alterner l'usage de cette poudre avec celui de l'arsenic.

Depuis que cette leçon a été faite, j'ai revu le malade un assez grand nombre de fois. Grâce à l'usage de la poudre de corps thyroïde, qui est parfaitement supportée, il se maintient dans un état satisfaisant, sensiblement stationnaire. Ce médicament est le seul qui lui procure du soulagement.

J'ai tenu à reproduire cette leçon telle qu'elle a été faite, sans la modifier, pour montrer l'embarras que peut éprouver le professeur de clinique en présence de faits qu'il a très rarement l'occasion de rencontrer.

Mais je veux la compléter en donnant ici un court résumé du travail de MM. Launois et Bensaude, travail qui a eu précisément pour point de départ l'observation de mon malade.

Il est intitulé : « L'adéno-lipomatose symétrique diffuse à prédominance cervicale » (1).

Ces auteurs ont pu recueillir 4 cas semblables, inédits, et en ont trouvé plus de 70 autres dans la littérature médicale, sous les noms les plus divers : gangliites, névromes plexiformes, lipomes multiples, lipomes symétriques d'origine nerveuse, lipomes diffus du cou et de la nuque.

Toutes les observations sont d'une similitude remarquable, elles paraissent calquées les unes sur les autres. Les nombreuses photographies jointes au mémoire rendent ce fait évident.

En s'appuyant sur les recherches de Mac Cormac, de Baker et Bowlby, de Madelung, MM. Launois et Bensaude pensent qu'il s'agit d'une variété spéciale, bien nettement déterminée, de tumeurs lipomateuses symétriques, entièrement distinctes des lipomes circonscrits vrais, multiples et symétriques, des pseudo-lipomes des membres inférieurs et des pseudo-lipomes sus-claviculaires de MM. Potain et Verneuil, quelque puissent être d'ailleurs les ressemblances avec ces dernières affections. Ainsi dégagée, la maladie serait caractérisée non seulement par des lésions anatomiques et des symptômes propres, mais encore par une pathogénie spéciale. Elle aurait pour origine, ainsi que je

(1) Launois et Bensaude, L'adéno-lipomatose symétrique diffuse à prédominance cervicale (*Bull. et Mem. de la Soc. méd. des hôp.*, 7 avril 1898 et *Presse médicale*, 1er juin 1898). — Voy. aussi thèse de Rehns (Paris, 1898), inspirée par M. Launois.

le dis dans cette leçon, les ganglions et vaisseaux lymphatiques; mais elle se distinguerait absolument de la lymphadénie, par l'anatomie pathologique, l'étiologie et surtout par l'évolution clinique.

En résumé, pour MM. Launois et Bensaude, les productions lipomateuses sont sous la dépendance d'un processus général. Il s'agit d'une maladie du système lymphatique ayant beaucoup de points de ressemblance avec l'adéno-lymphocèle.

TRENTE-SIXIÈME LEÇON

MALADIES HÉMORRAGIPARES.

Du purpura hemorragica (1).

Messieurs,

Il est entré il y a quelques jours, avec son enfant, dans notre salle de crèche, une malade âgée de trente et un ans, mariée. Elle s'occupe de son ménage et n'exerce pas de profession. A part une pleurésie droite, dont elle fut atteinte il y a dix ans, on ne relève dans ses antécédents aucune maladie sérieuse.

Elle a eu trois enfants ; ses couches furent bonnes et non suivies d'hémorragie.

Le début de son affection actuelle remonte à trois mois. Elle perdit alors, au moment de ses règles, pendant six à huit jours, beaucoup plus de sang que d'habitude et s'aperçut, en même temps, de l'existence de petits points rouges disséminés sur le corps ; elle souffrit des gencives et eut plus tard des épistaxis à différentes reprises. Elle dit avoir beaucoup maigri depuis le début de sa maladie.

Actuellement, vous le voyez, cette femme a assez bonne mine ; elle présente des croûtes à l'orifice des narines, provenant de récentes épistaxis. Sur le corps vous apercevez de toutes petites taches, couleur

(1) Leçon recueillie par M. Raoul Bensaude, interne du service, et publiée in *Presse médicale*, 1895.

lie de vin, irrégulièrement disséminées, mais plus marquées au cou, aux membres supérieurs et aux jambes, et en outre, des ecchymoses de taille variable; les deux plus volumineuses affectent, à la racine des cuisses, une localisation à peu près symétrique. D'autre part, depuis son entrée, la malade a perdu du sang par diverses muqueuses : elle a eu des pertes abondantes au moment de ses règles, des épistaxis répétées et des hémorragies gingivales ; aujourd'hui encore les gencives sont tuméfiées et saignent à la moindre pression. Jamais elle n'a eu d'hémoptysies, ni de saignements par les oreilles ; les conjonctives oculaires ne présentent rien de particulier. En appliquant le pouce entre les deux corps du muscle sterno-mastoïdien droit, on sent un frémissement cataire sur le trajet de la veine jugulaire interne. Le thorax est déformé par la constriction du corset, le foie est un peu abaissé, et le rein droit, mobile, facilement accessible, est atteint de néphroptose du 2e degré. L'estomac, légèrement clapotant, descend, deux heures après le petit repas du matin jusqu'à l'ombilic. La malade a conservé de l'appétit, bien qu'elle ait eu quelques vomissements au début de son affection et qu'elle se plaigne souvent d'une sensation de lourdeur au niveau de l'estomac. Elle se sent très fatiguée et affaiblie depuis ses nombreuses hémorragies. L'analyse complète des urines ne révèle rien de particulier.

Vous voyez, Messieurs, que cette malade présente des symptômes peu nombreux. Son état pathologique est, en somme, caractérisé par de l'amaigrissement, de l'asthénie et une disposition particulière aux hémorragies par diverses voies, ayant entraîné un certain degré d'anémie.

Il n'y a aucun signe de tuberculose, aucune tare organique.

Les antécédents héréditaires de la malade sont nuls et dans ses antécédents personnels nous ne trouvons rien qui puisse expliquer son état : femme d'un ouvrier aisé, elle a toujours eu une alimentation suffisante et variée ; son logement est assez grand et bien aéré.

Il nous faut avec ces éléments poser le DIAGNOSTIC.

Il est certain, Messieurs, que cette malade est atteinte d'une affection hémorragipare, d'une diathèse hémorragique, comme disaient les anciens. Les maladies hémorragipares comprennent au moins trois groupes : le scorbut, l'hémophilie et le purpura.

Le *scorbut*, extrêmement rare chez nous, est caractérisé par les conditions étiologiques dans lesquelles on l'observe. D'origine alimentaire, il se voit chez des individus qui ont été soumis à une nourriture insuffisante par sa monotonie, par l'absence de certains principes et particulièrement de ceux que renferment les végétaux. Commun autrefois chez les marins qui vivaient exclusivement de conserves salées, il a complètement disparu sur les navires depuis que les ressources y sont devenues plus variées.

Il a régné sous forme d'une petite épidémie pendant le siège de Paris et se voit encore chez les prisonniers qui, débilités par le manque d'air et de lumière, reçoivent une alimentation suffisamment abondante, mais insuffisamment variée. A notre époque, les médecins des prisons sont à peu près les seuls qui aient l'occasion d'observer cette affection. Dans la population civile les cas de scorbut sporadique sont extrêmement rares, car l'alimentation même défectueuse des classes pauvres contient les principes divers nécessaires à nos tissus. Notre malade ayant toujours été convenablement nourrie, nous pouvons repousser le diagnostic de scorbut sporadique.

S'agit-il d'un cas d'*hémophilie*? L'hémophilie est une maladie familiale, caractérisée par une diminution considérable de la coagulabilité du sang, c'est-à-dire de la propriété que présente le sang de se prendre en masse hors de l'organisme, et par la production d'hémorragies abondantes à l'occasion des moindres blessures. Nous ne retrouvons pas ces particularités chez notre malade ; son affection rentre évidemment dans le groupe des purpuras.

Le *purpura*, messieurs, est un symptôme et non une entité morbide. Tous les auteurs admettent plusieurs espéces de purpura, mais aucune d'elles n'est encore nettement définie.

On s'accorde à penser que, dans un grand nombre de cas, il existe une altération particulière du sang, favorisant la production des hémorragies. Certains faits démontrent toutefois que le purpura peut relever d'une lésion des vaisseaux. J'ai fait voir que les oblitérations vasculaires sont parfois la cause des foyers hémorragiques et que ceux-ci sont de véritables infarctus. Les ecchymoses, alors saillantes, forment des bosses sanguines pouvant se terminer par sphacèle. La relation d'un de ces faits est publiée dans la thèse d'un de mes élèves, M. Oriou. Chez notre malade, comme dans l'immense majorité des cas, on ne trouve aucun des caractères du purpura par altération des vaisseaux. Il s'agit chez elle d'un *purpura hemorrhagica*.

Existe-t-il une altération du sang en rapport avec la production des hémorragies ?

L'étude des altérations du sang dans le purpura a été faite d'une manière incomplète. Dans l'état actuel de nos connaissances, les altérations chimiques du sang en général sont très mal connues. La difficulté de cette étude résulte des modifications que le sang subit, dès qu'il sort des vaisseaux, et du danger qu'il y a à en extraire une quantité suffisante pour une analyse chez la plupart des malades. Aussi peut-on dire que la chimie du sang n'a pas fait de progrès sensibles depuis les travaux d'Andral et de Gavarret. Nous n'avons donc pas à nous occuper des modifications chimiques du sang.

Quand on examine l'état du sang dans le purpura au point de vue anatomique, on observe des faits variables ; parfois même, chose curieuse, le sang est d'une constitution absolument normale. Nos connaissances en étaient là, lorsqu'en 1887, un histologiste belge, Denys, publia dans « la Cellule », un travail intitulé : « Etudes sur la coagulation du sang dans un cas de purpura (1). » Ce cas analogue, au point de vue de l'obscurité des causes et de la nature des symptômes, à celui que nous venons d'observer, permit à cet auteur de reconnaître dans le sang, (sans toutefois faire la numération des éléments) une absence presque absolue d'hématoblastes. Ce fait anatomique coïncidait avec une coagulabilité normale.

A ce moment, je rédigeais pour mon livre sur le sang le chapitre relatif aux maladies hémorragipares, et je n'avais pas encore eu l'occasion d'observer un cas

(1) *La Cellule*, t. III, fasc. 3 (G. Carré, éditeur).

de purpura analogue. Je n'avais rien vu, non plus, de semblable dans les autres affections hémorragipares : scorbut ou hémophilie. Peu de temps après la publication de ce livre, en mai 1890, je fus appelé à donner des soins à un jeune homme de dix-huit ans qui avait, depuis l'âge de neuf à dix ans, des poussées de purpura dit hémorragique. Le sang de ce jeune homme présentait diverses modifications et, entre autres, une diminution remarquable du nombre des hématoblastes. L'examen, fait par mon interne d'alors, M. Luzet, donna les résultats suivants :

Les préparations de sang pur, faites à l'aide de la cellule à rigole, montrent une disposition régulière des piles de globules rouges. Ces éléments sont de dimensions normales ; les globules blancs sont abondants. Les hématoblastes sont extrêmement rares. Après cinq minutes apparaît un réticulum fibrineux très fin.

Sur les préparations de sang sec, obtenues par un étalement rapide du sang, les globules rouges sont réguliers, les hématoblastes très rares ; on trouve quelques hématoblastes de grande taille. Il n'y a pas de globules rouges à noyau. La coagulation du sang du doigt, recueilli dans une petite éprouvette, a lieu au bout de cinq minutes. Au bout de vingt-quatre heures, la rétraction du caillot ne s'est pas faite et il n'y a pas de transsudation de sérum.

Numération :	N (nombre de globules rouges par millimètre cube)	= 6 020 200
—	R (richesse globulaire exprimée en globules sains)	= 3 525 000
—	G (valeur individuelle moyenne d'un globule)	= 0,58
—	B (nombre des globules blancs)	= 17 639
—	H (nombre des hématoblastes)	= 69 900

Tels sont les renseignements que je peux vous fournir sur le premier cas. La maladie s'est prolongée, quoi qu'on ait pu faire pour l'arrêter, et j'ai appris, deux ans plus tard, que le malade se trouvait toujours dans le même état.

En 1891, j'ai communiqué à la Société médicale des hôpitaux (séance du 17 juillet) l'histoire d'une malade âgée de vingt-deux ans, qui, à partir de l'âge de sept à huit ans, fut prise très fréquemment d'épistaxis sans cause appréciable. Ses règles, apparues à l'âge de dix-huit ans, furent d'abord modérées. Mais, après les premiers rapports sexuels, survinrent des ménorragies. Presque invariablement, cinq à six jours avant l'apparition des règles, il se produisait une poussée de purpura (taches ressemblant à des piqûres de puces) couvrant presque tout le corps, sauf la face. De plus, malgré les ménorragies, les épistaxis persistaient, et pendant les règles elles se montraient tous les deux ou trois jours.

Le sang, dont l'étude fut faite par M. Hallion, présentait les caractères de l'anémie chronique du troisième degré, avec une grande rareté des hématoblastes, sans augmentation sensible des globules blancs, sans production de réticulum fibrineux. Voici l'état numérique des éléments du sang :

$$
\begin{aligned}
N &= 2\,015\,000 \\
R &= 1\,568\,000 \\
H &= 62\,000 \\
B &= 6\,875 \\
G &= 0{,}77
\end{aligned}
$$

Le sang du bout du doigt se coagule en six minutes, à la température de la chambre. Mais le caillot formé se rétracte à peine et ne donne, au bout de vingt-quatre heures, qu'une quantité insignifiante de sérum. Au bout de quarante-huit heures, la quantité de sérum transsudé n'a pas augmenté.

L'étude attentive des préparations sèches, soumises ou non aux colorants, montre beaucoup de globules nains, quelques rares globules géants et une grande inégalité dans la coloration des éléments.

Il est impossible de trouver un seul globule rouge nucléé. Les globules blancs n'offrent rien de particulier.

Les hématoblastes, très clairsemés, sont souvent remarquablement hypertrophiés ; quelques-uns mesurent 7 à 8 μ et dépassent le diamètre des globules rouges moyens.

Plus tard, en 1893, je fus consulté pour une jeune fille de treize ans, atteinte de purpura hemorragica, rendu grave par la fréquence et l'abondance des hémorragies.

L'examen de son sang fut fait par M. Lion :

Numération : N = 2 860 000
— R = 1 939 518
— G = 1 004
— B = 4 030

Dans le liquide A qui sert à la numération des globules on note :

Quelques globules rouges de dimensions supérieures à la normale ; peu ou pas de petits globules ; pas d'amas hématoblastiques ; globules rouges peu déformés.

Examen du sang pur. — Les piles de globules rouges sont peu volumineuses, mais bien formées. Pas de transformation des mers plasmatiques en lacs. Peu de globules blancs. Amas d'hématoblastes, très peu nombreux et très petits. Réticulum fibrineux peu dense, mais à grosses fibrilles.

Examen du sang sec. — Très peu d'hématoblastes. Globules rouges peu déformés en général; très peu de petits ; quelques-uns de dimensions supérieures à la normale.

Coagulation. — Le sang recueilli dans une petite éprouvette se coagule en masse au bout d'un quart d'heure à vingt minutes. Abandonné à la température de la chambre, le caillot ne présente ni rétraction ni transsudation de sérum au bout de vingt-quatre heures.

Le sang de notre malade est altéré d'une manière analogue. L'étude en a été faite par M. Bensaude.

Numération : N = 3 006 000
— R = 2 770 000
— G = 0,70
— B = 4 900
— H = 62 000

Une deuxième numération des hématoblastes faite cinq jours plus tard donne :

H = 41 850

Préparation de sang pur. — Disposition normale des piles de globules rouges et des mers plasmatiques. Pas d'augmentation de la cohérence des globules. Hématoblastes rares et en général isolés. Pas de réseau fibrineux au bout d'une demi-heure.

Préparation de sang sec. — Globules rouges : quelques-uns déformés, inégaux, globules nains par places. Hématoblastes très rares ; quelques-uns de grande taille. Corpuscules réfringents, analogues à ceux que j'ai signalés dans la leucocythémie. Pas de corpuscules d'exsudation sur les préparations traitées par le liquide iodo-ioduré faible. Pas de globules rouges à noyau.

Coagulation. — La prise en gelée du sang a eu lieu après neuf minutes, à une température de vingt degrés. Pas de rétraction du caillot ni de production de sérum après vingt-quatre heures.

Voici du sang de la malade, recueilli depuis vingt-quatre heures dans cette petite éprouvette. Vous pouvez constater que la coagulation s'est faite en masse et que le caillot est resté adhérent aux parois du vase, sans se rétracter et sans donner lieu à une transsudation séreuse.

Vous savez, Messieurs, qu'à l'état normal les choses ne se passent pas ainsi. Recueillez du sang dans une petite éprouvette d'environ 3 centimètres cubes de contenu, la coagulation se fera bientôt, et, au bout de vingt minutes, vous pourrez renverser complètement l'éprouvette sans que le caillot se déforme; le caillot commencera à se creuser en godet au bout d'un quart d'heure et à se détacher des parois de l'éprouvette déjà au bout d'une heure. Au fur et à mesure que le caillot se rétractera, il donnera lieu à une transsudation de sérum, la masse totale du sang restant toujours la même. Au bout de vingt-quatre à quarante-huit heures, ce retrait sera aussi complet que possible, et le caillot noyé dans une atmosphère de sérum sera séparé dans toute sa hauteur, au moins d'un côté de la paroi du vase.

Que résulte-t-il de ces divers examens du sang? Nous pouvons dire qu'il y a une variété de purpura hemorragica dans laquelle le sang présente les caractères suivants :

1° Absence de modifications anatomiques appréciables des globules rouges.

2° Diminution considérable dans le nombre des hématoblastes ; ceux qui restent sont souvent de grande taille.

3° Pas de modifications constantes des globules blancs. Dans un cas seulement, le nombre de ces éléments était augmenté, indépendamment de toute lésion phlegmasique.

4° Coagulabilité du sang normale. Le réticulum fibrineux reste invisible ou, au contraire, est formé de fibrilles d'une grosseur exagérée.

5° Absence de transsudation de sérum, provenant de la perte de la propriété que possède le caillot normal de se rétracter.

Les deux caractères constants et pathognomoniques sont donc la *rareté des hématoblastes et l'absence de transsudation de sérum après la coagulation du sang*.

Cet état du sang peut-il être considéré comme une formule anatomo-pathologique ou bien est-il accidentel ? — Denys, qui n'a, d'ailleurs, remarqué que la diminution des hématoblastes, s'est posé la question sans pouvoir la résoudre d'une manière rigoureuse. Il fallait attendre d'autres cas. Je ne sais si l'on en a publié à l'étranger. Les quatre faits que je viens de rapporter, rapprochés de celui de Denys, permettent d'attribuer à la lésion du sang une inconstestable valeur.

Il existe bien à l'état normal, chez des individus qui paraissent sains, d'assez grandes différences dans le nombre des hématoblastes ; mais une rareté extrême ou seulement très prononcée de ces éléments, lorsqu'elle est durable et non accidentelle, est un fait pathologique indéniable. Je ne l'ai rencontré jusqu'à présent que dans la période d'état de l'anémie dite pernicieuse progressive, et dans la forme de purpura dont nous nous occupons. On retrouvera peut-être encore ce même fait dans d'autres circonstances (1). Nous sommes donc bien en présence d'une lésion anatomique du sang.

Cette lésion peut-elle expliquer les hémorragies? — Denys a fait observer avec raison que mes recherches sur le processus de l'hémostase permettent de comprendre pourquoi un sang dont les hématoblastes sont en petit nombre, tout en restant coagulable, peut s'épancher au dehors plus facilement que le sang normal, en cas de lésion vasculaire.

J'ai démontré, en effet, que les hématoblastes jouent un rôle important dans l'arrêt des hémorragies par plaie vasculaire.

Vous savez, Messieurs, que, dans le cas de blessure d'un vaisseau, l'hémostase spontanée est la conséquence, d'une part, de la contraction de la paroi vasculaire, qui tend à diminuer l'étendue de la plaie, de l'autre, de la formation d'une sorte de bouchon cruorique, qui, en raison de sa forme, est connu sous le nom de *clou hémostatique*. J'ai fait voir que ce clou hémostatique, n'est pas constitué, comme l'ont dit plusieurs observateurs, par des globules blancs, mais bien par des hématoblastes. Ces éléments sont à ce point altérables qu'en arrivant au contact des bords de la plaie, ils deviennent visqueux, cohérents, comme lorsqu'ils rencontrent un corps étranger. Ils s'accumulent sur les bords de la plaie et y forment un obstacle d'abord

(1) Depuis que cette leçon a été faite j'ai constaté l'absence de rétractilité du caillot dans d'autres circonstances (Voir 5e leçon, p. 77).

insuffisant; puis, les premiers hématoblastes arrôtés, retenant au passage ceux que l'écoulement du sang vient incessamment mettre en contact avec eux, l'orifice de la plaie se rétrécit de plus en plus et finit par être complètement obturé. Aux hématoblastes s'adjoignent d'ailleurs bientôt d'autres éléments du sang, en même temps que se fait une précipitation de fibrine.

Le processus de l'hémostase n'est donc qu'un cas particulier de la production des concrétions sanguines par battage. Prenez du sang frais et fouettez-le, vous verrez se déposer à la surface de la baguette, avant la formation de la fibrine, de nombreuses concrétions constituées par des hématoblastes. Ces éléments, s'étant altérés immédiatement au contact du corps étranger, sont devenus assez adhésifs pour y rester attachés. Le même phénomène se passe sur les préparations de sang sec : c'est toujours sur le point de la préparation où la goutte de sang aura été déposée que les hématoblastes seront le plus nombreux.

Il est donc évident que, dans les cas où le nombre des hématoblastes sera diminué, le bouchon hématoblastique se formera plus difficilement. Mais il n'est pas démontré que la difficulté de l'hémostase soit la seule cause des manifestations hémorragiques. Elle peut permettre de comprendre les ménorragies, peut-être aussi les épistaxis par lésion de la muqueuse soit utérine, soit nasale, mais elle explique plus difficilement les pétéchies et les ecchymoses.

En résumé, la diminution des hématoblastes dans le purpura ne peut rendre compte que jusqu'à un certain point de la production des hémorragies. Celles-ci paraissent aussi résulter de la cause même qui entraîne la diminution dans le nombre de ces éléments. C'est ce qui va ressortir des considérations dans lesquelles je vais entrer en répondant aux critiques que Denys m'a adressées sur deux points : l'intervention des hématoblastes dans la coagulation et la signification des hématoblastes dans la rénovation du sang.

Denys dit que, puisque le sang se coagule normalement en l'absence d'hématoblastes, ceux-ci ne prennent aucune part, contrairement à mon opinion, à la formation de la fibrine. Je n'ai jamais prétendu que les hématoblastes fussent indispensables à la coagulation. Je suis même un des auteurs qui ont fait le plus d'expériences sur la coagulation des sérosités dépourvues d'hématoblastes.

J'ai seulement dit que les hématoblastes étaient, dans le sang, les éléments qui s'altéraient le plus profondément pendant la coagulation, et que les hématoblastes altérés faisaient corps avec le réticulum fibrineux. J'ai même démontré que cette particularité donnait naissance à une variété de fibrine spéciale, à la fibrine du sang, et qu'elle était la principale cause de la séparation spontanée du sérum. Cela est si vrai que le deuxième caractère que nous avons reconnu au sang dans cette variété de purpura (l'absence de production de sérum) est simplement la conséquence de la rareté des hématoblastes.

J'ai fait autrefois un certain nombre d'expériences qui l'établissent clairement ; je me contenterai de vous rappeler celle qui consiste à comparer la coagulation du plasma de cheval filtré à 0° à celle du plasma non filtré (1).

(1) Voir Ve Leçon, p. 77 et suiv.

Denys a critiqué mes travaux sur un deuxième point. De l'absence d'anémie ou de diminution notable des globules rouges, dans un cas où les hématoblastes étaient d'une extrême rareté, il conclut que les hématoblastes ne peuvent, comme je le pense, former des globules rouges. Cette manière de raisonner ne me paraît pas rigoureuse.

Examinons ce qui se passe dans l'hypothèse que je soutiens : la transformation des hématoblastes en hématies.

Soit H le nombre des hématoblastes formés, R le nombre des globules rouges issus de ces hématoblastes : on aura $H - R = h$ (h représentant le nombre des hématoblastes non transformés et reconnaissables dans le sang). Il est clair que le chiffre h est un rapport entre les éléments formés et les éléments transformés. Pour que ce chiffre soit sensiblement constant et non nul, il faut qu'il y ait toujours le même excès de production hématoblastique sur le nombre des globules rouges formés.

Si tous les hématoblastes, au fur et à mesure de leur production, se transformaient en globules rouges, il n'y aurait plus d'hématoblastes visibles dans le sang. A l'état normal, l'excès de formation hématoblastique sur la production globulaire est de un vingtième; on comprend qu'à l'état pathologique ce rapport puisse varier, soit dans un sens, soit dans l'autre. Il pourrait même se faire qu'il y eût absence d'hématoblastes visibles dans le sang, sans qu'on pût en conclure à l'absence de rapport entre les hématoblastes et les hématies.

Notez, d'ailleurs, que la critique de mon opinion est formulée par un auteur, qui, avec beaucoup d'autres, fait provenir les globules rouges des globules nucléés de la moelle des os, bien qu'à l'état normal il soit impossible de voir un seul globule rouge à noyau dans le sang.

La diminution dans le sang du nombre des hématoblastes ne prouve même pas, vous le voyez, que la formation hématoblastique soit affaiblie. Il y a, en effet, au moins deux manières d'interpréter le fait de la diminution des hématoblastes dans le sang. Cette diminution peut être, en effet, la conséquence, soit d'une destruction, soit d'un défaut de production.

Certaines expériences, que j'ai pratiquées lors de mes recherches sur l'action des sérums, ont fait voir qu'on peut déterminer, chez les animaux, une maladie hémorragipare, offrant une certaine analogie avec le purpura hemorragica, lorsqu'on leur injecte dans les vaisseaux du sérum emprunté à un animal d'une autre espèce. Les manifestations hémorragiques ont pour origine une variété de coagulation que j'ai désignée sous le nom de « coagulation par précipitation grumeleuse ». Les grumeaux ont pour noyau de formation un amas d'hématoblastes et les animaux soumis à ces expériences ont un sang pauvre ou plutôt appauvri en ces éléments.

Il est donc permis de supposer que, chez certains malades atteints de purpura, la diminution dans le nombre des hématoblastes est la conséquence d'une destruction ou d'une précipitation de ces éléments (1).

Dans cette hypothèse on se trouve conduit à rechercher dans l'existence d'autres désordres pathologiques la cause de l'altération du sang.

(1) Voir IVe Leçon, p. 56.

Je ne fais que poser cette question, et je dis qu'il est possible que la toxémie soit sous la dépendance d'un vice dans l'élaboration des matériaux nutritifs ou de l'introduction dans le sang, sous l'influence d'un trouble de la digestion, de substances toxiques, capables d'entraîner une modification des hémato-blastes et peut-être la formation de coagulations par précipitation. Ce sujet est en somme complexe, et je dois me borner à vous indiquer les divers problèmes qui devront être l'objet de recherches ultérieures.

Un fait m'a frappé, c'est qu'il existe, dans le scorbut et dans tous les cas de purpura que j'ai examinés, des troubles gastriques très marqués.

Nos deux premiers malades avaient une digestion gastrique très anormale. La malade actuelle a des digestions lentes, une dilatation de l'estomac et un état hyperpeptique très accentué.

Voici l'analyse du suc gastrique, faite par M. Carrion le 10 février :

	LIQUIDE EXAMINÉ	
	Après 1/2 heure.	Après 1 heure.
Acidité totale	A = 0,188	A = 0,262
HCl libre	H = 0,007	H = 0,077
HCl combiné organique..	C = 0,190	C = 0,208
Chlorhydrie.........	H + C = 0,197	H + C = 0,285
Chlore total............	T = 0,346	T = 0,427
Chlore minéral	F = 0,149	F = 0,142
Coefficient	α = 0,95	α = 0,89
Coefficient	$\frac{T}{F} = 2,32$	$\frac{T}{F} = 3,00$

Quel est le PRONOSTIC d'un pareil état morbide? Il doit être réservé. La petite malade qui m'a fourni la deuxième observation a succombé depuis. Quant au jeune homme, sujet de la première, j'en ai eu des nouvelles deux ans après l'avoir vu, et son état ne s'était nullement amélioré. Je ne sais ce qu'il est devenu aujourd'hui, mais ce que je peux vous affirmer, c'est que son affection durait déjà depuis huit ans lorsqu'il est venu me consulter.

Le TRAITEMENT doit tout d'abord consister dans un régime approprié à l'état gastrique. Si l'on veut essayer un traitement médicamenteux, c'est à l'arsenic qu'il faut s'adresser. Ce médicament est celui qui agit le plus favorablement sur la rénovation du sang, c'est aussi celui qui réussit le mieux dans l'anémie pernicieuse progressive. Il n'a qu'un inconvénient, c'est de produire parfois des troubles digestifs. Mais on peut les éviter en se servant de la voie rectale ou souscutanée.

Addendum. — Il nous paraît intéressant de compléter l'histoire de la malade qui a fait l'objet de cette leçon. Soumise au traitement arsenical (10 à 20 gouttes par jour de liqueur de Fowler) et à une alimentation lactée mixte, la malade ne tarda pas à éprouver une amélioration notable.

Le sang, réexaminé le surlendemain de ses règles qui ont été profuses (5 février), présentait les mêmes caractères. On n'a pas pu constater l'augmentation des hématoblastes qui s'observe normalement après une hémorragie d'une certaine abondance. Il n'y avait pas, non plus, de transsudation de sérum.

Du 24 février au 4 mars, elle a encore eu des règles profuses. Deux jours après, on a pu noter sur les préparations de sang sec une augmentation des hématoblastes. Cette crise hématoblastique a coïncidé avec une modification de la coagulation. Au bout de vingt-quatre heures, en effet, le caillot avait laissé transsuder une goutte de sérum.

Peu de jours après cette ménorragie, les taches purpuriques, déjà rares et pâles, ont complètement disparu.

Les dernières règles de la malade ont été beaucoup moins abondantes que les précédentes et n'ont duré que six jours (du 19 au 24 mars).

En même temps, le sang a repris ses caractères normaux. Recueilli dans l'éprouvette il fournit, après vingt-quatre heures, un caillot rétracté et entouré d'une notable quantité de sérum. Le nombre des hématoblastes a atteint le chiffre de 161 200 (examen du 4 avril). L'augmentation du nombre de ces éléments est, du reste, très nettement visible sur les préparations de sang sec, surtout quand on les compare à celles qui ont été faites pendant le cours de la maladie.

Le 8 avril (trois mois après son entrée), la malade quitte le service, complètement guérie. Elle a repris ses couleurs et augmenté de six livres pendant son séjour à l'hôpital.

La guérison s'est maintenue.

TRENTE-SEPTIÈME LEÇON

MALADIES HÉMORRAGIPARES (SUITE).

Des diverses variétés de purpura (1).

J'ai déjà eu l'occasion de vous entretenir du purpura. Vous savez qu'on a donné ce nom à des hémorragies paraissant survenir spontanément. Les conditions dans lesquelles on les observe sont assez variables. Aussi me paraît-il indispensable, avant de vous présenter de nouveaux malades atteints de purpura, d'examiner avec vous, brièvement, l'état actuel de nos connaissances sur ce sujet.

L'expression de purpura s'applique à un symptôme constitué par la production de suffusions sanguines, superficielles ou profondes, cutanées ou s'effectuant dans les muqueuses et dans les séreuses, et accompagnées parfois d'hémorragies externes se faisant par les voies les plus diverses.

Les lésions cutanées sont naturellement les mieux décrites ; elles consistent en pétéchies, ecchymoses et bosses sanguines.

Les *pétéchies* sont des taches lenticulaires d'un rouge vif ou sombre, petites et arrondies, ne disparaissant pas par la pression du doigt. Elles siègent au niveau des bulbes pileux (pilaris), ou en dehors d'eux (non pilaris).

(1) Leçon recueillie par M. Parmentier, chef de clinique.

Dans le premier cas, elles forment souvent une légère saillie, du milieu de laquelle émerge un poil.

Ces éléments peuvent être associés à d'autres éruptions, telles que l'érythème simple ou papuleux, l'urticaire, etc.

Les *ecchymoses* sont plus larges, plus irrégulières que les pétéchies, dont elles se différencient par l'étendue et aussi par le siège plus profond, dermique ou sous-dermique. Les premières forment un piqueté ; les dernières des taches du diamètre d'une pièce de cinquante centimes, de deux ou de cinq francs. Lorsqu'elles sont allongées et comme vergetées, on leur donne le nom de *vibices*. Les ecchymoses passent successivement du rouge carminé au rouge ponceau, puis brunâtre, enfin à la teinte verdâtre, puis jaunâtre.

On peut en rapprocher les *bosses sanguines* qui sont la conséquence, non plus d'une simple suffusion sanguine, mais d'une collection véritable. Elles forment des saillies arrondies, plus ou moins volumineuses, non colorées au centre, mais entourées à la base d'une ecchymose plus ou moins irrégulièrement étendue. Ce sont des épanchements sous-dermiques, semi-fluctuants ou franchement fluctuants, se terminant à la périphérie par une infiltration du derme en nappe diffuse.

Toutes ces lésions hémorragiques siègent avec une prédilection marquée au niveau des membres inférieurs.

Les muqueuses sont souvent le siège de taches purpuriques. Parmi celles qui sont accessibles à la vue, on doit mentionner la muqueuse buccale où il n'est pas rare de voir des pétéchies. Souvent, lorsque l'infiltration sanguine a lieu au niveau du bord des gencives, celles-ci s'enflamment, deviennent fongueuses et saignantes. Ainsi se trouve constituée une lésion connue sous le nom d'*état scorbutique des gencives*.

Malgré cette dénomination, cette altération accompagnée d'hémorragie buccale, est loin d'être pathognomonique du scorbut. Elle s'observe assez souvent dans le purpura, et elle est très manifeste chez notre malade du n° 39 B. qui n'est certainement pas atteint de scorbut.

Les *épistaxis* sont fréquentes, et probablement le fait de lésions analogues à celles des gencives.

Des altérations semblables peuvent déterminer des collections sanguines dans les masses musculaires, dans les articulations, dans les bourses séreuses et produire, quand elles sont superficielles, sous-épithéliales ou sous-endothéliales, muqueuses ou séreuses, des hémorragies internes, telles qu'hématémèses, hématurie, melæna, hémoptysies (plus rarement), hémorragies conjonctivale, tympanique, encéphalique et méningée, etc.

Aux symptômes relevant des lésions hémorragiques, s'ajoute parfois une certaine difficulté dans l'arrêt du sang. Chez quelques malades, les plaies les plus petites saignent abondamment. Souvent aussi, on note en même temps la tendance à la formation d'ecchymoses au moindre choc ou même par simple effort musculaire.

On a voulu conclure de là à une fragilité anormale des vaisseaux. Cette opinion est discutable. Elle est loin d'être démontrée, au moins dans les purpuras non cachectiques.

Le purpura, en tant que symptôme, est *simple* c'est-à-dire pétéchial ou *hémorragique*, proprement dit; il évolue rapidement ou lentement. Le plus souvent *apyrétique*, il est parfois *fébrile*; enfin il se montre dans des conditions très diverses. Il est donc naturel d'en admettre plusieurs variétés.

Les divisions classiques sont tirées, les unes de l'étiologie, les autres de la sémiologie et de la marche de l'affection. D'autres enfin reposent sur de simples hypothèses pathogéniques.

Vous rappellerai-je l'ancienne classification de Willan et Bateman qui ont décrit cinq variétés de purpura : 1° le *Purpura simplex*; 2° le *Purpura hemorragica;* 3° le *Purpura urticans;* 4° le *Purpura senilis;* 5° le *Purpura contagiosa;* la distinction de Rayer en *Purpura febris* et *Purpura sine febre;* la division de Cazenave, Bazin, Devergie en *Purpura simple* et *hémorragique*, etc. ?

Retenons seulement que la plupart des auteurs classiques ont admis les formes suivantes :

1° Le *Purpura simplex*, compris d'ailleurs de façons assez diverses ;

2° le *Purpura rhumatismal* (péliose rhumatismale de Schonlein), que quelques-uns ont considéré comme une variété du purpura simplex ;

3° le *Purpura médicamenteux* ou *toxique*, le plus naturel des groupes admis ;

4° le *Purpura hémorragique* vrai, nommé encore maladie de Werlhof ;

5° le *Purpura nerveux* ou *trophonévrotique*.

Plus récemment ont paru des travaux ayant pour but de démontrer la *nature infectieuse* de certains purpuras.

Je crois être le premier — à propos d'un cas publié en 1876 (société de biologie) — qui ait parlé de la nature infectieuse (toxémique) du purpura hemorragica.

Depuis, on a admis les *purpuras infectieux secondaires*, relevant des maladies reconnues microbiennes (variole, scarlatine, endocardite infectieuse, ictère grave, etc.) et des *purpuras infectieux primitifs* (Mathieu, Gomot, Landouzy, Martin de Gimard), sans toutefois s'entendre sur les causes spécifiques.

Généralement on a divisé le *purpura hémorragique* (maladie de Werlhof) en purpura grave *avec fièvre* et en *purpura apyrétique*. Le premier a été considéré comme d'origine infectieuse, le second comme constituant la véritable maladie de Werlhof.

Parmi les formes infectieuses, M. Mathieu a proposé de distinguer une *forme typhoïde* et une forme qui prend l'apparence d'un rhumatisme, forme *pseudo-rhumatismale*.

Enfin, on a également distingué des variétés précédentes le *Purpura cachectique* ou plutôt des maladies cachectisantes. On y a fait entrer des lésions hémorragiques qui ont certainement une origine anatomo-pathologique variable : anémie pernicieuse progressive, adénie et leucémie, impaludisme chronique, mal de Bright avancé, convalescence longue, tuberculose, dégénérescence amyloïde pouvant atteindre les vaisseaux de la peau d'après W. Fox.

On doit en rapprocher le purpura sénile qui est peut-être lié à l'artério-sclérose.

Le moment n'est pas encore venu de donner un classement nosologique des diverses espèces de purpura, parce que nos connaissances sont encore trop imparfaites sur la nature des lésions hémorragiques, et que les causes de ces lésions peuvent être soupçonnées, mais non toujours précisées.

Je vous propose, cependant, un groupement temporaire qui me paraît un peu plus simple que les précédents.

D'abord il faut admettre nettement deux grandes classes de faits et distinguer :

I. Les purpuras *deutéropathiques* ou *symptomatiques* d'une autre maladie.

II. Les purpuras *protopathiques*, constituant la maladie première.

I. — Purpuras deutéropatiques ou symptomatiques.

Ici viennent prendre rang plusieurs groupes : *a*. Purpura des maladies infectieuses aiguës ou chroniques ; *b*. Purpura toxique ; *c*. Purpura par troubles vasomoteurs ou trophiques ; *d*. Purpura cachectique.

II. — Purpuras protopathiques ou vrais purpuras.

Cette classe comprend les purpuras qui naissent en apparence spontanément et, en tout cas, ne paraissent pas être la conséquence d'une maladie antérieurement constituée.

Il en existe des variétés assez nombreuses. Remarquez bien que je ne dis pas des espèces nosologiques, nos connaissances actuelles ne permettant pas encore de prononcer ce mot. Dans ce groupe comme dans l'autre, le purpura n'est qu'un symptôme, dont la cause spécifique est imparfaitement connue, pour ne pas dire qu'elle nous échappe entièrement. Pour le moment, le mieux est donc d'étudier successivement les formes relatives à l'étiologie, à la symptomatologie, à l'évolution, à l'anatomie pathologique.

A. Données étiologiques. — Si nous connaissions

les causes des purpuras, la question des espèces serait résolue. Mais, comme je viens de vous le dire, celles-ci sont restées obscures.

On peut ranger les faits en deux catégories : *a*, ceux dont les causes sont de nature indéterminée ou mal déterminée, mais évidente; *b*, ceux qui n'ont pas de cause apparente.

a. Dans la première catégorie se trouvent les maladies par absence ou insuffisance d'hygiène et les maladies d'origine infectieuse.

1° *Absence ou insuffisance d'hygiène.* — Maladies de famine, de misère, d'alimentation vicieuse.

Le scorbut en est le type. Comme cette affection se montre dans des conditions étiologiques particulières, on doit en faire une variété distincte que nous aurons l'occasion d'étudier. Mais ce qui montre bien la difficulté d'établir dans les maladies hémorragipares des divisions nettes, c'est le fait que, pendant les épidémies de scorbut, les cas de purpura se multiplient. C'est du moins ce que j'ai vu pendant le siège de Paris. Nous y reviendrons bientôt.

2° *Infections diverses.* — Dans ces dernières années on a cherché très souvent à rattacher à une maladie infectieuse certains cas de purpura : angine (parfois très simple), furoncle, ecthyma, gastro-entérite, pleurésie, blennorragie.

Si l'intervention de ces causes était démontrée, il faudrait, dans ces cas, placer le purpura parmi les purpuras infectieux deutéropathiques ou symptomatiques.

Dans quelques faits, sans qu'il y ait eu de manifestations infectieuses antécédentes, on a trouvé dans le sang des purpuriques un microbe, et on s'est appuyé sur cette particularité pour admettre un purpura infectieux primitif d'origine septicémique.

On n'a pas découvert une seule espèce microbienne, mais plusieurs espèces : pneumocoque, colibacille, streptocoque. Il n'est question d'un coccus spécial que dans deux cas rapportés par M. Martin de Gimard. Ces micro-organismes ont été vus tantôt sur les coupes de la peau, ce qui est exceptionnel, tantôt dans le sang recueilli au niveau des taches.

Mais il convient de faire remarquer que dans un bien plus grand nombre de cas — cliniquement analogues — les résultats ont été négatifs.

Enfin, dans les faits où l'on a trouvé des microbes, les causes n'avaient rien de spécial; elles sont souvent restées inconnues.

b. Purpura survenant sans cause apparente. Les exemples de cette catégorie sont nombreux. On a invoqué des causes banales telles que l'âge, la plus grande fréquence chez les enfants, les saisons, la constitution arthritique des sujets, la fatigue, l'émotion.

Cette insignifiance de l'étiologie se retrouve dans toutes les formes cliniques. Certains auteurs en font un des traits caractéristiques du purpura typique hémorragique ou maladie de Werlhof.

B. Données symptomatiques. — Les purpuras protopathiques se présentent sous deux formes principales :

Tantôt le purpura se traduit par des pétéchies seules : *Purpura Simplex* ; tantôt il se traduit également par des ecchymoses, des bosses sanguines, des hémorragies : *Purpura hémorragique*.

Entre les formes les plus légères et les plus graves du purpura hémorragique, on peut observer tous les intermédiaires.

La plupart des auteurs admettent que, dans le purpura vrai, les gencives restent intactes. Lorsqu'elles sont malades, le cas est considéré comme relevant du scorbut sporadique. Mais, chez notre malade du n°39 B, dont les gencives sont prises, nous ne retrouvons pas l'étiologie du scorbut. Je vous montrerai plus tard qu'au point de vue symptomatique, l'œdème des membres inférieurs, dû à une infiltration séro-sanguine, est plus caractéristique du scorbut que la lésion des gencives.

Purpura simplex. — Le purpura simplex est apyrétique. Il prend parfois une apparence clinique qui lui a fait donner le nom d'*exanthématique*. Il est alors accompagné d'érythème papuleux, noueux, polymorphe, et semble même parfois n'être qu'une complication ou mieux qu'un complément de l'élément éruptif. Dans son ensemble, la maladie se comporte comme un exanthème.

Il y aurait donc deux variétés symptomatiques de purpura non hémorragique : 1° le purpura *simplex vrai* ou *pétéchial*; 2° le purpura *exanthématique*. Dans ces cas, les pétéchies naissent spontanément, sans prodromes, ou bien elles sont accompagnées de malaise, de courbature, d'un léger état gastrique, de vagues douleurs articulaires.

Purpura hémorragique. — Il est *pyrétique* ou *apyrétique*.

Le purpura *fébrile* serait pour beaucoup d'auteurs le vrai purpura infectieux. Il est dit encore septicémique.

Mais nous ferons remarquer que le scorbut est presque toujours accompagné de fièvre au début; que d'autre part, dans nombre de cas de purpura pyrétique, les cultures du sang sont restées stériles.

On admet plusieurs formes de purpura infectieux fébrile :

1° La forme typhoïde (typhus angéio-hématique de MM. Gomot et Landouzy) ;

2° La forme rhumatoïde de M. Mathieu, qui a l'apparence d'un pseudo-rhumatisme infectieux ;

3° La forme pyohémique.

Ces deux dernières formes paraissent relever simplement de complications qui peuvent se montrer pendant le cours ou à la fin de la forme ordinaire (typhoïde).

Ces complications sont les gangrènes limitées ou diffuses, les suppurations, les épanchements hématiques et purulents des séreuses (synoviales, gaines tendineuses, grandes cavités).

Le purpura *apyrétique* ne serait pas infectieux et correspondrait seul à la *Maladie de Werlhof*. Celle-ci est constituée par des symptômes hémorragiques plus ou moins développés. Ici, pas de prodromes, pas d'étiologie précise, pas de phénomènes surajoutés.

C. Données relatives a l'évolution. — Les caractères évolutifs permettent de distinguer deux formes, l'une aiguë, l'autre chronique.

La *forme aiguë*, dans le sens de passagère ou transitoire, est la seule qui soit décrite par les auteurs. Dans certains cas la maladie est traînante et sujette à récidives.

La *forme chronique* a été à peine indiquée. Elle est, cependant, d'une certaine fréquence. Généralement elle procède par poussées successives et reste toujours apyrétique. Dans cette forme le purpura peut être *simplex* ou *hémorragique*. Le purpura simplex chronique est assez rare. J'en ai, cependant, observé un cas qui a duré environ douze ans.

La forme chronique et hémorragique dont je vous présenterai des exemples est d'une certaine fréquence.

Le purpura hémorragique présente une gravité variable.

La forme rapide et intense peut se terminer fatalement en quelques jours.

Pour vous donner une idée de cette grave affection, je vous rapporterai brièvement les deux cas que j'ai récemment observés.

Il y a quelques mois, je fus appelé en consultation à Saverne, pour voir une jeune femme qui, rendue exsangue par des hémorragies formidables, succomba trois ou quatre jours après ma visite. Mon distingué confrère, M. le Dr Roesch, qui la soignait a eu l'obligeance de me fournir sur elle quelques renseignements.

Cette dame, âgée de vingt-trois ans, quoique de constitution assez chétive, n'avait jamais été malade pendant son enfance. Vers l'âge de quinze ans, elle devint pâle et eut probablement une poussée de chlorose qui fut combattue avec succès par un traitement approprié. Ses parents sont bien portants et n'ont jamais été atteints de maladie hémorragipare. Notons, toutefois, que sa sœur, de quelques années plus âgée qu'elle, et mère de plusieurs enfants, a présenté à diverses reprises des hémorragies et des taches de purpura. Elle en avait quelques-unes sur les membres inférieurs lors de mon passage à Saverne.

Notre malade était mariée depuis trois ans au moment où sont survenus les accidents auxquels elle a succombé. Elle avait eu, un an auparavant, un premier enfant après une grossesse normale et l'accouchement avait eu lieu sans incidents. Après avoir essayé de nourrir, elle avait dû y renoncer au bout de deux mois, en raison d'une sorte d'épuisement causé par l'allaitement et caractérisé par de la faiblesse générale, de l'amaigrissement et une perte presque complète de l'appétit. Depuis lors, elle n'avait pu récupérer ses forces et retrouver son état de santé antérieur.

Devenue enceinte pour la deuxième fois, trois mois environ avant le début de sa dernière maladie, elle s'était plainte, pendant cette grossesse, de manque d'appétit et de faiblesse générale.

Les accidents avaient commencé par une hémorragie gingivale assez abondante, survenue à l'occasion d'une extraction de dent et d'un nettoyage de la bouche. Le lendemain, M. le Dr Roesch avait constaté sur divers points du corps des taches de purpura et des ecchymoses. Bientôt à l'hémorragie gingivale, que rien ne pouvait arrêter, s'étaient ajoutées des épistaxis, puis des hématémèses et de l'hématurie.

Ces hémorragies quotidiennes et abondantes résistèrent au traitement et amenèrent rapidement une anémie profonde.

Cependant, un examen minutieux, renouvelé chaque jour, ne faisait rien découvrir d'anormal du côté des organes internes. La rate, le foie, les ganglions, les poumons, le cœur paraissaient absolument sains. L'apyrexie était complète; il n'y eut à aucun moment d'état fébrile.

Au bout de dix-huit à vingt jours de ces pertes multiples et quotidiennes la malade, devenue absolument exsangue, s'est éteinte doucement et sans avoir avorté.

Je l'ai vue trois jours avant la fin. Déjà elle présentait une pâleur cadavérique et le sang qui s'écoulait par la piqûre du bout du doigt ressemblait à de la lymphe rosée, plutôt qu'à du sang. L'anémie était arrivée à un degré extraordinaire; les pertes de sang avaient été d'ailleurs d'une abondance exceptionnelle, les hématuries particulièrement.

Je viens d'observer un cas assez analogue dans notre service.

Il y a quelques jours entrait salle Bazin n° 11, un jeune cocher, âgé de vingt-huit ans. C'était un garçon bien constitué, d'apparence robuste, mais absolument décoloré. La peau avait pris un aspect cireux, les muqueuses étaient exsangues. La bouche attirait particulièrement l'attention ; elle était le siège d'une hémorragie abondante se faisant par les gencives. Celles-ci, sans être très tuméfiées, laissaient suinter constamment du sang qui se coagulait en partie. En quelques heures, le malade avait rempli environ deux verres à boire de sang semi-concrété et mélangé avec de la salive.

Sur la face antérieure des bras et des jambes, on remarquait des taches de purpura, jaunâtres, en voie de disparition. Il en existait aussi quelques-unes sur la partie antérieure de la poitrine.

Le pouls était faible, à peine perceptible, fuyant sous le doigt. Les battements du cœur étaient également affaiblis, mais ne s'accompagnaient pas de souffle. On trouvait, cependant, au niveau des gros vaisseaux du cou un souffle continu avec renforcements.

Le malade avait un peu de fièvre, il avait conservé son intelligence, mais il rassemblait difficilement ses idées et se plaignait de vertiges, il avait eu avant d'arriver à l'hôpital plusieurs syncopes.

Il racontait que ses parents étaient bien portants, que lui-même n'avait jamais été malade. Disons, toutefois, qu'il se rappelait vaguement avoir été soigné à un certain moment pour une maladie des reins. Il gagnait bien sa vie, se nourrissait convenablement et il rapportait sa maladie uniquement à l'abus du tabac. Il faisait remonter le début des accidents à trois mois.

Tout à coup, sans avoir éprouvé de malaise, il s'aperçut que, sur la poitrine et les membres, il avait une éruption de petites taches rouges, ressemblant à des piqûres de puces. Les plus grosses ne dépassaient pas le diamètre d'une lentille.

Les jours suivants, l'éruption devint plus confluente et s'accompagna de faiblesse générale. Le malade prétendait qu'à ce moment il avait eu un peu de fièvre, mais n'avait ressenti aucune douleur soit dans les articulations, soit dans les masses musculaires. Bientôt il se mit à saigner des gencives et, depuis, l'hémorragie buccale a continué sans interruption et a résisté à tous les traitements employés : ergotine, préparations de fer, etc.

Au bout de six semaines, l'éruption qui s'était généralisée par poussées successives commença à décroître. Il ne survint aucune autre hémorragie, mais les pertes de sang par la bouche ne s'arrêtant pas, le malade, de plus en plus anémique, fut pris de vertiges, de lipothymies et incapable de faire le moindre mouvement sans s'exposer à perdre connaissance.

Le jour de l'entrée à l'hôpital, on a constaté que les urines paraissaient normales et ne contenaient ni sang, ni albumine.

Le lendemain, on a pratiqué un examen du sang. On a compté 490000 globules rouges et 1650 globules blancs par millimètre cube.

Les altérations globulaires et celles des globules

blancs étaient les mêmes que dans l'anémie intense post-hémorragique ; elles n'offraient rien de particulier. Notons, toutefois, la présence de petits globules rouges à noyau, d'ailleurs peu abondants et l'absence presque absolue d'hématoblastes.

Le sang recueilli dans la petite éprouvette destinée à l'examen du sérum s'est coagulé en trente minutes environ. Il a fourni un caillot qui est resté sans se rétracter et sans exsuder de sérum jusqu'à putréfaction.

Le malade a été pris de syncope pendant le cours de cet examen et a succombé quelques heures plus tard, le lendemain par conséquent de son entrée à l'hôpital. Pendant ce temps la température qui était de 38°,2 à l'entrée, est montée le soir à 38°,6 et est retombée à 37°,8 le second et dernier jour.

Le purpura protopathique ne se présente pas souvent sous cette forme grave, à évolution rapide.

Vous connaissez, d'après un fait étudié récemment avec vous, la forme traînante qui se termine le plus habituellement par la guérison. A propos de ce cas, je vous en ai cité quelques autres dans lesquels l'affection a suivi une marche chronique (leçon précéd.).

Cette forme *chronique*, bien qu'elle n'ait guère attiré l'attention des auteurs, n'est pas très rare. Le malade que je vous présenterai dans la prochaine leçon vous en offrira un bel exemple.

Ces faits étant peu connus, permettez-moi de vous rapporter, dès aujourd'hui, l'observation d'un petit malade de sept ans et demi que j'ai soigné cette année même et que plusieurs d'entre vous ont pu examiner.

Le jeune M... vint me consulter, à l'hôpital, avec sa mère, le 21 janvier dernier. Son père est un dyspeptique hypocondriaque. Sa mère est atteinte de gastro-névrose. Pendant sa première grossesse, elle eût de l'albuminurie et accoucha avant terme (huit mois) d'un enfant mort-né.

Le second enfant, âgé de dix ans, a eu des troubles gastro-intestinaux, la rougeole et la scarlatine. Le petit malade, le dernier, est né avant terme, à huit mois également.

Dans ses ascendants collatéraux on trouve plusieurs personnes atteintes d'accidents hémorragiques. Un cousin germain de la mère saignait si facilement des dents qu'on n'osait plus les lui soigner. Un petit cousin de son père a eu, jusqu'à dix ans, des épistaxis fréquentes, abondantes, difficiles à arrêter. Une sœur de la mère saignait souvent du nez pendant sa jeunesse.

Albert a été nourri au sein pendant trois mois, puis au biberon et fut sevré à dix-huit mois. Il eut sa première dent à quinze mois et ne commença à marcher qu'à vingt-deux mois. Il a uriné au lit jusqu'à quatre ans.

A quinze mois il fut atteint de pneumonie compliquée d'accidents cérébraux qui firent penser à la méningite, à deux ans et demi, d'une rougeole terminée par une épistaxis. Enfin, de la première à la cinquième année, il eut des convulsions durant deux minutes chaque fois et suivies de sommeil.

La liste de ses accidents hémorragiques est déjà longue.

Avant un an, sans cause, il est pris d'un saignement de nez d'une abondance moyenne et qui s'arrête spontanément.

A l'âge de trois ans, toujours sans motif connu, il est pris d'une seconde épistaxis très abondante et dont l'hémostase fut très difficile. Il saigna pendant trois jours avec des intermittences. Une forte anémie en fut la conséquence.

A quatre ans, nouvelle épistaxis à la suite d'un coup sur le nez. Cette fois elle dura pendant huit jours, avec arrêts par intervalles.

De petits saignements de nez assez insignifiants se sont reproduits depuis lors.

A cinq ans et à six ans et demi, on fut obligé de lui arracher deux molaires qui saignaient ; l'hémorragie consécutive fut chaque fois très abondante. La chute des dents de lait provoqua de nouvelles hémorragies.

Une piqûre faite avec la pointe d'un os fut l'ocasion de nouveaux accidents. Le suintement sanguin dura six jours et finalement il fallut extraire la dent voisine pour faire un tamponnement plus efficace.

Les hémorragies gingivales ne furent pas les seules, comme vous allez le voir.

Il avait trois ans quand il se blessa au gros orteil du pied droit. Une phlyctène remplie de sang se forma et creva en laissant une plaie saignante. A six ans, le tronc et les membres furent le siège d'une éruption de taches sanguines, qui disparurent en quelques jours.

Enfin, cet enfant saigne ou présente des ecchymoses avec la plus grande facilité, à l'occasion du plus léger traumatisme.

Lors de mon examen, je fus immédiatement frappé par son état anémique, par la teinte pâle et terreuse de ses téguments, couverts d'ailleurs d'ecchymoses en voie d'effacement.

Les gencives étaient pâles, parsemées de taches rouges.

Je ne trouvai rien de particulier à l'examen des organes.

Je fis pratiquer l'examen du sang dont je vous rendrai compte dans un instant, ainsi que l'examen du suc stomacal, et conseillai le képhyr comme boisson et l'enveloppement avec le drap mouillé tous les matins.

Cette prescription m'était surtout dictée par l'état gastrique. Voici, en effet, le résultat de l'analyse du suc stomacal.

Analyse du 8 février 1897.

Extraction au bout d'une heure.

$$\left.\begin{array}{l} H = 0{,}000 \\ C = 0{,}092 \end{array}\right\} 0{,}092 \qquad \begin{array}{l} T = 0{,}250 \\ F = 0{,}168 \end{array} \qquad \begin{array}{l} A = 0{,}058 \\ \alpha = 0{,}63 \end{array}$$

$$\frac{T}{F} = 1{,}48.$$

Liquide moyennement abondant, mal émulsionné.

Cette analyse indique une gastrite assez intense, probablement surtout interstitielle et il paraît certain, d'après les renseignements fournis par la mère, qu'elle est due à l'action des nombreux médicaments qui ont été prescrits depuis que l'enfant est affecté de purpura.

J'ai revu le jeune A. M. il y a quelques jours, le 11 mai. L'appétit était meilleur et les digestions plus faciles. Dans l'intervalle de mes deux examens, il avait présenté quelques troubles gastriques, tels que douleur à l'épigastre, langue saburrale et léger état fébrile. Pendant toute la semaine dernière il s'était bien porté quand, hier matin, vers huit heures, il s'est mis à uriner un liquide sanguinolent. L'hématurie existe encore aujourd'hui. Il n'a du reste pas d'autre hémorragie en ce moment.

Voici maintenant le résultat de l'examen du sang fait le 21 janvier 1897.

Numération. — N = 3 255 000
— R = 2 031 140
— G = 0,62
— B = 12 090

Sang sec. — Hématies variables de volume et de forme.

Peu d'hématoblastes.

Caillot et sérum. — A la piqûre, le sang s'écoule rose clair et très facilement. La coagulation se fait en dix à douze minutes. Le caillot est rose, homogène; il *ne donne pas de sérum*, même après quarante-huit heures.

L'observation de ce jeune malade atteint depuis l'enfance de purpura hémorragique n'est-elle pas suffisamment instructive par elle-même pour qu'il soit inutile d'en faire ressortir l'intérêt.

Addendum. — Le malade a été revu le 25 juillet 1897. Il est très amélioré. L'hématurie du mois de mai n'a duré que quatre jours. Les troubles digestifs ont disparu. Enfin aucune nouvelle hémorragie. Les piqûres accidentelles saignent avec moins de facilité.

Examen du caillot et du sérum. — Coagulation lente en une demi-heure environ. Caillot bien rétractile. Au bout de douze heures, il s'est formé une quantité de sérum, égale à peu près au quart de la masse totale. Aucun pigment anormal.

Sang sec. Peu d'altérations globulaires. Hématoblastes nombreux. Pas de globules rouges nucléés dans deux préparations.

L'amélioration très réelle semble due au régime.

TRENTE-HUITIÈME LEÇON

MALADIES HÉMORRAGIPARES (SUITE).

Du purpura hemorragica (*Suite*) (1).

MESSIEURS,

Les considérations dans lesquelles je suis entré sur le purpura sont restées incomplètes. Je dois encore vous parler de l'anatomie pathologique des purpuras protopathiques et passer en revue avec vous les diverses opinions émises sur la nature de ces affections. Mais auparavant je vais vous présenter le malade à propos duquel j'ai entrepris cette étude.

Il s'agit d'un homme de vingt-cinq ans, employé des postes, entré le 1er mai, salle Béhier, n° 39, pour des hémorragies gingivales et des ecchymoses des membres qui reparaissent presque sans cesse depuis l'âge de dix ans.

Son père et sa mère vivent encore et sont en bonne santé. Il en est de même de ses deux sœurs. Cinq autres enfants sont morts en bas âge d'affections diverses dont il n'a pas connaissance. Son père a saigné fréquemment du nez pendant sa jeunesse. D'autre part, on raconte dans la famille que le grand-père paternel serait mort d'hémorragie à la suite de l'extraction d'une dent. Je vous donne ce renseigne-

(1) Leçon recueillie par M. Parmentier, chef de clinique.

ment sans commentaire, car l'authenticité n'en est pas absolue.

D'une constitution chétive, notre malade n'a cependant eu ni rachitisme, ni aucune maladie sérieuse pendant sa première enfance. A sept ans, il eut la rougeole et, plus tard, il n'eut pas d'autres accidents que les hémorragies en question. Voici comment elles ont débuté.

Il jouait à l'école avec ses camarades quand il reçut à la jambe un coup de pied. Un quart d'heure après, il s'aperçut qu'au niveau même de la contusion s'était formée une tache rougeâtre violacé. Ne souffrant pas, il continua à marcher et à courir, si bien que, le quatrième jour, la tache rouge violacé avait gagné successivement presque toute la surface de la jambe. Il dut garder le repos environ un mois pour voir s'effacer graduellement la tache qui devint jaune verdâtre et disparut enfin. Il avait alors dix ans.

Quelques mois plus tard, il éprouva une certaine gêne à mastiquer les aliments solides par suite de la tuméfaction de ses gencives. A l'occasion d'une légère ulcération gingivale une première hémorragie se déclara ; elle fut peu abondante, mais persista pendant trois jours sans presque discontinuer.

Ces deux premières manifestations s'étaient produites sans fièvre, sans retentissement général marqué et, j'ajouterai, sans motif apparent. L'hygiène à laquelle le malade était soumis n'offrait rien de particulier : l'alimentation était saine et variée, riche en viande et en légumes frais.

Depuis lors, les hémorragies gingivales et les suffusions sanguines des membres se sont reproduites un nombre incalculable de fois.

La salive est presque toujours sanguinolente, surtout pendant et après le repas. La nuit, le malade se réveille pour cracher du sang. Le matin, il trouve son oreiller et ses draps tachés par la salive sanglante qui s'est échappé de ses lèvres. Mais il n'a eu qu'une douzaine de fois des hémorragies buccales, fortes et incessantes comme la première, et cela sans être obligé d'interrompre son travail.

Quant aux ecchymoses des membres, un rien les provoque. La moindre contusion, le moindre choc suffit à les faire apparaître.

Un jour, à l'âge de quinze ans, en montant un escalier, il se heurte contre une marche la crête du tibia droit et, quelques minutes après, il constate la présence d'une tache rouge violacé. Craignant de voir se renouveler l'envahissement total de la jambe par l'hémorragie, il se hâte de rentrer chez lui et de maintenir le membre dans la position horizontale. Malgré cette précaution, l'ecchymose gagna la partie postérieure de la jambe, en dessinant un cercle presque complet. Une autre fois, étant au régiment, il fut poussé contre une armoire et se contusionna légèrement la région fessière avec la clef qui était sur la porte. Le traumatisme avait été insignifiant; il fut l'occasion d'une suffusion hémorragique qui gagna la face postérieure de la cuisse et suivit le trajet du sciatique.

Ces deux exemples suffisent à vous prouver l'extrême facilité avec laquelle naissent et se développent ces ecchymoses des membres.

Actuellement, le malade se présente à nous avec les apparences d'une santé parfaite. Les masses musculaires sont bien développées, la charpente osseuse est conformée régulièrement, les forces sont suffisantes. Extérieurement, rien autre que les taches sanguines ne trahit la maladie hémorragipare chronique dont il est atteint.

Les membres inférieurs sont couverts d'un *piqueté purpurique*, ayant par places l'aspect d'une acné hémorragique, et siégeant avec une prédilection marquée au niveau des follicules pileux. A la partie inférieure de la cuisse gauche, dans la région externe, il existe une plaque du diamètre d'une pièce de cinq francs : le centre en est induré, saillant et de couleur presque normale; la périphérie en est d'un jaune verdâtre, à contour irrégulier et mal limité.

Aux bras, les pétéchies font défaut. Par contre, les *ecchymoses* sont nombreuses. En voici deux au bras gauche, de la largeur d'un franc, sur le trajet du biceps. En voici une autre, plus grande, au bras droit sur la face antérieure. Ces taches ecchymotiques ne reposent pas sur des plaques indurées.

Les gencives sont dans un état déplorable. Elles sont rouges et tuméfiées, exulcérées près de la sertissure des dents. Sur les joues on voit deux petites croûtilles recouvrant deux petites ulcérations récentes en voie de cicatrisation.

La gorge est rouge, les amygdales sont hypertrophiées. Le gonflement des gencives rend naturellement la mastication laborieuse. Mais le malade ne se plaint pas de troubles digestifs. La langue est bonne, l'appétit est conservé, les digestions sont faciles. L'estomac ne clapote pas et ne paraît pas dilaté, le foie ne déborde pas le rebord costal, enfin la rate n'est pas hypertrophiée.

L'examen du suc stomacal, fait en série le 12 mai 1897, a donné les résultats suivants :

Pas de liquide à jeun.

Extraction une demi-heure après le repas d'épreuve.

$$\left.\begin{matrix} H=0{,}008 \\ C=0{,}219 \end{matrix}\right\} 0{,}227 \qquad \begin{matrix} T=0{,}343 \\ F=0{,}116 \end{matrix} \qquad \begin{matrix} A=0{,}192 \\ \alpha=1{,}54 \end{matrix}$$

$$\frac{T}{F}=2{,}94.$$

Peu de liquide, d'extraction difficile, mal émulsionné.

Extraction au bout de soixante minutes :

$$\left.\begin{matrix} H=0{,}037 \\ C=0{,}116 \end{matrix}\right\} 0{,}153 \qquad \begin{matrix} T=0{,}299 \\ F=0{,}146 \end{matrix} \qquad \begin{matrix} A=0{,}156 \\ \alpha=1{,}02 \end{matrix}$$

$$\frac{T}{F}=2{,}04.$$

Liquide assez abondant, d'extraction difficile, mal émulsionné ; peu de peptones, un peu de syntonine ; réaction lactique.

Extraction au bout de quatre-vingt-dix minutes :

$$\left.\begin{matrix} H=0{,}009 \\ C=0{,}105 \end{matrix}\right\} 0{,}114 \qquad \begin{matrix} T=0{,}273 \\ F=0{,}159 \end{matrix} \qquad \begin{matrix} A=0{,}120 \\ \alpha=1{,}05 \end{matrix}$$

$$\frac{T}{F}=1{,}71.$$

Liquide peu abondant, d'extraction difficile.

L'examen des appareils circulatoire et respiratoire, celui du système nerveux ne donnent que des résultats négatifs.

Les urines ne renferment ni sucre ni albumine :

Analyse du 13 mai 1897. Régime : 2e degré, lait et viande crue

Volume	1800
Couleur	jaune citrin.
Odeur	normale.
Aspect	clair.
Dépôt	nul.
Réaction	acide.
Densité	1029

	Par litre.	Par 24 heures.
Acidité	0,920	1,056
Chlorures	11,19	19,98
Acide phosphorique	2,22	3,99
Urée	24,34	43,74
Acide urique	0,546	0,982
Albumine	0	
Mucine	0	
Glucose	0	
Indican	0	
Peptones	0	
Pigments biliaires	0	
Urobiline	0	

Examen du sang. — Cet examen a été fait le 12 avril 1897, dans mon laboratoire. A cette époque, le malade m'avait été adressé par M. le Prof. Tillaux.

Sang pur. — On remarque tout d'abord la faible viscosité des globules rouges et le peu de tendance qu'ils ont à se grouper en piles. Celles-ci sont généralement très courtes. Dans les lacs plasmatiques, globules rouges isolés et globules blancs en nombre un peu supérieur à la normale.

On ne voit pas d'hématoblastes; il ne se forme pas de réseau fibrineux.

Sang sec. — Quelques globules nains. La majorité des globules sont normaux sous le rapport de la forme et de la coloration.

Peu d'hématoblastes.

Numération.

N = 4 854 600 (nombre des hématies).
R = 3 047 421 (nombre des hématies exprimé en globules sains).
G = 0,62 (valeur globulaire).
B = 9 999 (leucocytes).

Caillot et sérum. — A la piqûre du doigt le sang s'écoule avec la plus grande facilité et remplit deux éprouvettes sans arrêt, et sans qu'il soit nécessaire d'exercer des pressions sur la pulpe. On met un peu de collodion pour fermer la plaie qui continue à saigner.

La *coagulation* a lieu en cinq ou six minutes. Au bout de deux heures la surface du caillot rétractée en cupule est légèrement humide. Après six heures, il n'y a pas encore de sérum.

Vingt-quatre heures après, l'un des caillots est resté non rétractile, par conséquent non baigné de sérum; à la périphérie de l'autre, on voit une mince couche de liquide, qui, après quarante-huit heures, a peu augmenté. Pas de redissolution du caillot.

Le 4 mai, l'expérience a été renouvelée. C'est à peine si, au bout de dix-huit heures, il existait une très mince couche de sérosité sur l'un des côtés du caillot. On peut l'estimer à une goutte de liquide. La quantité n'en augmente pas les jours suivants.

Examen du 8 mai. Numération :

N = 4 712 000
R = 4 063 228
G = 0,80
B = 12 682

Les préparations sont toujours remarquables par l'extrême rareté des hématoblastes (1).

Vous le voyez, voilà un nouvel exemple de la forme chronique et apyrétique. Ces cas cliniques assez divers vous permettront, mieux que n'aurait pu le faire une description détaillée, de vous graver dans l'esprit les formes sémiologiques sous lesquelles se présentent les pupuras protopathiques.

(1) *Addendum.* — Le malade n'est resté qu'un mois dans le service et a quitté l'hôpital sur sa demande. Pendant ce temps il a eu à six reprises différentes des hémorragies gingivales qui ont duré les unes pendant quelques heures, les autres presque toute la journée. Son état est resté stationnaire.

Déjà, à l'occasion du premier cas que je vous ai soumis, nous avons eu à nous occuper de l'état du sang dans le purpura. Il me paraît utile de revenir maintenant sur ce point.

Vous vous souvenez que l'état du sang est tout à fait particulier et caractérisé par deux faits importants : rareté des hématoblastes et absence de transsudation de sérum après la coagulation (voir 36e leçon). Vous n'avez sans doute pas oublié, non plus, que je rattache le second caractère au premier, c'est-à-dire que j'attribue le défaut de rétractilité du caillot à la diminution considérable dans le nombre des hématoblastes. Ces faits sont d'autant plus intéressants, au point de vue de la physiologie générale du sang, que le plus habituellement celui-ci n'a rien perdu de la propriété de se coaguler hors de l'organisme. Ils ne sont pas étrangers à la production de cette pseudo-hémophilie, souvent notée, si prononcée chez le malade que je viens de vous présenter et qui se manifeste par la facilité avec laquelle le sang s'épanche dans les tissus sous l'influence de légers traumas et par la difficulté plus ou moins grande de l'arrêt de l'hémorragie au niveau des plaies les plus petites. Et, en effet, je vous l'ai dit, la rareté des hématoblastes rend l'hémostase plus difficile.

Depuis que j'ai attiré l'attention sur cette question, mon distingué chef de laboratoire, M. Bensaude, a fait l'examen d'un grand nombre de purpuriques, et a été conduit à considérer la diminution des hématoblastes et l'absence de rétractilité du caillot comme des traits caractéristiques de la forme hémorragique du purpura (1).

(1) R. Bensaude, *Bull. de la Soc. méd. des hôpitaux*, 15 janvier 1897.

Il y aurait donc là une formule hématologique qui pourrait servir au diagnostic différentiel des diverses maladies hémorragipares.

Vous verrez que dans le scorbut, qui est pourtant une forme très hémorragique, on n'observe rien de semblable, et nous pourrons nous appuyer sur cette particularité pour faire du scorbut une maladie à part, distincte du purpura hemorragica proprement dit.

Il est vrai aussi que chez les malades atteints de purpura simplex, j'ai trouvé de nombreux hématoblastes. Mais récemment, chez un tuberculeux de notre service, nous constations quelques pétéchies, sans autre hémorragie. Le sang était cependant lésé comme dans le purpura hemorragica : très pauvre en hématoblastes, il ne fournissait pas de sérum.

C'était là une exception. La règle posée par M. Bensaude, conforme à mes propres observations, n'en conserve pas moins toute sa valeur.

Indépendamment de cette lésion cardinale du sang dans cette classe de purpura, existe-t-il, au moins accessoirement, d'autres lésions dignes d'être signalées ?

Pour résoudre cette question, j'ai examiné avec beaucoup de soin les préparations recueillies à l'occasion des cas dont je viens de vous parler et j'ai fait quelques remarques qui, sans avoir autant d'importance que les faits relatifs aux hématoblastes et aux caillots, viendront compléter nos connaissances sur l'hématologie du purpura.

Quand les malades tombent dans un grand état d'anémie, par suite de l'abondance des hémorragies, on voit survenir les altérations des hématies et des globules blancs communes aux états anémiques intenses.

En raison de la pauvreté du sang en hématoblastes, il était intéressant de voir si la moelle des os était plus fortement incitée à fournir des éléments que dans les autres cas de pertes sanguines.

Il résulte de mes examens que les globules rouges à noyau ne se montrent pas en plus grand nombre, ni plus hâtivement que dans les autres anémies. On n'en trouve pas chez les malades dont l'anémie n'atteint pas le troisième degré. Avec une anémie du troisième degré intense ou du quatrième degré, on en trouve quelques-uns, mais pas plus que dans les plus vulgaires anémies.

Et de même, les globules blancs, dont le nombre est parfois augmenté, ne subissent que des altérations banales, telles que surcharge granuleuse, augmentation des grandes formes mononucléaires, des lymphocytes de diverses tailles, apparition de cellules à granulations basophiles, etc., lésions que j'ai déjà eu l'occasion de vous décrire à propos de la chlorose et des anémies symptomatiques.

Un seul fait a été exceptionnel sous ce rapport, c'est celui que j'ai observé à Saverne, malheureusement d'une manière forcément incomplète (voir leç. précédente). Il mérite de retenir un instant votre attention, parce que certains faits de leucémie dont je vous ai parlé, décrits sous le nom de leucémie aiguë, se présentent sous une forme clinique fort analogue au purpura hémorragique grave.

Le sang était tellement fluide, au moment de ma visite, que j'avais dû le faire dessécher en couche un peu épaisse pour pouvoir en colorer convenablement les éléments.

Après coloration des préparations, je constatai une telle quantité de globules blancs et de globules rouges à noyau que je ne pus m'empêcher de songer à la leucémie.

Voici, en effet, les détails relatifs à l'étude des préparations :

Les globules blancs sont d'une abondance énorme et, dans certains points, aussi nombreux que dans le sang leucémique.

Toutefois, en comptant les diverses formes dans plusieurs champs, on constate que les polynucléaires sont les plus abondants (plus de 50 p. 100). Le nombre des mononucléaires est certainement augmenté ; les éléments à grosses granulations sont, au contraire, d'une extrême rareté.

Les polynucléaires sont modifiés qualitativement ; beaucoup d'entre eux sont surchargés de granulations et quelques-uns atrophiés.

Les mononucléaires clairs sont presque tous hypertrophiés ; ils ont un noyau simple ou en bissac, parfois lobé et bourgeonnant, se colorant faiblement. A côté d'eux, on voit des éléments ayant nettement les caractères des myélocytes.

Les mononucléaires opaques sont relativement très abondants. D'un diamètre très variable, les uns de la taille d'un globule rouge, ont un noyau qui remplit presque tout l'élément et se distinguent difficilement des globules rouges nucléés ; d'autres sont de moyenne taille ; enfin, on en voit qui atteignent le diamètre des grands mononucléaires clairs. Ces lymphocytes hypertrophiés sont très analogues à ceux qu'on observe dans la leucémie.

Enfin on voit de très rares éosinophiles non altérés.

Les globules rouges à noyau sont très nombreux, de petite ou de moyenne taille ; quelques-uns ont des noyaux multiples, deux, trois, jusqu'à quatre.

Ces caractères du sang sont loin d'être analogues à ceux qui ont été observés dans la leucémie aiguë. Ils rappellent par l'abondance et le volume des mononucléaires une des particularités du sang de la leucémie chronique, dite myélogène, mais s'en éloignent par l'absence presque complète des éléments à grosses granulations.

Il est probable qu'il s'agit d'une sorte de leucocytose terminale, due surtout à une forte excitation de la moelle osseuse, ainsi qu'en témoigne d'ailleurs l'abondance des globules rouges nucléés. S'il en est ainsi, ne vous semble-t-il pas intéressant de constater que lorsque l'anémie aiguë post-hémorragique suscite une forte réaction de la moelle des os, le sang peut prendre une apparence qui rappelle celle de la leucémie. Ce n'est d'ailleurs que l'accentuation d'un fait qui s'observe communément dans les anémies extrêmes. Il semble que la moelle osseuse laisse passer alors dans le sang, en même temps que des globules rouges à noyau, en voie de multiplication, un certain nombre de myélocytes (1).

(1) A propos de la communication de MM. Gilbert et Weil à la Société de biologie sur la leucémie aigue (24 déc. 1898), j'ai mentionné le cas de Saverne, mais en faisant remarquer que la formule hématologique en était différente de celle que ces observateurs ont indiquée. Ainsi qu'on peut le remarquer cette formule se rapproche plutôt de celle de la leucémie dite myélogène. Je ne crois pas, cependant, qu'on puisse s'appuyer sur un cas où l'examen du sang n'a été fait qu'*in extremis* pour admettre deux formes de lésions hématiques dans la leucémie aiguë. Ce fait intéressant est probablement mieux interprété dans cette leçon où je le présente comme une sorte de réaction excessive de la moelle osseuse à la suite de pertes sanguines énormes.

Dans les purpuras protopathiques, l'examen des organes, lors d'autopsie, ne montre rien de particulier, à l'exception de quelques lésions hémorragiques des muqueuses et des séreuses et parfois d'infarctus hémorragiques viscéraux, notamment dans les poumons.

Quand le purpura est deutéropathique, on observe les lésions de la maladie dans le cours de laquelle il s'est produit, et, en outre, dans quelques cas seulement, des altérations permettant d'admettre que les infarctus hémorragiques ont eu lieu par thrombose ou embolies : lésions d'endartérite, probablement infectieuse, lésions cardiaques de l'endocardite ulcéreuse ou végétante.

Je rapprocherai de ces lésions, les infiltrations microbiennes locales qui ont pu parfois être constatées dans les éléments éruptifs de certaines formes secondaires.

Enfin la dégénérescence amyloïde des vaisseaux de la peau, signalée par W. Fox, l'artério-sclérose, semblent avoir été dans des faits, d'ailleurs rares, les causes anatomiques des suffusions sanguines.

Bien que divers auteurs aient soutenu l'origine nerveuse du purpura, je ne connais pas de fait anatomopathologique venant à l'appui de cette pathogénie. On peut dire aussi que malgré la nature probablement infectieuse du purpura fébrile, il ne peut être question pour le moment d'un microbe spécial au purpura.

Il serait intéressant d'être renseigné sur un autre point qui peut avoir une part dans la production des lésions hémorragiques. Je veux parler de l'état des émonctoires. Le jeune cocher qui est arrivé presque mourant dans mon service (n° 11 Bazin) avait des lésions rénales, malgré l'absence d'albumine dans les urines. Il a d'ailleurs dit qu'il avait été soigné pour une maladie des reins et il est possible qu'il ait eu, à un certain moment, de l'albuminurie.

Les autopsies de ce genre étant rares, je crois utile de vous rapporter celle qui le concerne (voir leçon précédente).

Homme vigoureusement charpenté, cadavre exsangue.

Quelques pétéchies à la racine des membres, sur la région pectorale des deux côtés et sur la face externe des deux jambes. Pas de bosses sanguines, ni d'ecchymoses. Croûtes sanguines sur les lèvres et sur les gencives.

Taches pétéchiales, sur les plèvres viscérales et pariétales. Nombreux infarctus pulmonaires, dont le volume varie de celui d'une lentille à celui d'une noisette; sur le bord antérieur du poumon gauche un de ces infarctus atteint le volume d'un œuf de poule. Les deux poumons sont fortement congestionnés. Pas de tubercule.

Un peu de sérosité citrine dans le péricarde. Nombreuses taches pétéchiales sur les deux feuillets. Le cœur pèse 550 grammes, il ne présente pas de lésions.

Le péritoine est sain. L'estomac est rétracté; la muqueuse en est très épaisse et présente quelques très petites sulfusions à la partie moyenne de la grande courbure.

Le foie pèse 2050 grammes. Aspect anémique et un peu gras.

Les reins sont manifestement altérés; ils ont l'aspect des gros reins blancs. Le droit pèse 240 grammes, le gauche, 230 grammes.

Rate : 250 grammes, grosse et un peu molle, violacée.

L'encéphale pèse 1350 grammes avec le bulbe,

quelques pétéchies au niveau de la région temporale gauche. Pas d'autre lésion.

La moelle osseuse du fémur droit ne présente rien de particulier.

Le sang du cœur et la sérosité du péricarde cultivés dans du bouillon et sur gélose ne fournissent aucun organisme.

EXAMEN HISTOLOGIQUE. — *Reins.* — Les pièces fixées dans le liquide de Müller ont été colorées par l'éosine et l'hématéine ou par le picro-carmin et l'hématoxyline.

Les glomérules présentent presque tous une prolifération abondante des noyaux ; la capsule en est souvent épaissie et parfois même formée de plusieurs couches de tissu fibreux.

L'état des tubes secréteurs varie suivant le point examiné. La plupart sont dans un état de désorganisation complète : les noyaux ont disparu, le protoplasma est mal coloré et granuleux, les limites cellulaires sont invisibles et la lumière du tube est remplie par un exsudat abondant. D'autres tubes sont moins atteints : le noyau des cellules est assez bien coloré, le protoplasma est plus distinct, mais la lumière du tube est encore occupée par un exsudat. Les tubes tout à fait sains sont exceptionnels ; on en voit, cependant, qui présentent une rangée de cellules un peu plates, à limites nettes et à noyau vivement coloré.

Les tubes excréteurs sont généralement indemnes. Le tissu interstitiel est œdématié : il est transformé en une masse diffuse, mal colorée, parsemée de quelques rares noyaux. Il n'y a nulle part d'infiltration embryonnaire analogue à celle de la néphrite interstitielle aiguë. Çà et là, on voit des petites hémorragies interstitielles et quelques grains de pigment brunâtres. Pas de traces d'artérite ni de périartérite.

En résumé, il s'agit d'une glomérulo-néphrite nettement caractérisée, ayant probablement eu une marche subaiguë.

Le *foie* est également très altéré : sur les coupes fines, colorées par l'éosine et l'hématoxyline on distingue, au milieu du parenchyme rosé et en apparence sain, des îlots plus foncés de taille variable. Ces îlots sont disposés le plus souvent autour de la veine centrale du lobule et composés de cellules hépatiques altérées, à noyaux multiples. Il n'y a ni sclérose ni dégénérescence graisseuse et il s'agit, en somme, d'une hépatite parenchymateuse pure.

L'*estomac* (coupes faites au niveau de la grande courbure) présente les lésions caractéristiques de la gastrite parenchymateuse hypertrophique.

On voit par cet exemple que le purpura en apparence protopathique peut survenir, en réalité, dans des conditions morbides méconnues que l'examen microscopique met en évidence. Dans le cas actuel les urines ne renfermaient pas d'albumine et le malade a été observé trop peu de temps pour qu'on ait pu reconnaître une altération du foie.

Or, les reins et le foie étaient profondément lésés et ces lésions ont pu évidemment jouer un rôle important dans le développement du purpura. Celui-ci était donc probablement secondaire. Nous aurons à tenir compte des faits de ce genre lorsque nous chercherons à préciser les causes prochaines des hémorragies.

TRENTE-NEUVIÈME LEÇON

MALADIES HEMORRAGIPARES (SUITE).

Pathogénie du purpura ; parenté du purpura avec l'anémie pernicieuse progressive (1).

MESSIEURS,

La diversité des formes cliniques du purpura, vous avez pu vous en convaincre, est grande. Il est peu de sujets qui soient d'une étude aussi complexe. Permettez-moi donc de vous présenter encore un de nos malades avant d'aborder la dernière question qu'il nous reste à examiner, celle de la pathogénie des lésions hémorragiques. Ce nouveau fait clinique est d'ailleurs remarquable à divers égards et, en l'étudiant, nous pourrons, je pense, faire un rapprochement intéressant entre le purpura hémorragique apyrétique et l'anémie spontanée la plus grave, celle qui porte le nom de pernicieuse progressive.

Il s'agit d'un homme de 53 ans, couché au nº 10 *bis* de notre salle Bazin.

De ses antécédents héréditaires, retenez seulement que son père a vomi du sang à l'âge de 55 ans, quatre années avant de succomber, mais qu'aucun autre membre de sa famille n'a présenté d'hémorragie ni de signes d'hémophilie. Quant à lui, son passé morbide

(1) Leçon recueillie par M Parmentier, chef de clinique.

se borne à une rougeole, à une bronchite passagère, à un rhumatisme articulaire aigu de trois semaines de durée. Il n'a pas souffert de privations. C'est un ouvrier, qui gagnait suffisamment pour se nourrir convenablement, mais dont la sobriété laissait à désirer. Deux à trois litres de vin par jour, de la bière, une ou deux absinthes, formaient sa ration quotidienne. A ces excès de boissons, ajoutez les fatigues et les dangers de son métier, qui depuis onze ans consiste à décharger de la chaux vive, et vous admettrez peut-être avec lui qu'il est, en grande partie du moins, victime de sa profession.

Est-ce à dire que ses camarades soient sujets aux mêmes accidents? Chez eux, on n'observe guère que des saignements de nez assez fréquents; mais ces ouvriers, embauchés quand le travail devient pressant, changent d'occupation après six à huit mois; ils ne sont donc exposés aux poussières de chaux que pendant un temps limité.

L'apparition des premiers symptômes remonte à deux mois et demi.

Les *gencives ont saigné* tout d'abord sans cause apparente, sans traumatisme, et sans douleur, pendant quelques minutes au début, bientôt pendant une demi-heure et même pendant plusieurs heures, enfin le quinzième jour pendant quarante-huit heures. Le sang, qui venait sourdre peu à peu à la surface de la muqueuse, se mêlait avec la salive avant d'être rejeté. Ces hémorragies incessantes provoquèrent une grande fatigue et de l'anémie et, au bout de trois semaines, le malade dut s'aliter. On lui prescrivit alors des applications de perchlorure de fer sur les gencives, et, à l'intérieur, une préparation ferrugineuse et arsenicale.

Il était souffrant depuis un mois et demi quand il

me fut présenté avec le diagnostic de leucocythémie. L'anémie était considérable et les hémorragies gingivales, pour être plus espacées, n'avaient pas disparu. J'appris en l'interrogeant que la moindre coupure saignait beaucoup et cela depuis plusieurs années, et, en découvrant la poitrine, je vis quelques taches de purpura. Je l'engageai dès lors à entrer dans mon service.

Tel vous le voyez aujourd'hui, tel il était à son arrivée à la clinique (1er févr. 1897).

Sa face pâle, ses mains exsangues, ses muqueuses décolorées vous disent assez la persistance, sinon la violence des hémorragies.

A l'examen de la cavité buccale, vous constatez la pâleur des gencives, la tuméfaction, la saillie de leur bord libre formant bourrelet; en cherchant bien, c'est à peine si vous pouvez découvrir çà et là une légère fissure, une érosion insignifiante. Les dents sont noires par suite des badigeonnages de perchlorure de fer; elles sont surtout mauvaises. Celles qui manquent ont été arrachées il y a une quinzaine d'années et l'avulsion en a été suivie d'un saignement abondant.

Sur la poitrine, au-dessus et en dehors du mamelon gauche, il existe deux groupes de petites taches rouges, ne s'effaçant pas par la pression. Ce sont des *pétéchies*.

Ces hémorragies cutanées s'accompagnent d'*hémorragies rétiniennes* bilatérales. A l'aide de l'ophtalmoscope, on en aperçoit une à droite et trois à gauche, au voisinage de la papille décolorée. L'acuité visuelle est légèrement diminuée : à gauche, $V = 0,6$; à droite, $V = 0,4$.

L'ouïe est également affaiblie à droite.

J'ajoute qu'il n'y a eu ni hématémèse, ni melæna, ni hémoptysie, ni hématurie.

Les appareils cardio-vasculaire et respiratoire ne présentent rien d'intéressant à signaler. Un peu d'emphysème pulmonaire, un souffle anorganique sus-apexien, un certain degré de tachycardie (100 pulsations) en l'absence de fièvre, et c'est tout.

Du côté de l'appareil digestif, on ne trouve qu'une légère dilatation de l'estomac. L'appétit et l'embonpoint sont conservés, les selles sont régulières, le foie n'est pas tuméfié. Il n'y a ni pituites, ni vomissements, et, malgré ses habitudes d'intempérance, le malade n'a ni tremblement, ni rêves professionnels, ni cauchemars, ni plaques d'anesthésie ou d'hyperesthésie.

Toutefois l'analyse en série du *suc stomacal* montre bien que l'évolution digestive n'est pas régulière :

L'estomac ne renferme pas de liquide à jeun.

Repas d'Ewald. — Examen en série.

Après 30'.	Après 60 .	Après 90'.
A = 0	A = 0,120	A = 0,144
H = 0	H = 0,004	H = 0,037
C = 0,045	C = 0,087	C = 0,102
H + C = 0,045	H + C = 0,91	H + C = 0,139
T = 0,264	T = 0,288	T = 0,343
F = 0,219	F = 0,197	F = 0,204
$\frac{T}{F} = 1,21$	$\frac{T}{F} = 1,46$	$\frac{T}{F} = 1,68$
$\alpha = 0$	$\alpha = 1,33$	a = 1,02
Liquide peu abondant, très épais, mal émulsionné.	Liquide peu abondant, assez bien émulsionné.	Liquide assez abondant, assez bien émulsionné.

L'*urine* est claire, transparente, peu acide, de densité égale à 1017 en moyenne. Elle oscille en volume de 1700 à 1800 centimètres cubes.

Voici le résultat de l'analyse du 5 février 1897 :

	Pour un litre.	Pour 1750 cmc.
Acidité	0,354	0,619
Chlorures	4,387	7,459
Acide phosphorique	1,856	3,16
Urée	11,53	20,17
Acide urique	0,31	0,54

Absence d'albumine, de mucine, de glucose, d'indican, de peptone, de pigments biliaires, d'urobiline.

L'acidité de l'urine varie quelque peu d'un jour à l'autre :

A=0,354 (15 février)
A=0,177 (16 —)
A=0,318 (17 —)
A=0,247 (18 —)
A=0,460 (19 —)
A=0,849 (20 —)

J'ai tenu également à être renseigné sur l'élimination des phosphates et j'ai prié mon interne en pharmacie d'en faire l'analyse.

Le 18 février, on a trouvé :

Acide phosphorique		1,729
Phosphates alcalins (potasse et soude)		2,669
Phosphates terreux (chaux, magnésie)		1,142
Chaux	à l'état de chaux caustique	0,39
	à l'état de phosphate tribasique	1,007
Phosphate de magnésie, par différence		0,135

L'*examen du sang*, dont je dois vous parler en dernier lieu, a donné des résultats intéressants. Le sang qui s'écoule à la piqûre du doigt est fluide et pâle. L'arrêt en a été des plus faciles, une fois l'opération terminée.

Recueilli dans une éprouvette, il s'est comporté un peu différemment dans deux expériences faites à six jours de distance. La première fois, il s'est coagulé lentement et n'a fourni que quelques gouttes de sérum au bout de vingt-quatre heures; la seconde fois, il s'est pris en masse rapidement et a donné un sérum aussi abondant qu'à l'état normal, clair et limpide.

La numération a fourni les résultats suivants :

Examen du 4 février 1897.

N = 970 000
R = 886 000
G = 0,91
B = 4650

La constitution anatomique du sang est bien d'une manière générale celle de l'anémie extrême. On trouve ici tous les caractères généraux de l'aglobulie au quatrième degré : nombre des globules inférieur à un million, inégalité de diamètre, de coloration, etc.

Toutefois, certaines particularités méritent d'être relevées.

Les hématoblastes sont certainement rares ; mais ils paraissent plus rares encore qu'ils ne le sont réellement, en raison d'une vulnérabilité plus marquée qu'à l'état normal. Ceux qui sont nettement reconnaissables sont très déformés. D'autres sont manifestement en voie de dissolution : ils apparaissent diffluents, transformés en corpuscules finement granuleux. Nous aurons à tenir compte plus tard de ces altérations et de l'absence de poussée hématoblastique. Ce dernier signe, tout négatif qu'il soit, a une réelle valeur dans l'appréciation d'une anémie hémorragipare.

Les globules rouges sont loin d'être normaux. Dans les préparations de sang pur on voit quelques globules rouges, de diamètre moyen, devenus épineux. De plus, d'autres globules rouges, moyens ou de grande taille, sont tout à fait déformés, comme plissés, changeant de forme à tout instant, un peu à la façon des globules blancs amœboïdes, sans toutefois se déplacer dans le champ microscopique. C'est une variété rare de ces pseudo-parasites que j'ai décrits autrefois (voir leçon XXVII). On voit d'ailleurs un grand nombre de petits globules et de globules nains extrêmement déformés ; les plus petits cheminent dans la préparation à la façon de micro-organismes mobiles.

Enfin les globules rouges plus visqueux, plus adhésifs, plus cohérents qu'à l'état normal, se laissent tasser et déformer par pression de la lamelle.

L'absence de chlorocytes et d'achromacytes, l'absence de coloration hémoglobique du sérum sont des preuves de la résistance assez grande des globules rouges. Ce n'est qu'au bout de deux à trois jours que le sérum devient très légèrement coloré, ce qui est normal.

Sur les préparations sèches traitées par les colorants, on voit quelques *globules blancs* un peu hypertrophiés. Quelques-uns présentent une surcharge granuleuse. On ne voit pas de globules *rouges à noyau* indubitables.

J'en ai fini, Messieurs, avec l'exposé détaillé des symptômes et des examens faits au laboratoire.

Cette longue observation peut se résumer ainsi :

Chez un homme vigoureux, assez bien constitué, mais buveur et travaillant dans une atmosphère de chaux presque vive, s'est développée une sorte de diathèse hémorragique. Celle-ci s'est traduite par des hémorragies gingivales, cutanées (pétéchies), rétiniennes et par une anémie considérable, atteignant le quatrième degré, sans autres troubles viscéraux appréciables qu'un état gastrique latent. Enfin cette affection semble avoir été précédée d'une certaine aptitude aux hémorragies post-traumatiques.

Mais quelle est cette affection ? S'agit-il d'une anémie post-hémorragique, d'une hémophilie, d'une leucocythémie, d'une anémie pernicieuse progressive, d'un purpura hemorragica ou d'un scorbut ?

Je ne m'arrête pas à l'hypothèse d'une anémie essentielle, d'une déglobulisation. L'anémie paraît bien due aux pertes de sang ; mais comme les hémorragies gingivales ont été spontanées, il ne peut être question d'anémie post-hémorragique simple.

Si j'ai prononcé le mot d'hémophilie, c'est parce que j'ai entendu faire ce diagnostic dans des cas analogues et que le malade accuse un certain état hémophilique antérieur. Or, ni les qualités du sang ni les symptômes ne rappellent l'hémophilie à proprement parler.

L'hypothèse de leucocythémie admise par un médecin sur la foi d'un examen incomplet n'est pas soutenable. Cette erreur vous montre qu'il faut tenir compte, non du rapport des blancs aux rouges, mais du nombre absolu des blancs, ainsi que des altérations de ces éléments.

L'anémie pernicieuse progressive doit toujours être présente à l'esprit, quand l'aglobulie atteint le quatrième degré. Les taches purpuriques, les hémorragies rétiniennes ne sont pas étrangères à l'histoire de cette maladie.

Mais il faut bien reconnaître que dans l'anémie pernicieuse progressive les hémorragies gingivales sont tout à fait exceptionnelles, et que lorsqu'il existe des hémorragies, celles-ci n'apparaissent qu'à une époque déjà avancée de la maladie.

Dans le cas présent, l'anémie s'est accentuée au fur et à mesure des pertes de sang et bien que l'organisme ait présenté, comme dans l'anémie pernicieuse progressive, une faible tendance à la réparation du sang, la maladie ressemble plus dans l'ensemble au purpura hemorragica qu'à l'anémie spontanée, compliquée de purpura.

L'hypothèse d'un scorbut ne peut être soulevée qu'en raison de l'état de la bouche. Mais j'ai déjà eu l'occasion de vous dire que les hémorragies gingivales n'étaient pas pathognomoniques. Nous ne trouvons ici ni l'étiologie spéciale, ni les infiltrations sanguines des membres, notamment des membres inférieurs qui, vous le verrez, constituent les caractères symptomatiques principaux du scorbut.

En résumé, nous croyons qu'il s'agit d'un purpura hemorragica de forme un peu particulière, se rapprochant jusqu'à un certain point de l'anémie pernicieuse progressive. Ce fait semble donc établir une sorte de parenté entre deux affections considérées comme essentiellement différentes. Je vais tâcher de vous montrer qu'il n'y a là rien qui puisse vous surprendre en m'occupant maintenant de la pathogénie du purpura.

S'il est facile, en envisageant le purpura comme symptôme, d'énoncer des considérations générales touchant les conditions dans lesquelles on l'observe, les diverses formes qu'il revêt en clinique, il n'en est pas de même lorsqu'on aborde le problème difficile concernant la nature du purpura.

Le purpura n'est, en somme, qu'une hémorragie

survenant sans plaie. Là est seulement l'unité de la question. Cette unité cesse dès qu'on se demande pourquoi et comment se produit l'hémorragie. Nous sommes alors en présence du problème complexe touchant le mode de formation des hémorragies dites spontanées. Et, de fait, toutes les théories applicables à ce processus ont été invoquées pour expliquer le purpura. S'il est probable que toutes renferment une part de vérité, la difficulté est d'établir pour chaque forme de purpura la théorie qui lui convient.

Prenons d'abord la théorie nerveuse. Elle s'appuie sur d'assez nombreuses expériences démontrant l'influence des lésions du système nerveux central ou périphérique sur le développement de certaines lésions hémorragiques des membranes. Ces expériences sont fort intéressantes, mais à quels cas cliniques sont-elles applicables ? Il est tout au plus permis de les invoquer pour expliquer les rares cas de purpura se montrant dans le cours des maladies de la moelle, du tabes par exemple.

Dans ces dernières années, les théories pathogéniques ont fait une plus large part aux infections et aux toxi-infections qu'aux perturbations nerveuses. Aussi a-t-on largement appliqué les doctrines nouvelles à l'explication du purpura. Quelques auteurs, cependant, n'ont pas cru devoir abandonner pour cela la théorie nerveuse, et ils ont cherché à la concilier avec les données acquises sur les lésions produites par les toxines et les microbes, en invoquant l'action que ces causes de troubles morbides produit sur les diverses parties du système nerveux.

Le moment ne me paraît pas encore venu de faire la part des diverses hypothèses émises. Mais le problème est assez complexe pour qu'il soit permis de le scinder et d'examiner séparément 1° le processus anatomo-pathologique de l'hémorragie ; 2° la cause prochaine de ce processus.

Le mode de production de l'hémorragie n'est pas univoque.

Mais on peut affirmer, ce me semble, que dans bien des cas, et probablement dans tous ceux auxquels on peut donner l'épithète d'hémorragique, il s'agit d'infarctus par oblitération vasculaire. Ces oblitérations ont lieu, vous le savez, par thromboses ou embolies. La thrombose est rare. Je l'ai invoquée dans quelques cas et M. Oriou en a rapporté au moins un fait probant dans sa thèse. L'oblitération des petits vaisseaux par embolies me paraît être, au contraire, fréquente.

Comment ces embolies se forment-elles? J'ai attiré il y a déjà longtemps l'attention sur ce point et dans le cours de mes précédentes leçons j'ai eu l'occasion de vous citer les faits expérimentaux qui nous fournissent à cet égard des éclaircissements remarquables. Et, cependant, dans les travaux les plus récents parus en France, sur la question, il n'a été tenu aucun compte de ces recherches.

Permettez-moi donc d'y revenir, tout en évitant les redites, pour vous montrer que le genre de processus embolique qui me paraît intervenir dans la production des lésions hémorragiques du purpura, explique les altérations si particulières que présente le sang, en même temps qu'il permet d'en entrevoir la cause prochaine.

Il y a là une concordance entre les faits cliniques et expérimentaux qui, je le pense, ne pourra manquer de vous frapper.

Qu'avons-nous trouvé de plus saillant dans le purpura hemorragica : 1° dans certains cas, au moins, une certaine difficulté de l'hémostase, sans diminution de la coagulabilité du sang ; 2° l'absence de rétraction du caillot et, par suite, de formation de sérum.

Je vous ai montré que ces deux phénomènes si intéressants étaient l'un et l'autre la conséquence de la diminution souvent considérable des hématoblastes [36e leçon ; la première sur le purpura].

Cela nous conduit à nous demander quelle est la cause de cette diminution des hématoblastes.

Cette question me semble résolue par les expériences auxquelles je faisais allusion tout à l'heure, c'est-à-dire par celles qui ont trait aux transfusions de sang ou de sérum étranger. Je vous en ai parlé antérieurement, d'abord à propos des origines de la sérothérapie (IVe leçon) et plus tard quand nous avons étudié les concrétions intravasculaires (XXIe leçon.) Le moment est venu de vous rappeler que certaines de ces expériences suscitent une maladie hémorragipare ayant de grandes analogies avec le purpura humain. Pour éviter de compliquer la question, je laisse volontairement de côté les expériences faites avec le sang complet ou défibriné et m'en tiens à l'expérience plus simple, mais en même temps typique, réalisée par l'injection du sérum de bœuf chez le chien (1).

Cette injection provoque un certain nombre de phénomènes importants : d'abord de l'accablement, du tremblement, des frissonnements, des efforts de vomissements, des nausées, du hoquet; puis de la diarrhée, bientôt muqueuse et sanguinolente, accom-

(1) *Du sang*, p. 240 et suiv.

pagnée de coliques et de ténesme; de la suppression des urines, de l'albuminurie; enfin, de l'hypothermie si la mort est prompte, de l'hyperthermie dans le cas contraire. A l'autopsie, on constate des infarctus hémorragiques dans le tube digestif, dans l'intestin surtout; des hémorragies des séreuses [péritoine, péricarde, endocarde], des infarctus de la rate, des taches pâles dans les reins congestionnés, des ecchymoses de la vessie, des taches rouges diffuses dans le foie et dans les poumons. Au microscope, on voit une stase étendue avec de petits coagulums et une infiltration diffuse d'hématies. En un mot, on a sous les yeux le tableau caractéristique d'une maladie hémorragipare, ressemblant à la forme la plus grave du purpura hémorragique. On peut d'ailleurs, dans certains cas, observer des désordres légers avec survie de l'animal.

La cause des hémorragies tient évidemment à l'action du sérum de bœuf sur les éléments du sang du chien. Je vous ai déjà dit que ces hémorragies sont des infarctus par embolies dues à la variété de coagulation que je désigne sous le nom de *précipitation grumeleuse*. Ce genre de coagulation est une sorte de réaction agglutinante, pour employer une expression nouvelle, rendant bien compte de l'effet produit sur les éléments du sang par un sérum étranger.

Il est de la plus haute importance, pour l'éclaircissement des faits qui nous occupent, de se rappeler quelle est la constitution spéciale de ces concrétions grumeleuses (1). Elles présentent deux parties : l'une centrale, l'autre périphérique. La partie centrale ou noyau est visqueuse, incolore, vitreuse, semi-élastique.

(1) *Du sang*, p. 436.

Elle résulte de la confluence d'hématoblastes altérés réunis en amas et soudés, devenus presque diffluents. La partie périphérique inégale, déchiquetée est rouge et formée par des amas d'hématies et de globules blancs retenus à la matière visqueuse centrale.

Si l'on réfléchit à ce fait que ces concrétions sont innombrables, on peut en conclure que l'injection d'un sérum étranger dépouille pour ainsi dire le sang de ses hématoblastes. Et, en effet, l'examen direct au microscope, montre qu'après ce genre d'injection le sang de l'animal transfusé est presque absolument dépourvu d'hématoblastes.

Une injection de sérum étranger produit donc artificiellement, expérimentalement, la lésion hématique si particulière du purpura hemorragica et, cela, en même temps que de nombreux foyers hémorragiques au niveau des muqueuses et des séreuses.

Il y a peu d'expériences qui puissent reproduire aussi fidèlement un état morbide déterminé (1).

Or, si nous nous demandons maintenant quelle est la cause à laquelle on doit rapporter ces effets remarquables des sérums étrangers, nous obtiendrons des renseignements d'une grande valeur sur la cause prochaine des maladies hémorragipares. Dans les considérations que je vous ai présentées sur ce sujet, je vous ai donné les raisons qui nous font attribuer les effets, dits improprement toxiques des sérums, à la spécificité des matières albuminoïdes de ces liquides.

Les expériences de chauffage de ces sérums à 57-59° qui établissent que, sans être modifiés en apparence, ces liquides albumineux sont dépossédés de propriétés

(1) La formation des concrétions intravasculaires (*Revue scientifique*, 21 juillet 1883).

importantes, telles que les propriétés globulicides et coagulatrices, sont particulièrement instructives à cet égard.

Tous les sérums ayant la même constitution générale, et étant équimoléculaires, nous sommes conduits, d'après ces faits expérimentaux, dont l'application à la pathologie humaine n'a pas été assez remarquée, à conclure très légitimement que les matières albuminoïdes normales du sang sont susceptibles d'acquérir des propriétés nouvelles par l'introduction dans le sang de produits capables de les adultérer, même légèrement.

Ne pensez-vous pas que de telles altérations puissent avoir lieu sous l'influence de certaines infections ou toxi-infections, ou même de simples auto-intoxications ou de troubles de la nutrition générale?

Et bien, ce sont là précisément les causes le plus souvent invoquées, et avec raison, pour expliquer les maladies hémorragipares. Nous entrevoyons maintenant comment ces causes peuvent agir sur le sang pour produire des infarctus hémorragiques et mieux encore comment elles peuvent, en même temps, rendre compte des lésions hématiques.

De l'ensemble de ces faits cliniques et expérimentaux il nous semble, en effet, se dégager cette conclusion générale, à savoir que les lésions du purpura sont la conséquence d'une *toxémie* analogue à celle qu'on peut provoquer artificiellement par certaines injections de sang étranger; que cette toxémie attaque particulièrement les hématoblastes en les précipitant et en en faisant le centre de coagulations spéciales.

Le purpura hémorragique, tout au moins dans les formes caractérisées par la formule hématologique

que vous connaissez maintenant (diminution des hématoblastes, défaut de rétractilité du caillot), est en dernière analyse une lésion des hématoblastes par toxémie.

Vous voyez maintenant pourquoi il se rapproche de l'anémie pernicieuse progressive qui est également, ainsi que je crois l'avoir établi, une affection par lésion des hématoblastes.

Au point de vue de la physiologie pathologique générale du sang ces deux affections sont voisines. Voilà pourquoi il est habituel d'observer du purpura dans l'anémie progressive, et pourquoi aussi nous ne devons pas être étonnés de voir certains purpuriques, comme le malade que je viens de vous présenter, tomber dans un état d'anémie, hors de proportion avec les pertes sanguines éprouvées.

La différence entre le purpura hémorragique et l'anémie pernicieuse progressive semble pouvoir s'expliquer par le mode suivant lequel se fait, dans l'un et l'autre cas, la diminution dans le nombre des hématoblastes.

Dans la première affection, les hématoblastes seraient modifiés sans être détruits, de manière à être précipités dans le sang. Dans la seconde, il y aurait destruction complète de ces éléments peut être par dissolution, d'où anhématopoièse, avec réduction au minimum des lésions hémorragiques. Il est possible que l'adultération du sang, cause prochaine de ces deux maladies des hématoblastes, soit la même ; qu'il s'agisse simplement d'une question de degré, d'intensité d'action. Mais il est plus logique d'admettre la diversité des causes de toxémie et de supposer que les unes atteignent les hématoblastes sans les détruire, que les autres ont, au contraire, sur ces éléments, une action plus destructive et plus dissolvante. Rappelez-vous le jeune cocher dont nous avons pu examiner les organes (Leçon précédente). L'altération du sang paraît avoir été chez lui, au moins en partie, sous la dépendance de lésions graves des reins et du foie. Dans d'autres cas, la toxémie pourra avoir simplement pour origine une affection du tube digestif. Mais assez souvent aussi le point de départ de la lésion hématique restera obscur.

En raison de cette diversité possible, probable même, dans les causes d'adultération du sang, nous nous sommes demandé s'il ne s'agissait pas, chez notre malade, d'une intoxication particulière déterminée par son métier. A l'entendre, il est empoisonné par la chaux. Et il est d'ailleurs difficile d'admettre que la respiration, ou mieux l'inhalation de poussières de chaux pendant des années, ne soit pas nuisible. Les autres ouvriers, qui ne travaillent que pendant six à huit mois, ont des épistaxis.

La chaux doit se déposer sur les lèvres et dans la cavité buccale, arriver dans le pharynx et pénétrer dans le tube digestif. Elle ne paraît pas produire d'effets corrosifs prononcés sur la muqueuse des premières voies digestives et aériennes ; mais on peut supposer qu'elle détermine une alcalinisation exagérée par absorption.

Je serais donc assez disposé à attribuer ici un rôle dans la production de la toxémie à une saturation alcaline de l'économie. Ce n'est là qu'une hypothèse échappant à toute démonstration.

Il est peut-être plus aisé de voir un certain rapport

entre le métier du malade et la localisation des hémorragies dans la bouche, dont le mauvais état peut s'expliquer par l'introduction quotidienne de chaux vive.

Que vous dirai-je du pronostic? L'origine attribuée à la maladie et la non destruction complète des hématoblastes, nous permet de le considérer comme moins grave que celui de l'anémie progressive protopathique. On peut espérer la guérison.

L'amélioration est déjà indiscutable. Le sérum est plus abondant qu'au début, les hémorragies sont insignifiantes et la pâleur de la peau est moins prononcée. Les modifications du sang, bien loin de rappeler la rénovation sanguine des anémies post-hémorragiques franches, n'a pas permis de constater les poussées hématoblasiques caractéristiques. N'est-ce pas là encore un phénomène négatif d'une réelle importance et qui, dans l'espèce, confirme pleinement notre diagnostic?

Le traitement a été et doit être des plus simples. Le malade a cessé de travailler et, par conséquent n'est plus exposé aux inhalations des poussières de chaux.

Il a fait des lavages boriqués de la bouche et s'est servi également, en gargarismes, d'une solution d'antipyrine, solution à la fois hémostatique et désinfectante. En raison du mauvais état du sang, je n'ai pas voulu lui prescrire du chlorate de potasse.

L'hygiène alimentaire a été réglée sur l'état gastrique.

Pour favoriser la rénovation sanguine, je lui fait prendre du fer et simultanément de la solution d'acide chlorhydrique.

Enfin l'emploi des bains sulfureux ont eu pour but de stimuler l'action de la peau et la nutrition.

Ces moyens ont déjà donné un bon résultat. S'ils ne suffisent pas j'aurai recours à l'arsenic qui, je vous l'ai dit, est particulièrement indiqué dans les maladies relevant d'une altération des hématoblastes (1).

(1) M. A. Gautier, a introduit récemment en thérapeutique un composé arsenical qui semble donner de meilleurs résultats que les arsenicaux jusqu'à présent utilisés. Je fais allusion au cacodylate de sodium. En voici le mode d'emploi d'après M. A. Gautier :

Eau distillée..........................	100 grammes.
Cocadylate de sodium.................	6gr,4
Alcool phéniqué..........	X gouttes.

Une ou deux injections hypodermiques d'un cent. cube par jour, soit de 5 à 10 centigrammes d'acide cacodylique. On peut aller jusqu'à la dose quotidienne de 15 centigrammes (3 injections). Tous les 8 jours, on suspend la médication pendant le même temps, et on la reprend au besoin (*Acad. de medecine,* 31 octobre 1899).

QUARANTIÈME LEÇON

DU SCORBUT (1).

MESSIEURS,

Nous recevons assez souvent des misérables qui doivent leur maladie à l'absence de toute hygiène, mais nous voyons rarement des scorbutiques. C'est à peine si, dans les hôpitaux fréquentés par la partie la plus pauvre de la population, on en signale de temps en temps un cas isolé. Avant de vous présenter le malade qui se trouve aujourd'hui dans nos salles, laissez moi vous rappeler brièvement l'histoire d'un autre malade que nous avons observé l'an dernier.

H... était un marchand ambulant âgé de cinquante-cinq ans. Depuis vingt-cinq ans il habitait une petite mansarde du faubourg Saint-Antoine, mal aérée et froide. Ses dépenses n'excédaient pas un franc par jour. Le café était sa seule boisson à tous les repas, par mesure d'économie; il faisait même de la soupe au café. Ses repas se composaient de soupe à l'oignon, de haricots, de pommes de terre, de fromage, de pain, quelquefois de charcuterie, exceptionnellement de viande, jamais de fruits. Sa nourriture a donc toujours été insuffisante, mal composée et de mauvaise qualité. Peut-on s'étonner de voir éclore, dans de pareilles

(1) Leçon recueillie par M. le Dr Parmentier, chef de clinique.

conditions, le scorbut, cette maladie de famine.

Elle débuta par de la lassitude, de la faiblesse dans les jambes, et par une tuméfaction douloureuse des gencives.

Le malheureux s'efforça de continuer son métier pendant quelques jours. Son propriétaire menaçant de le mettre à la porte, il réduisit encore sa nourriture. Il dut bientôt abandonner son travail. Pendant ce temps la maladie faisait des progrès.

Huit jours après qu'elle eût débuté, les jambes devinrent luisantes, brûlantes, comme vernissées au niveau des chevilles et des mollets. Elles ne tardèrent pas à se couvrir d'un piqueté de nombreuses élevures, petites, rouge vif, indolores, qui s'ouvraient, saignaient abondamment et se recouvraient ensuite d'une croûtelle, laissant après être tombée la saillie initiale. Il y eut plusieurs poussées successives de pétéchies.

Un nouvel accident apparut. Les jambes, depuis les chevilles jusqu'aux mollets, devinrent brusquement *gonflées*, *dures* et couvertes de larges *ecchymoses*. Les articulations des cous-de-pied, des genoux devinrent raides et douloureuses pendant les mouvements. C'est dans ces conditions que, sur le conseil du médecin du bureau de bienfaisance, H... entra dans mon service.

Quelques-uns d'entre vous se rappellent son amaigrissement, ses joues creuses, ses côtes saillantes, son ventre déprimé, ses membres grêles, ses reliefs musculaires eux-mêmes mal dessinés, la teinte sale et terreuse de ses téguments, en un mot, son aspect misérable.

L'attention était particulièrement attirée par l'état des membres inférieurs qui étaient gonflés, œdématiés, couverts de larges ecchymoses et de pétéchies. A la hauteur du mollet, les masses musculaires présentaient un empâtement d'une certaine dureté. Les mouvements du pied et du genou étaient douloureux et même impossibles à exécuter passivement. Les jambes étaient naturellement placées dans la demi-flexion.

Les membres supérieurs ne présentaient guère d'altérations.

L'état de la bouche était bien tel qu'on le trouve habituellement dans le scorbut.

A la mâchoire supérieure, les gencives étaient, dans presque toute leur étendue et surtout à leur partie postérieure, très gonflées, saillantes ; elles formaient des bourrelets violacés, bleuâtres, ecchymotiques, d'où émergeaient les extrémités de dents noirâtres ou cariées. A la mâchoire inférieure, les lésions des gencives étaient encore plus accusées. La muqueuse était ulcérée et recouverte de fongosités grisâtres et sales ; partout elle saignait au moindre contact. Enfin, la voûte palatine, le voile, la gorge présentaient une teinte rouge et la langue était saburrale.

Il existait en même temps une adénopathie sous-maxillaire douloureuse. L'haleine était fétide, la salivation exagérée et le crachoir contenait un liquide sanieux, sanguinolent. La mastication était pénible et douloureuse.

L'appétit était cependant conservé. Le malade se plaignait de quelques crampes d'estomac et avait, seulement depuis quelques jours, de la diarrhée jaune, qui rendait plus douloureuses des hémorroïdes procidentes et irréductibles.

L'examen du sang dénotait une anémie du deuxième degré, sans leucocytose. La coagulation était normale et le caillot rétractile laissait exsuder une quantité assez abondante de sérum.

Je m'arrête là, messieurs, car l'examen des organes ne nous a rien appris de plus qui méritât d'être relevé.

Cet homme était entré le 19 avril 1898, pesant quatre-vingt-quatorze livres. Quand il est parti, le 4 juin, il avait gagné onze livres. Les pétéchies, les ecchymoses avaient disparu, les gencives étaient guéries. Il restait seulement un peu d'œdème et d'endolorissement des jambes. La maladie, après un léger état fébrile (37°,5 à 38°), de quelques jours, était redevenue apyrétique.

C'était d'ailleurs la seconde attaque de scorbut, car une première, peu accusée il est vrai, avait eu lieu à l'âge de quarante ans, dans les mêmes circonstances.

Cet homme, que j'ai revu cette année, est maintenant albuminurique. Il ne l'était pas alors.

Mais il est grand temps de vous parler du malade présent. R... est un homme de cinquante-deux ans, faïencier, reçu par erreur en chirurgie et envoyé ensuite dans mon service pour des ecchymoses multiples des membres inférieurs et une hémarthrose du genou droit. Lorsqu'on le découvre, on constate, en effet, au genou droit un large placard violacé et une tuméfaction notable de la synoviale et des tissus périarticulaires. La bourse séreuse prérotulienne est pleine de sang ainsi que celle de la patte d'oie. Le gonflement du genou, le soulèvement et la mobilité excessive de la rotule, la difficulté de la flexion de la jambe, les froissements articulaires perceptibles à la main, ne laissent aucun doute sur l'existence de l'hémarthrose.

On remarque, en outre, à la hauteur du mollet, deux

larges taches vineuses, l'une externe, l'autre interne, et, dans l'intervalle, des taches de teinte jaune serin, semées comme les précédentes de nombreuses pétéchies:

Au niveau de la fesse, on retrouve des taches semblables d'un jaune serin plus accentué, sur lesquelles tranchent vivement des traînées violacées, marquant l'empreinte des plis des draps.

A gauche, les infiltrations hémorragiques sont un peu moins étendues. Le creux poplité présente des suffusions sanguines violacées reposant sur un fond paille à reflet verdâtre.

A la face interne du tibia, au mollet, sur le dos du pied, on voit également des taches jaunâtres de la largeur de la paume de la main, semées de pétéchies, et au-dessous de la malléole interne deux ecchymoses violacées, ponctuées d'éléments purpuriques d'un rouge ponceau.

En outre, il existe des varices de la saphène interne, des traces d'eczéma variqueux de la partie inférieure de la jambe, quelques éléments de folliculite et de kératose pilaire.

Les infiltrations hémorragiques dermiques et sous-cutanées, enlèvent à la peau, épaissie et tendue, toute élasticité, et donnent aux parties atteintes une véritable dureté.

Les membres inférieurs, le thorax, la face sont indemnes d'ecchymoses et de pétéchies.

La mâchoire supérieure est dégarnie de dents. La mâchoire inférieure n'a plus que quatre incisives et une canine. On trouve bien des fongosités à la sertissure des dents, mais sans hémorragie gingivale ou buccale.

Le début de l'affection ne remonte pas à plus de quatre semaines. C'est, il y a un mois, que le malade s'est aperçu par hasard d'une rougeur violacée au milieu des chevilles. Puis, d'autres placards ont apparu, parsemés d'éléments plus petits, d'un rouge plus vif. Enfin le genou droit se tuméfia, rendant très difficile les mouvements de flexion et d'extension. Et tout cela s'est produit sans douleur, sans fièvre, sans phénomènes généraux bien marqués.

Ce n'est pas à dire que l'état général soit parfait. Loin de là. Cet homme, grand et bien charpenté, présente un facies amaigri.

L'artère frontale est sinueuse et dure, le front largement découvert.

Le pouls légèrement tendu, bat 72 fois par minute. Le cœur ne présente rien d'anormal qu'un léger retentissement du deuxième bruit à l'orifice aortique.

La respiration est un peu courte, gênée par un emphysème modéré, accompagné de catarrhe bronchique.

L'appétit n'est guère modifié. Les digestions sont bonnes en apparence, au dire du malade. On constate seulement un peu de clapotage de l'estomac. Le foie ni la rate ne présentent rien de particulier à noter.

Je n'ai rien d'autre à vous signaler qu'un certain degré de myosis double, avec faible réaction pupillaire à la lumière et à l'accommodation et une légère exagération des réflexes patellaires.

Les analyses du suc gastrique et des urines ont donné les résultats suivants :

Repas d'Ewald (27 mai 1899).

	Après 60 minutes.
Acidité totale	A = 0,110
HCL libre	H = 0
HCl combiné organique	C = 0,105
Chlorhydrie	H + C = 0,105
Chlore total	T = 0,360
Chlore minéral fixe	F = 0,255
Coefficient	$\frac{T}{F} = 1,04$
Coefficient	$\alpha = \frac{A - H}{C} = 1,41$
Peptones	Peu.
Résidu	Incolore, peu abondant
Acides gras	Réaction lactique.
Caractères généraux	Liquide peu abondant, spumeux.

Analyses des urines (20 mai et 26 mai 1899).

	20 mai 1899	26 mai 1899.
Volume	2650 c.c.	2000 c.c.
Couleur	jaune rougeâtre.	jaune ambré.
Aspect	louche.	louche.
Consistance	fluide.	fluide.
Odeur	faible.	faible.
Réaction	acide.	acide.
Densité	1008	1010

	Par litre.	Par 24 heures.	Par litre.	Par 24 heures
Substances dissoutes	19,20	50,88	24,00	48,00
Acidité (en P^2O^5)	0,31	0,82	0,31	0,62
Acide phosphorique	0,87	2,30	1,20	2,40
Urée	12,60	33,39	17,92	35,84
Azote total	13,44	35,61	20,04	40,08
Acide urique	0,09	0,23	0,14	0,28
Chlore	3,16	8,37	2,10	4,20

Mucine	peu.	peu.
Glucose	0	0
Peptones	0	0
Albumine	0	0
Pigments	0	0
Urobiline	Très abondante.	peu.
Indican	peu.	peu.

Nous venons d'examiner ensemble la situation actuelle. Il convient maintenant de jeter un regard en arrière et de rechercher au milieu de quelles circonstances la maladie hémorragique s'est développée. Peut-être trouverons-nous quelque cause dont nous pourrons tirer profit lorsque nous aborderons l'étude pathogénique.

Les antécédents héréditaires du malade ne présentent pas grand intérêt. Sa mère est morte phtisique. Son père et ses frères sont bien portants. Il n'y a pas d'hémophilie dans la famille.

Ses antécédents morbides personnels se réduisent à deux blennorragies et à un chancre mou, guéri depuis deux ans. Il y a une vingtaine d'années, il a bien fait des excès de boissons pendant cinq ou six ans, mais depuis il a vécu sobrement. D'ailleurs, on ne trouve aujourd'hui aucun signe d'alcoolisme.

Par contre, son hygiène alimentaire est déplorable. Depuis longtemps, en effet, il se nourrit de charcuterie, de viandes froides et d'œufs, sans goûter aux légumes. Ce n'est pas qu'il manque d'appétit ou qu'il se prive volontiers ; mais, comme il est vieux garçon et qu'il a pris l'habitude de manger seul chez lui, il n'achète que des choses ne demandant pas de préparation.

Tels sont les renseignements que nous avons pu obtenir. Il suffirait, je pense, à autoriser un diagnostic certain.

Nous sommes, en effet, en présence d'une maladie caractérisée par des hémorragies cutanées, sous-cutanées et séreuses (articulation du genou droit et bourse séreuse prérotulienne), localisées exclusivement aux membres inférieurs où elles ont apparu il y a un mois. Les muqueuses et les viscères ne présentent pas le moindre épanchement sanguin. Il n'y a ni douleurs, ni phénomènes généraux, et l'anémie même est des plus légères.

Quelle étiquette devons-nous mettre sur cette maladie hémorragique?

Dans un travail très étendu et très documenté, W. Koch (*Traité de chirurgie* de Billroth et Luecke) tend à réunir dans un faisceau commun toutes les maladies caractérisées par des hémorragies spontanées. Après avoir passé en revue toute la littérature médicale, toutes les opinions émises sur ce sujet, l'auteur finit par identifier le scorbut, les purpuras et même l'hémophilie, qui ne seraient au fond que des formes diverses de l'affection scorbutique.

C'est là un retour vers une opinion très ancienne.

Si ces essais de généralisation sont intéressants au point de vue de la pathologie générale, s'ils renferment une part de vérité que nous aurons tout à l'heure l'occasion d'indiquer, il ne faut pas oublier que le but de la clinique est de délimiter avec précision les espèces particulières constituant un groupe générique. N'est-ce pas le meilleur moyen d'arriver aux indications thérapeutiques? Or, celles-ci varient avec les espèces, et comme il n'est pas douteux que les diverses espèces de maladies hémorragipares (on disait autrefois maladies scorbutiques) comportent chacune des indications propres, nous devons nous appliquer à en faire le diagnostic.

Dans ce groupe de maladies, l'*hémophilie* tient à coup sûr un rang à part. Elle n'est pas produite, au moins directement, par les circonstances extérieures. Si celles-ci peuvent être invoquées, elles ont agi non sur l'individu; mais sur la race, pour provoquer un état constitutionnel, transmissible héréditairement, de telle sorte que certaines qualités, ou plutôt défectuosités, engendrent chez le malade un état morbide qui, tôt ou tard, se traduit par des phénomènes hémorragiques très particuliers, par une extrême facilité à saigner au moindre trauma et par une profonde modification du sang, dont j'ai indiqué les caractères.

Notre malade n'est pas hémophile. Il ne peut qu'être atteint d'une variété de purpura ou bien du scorbut proprement dit.

Pour faire ce diagnostic différentiel, il faut avoir présents à la mémoire les principaux caractères du *purpura* et du *scorbut*.

Comme vous connaissez mieux la première affection que la seconde, laissez-moi vous indiquer les signes du scorbut.

Vous savez que le *scorbut* est sporadique ou épidémique.

Le premier frappe isolément certains individus.

Le second choisit, dans une agglomération soumise en bloc à des conditions particulières, certains membres probablement prédisposés.

Dans les deux cas l'intensité de la maladie est fort variable. Presque toujours, cependant, les cas sporadiques affectent une forme légère ou moyenne, dont je vais vous esquisser les principaux traits.

Après une période prodomique assez longue, sorte de préparation de l'organisme sans phénomènes précis autres que la fatigue, surtout dans les jambes, des phénomènes dyspeptiques divers, de l'amaigrissement, la maladie apparaît.

Elle débute presque toujours par un léger état fébrile (38° et au-dessus), avec anorexie, langue saburrale. et bientôt se montrent des hémorragies.

Sur les membres, particulièrement sur les jambes, se développent des pétéchies, des ecchymoses, des suffusions sanguines plus profondes et presque toujours en même temps un certain degré d'œdème, surtout dans les extrémités.

Assez souvent, spécialement dans les formes d'une certaine intensité, cette première poussée hémorragique s'accompagne d'épistaxis, de métrorragie chez la femme, de gonflement livide, fongueux, saignant des gencives.

Les hémorragies se développent avec une prédilection marquée au niveau des membres inférieurs.

S'il existe des pétéchies et des echymoses qui ressemblent exactement à celles du purpura hemorragica, il est fréquent d'observer, en outre, même dans les cas légers, comme chez notre malade, des épanchements profonds qui sont tout à fait rares dans le purpura.

De grandes nappes sanguines envahissent le tissu sous-dermique et rendent la peau dure et adhérente aux gaines musculaires. Au-dessous de celles-ci, le sang s'épanche pour pénétrer dans le tissu cellulaire des muscles et durcir les masses musculaires, fuser en les raidissant le long des tendons. Parfois aussi le sang s'extravase dans les gaines tendineuses, dans les bourses séreuses, dans les articulations, notamment dans les grandes, comme celle du genou.

Il en résulte une gêne circulatoire qui augmente l'œdème local. Le membre, ainsi infiltré de sang et de sérosité dans ses divers plans et jusque dans ses articulations, devient dur, raide, scléreux, comme *coulé en cire*.

Ce membre de cire, piqueté et marbré à la surface

de taches livides, passe au bout de quelques jours par les diverses teintes ecchymotiques, sur une étendue d'autant plus grande que s'étend sous la peau l'imbibition de la sérosité souillée de pigment sanguin. On dirait un membre roué de coups, et c'est pourquoi notre malade a paru atteint de fortes contusions et a été envoyé, tout d'abord, en chirurgie.

Quand on est prévenu qu'un pareil aspect du membre n'est pas le résultat d'un traumatisme, on ne peut guère hésiter.

Que s'est-il passé lorsqu'on m'a présenté le malade?

Après avoir vu son membre droit, je lui ai demandé s'il avait perdu du sang (par une surface ou un émonctoire). Sa réponse ayant été négative, j'ai, sans plus ample informé, déclaré que nous étions en présence d'un cas de scorbut.

Il est donc vrai qu'un membre scorbutique a une physionomie propre, qui écarte de l'esprit d'un observateur ayant déjà vu des scorbutiques, l'idée d'un purpura hémorragique.

Cliniquement, il n'est pas exact de dire que la sémiologie du scorbut est la même que celle du purpura.

Voici les différences qui m'ont frappé et sur lesquelles j'attire votre attention.

L'état hémorragique du membre droit chez notre malade était, au moment de l'entrée, très étendu et prononcé, en raison surtout de la diffusion de l'épanchement sous-cutané en nappe. Cet état formait un contraste remarquable avec celui des autres parties du corps.

Dans le purpura, on ne trouve de lésions semblables ou plutôt analogues que dans les formes intenses de la variété hémorragique. Et encore sont-elles disposées en foyer et constituées par des bosses sanguines plus ou moins saillantes, plutôt que sous forme de larges nappes diffuses. De plus, elles ne siègent pas uniquement sur les membres inférieurs, avec prédilection pour l'un des membres ; elles sont plus disséminées et répandues également sur le tronc, sur les membres supérieurs, ou tout au moins accompagnées sur ces parties de taches purpuriques et d'ecchymoses.

En outre, avec un tel développement de lésions cutanées, ou sous-cutanées, on trouve, dans le purpura, non seulement une dissémination plus grande des lésions, mais encore des hémorragies par diverses voies : épistaxis, hématémèses, hématurie, mélæna, etc.

Remarquez aussi qu'avec ces hémorragies cutanées et sous-cutanées, nous avons chez notre malade un épanchement articulaire et prérotulien. Pareil fait peut évidemment s'observer dans le purpura hémorragique, mais seulement lorsqu'il y a des hémorragies par les muqueuses, hémorragies qui manquent ici.

Et je n'ai encore rien dit, pour justifier mon opinion, de l'état des gencives. On a cependant considéré certaines altérations des gencives comme un caractère important du scorbut.

Il l'est, en effet, mais sans rien offrir de pathognomonique.

L'état scorbutique des gencives, si manifeste dans la première observation, peut manquer. Dans beaucoup de cas, il n'est pas proportionnel à l'intensité de la maladie. Enfin, il peut exister aussi dans le purpura. Nous en avons vu ensemble plusieurs exemples.

Il est probable qu'il dépend, non pas tant de la nature et du développement de la maladie hémorragipare que de l'état plus ou moins infect de la bouche.

Notre malade n'a presque plus de dents, condition excellente pour être épargné par le scorbut buccal. Il présente, cependant, une légère lésion fongueuse, non saignante, il est vrai, à la mâchoire inférieure au niveau de la sertissure des deux dents antérieures qui lui restent.

J'ai donc pu m'appuyer sur les symptômes, bien qu'il s'agisse d'un cas léger, pour établir le diagnostic.

Les données étiologiques, que j'ai recueillies, n'ont fait que confirmer mon impression première.

Le scorbut est effectivement une maladie hémorragipare, créée par des circonstances extérieures particulières. Je ne veux pas dire par là que certains individus n'y soient pas prédisposés ; mais il serait singulièrement difficile d'énoncer en quoi consiste la prédisposition.

Ce qui semble démontré, c'est que la maladie ne prend naissance que par le fait de certains vices d'alimentation. L'étiologie, longtemps discutée, est aujourd'hui assez nettement précisée.

Parmi les causes invoquées, même par les auteurs les plus anciens, le mode d'alimentation a toujours été considéré comme important.

Ce n'est pas l'inanition, la famine, qu'il faut incriminer. La question de quantité cède le pas à la question de qualité. Et ce point va nous permettre de faire une hypothèse vraisemblable relativement à la nature de la cause prochaine de la maladie.

L'histoire des épidémies observées dans les armées, sur les navires, dans les prisons, sur les populations assiégées (siège de Paris), etc., montre clairement que la *privation de végétaux frais*, et j'ajouterai de viande fraîche, est la cause déterminante du scorbut. Elle a déjà été invoquée en 1696 par William Cockburn, puis par Bachstrom, etc.

Il s'agit donc d'un *genre particulier d'inanition.*

Or, nous retrouvons nettement cette cause dans les deux cas actuels.

Notre dernier malade — qui paraît mal constitué et plus prédisposé qu'un autre aux hémorragies — a fait pour ainsi dire une expérience sur lui-même, expérience à longue portée et fort démonstrative. Une diète, comportant un minimum de viande fraîche et l'exclusion de végétaux frais, paraît être la cause unique de son mal, les autres conditions hygiéniques dans lesquelles il a vécu ne pouvant guère être incriminées.

La symptomatologie et l'étiologie s'accordent donc et nous permettent l'une et l'autre de poser le diagnostic de scorbut.

Il est un point toutefois de cette symptomatologie qu'il a été, vous le voyez, inutile de faire intervenir ici pour atteindre notre but, et sur lequel je désire cependant fixer votre attention. Il peut, dans des cas moins nets, servir au diagnostic et il permet mieux qu'aucun autre d'affirmer que le groupe des maladies hémorragipares doit être subdivisé en espèces distinctes. Je veux parler des *caractères du sang.*

Cette question intéressante se rattache à celle de la nature de la maladie sur laquelle nous allons, pour terminer, présenter quelques considérations.

Ne perdons pas notre temps en vains débats. Après avoir étudié les purpuras, nous pouvons aller droit au but.

Les maladies hémorragipares se rattachent incontestablement à la grande classe des toxémies et par là elles se rapprochent les unes des autres et sont de la même famille. Mais multiples et d'origines diverses sont, sans aucun doute, les matières produisant l'altération du sang, cause prochaine de la maladie.

La clinique et l'expérimentation le prouvent.

En étudiant la pathogénie des purpuras, j'ai montré que les matières albuminoïdes du sang, normales et inoffensives pour une espèce, sont productrices d'une lésion hémorragipare pour une autre.

C'est un trait de lumière pour le mode de formation des lésions du purpura hémorragique.

Pour le scorbut, les faits prouvent, et celui que nous venons d'observer est confirmatif, que l'altération sanguine est déterminée par la pauvreté de certains principes alimentaires; qu'elle a probablement pour point de départ une sorte d'*inanisation minérale*, car ce sont surtout par leurs sels que les végétaux frais ont des propriétés particulières.

Le défaut de potasse invoqué par Garrod est loin d'être démontré. Nous savons, en effet, l'inefficacité du carbonate de potasse comme médicament. Mais la lésion sanguine résulte-t-elle d'un défaut général de constitution saline du plasma? La cryoscopie du sérum des scorbutiques fournirait peut-être un résultat intéressant. Mais en supposant l'existence d'une altération de ce genre, il est probable que le processus est plus complexe.

L'organisme lutte contre toute tendance à l'adultération du sang et pour assurer l'intégrité des qualités générales de ce liquide, il se consume lui-même.

Le vice d'origine alimentaire me paraît aboutir, en dernière analyse, à une désagrégation des tissus, à une sorte particulière d'autophagie et ce sont peut-être les principes de désagrégation résultant de ce processus qui sont les principaux agents de la toxémie scorbutique.

En ce cas, bien que la cause soit extérieure, c'est par une auto-intoxication que se produirait la toxémie. Telle est du moins l'hypothèse que j'ai admise à l'époque du siège de Paris.

Je ne l'abandonne pas. Cependant nous devons, pour le moment, rester dans le champ des hypothèses.

Mais, si nous ne pouvons pas encore définir la nature exacte des principes adultérants du sang, nous pouvons donner la preuve que celui-ci est modifié dans les maladies hémorragiques et cela d'une manière différente pour chaque espèce.

En effet, la *formule hématologique* du purpura hemorragica n'est pas la même que celle du scorbut et celle-ci n'est pas celle de l'hémophilie.

Chacune de ces maladies peut se reconnaître à l'aide des caractères anatomiques et physiologiques du sang qui lui sont propres. J'ai déjà eu l'occasion d'indiquer ces caractères ; je vous les rappelle.

Dans l'hémophilie, il n'y a pas d'altérations anatomiques spéciales, mais il existe un retard considérable de la coagulation.

Dans le purpura hémorragique, on note une diminution des hématoblastes. La coagulabilité est normale, mais le caillot ne se rétracte pas et par conséquent ne laisse pas exsuder de sérum.

Dans le scorbut, on ne constate ni modifications anatomiques, ni retard de la coagulation. La rétractilité du caillot est normale. J'ai noté parfois une augmentation de la fibrine.

Le sang du scorbut est donc remarquable par

l'absence de caractères anatomiques ou physiologiques manifestes. Ces signes, tout négatifs qu'ils soient, n'en sont pas moins significatifs dans l'espèce. Nous les avons retrouvés dans le cas présent.

Examen du sang (25 mai 1899). — *Coagulation.* — Le sang recueilli par piqûre s'écoule facilement.

Coagulation rapide. Caillot bien rétracté après vingt-quatre heures.

Pas de redissolution.

Hémostase facile.

Numération N = 3 720 000 (nombre des globules rouges).
— R = 2 955 075 (nombre des globules rouges, exprimé en globules sains).
— G = 0,78 (valeur globulaire).
— B = 6 000 (nombre de globules blancs).

Sang frais. — Piles peu denses. Mers et lacs plasmatiques presque vides de leucocytes. Léger réticulum fibrineux.

Sang sec. — Sur des préparations traitées par les colorants, nous n'avons pas constaté de lésions particulières appréciables.

Il résulte de ces faits que le traitement de ces divers états n'est pas univoque.

L'auto-intoxication donnant naissance au scorbut cesse et la maladie guérit par simple éloignement des causes. Notre malade avait une mauvaise hygiène alimentaire. Le changement de nourriture va suffire pour amener la guérison. Il n'en serait pas de même dans un purpura hémorragique, du moins dans un aussi court espace de temps.

L'état fonctionnel de l'estomac laisse quelque peu à désirer ; mais il sera facile d'y remédier.

La guérison se produira sans l'intervention d'un véritable traitement gastrique; car ici l'intoxication ne paraît pas avoir pour origine l'absorption de poisons formés dans le tube digestif, comme cela est possible dans d'autres maladies consécutives aux mauvaises digestions.

Le régime se composera surtout de viande et de légumes frais.

Pouvons-nous, dès maintenant, prévoir l'*évolution* de la maladie?

Dans les cas les plus légers, les malades, après un repos de huit à quinze jours, reprennent des forces et des couleurs et ont une convalescence courte. Au contraire, lorsqu'il y a des épanchements considérables dans les membres inférieurs, la maladie a toujours une durée fort longue. Six à huit semaines de traitement sont nécessaires pour amener la guérison dans les cas moyens du genre de ceux dont je vous ai parlé.

Le premier symptôme qui s'amende lorsque les poussées hémorragiques ne se produisent plus et que les malades restent au repos absolu, c'est l'œdème dur, local. Le membre se détend peu à peu, et assez rapidement, à moins que les hémorragies du tissu cellulaire sous-cutané ne soient presque généralisées à tout le membre; la dureté ligneuse observée d'abord devient de moins en moins grande; l'on ne sent plus que çà et là, au niveau des ecchymoses, des plaques sous-cutanées qui disparaissent progressivement.

Les lésions des gencives s'améliorent en général rapidement; les dents ébranlées ne tardent pas à s'affermir.

Bientôt le teint de terne et de terreux, reprend

un peu de coloris ; les signes d'anémie s'amendent. Les forces ne reviennent que peu à peu, assez lentement. Chez les malades qui ont de grandes ecchymoses des membres, ce n'est qu'au bout de trois à six semaines que l'amélioration est notable.

Dans la convalescence, toujours longue et pénible, ce sont les lésions dues aux hémorragies des membres qui, d'abord rapidement améliorées, sont les plus lentes à disparaître. Souvent l'œdème, qui s'était effacé, renaît chaque fois que le malade veut se lever.

Dans les cas intenses, certains muscles, spécialement les jumeaux, le soléaire, peuvent rester indurés ; la contraction en est douloureuse. La faiblesse musculaire peut d'ailleurs être assez grande, pendant la convalescence, pour rendre la marche incertaine, presque impossible. L'atrophie des adducteurs des cuisses et des muscles du mollet m'a paru manifeste dans quelques cas (1).

La guérison, habituelle dans la plupart des cas, n'est quelquefois complète que deux à trois mois après le début des premiers accidents et, d'une façon générale, elle tarde d'autant plus longtemps que l'intensité des hémorragies des membres a été grande.

Dans l'épidémie de scorbut, dont j'ai été témoin pendant le siège de Paris, j'ai observé quelques terminaisons fatales (4 fois sur 26), mais dans ces quatre cas il est survenu des complications importantes, sur la nature desquelles je ne puis m'arrêter ici.

Ayant affaire dans le cas présent à une forme de

(1) Relation clinique de l'épidémie de scorbut observée à la Charité pendant les mois de janvier, février, mars 1871 (*Gazette hebdomadaire*, 1871).

moyenne intensité, il faut compter sur deux mois de traitement environ pour arriver à la guérison.

Addendum. — Le malade, entré le 18 mai avec un scorbut datant d'un mois, a quitté le service le 1er juillet dans un état satisfaisant. Les téguments avaient presque partout repris une coloration normale, sinon une souplesse parfaite, les mouvements étaient indolores. Seuls existaient encore quelques taches pigmentaires au niveau des malléoles internes et un petit hématome apparu subitement le 20 juin au niveau du genou droit.

QUARANTE ET UNIÈME LEÇON

SUR UN CAS D'HÉMOGLOBINURIE PAROXYSTIQUE (1).

Messieurs,

Nous possédons actuellement dans nos salles un exemple typique d'une affection assez rare, qui n'est guère connue en France que depuis 1880.

Voici le malade qui en est atteint. Il est âgé de quarante-cinq ans et exerce le rude métier de forgeron. Malgré son apparence robuste, il a éprouvé pour la première fois, en 1886, pendant l'hiver, des troubles morbides qui se sont depuis reproduits tous les hivers, sous forme d'accès plus ou moins répétés, survenant à la suite d'un refroidissement ou plutôt de l'action du froid extérieur.

Les accès évoluent de la manière suivante : après avoir éprouvé une sensation de froid aux pieds et aux jambes, le malade est pris d'horripilations, de malaise général, puis d'un violent frisson amenant rapidement du claquement des dents et de la gêne respiratoire. En même temps, les régions lombaire et hypogastrique deviennent douloureuses. La face et les extrémités se cyanosent.

En un mot, l'accès présente une grande ressemblance avec un fort accès de fièvre intermittente. A

(1) Leçon recueillie par M. Raoul Bensaude, interne du service et publiée in *Gazette des hôpitaux*, 13 août 1895.

peine a-t-il duré quelque temps, que le malade éprouve des phénomènes un peu particuliers : il bâille coup sur coup et s'étire si violemment qu'on croirait qu'il va se rompre la colonne vertébrale. Ces symptômes l'obligent bientôt à prendre le lit.

Sous l'influence de la chaleur, ils s'amendent rapidement, puis disparaissent. Pendant l'accès, il se produit deux ou trois émissions d'urines très foncées, noirâtres, mais en moins de deux heures, les urines redeviennent tout à fait normales.

L'accès terminé, le malade se lève et reprend son travail.

Les accès ne surviennent jamais au lit ni en été. La condition essentielle pour qu'ils se produisent est l'impression du froid.

Vous ne serez donc pas surpris qu'on puisse les provoquer à volonté.

Hier matin nous avons fait lever le malade de bonne heure, il s'est promené dans le jardin qui entoure notre pavillon et a été pris d'un accès de moyenne intensité qui nous a permis de recueillir des urines tout à fait caractéristiques. En dehors de ces accès, il accuse des douleurs vagues, peu intenses, dans la région lombaire, douleurs habituelles qui s'exagèrent pendant les crises. C'est là tout.

La santé générale paraît bonne et, en été, elle est parfaite ; les accès sont suspendus.

Il n'y a pas de toux, pas d'expectoration.

Les fonctions digestives sont, en apparence, normales, c'est-à-dire que le malade ne se plaint d'aucun trouble dyspeptique. Il fait cependant de nombreux excès de boissons, prend deux à trois litres de vin par jour et souvent du vermouth ou de l'absinthe.

L'examen approfondi des organes internes ne nous révèle qu'une augmentation de volume du foie (qui descend à deux bons travers de doigt au-dessous du rebord costal), tuméfaction accompagnée d'une coloration subictérique des conjonctives. La rate n'est pas hypertrophiée.

Le cœur et les gros vaisseaux sont indemnes.

Les antécédents héréditaires et personnels de cet homme sont insignifiants.

Il eut, à diverses reprises, des panaris aux deux mains. En 1880, il contracta une blennorragie. Il n'avait eu auparavant aucune maladie : pas de syphilis, pas de fièvre intermittente, pas de maladie infectieuse aiguë.

Notons enfin, pour ne rien omettre, qu'il a perdu une sœur à l'âge de dix-sept ans de tuberculose pulmonaire.

En résumé, voici un homme vigoureux, sans tare héréditaire ni personnelle, qui, depuis bientôt neuf ans, est atteint d'une affection survenant par crises suscitées uniquement par l'action du froid et caractérisées par un certain nombre de phénomènes généraux (frissons, malaise, etc.) et surtout par l'émission momentanée d'urines colorées, noirâtres. Ce dernier fait est le plus important et le plus caractéristique.

Examinons les urines recueillies pendant la petite crise que nous avons fait naître à dessein.

Les premières urines rendues sont de coloration rougeâtre, les secondes foncées, presque noirâtres, les suivantes très peu teintées ; enfin celles que renferme le dernier verre sont post-critiques et simplement un peu plus foncées que les urines normales. Vous remarquerez que ces urines colorées sont restées claires et transparentes, qu'elles sont à la fois rougeâtres et jaunâtres.

Les trois premiers échantillons semblent bien indiquer la présence du sang. Ils sont cependant, quoique riches en albumine (le deuxième surtout), absolument dépourvus de globules rouges visibles au microscope.

La présence de sang n'est reconnaissable qu'à l'aide de l'examen spectroscopique. Vous pouvez, en vous servant du petit spectroscope à main que j'emploie en clinique, apercevoir les deux bandes caractéristiques de l'oxyhémoglobine ; mais portez, en outre, votre attention au niveau de la région rouge, vous reconnaîtrez l'existence d'une troisième bande plus étroite, qui caractérise la présence d'une proportion sensible de méthémoglobine. Servez-vous maintenant d'un autre tube d'urine, provenant du liquide de la seconde émission diluée avec de l'eau et vous reconnaîtrez, en outre, qu'il existe une quatrième bande caractéristique de l'urobiline (Voir p. 93).

Nous pouvons, à l'aide de ces renseignements, poser nettement notre diagnostic. Vous avez devant vous, à n'en pas douter, un homme atteint d'hémoglobinurie paroxystique *a frigore*.

Cette singulière affection, entrevue pour la première fois par G. Harley, en 1864, et désignée par lui sous le nom d'*intermittent hematuria*, fut ensuite étudiée par Gull, Dickinson et Hassal en Angleterre. Kobert et Lichtheim, en Allemagne, la firent connaître plus complètement et c'est à ce dernier observateur qu'on doit le nom d'*hémoglobinurie paroxystique*, qui établit nettement une distinction entre cette maladie et les diverses formes d'hématurie.

Ajoutons encore que Murri, en Italie, en fit l'objet d'une étude importante et qu'elle a été bien décrite pour la première fois, en France, par Mesnet (1881), qui a proposé le nom d'hémoglobinurie paroxystique *a frigore* pour indiquer l'influence prépondérante du froid dans la production de l'accès. Sachez, cependant, que le froid n'en est pas la seule cause déterminante et qu'un exercice fatigant agit parfois de la même façon.

Quoi qu'il en soit, les crises, variables comme intensité, se présentent toujours avec les caractères que nous venons de retrouver chez notre malade.

Le symptôme principal de la maladie est constitué par les modifications présentées par les urines pendant le cours d'un accès. Revenons donc tout d'abord sur ce point.

Les urines sont sanglantes, albumineuses, mais totalement dépourvues de globules sanguins. Elles renferment à la fois de l'oxyhémoglobine et de la méthémoglobine.

Lorsqu'on recueille les urines au moment de l'accès, on voit qu'elles présentent une véritable gamme chromatique. Les premières urines rendues sont d'un rouge vineux plus ou moins intense, les suivantes, plus foncées, vin de Malaga ou couleur jus de pruneaux; puis elles prennent des teintes graduellement décroissantes en formant une gamme descendante, plus traînante que l'ascendante.

Examinez ces urines sanglantes au microscope au moment même de l'émission, vous n'y trouverez pas trace de globules rouges. La matière colorante du sang s'y trouve d'emblée en liberté, les éléments figurés y font défaut.

Voilà déjà un caractère de premier ordre. Il y en a

un autre, constant aussi, auquel j'attache une grande importance : c'est la présence de la méthémoglobine.

La méthémoglobine est, vous le savez, un composé oxygéné de l'hémoglobine. C'est un corps probablement moins oxygéné que l'oxyhémoglobine, mais ce qu'il importe surtout de rappeler, c'est qu'il est stable, c'est-à-dire incapable de perdre son oxygène, et, par suite, absolument impropre à l'hématose.

Les premières gouttes d'urine excrétée renferment déjà de la méthémoglobine, ainsi que je l'ai démontré en ayant soin de les retirer au moment de l'accès à l'aide d'une sonde.

La transformation de l'hémoglobine a donc lieu avant l'arrivée de l'urine dans la vessie.

Le spectroscope décèle, outre la bande de la méthémoglobine qui siège dans le rouge, entre les raies C et D de Frauenhofer, les deux bandes de l'oxyhémoglobine, entre D et E, et souvent aussi la bande de l'urobiline à la limite gauche du bleu (1).

Vous verrez facilement ce spectre à quatre bandes dans les échantillons d'urine qui passent en ce moment sous vos yeux.

Enfin les urines renferment de l'albumine en abondance, mais celle-ci disparaît en même temps que les dernières traces d'hémoglobine. C'est là un fait qui permet de différencier l'hémoglobinurie paroxystique de l'hémoglobinurie infectieuse, dans laquelle l'albumine persiste après la disparition de l'hémoglobine.

Il y a donc des différences essentielles entre les urines de l'hémoglobinurie et celles de l'hématurie.

Les dernières sont plus rouges et troubles. L'examen

(1) Voir Leçon VI.

spectroscopique y fait voir uniquement les deux bandes de l'oxyhémoglobine et le microscope y démontre la présence de globules rouges.

Je dois cependant vous signaler une cause d'erreur. Les urines hématuriques, acides et altérables, laissent parfois se développer de la méthémoglobine et, d'autre part, les globules rouges peuvent s'y décolorer et n'y être représentés que par des stromas difficiles à reconnaître.

Il est donc nécessaire de faire les examens spectroscopiques et microscopiques sur des urines fraîchement émises. Dans ces conditions, le diagnostic différentiel de l'hémoglobinurie et de l'hématurie est toujours facile.

Relativement aux phénomènes généraux, j'ai peu de chose à ajouter aux faits que vient de nous révéler l'examen de notre malade.

Les petites crises sont ordinairement apyrétiques.

Les fortes crises s'accompagnent, au contraire, d'une élévation thermique qui atteint habituellement 38 degrés, mais peut parfois monter jusqu'à 39°,5. Les malades sont alors dans un état analogue à celui qu'on observe dans les accès de fièvre intermittente. Il est d'ailleurs fréquent de trouver une tuméfaction de la rate et parfois même du foie. On a signalé dans les forts accès une teinte subictérique des téguments, sans réaction de Gmelin dans les urines. Du reste, ainsi que je vous l'ai dit, l'urobilinurie est habituelle.

Après l'accès, le malade retrouve vite la santé. L'hémoglobinurie ne retentit sur aucun des organes internes et, chose curieuse, les reins paraissent absolument indemnes dans l'intervalle des crises.

Dans un certain nombre de cas les crises sont peu

développées et uniquement constituées par de l'albuminurie passagère.

La *durée* de la maladie est indéterminée. Elle peut guérir. Dans certains cas, elle a paru aboutir à une néphrite incurable, mais ce mode de terminaison est discutable et réclame des recherches ultérieures.

Nos connaissances sur l'*anatomie pathologique* de cette affection se bornent aux constatations faites par M. Widal, dans un cas où la mort a eu lieu en pleine crise. Les reins présentaient une couleur sépia très marquée, et les cellules des tubes contournés et des branches montantes de Henle étaient infiltrées d'hémoglobine. Ces lésions offraient une grande analogie avec celles qui se produisent chez les animaux intoxiqués par un poison destructeur des hématies (voir Leçons suivantes).

L'étiologie de cette singulière maladie est encore mal connue. Beaucoup de malades étaient des syphilitiques. Cela paraît bien établi, mais chez les non-syphilitiques, comme le nôtre, la cause échappe absolument.

Est-on, tout au moins, renseigné sur le *mode de production de l'accès* ?

A cet égard, on a émis diverses hypothèses. Avant de les discuter, voyons d'abord ce qui concerne l'*état du sang*.

Les premiers observateurs ont invoqué des altérations globulaires et une fragilité de ces éléments (Murri, Boas). De mon côté, j'ai noté un degré d'anémie proportionnel à l'intensité de l'accès et à la répétition des pertes en hémoglobine. Dans les cas ordinaires, cette anémie est passagère ; elle se répare vite. Mais, quand les malades ont de forts accès coup sur coup, l'anémie s'accentue et les hématies présentent les altérations communes à toutes les anémies chroniques (déformations, décoloration, etc.).

L'étude de la coagulation du sang a été faite par quelques auteurs.

Vous savez que le sérum, obtenu par la coagulation du sang *in vitro*, présente normalement une coloration jaune-verdâtre clair.

Pendant la crise d'hémoglobinurie paroxystique, on a, en général, noté (Ehrlich, Lépine, Rodet et Salle) la coloration rouge-cerise, l'aspect laqué du sérum.

Je n'ai pas retrouvé ce fait d'une façon constante. Ainsi chez la malade qui m'avait été adressée par M. Millard et dont j'ai rapporté l'histoire dans mon livre sur le sang, le sérum était parfois plus coloré en dehors des accès que pendant l'accès.

La coloration rouge-cerise du sérum peut d'ailleurs s'observer dans un assez grand nombre de circonstances. Elle se montre notamment dans certaines maladies infectieuses.

Il n'en est plus de même d'une autre altération que j'ai notée pendant les accès et sur laquelle j'attire toute votre attention : la *redissolution du caillot dans le sérum*. Elle se produit au bout d'un temps variable, mais ne dépassant pas, en général, vingt-quatre heures (voir Leçon V).

Cette particularité des plus curieuses était très nette chez la femme dont j'ai étudié si complètement le sang.

Voici ce qu'on observait à cet égard :

Le sang recueilli dans une éprouvette se coagulait rapidement et laissait transsuder du sérum au bout de trois quarts d'heure. Mais trois à quatre heures plus tard le caillot était complètement redissous. La première fois que cette recherche fut faite, le sang n'avait été revu qu'après vingt-quatre heures et on avait cru qu'il était resté liquide. Il a fallu un deuxième examen pour s'assurer que la coagulation avait bien lieu, mais qu'elle était suivie de la redissolution du caillot. La redissolution du caillot ne se montrait qu'avec le sang recueilli pendant les accès ; en dehors d'eux, le caillot sanguin était persistant comme à l'état normal.

Notre interne, M. Bensaude, a bien voulu étudier l'état du sang chez le malade que je viens de vous soumettre.

Voici ce qu'il a observé :

Avant l'accès provoqué le 29 mars. — Numération :

N (nombre des globules rouges par millimètre cube)	= 2 883 000
R (richesse globulaire exprimée en globules sains)	= 2 493 000
G (valeur individuelle moyenne d'un globule).	= 0,80
B (nombre des globules blancs)	= 4 200

Coagulabilité et sérum : le sang pris par piqûre du bout du doigt s'écoule en bavant. La coagulation se fait après sept minutes. Après vingt-quatre heures, il y a une rétraction complète du caillot qui est normal. Le sérum est très légèrement coloré.

Pendant l'accès (*une heure après son apparition*). — Numération :

N = 2 852 000
R = 2 437 000
G = 0,80
B = 5 280

Préparation de sang pur : apparition d'un fin réticulum fibrineux après une demi-heure.

Préparation de sang sec : les globules rouges et les

globules blancs ne présentent rien de particulier. Les hématoblastes sont de volume normal et assez nombreux.

Coagulabilité. — Le sang s'écoule en bavant. La coagulation se fait en moins de cinq minutes à 18 degrés. Après une demi-heure, le sérum commence à transsuder. Il est déjà plus coloré que normalement. Après sept heures, le sérum présente une coloration rouge-cerise, laquée, assez foncée. Le caillot est irrégulièrement rétracté. La surface en est tomenteuse. Après vingt-quatre heures, le sérum est franchement laqué et assez abondant. Le caillot se désagrège facilement quand on agite l'éprouvette.

Les trois points intéressants à relever dans ces examens du sang sont : l'anémie du deuxième degré sans augmentation des globules blancs, la coloration rouge du sérum sanguin et la tendance que présente le caillot cruorique à se redissoudre dans le sérum après vingt-quatre heures.

Après l'énoncé de ces faits principaux, passons rapidement en revue les diverses opinions émises sur le mécanisme de l'hémoglobinurie.

Le plus communément on regarde ce phénomène comme constitué par l'excrétion rénale de l'hémoglobine préalablement dissoute dans le plasma.

L'*hémoglobinurie serait la conséquence d'une hémoglobinémie*, c'est-à-dire de la mise en liberté dans le plasma d'hémoglobine provenant de la destruction massive des globules rouges. Quant à cette hémoglobinémie, elle aurait pour origine, d'après Ehrlich, l'action du froid.

Vous vous souvenez comment cet auteur a cherché à

le démontrer. Après avoir posé une ligature élastique à la base d'un doigt, il soumet cet organe à une basse température; puis il constate que le sang de ce doigt donne, chez les malades atteints d'hémoglobinurie, un sérum laqué, c'est-à-dire coloré par de l'hémoglobine. Les globules rouges seraient dissous dans les capillaires de la peau par l'action du froid (1).

Il y aurait ainsi une analogie complète entre l'hémoglobinurie paroxystique de l'homme et l'hémoglobinurie expérimentale. Dans les deux cas, l'hémoglobinurie serait précédée d'une dissolution globulaire dans le sang circulant.

Cette théorie est passible de diverses objections. J'en énoncerai quelques-unes des plus importantes.

Lorsqu'on cherche à produire expérimentalement de l'hémoglobinurie par un procédé n'altérant pas chimiquement l'hémoglobine, on injecte, en général, de l'eau distillée dans les veines. Dans ces conditions, l'hémoglobine ne passe dans l'urine — et encore en faible proportion seulement — que si l'on a soin d'injecter une quantité de liquide considérable.

Chez le chien, il m'a fallu employer une quantité d'eau égale à deux fois la masse totale du sang (soit 2 litres pour un chien de 12 kilogrammes) pour voir apparaître un accès de moyenne intensité. Le sérum est alors fortement laqué, il s'est fait une destruction massive de globules rouges. Il faut donc que l'hémoglobinémie soit très intense pour qu'elle puisse provoquer l'hémoglobinurie.

Chez les malades, vous venez de le voir, la coloration du sérum peut ne pas être plus forte pendant

(1) Ehrlich, Ueber parox. Hemoglobinurie (*Deutsche med. Wochenschr.*, 1881, n° 16, S. 225).

l'accès qu'en dehors d'eux. J'ai même vu que cette coloration se produit peu à peu, par destruction d'un certain nombre d'éléments *in vitro*. Il n'en serait pas ainsi si l'hémoglobinémie précédait toujours l'hémoglobinurie. D'autre part, la déglobulisation, après les petits accès et même après des accès assez intenses, est bien moins grande chez l'homme que chez les animaux soumis aux injections d'eau.

On peut donc dire que, si l'hémoglobinurie humaine était sous la dépendance de l'hémoglobinémie, l'affection serait plus anémiante.

En troisième lieu, l'hémoglobinurie obtenue expérimentalement entraîne des lésions rénales graves, parfois même une anurie plus ou moins durable. Or, l'hémoglobinurie paroxystique peut persister pendant plusieurs années sans déterminer une altération rénale évidente.

Enfin, je dois vous faire remarquer que la théorie de la dissolution globulaire s'appuie en grande partie sur l'expérience d'Ehrlich, tendant à démontrer que le froid est la cause productrice de la dissolution des globules. Or, je ne considère pas cette expérience comme démonstrative. Plusieurs fois j'ai exposé *in vitro* du sang de malades hémoglobinuriques à une température de + 4 degrés, bien plus basse que celle qu'on peut obtenir dans les vaisseaux d'un doigt, sans produire de dissolution globulaire.

Pour ces diverses raisons, la théorie de l'hémoglobinémie me semble loin d'être établie.

Le processus est problablement plus complexe. Pour le moment, nous ne le connaissons pas ; nous pouvons affirmer, cependant, que les faits relatifs aux altérations du sang et à la présence de méthémoglobine dans l'urine permettent de songer à l'origine toxique de l'affection. Cherchons à nous éclairer sur ce point en comparant l'hémoglobinurie *a frigore* avec les autres maladies analogues.

Cette affection, qui est rare chez l'homme, est assez fréquente chez le cheval. Un vétérinaire distingué, M. Lucet, de Courtenay (Loiret), a fait sur ce sujet un travail pour lequel il a bien voulu me demander quelques conseils (1). Les conclusions auxquelles il a été conduit sont intéressantes.

Chez le cheval, la maladie présente des symptômes un peu particuliers. Elle survient après une stabulation plus ou moins longue, au moment où l'animal reprend la marche au dehors, exposé au froid. Alors apparaît un accès analogue à celui de l'hémoglobinurie paroxystique de l'homme, mais cet accès s'accompagne de congestion musculaire et d'impotence du train postérieur (pseudo-paraplégie). L'accès violent peut être suivi de mort. L'accès de moyenne intensité, convenablement traité, se termine assez rapidement par la guérison.

Après avoir étudié avec soin les caractères du sang, ceux de l'urine, les lésions nécroscopiques, M. Lucet pense que l'hémoglobinurie *a frigore* du cheval est une maladie toxique d'origine rénale. Il se produirait sous l'influence du froid une congestion rénale et, par suite, une sorte d'urémie aiguë avec accumulation dans le sang d'urée et de principes extractifs.

On peut objecter à cette théorie que la congestion rénale n'explique pas à elle seule l'anurie et l'urémie aiguë, que la lésion rénale, capable d'entraîner l'anu-

(1) Lucet, De l'hémoglobinurie paroxystique *a frigore* chez le cheval (*Bull. de la Soc. centr. de méd. vétérinaire*, 30 sept. 1892).

rie, a probablement pour origine l'obturation des canalicules par des débris globulaires. C'est, du moins, ce que j'ai obtenu dans quelques-unes de mes expériences de transfusions faites avec du sang étranger ou bien avec divers poisons méthémoglobinisants. Je vous cite surtout ce travail pour attirer votre attention sur les lumières que la pathologie compaiée pourra nous apporter dans cette étude difficile.

Une autre affection, ou plutôt une sorte de complexus pathologique, d'autant plus intéressant qu'il a été observé chez l'homme, me paraît dès à présent pouvoir être rapproché utilement de l'hémoglobinurie paroxystique.

Je veux parler des urines noires déterminées chez certains paludéens par l'usage de la quinine. Ce phénomène, connu depuis longtemps à la Guadeloupe, a fait l'objet d'une remarquable étude de la part du docteur J. Carreau, enlevé prématurément à la science (1). Ce médecin distingué a parfaitement reconnu que l'attaque d'hémoglobinurie quinique ressemble à l'accès d'hémoglobinurie *a frigore* et que, dans l'un et l'autre cas, la coloration des urines est due à un mélange d'hémoglobine et de méthémoglobine. Mais pendant l'accès d'intoxication par la quinine, il a trouvé que le sérum laqué, issu du caillot sanguin, renferme de la méthémoglobine et de l'hémoglobine réduite.

La quinine agit ici comme poison méthémoglobinisant chez des individus dont le sang est rendu vulnérable par le fait de l'impaludisme.

J. Carreau ne parle pas de la redissolution du caillot. On en peut conclure que ce phénomène ne se

(1) CARREAU, De la méthémoglobinurie quinique (urines noires déterminées par la quinine). Pointe-à-Pitre, 1891.

produit probablement pas dans l'hémoglobinurie quinique, car il aurait difficilement échappé à un observateur aussi précis. Il existe donc entre les deux affections des différences assez sensibles. Je pense, cependant, que leur rapprochement permet de poser certaines conclusions.

En premier lieu, nous pouvons dire que la présence de la méthémoglobine dans l'urine est la preuve d'une action toxique sur le sang. Cette action toxique est certainement préparée chez le paludique par une modification préalable des hématies, car la quinine, chez les non-paludiques, n'attaque pas les hématies. Il doit y avoir de même chez les malades atteints d'hémoglobinurie paroxystique une vulnérabilité anormale des globules rouges et j'en vois comme preuve la production de sérum rouge cerise laqué, chez certains malades, même en dehors des accès.

Il existerait donc, chez les individus sujets aux accès d'hémoglobinurie paroxystique, une altération permanente du sang et notamment une vulnérabilité particulière des hématies; peut-être aussi une altération des matières albuminoïdes ou des matériaux entrant dans la formation de la fibrine.

C'est dans ces conditions organopathiques particulières que l'action du froid interviendrait, non pas en provoquant une dissolution globulaire, mais la formation par l'organisme d'une ou de plusieurs substances toxiques, qui, incapables de nuire dans d'autres circonstances, détermineraient dans le cas particulier les modifications du sang et des urines mises en évidence par nos recherches cliniques. Ces toxines, engendrées par la réaction de l'organisme contre le froid, seraient la cause de la redissolution si singulière du caillot, de la fragilité plus marquée des hématies et enfin de l'apparition de méthémoglobine dans l'urine. On objectera sans doute que le sérum ne présente pas de méthémoglobine, que celle-ci se retrouve exclusivement dans l'urine. Cette particularité curieuse n'est pas absolument incompréhensible.

Dans un cas d'hémoglobinurie infectieuse que j'ai observé chez l'homme, l'urine renfermait de la méthémoglobine, sans qu'on pût reconnaître dans le sang la présence de ce corps. Le sérum du sang n'était pas laqué ; il n'y avait pas trace d'hémoglobinémie. Le processus de dissolution globulaire et de transformation partielle de l'hémoglobine en méthémoglobine semblait avoir lieu uniquement au niveau des reins. Il se peut donc que la production de la méthémoglobine ait également pour siège le tissu du rein dans le cours de l'accès d'hémoglobinurie paroxystique.

Le poison éliminé par les reins au fur et à mesure de son passage dans le sang n'arriverait à un état de concentration suffisante pour donner naissance à de la méthémoglobine qu'au niveau des éléments du rein.

Pour que vous puissiez comprendre ces diverses considérations, il est important de vous rappeler que les substances méthémoglobinisantes sont fort nombreuses et que quelques-unes d'entre elles ont la constitution de corps susceptibles de se former dans nos tissus.

Parmi les substances de ce genre, je citerai l'alloxantine dont les propriétés méthémoglobinisantes ont été démontrées par Kowalewsky (de Kassan) (1).

(1) Kowalewsky, Ueber die Einwirkung des Alloxantins auf das Blut (*Centralbl. f. die medicin. Wissenschaften*, nos 1, 2, 36 et 37, 1887).

En résumé, il me paraît probable, sinon démontré, que l'accès d'hémoglobinurie paroxystique est la conséquence d'une toxémie chez certains individus atteints déjà d'une altération chronique du sang. S'il en est ainsi, on comprend pourquoi l'accès peut être déterminé par d'autres causes que par le froid et notamment par la fatigue. La fatigue peut effectivement faire passer dans le sang des produits de déchets cellulaires, tout aussi bien que la réfrigération du corps, et on peut dire que, d'une manière générale, toutes les causes d'usure rapide, exagérée des tissus, pourront agir dans le même sens.

Nous avons vu tout à l'heure que les malades atteints d'hémoglobinurie paroxystique sont souvent des syphilitiques. Il est assez logique de penser que, dans ces cas, la syphilis a rendu le sang vulnérable, de même que l'impaludisme prépare, en quelque sorte, le sang à l'action altérante de la quinine dans la méthémoglobinurie quinique décrite par J. Carreau.

Mais quand la syphilis fait défaut, — ce qui est le cas chez le malade que nous venons d'étudier, — quelle peut être la cause de l'altération habituelle du sang? Nous avons reconnu l'existence d'une gastrite d'origine alcoolique. Cette affection a-t-elle été le point de départ d'une auto-intoxication, d'une toxémie chronique? L'alcoolisme peut-il à lui seul créer, à la façon de la syphilis, l'état de vulnérabilité du sang, de toxémie chronique, que nous avons cru devoir admettre ?

Dans l'état actuel de nos connaissances, il est impossible de répondre à ces questions : je dois me contenter de les poser.

Le *pronostic* de l'hémoglobinurie paroxystique est sérieux. La maladie est rebelle, surtout chez les non-syphilitiques. Chez ceux-ci, l'emploi du traitement spécifique peut être curatif, ainsi que le démontrent quelques observations favorables, entre autres celle de M. Boursier (1) ; la syphilis pouvant passer inaperçue, on doit toujours faire l'essai du traitement de cette maladie.

(1) A. Boursier, Gravelle oxalique et hémoglobinurie paroxystique (*Ann. des maladies des organes genito-urinaires*, avril 1892).

QUARANTE-DEUXIÈME LEÇON

SUR UN CAS DE MÉTHÉMOGLOBINEMIE.

Messieurs,

La malade du n° 9 Moïana, que nous avons examinée ensemble le 16 mars (1897) a succombé le 19. Je vous ai dit que je croyais à un empoisonnement par une substance productrice de méthémoglobine.

Pour qu'il vous soit possible de comprendre les développements dans lesquels je vais entrer, il me paraît indispensable de vous rappeler les principales données acquises sur la méthémoglobine.

L'hémoglobine fixée sur le globule rouge est susceptible de former plusieurs combinaisons. La plus intéressante à connaître pour le médecin, en raison de la propriété que possèdent certains médicaments de lui donner naissance, est la méthémoglobine ou méta-hémoglobine.

Composé oxygéné, découvert pàr Hoppe-Seyler, ce corps se forme lorsqu'on fait agir sur les solutions d'hémoglobine ou d'oxyhémoglobine des substances oxydantes en solution neutre ou faiblement alcaline. La transformation est directe lorsqu'on opère sur l'hémoglobine réduite.

Une fois formée, la méthémoglobine traitée par les agents réducteurs, à l'abri de l'oxygène, reproduit de l'hémoglobine qui peut redevenir de l'oxyhémoglobine.

Cette propriété est caractéristique; elle permet de distinguer la méthémoglobine de l'hématine dont le spectre est analogue.

La méthémoglobine paraît être un composé bien défini puisque Hüfner et Otto ont pu l'obtenir à l'état cristallin. D'après Hoppe-Seyler, P. Marchand, Weyl et Anrep, Henninger, elle serait moins oxygénée que l'oxyhémoglobine.

Ce qu'il importe pour nous de retenir, c'est qu'il s'agit d'une combinaison stable, impropre à l'hématose.

Insoluble dans l'alcool et l'éther, soluble dans l'eau, elle donne dans cet état de dissolution un liquide brunâtre, légèrement acide, qui fournit un spectre d'absorption caractéristique.

Bien que ce spectre ait déjà été décrit (1) je vais vous en rappeler les caractères. Le fait le plus important consiste dans la présence d'une bande située dans le rouge, entre les raies C et D. En plaçant la raie D à cheval sur le degré 100 de l'échelle, la bande d'absorption dans le rouge a son maximum entre les degrés 85 et 88.

Lorsque la solution est diluée, on observe une légère bande entre D et E, tout près de D, puis une décroissance de l'intensité lumineuse avant E, avec une bande avant E, et en F une éclaircie bleue.

Avec le sang de l'homme et des animaux mis en expérience, la méthémoglobine est toujours mélangée avec de l'oxyhémoglobine, de sorte qu'on obtient un spectre à caractères mixtes, caractérisé essentiellement par la présence de la bande dans le rouge. Ce spectre ne doit pas être confondu avec celui de l'hématine.

(1) Voir leçon VI, p. 93

L'hématine acide fournit, en effet, un spectre très analogue avec bande dans le rouge, mais plus rapprochée de D et se déplaçant vers la gauche au fur et à mesure que l'acidité augmente, de façon à atteindre la région 80-75. Lorsque l'hématine est en solution alcoolique neutre, cette bande occupe la même place que celle de la méthémoglobine.

Pour faire la distinction entre la méthémoglobine et l'hématine ou pour établir s'il existe de l'hématine en même temps que de la méthémoglobine, on alcalinise la solution et l'on examine s'il se produit la réaction spectrale de la méthémoglobine en solution alcaline, réaction toute différente de celle de l'hématine. On peut encore, et cela est préférable, traiter par un réducteur, tel que le sulfhydrate d'ammoniaque. Si l'on opérait à l'abri de l'oxygène, on obtiendrait avec la méthémoglobine de l'hémoglobine; mais comme on agit généralement en présence de l'air, on voit disparaître la bande située dans le rouge, et apparaître ou simplement se renforcer les deux bandes de l'oxyhémoglobine.

Cette réduction ne s'obtient pas avec l'hématine. A l'aide de ces quelques renseignements vous allez pouvoir suivre l'énoncé des faits observés chez notre malade (1).

Cette pauvre femme âgée de trente-neuf ans était entrée dans notre salle dans la journée du 15 mars. Vous vous rappelez que le 16 au matin elle présentait des phénomènes remarquables. Le corps entier avait pris une coloration jaune brun à reflets cuivrés, très foncée et tout à fait spéciale. Cette teinte généralisée,

(1) Cette malade a été l'occasion de la communication suivante : Ictère méthémoglobinémique, etc., par MM. G. Hayem et Ghika (*Soc. méd. des hôpitaux*, 23 juillet 1897).

et étendue aussi bien aux muqueuses qu'à la peau, offrait son maximum d'intensité à la face. Là, il existait, en outre, sur les deux joues et sur le nez, une large tache d'apparence ecchymotique, presque noire, ayant une forme comparable à celle d'un grand papillon. A ce niveau la peau était plus froide que sur les points voisins, mais la sensibilité y était intacte. Cette lésion avait les caractères d'une plaque d'asphyxie locale arrivée à un haut degré et achevait de donner à la malade un masque très particulier.

L'état général était mauvais. La température, qui était montée la veille au soir à 39°, n'était que de 37°,8 ; le pouls, assez fort, donnait 100 p. par minute ; il était régulier. L'amaigrissement était prononcé, la prostration extrême; les traits étaient tirés, le nez pincé, les lèvres sèches et pourtant l'intelligence était parfaitement conservée.

La malade répandait une odeur fétide, un peu vireuse ; elle se plaignait d'une sensation de brûlure et de sécheresse à la gorge. La langue était recouverte d'un enduit saburral épais, de coloration gris sale, tranchant sur la teinte brune des autres parties de la cavité buccale. Il existait un état nauséeux presque continuel, accompagné de fréquents efforts de vomissements qui n'aboutissaient qu'au rejet d'un liquide aqueux, filant, peu abondant, ayant les caractères de la salive.

Bien que la malade éprouvât des douleurs abdominales assez vives, le ventre n'était pas météorisé, il était souple, mais un peu sensible à la palpation, surtout au niveau de la région hypogastrique. L'estomac paraissait vide et, depuis son entrée, la malade n'avait eu qu'une garde robe insignifiante, composée de matières muqueuses, mélangées avec quelques flocons verdâtres.

Le foie ne débordait pas les fausses côtes, mais la rate était grosse et accessible à la palpation dans une étendue de trois travers de doigt.

La malade se disait enceinte d'environ deux mois et demi. Elle perdait d'une manière continue un liquide peu abondant, non odorant, de couleur brun chocolat. Le toucher vaginal faisait reconnaître un utérus gravide dont le volume concordait avec l'âge que la malade attribuait à sa grossesse et dont l'orifice externe seul était entr'ouvert.

L'auscultation des poumons et du cœur ne faisait constater rien d'anormal; mais les reins paraissaient gravement atteints, car il existait une anurie absolue depuis plus de vingt-quatre heures.

En présence de phénomènes aussi insolites, notre interne, M. Ghika, avait, dès la veille, recueilli divers renseignements importants.

Son attention avait été immédiatement mise en éveil par cette coloration singulière des téguments dont l'intensité était telle qu'il était difficile de croire qu'elle ne datait que de vingt-quatre à trente-six heures, ainsi que le prétendait la malade. Afin de se rendre compte de la nature des pigments devant exister dans le sang il avait cherché à en recueillir par le procédé dont nous nous servons (voir Leçon V, p. 67).

Il avait pu en obtenir péniblement 2 ou 3 gouttes malgré l'application d'une ligature du bras, faite comme pour une saignée.

Le sang présentait une teinte jus de pruneaux, brun chocolat, des plus nettes. Etendu d'un peu d'eau et examiné au spectroscope, il donnait le spectre caractéristiques d'un mélange d'oxyhémoglobine et de méthémoglobine.

La partie droite du spectre n'était pas effacée; il n'y avait donc pas de pigments biliaires.

En sondant la malade, M. Ghika avait, d'autre part, constaté que la vessie était vide : il n'avait ramené par la sonde que trois à quatre centimètres cubes d'un liquide brun chocolat paraissant être du sang altéré.

Ces épreuves permettaient déjà de poser un diagnostic. Aussi ai-je pu vous dire le 16, en vous présentant la malade, que nous étions en présence d'un fait rare d'ictère hématique par dissolution de la matière colorante des globules dans le plasma et vous affirmer que cette matière colorante était en partie transformée en méthémoglobine, ce qui expliquait pourquoi la coloration des téguments était beaucoup plus foncée et plus brunâtre que dans l'ictère hématique. J'ai ajouté que cette altération du sang devait être la conséquence de l'absorption d'une substance fortement méthémoglobinisante.

Que s'était-il donc passé pour amener un pareil état?

La malade était une marchande de poissons, au panier, de bonne santé habituelle, menant une vie légère. Réglée à treize ans, elle avait des époques régulières de durée moyenne. Elle avait eu quatre enfants : deux étaient morts, l'un de méningite, l'autre de convulsions; les deux autres bien portants, âgés respectivement de dix-neuf et de dix-sept ans.

Elle racontait que, pendant les mois de novembre et de décembre 1896, ses règles avaient été fort peu abondantes et que lorsqu'elle les vit manquer en janvier 1897, elle comprit qu'elle était enceinte. La grossesse s'est confirmée et ne s'est accompagnée d'aucun malaise.

Le 11 mars, trois jours seulement avant son entrée à l'hôpital, la malade avait commencé à souffrir. Elle avait ressenti une fatigue extrême, et avait été prise de nausées et de fièvre. Cet état s'étant aggravé, elle s'était alitée définitivement le 13. Dans la nuit (du 13 au 14), prise d'une soif vive, elle s'était levée pour la satisfaire. Son mari affirme qu'il n'y avait chez lui aucune boisson potable, pas même de l'eau et que, si elle a bu quelque liquide, ce ne peut être qu'une solution phéniquée (?)

Toujours est-il que quelques heures plus tard étaient survenues des vomissements, de la diarrhée, des douleurs dans le bas-ventre et des pertes utérines.

En présence de ces accidents, on courut chercher une sage-femme. (Les renseignements qui vont suivre nous ont été fournis par elle).

Le toucher vaginal lui fait reconnaître un utérus volumineux, de la grosseur de deux poings environ, avec col largement dilaté, infundibiliforme, permettant l'introduction du doigt jusqu'à l'orifice interne.

Elle diagnostiqua une grossesse de deux mois et demi environ et prescrivit des injections de sublimé chaudes et de la tisane de centaurée.

Le lendemain (14 mars) l'état avait empiré et l'on remarquait pour la première fois l'apparition sur tout le corps d'une coloration brune et de plaques plus foncées, noirâtres sur le nez et les joues.

La fièvre, la diarrhée, les vomissements et les pertes utérines persistèrent toute la journée. La sage-femme appela un médecin qui jugea la situation grave et conseilla le transport immédiat à l'hôpital.

Les faits que nous avons observés établissent que la fausse-couche avait eu lieu plusieurs jours avant l'entrée de la malade à l'hôpital (peut-être dans la nuit du 13 au 14) et que très probablement, ainsi que l'avaient soupçonné la sage-femme et le médecin de la ville, il s'agissait d'un avortement provoqué. Mais bien que la malade eut le pressentiment de sa fin prochaine, elle a gardé son secret.

Dès mon premier examen, il m'a paru évident, en raison de l'altération profonde du sang, qu'elle était frappée à mort.

Et, en effet, je n'ai jamais observé, même dans mes expériences sur les animaux, de modifications aussi prononcées du sang.

Cependant cette femme a lutté énergiquement et le dénouement n'est survenu qu'au bout de quelques jours.

Rappelez-vous les phénomènes que nous avons constatés ensemble. Le 16, nous avons noté une accentuation de la teinte brune de la peau et une atténuation notable des taches ecchymotiques des joues. Par contre, l'extrémité du nez était devenue d'un noir plus foncé : elle était froide, glacée, bien que la sensibilité y fût conservée.

La malade était d'une faiblesse extrême ; elle faisait toujours de vains efforts de vomissements ; elle avait eu, à la suite d'un lavement, une garde robe peu abondante, muqueuse.

L'anurie était toujours absolue. Le suintement utérin persistait et le sang perdu présentait toujours une couleur brune, due à de la méthémoglobine.

Le pouls donnait 90 puls. et la température oscillait

entre 37°,8 et 38°, et est restée telle jusqu'à la fin.

Le 17, nous avons remarqué une modification de la coloration de la peau. A la teinte brune primitive s'était ajoutée une coloration ictérique des plus nettes, ce qui donnait une teinte bizarre d'un jaune brun foncé. L'ictère hématique du début, ainsi que nous avons pu nous en assurer par les examens dont je vous parlerai bientôt, s'était compliqué d'ictère biliphéique.

Il y avait encore des nausées, des efforts de vomissements, mais l'estomac était probablement vide; les garde-robes étaient toujours insignifiantes. L'anurie persistait.

Il semblait que toutes les sécrétions fussent taries; la malade s'amaigrissait ou plutôt s'amoindrissait comme par dessiccation.

Entre temps on avait constaté au spéculum une légère érosion du vagin et une ulcération de la lèvre antérieure du col qui était entr'ouvert et enduit de mucosités sanguinolentes.

Vers cinq heures du soir, la malade éprouva une sensation d'engourdissement, de froid et de fourmillements dans les extrémités, et, en même temps, une vive oppression (36 resp. par min.) avec respiration bruyante. Il s'agissait d'une dyspnée *sine materia*, car l'auscultation ne révélait rien de particulier. La langue, la gorge, la bouche étaient recouvertes de fuliginosités. La parole était empâtée, difficile, mais l'intelligence toujours vivace. Le cœur se maintenait et le pouls était régulier, à 120.

Le 18, la coloration ictérique avait encore augmenté et pris une teinte d'un vert brun. La peau était devenue sèche, ridée; il était évident que la malade se déshydratait, ce qui était d'autant plus remarquable que les sécrétions étaient toujours suspendues ; le suintement utérin était arrêté. Jusque-là, la malade avait pu avaler des liquides, notamment du lait. Aujourd'hui la sécheresse de la bouche empêchait la déglutition.

Vers le soir, la dyspnée s'accrut ; il n'y avait pas de rythme de Cheyne-Stokes. On entendait à distance un râle trachéal.

Le cœur commençait à s'affaiblir et présentait de nombreux faux-pas ; le pouls était petit, faible au point d'être difficile à compter. La malade avait des douleurs vésicales, de fausses envies d'uriner. On put cependant, pour la première fois, à l'aide de la sonde, retirer de la vessie autre chose que du sang ; il s'écoula une certaine quantité de liquide trouble à odeur légèrement ammoniacale.

Le 19 mars, l'état s'était aggravé sans qu'il fût survenu rien de bien particulier. L'intelligence ne fut obnubilée que vers cinq heures et la mort survint à neuf heures après une courte période de coma.

Vous voyez que les accidents terminaux furent analogues à ceux de l'urémie.

Pendant cette cruelle maladie, je ne pus obtenir aucune amélioration, aucun arrêt dans l'évolution des accidents, malgré l'emploi d'injections quotidiennes de sérum artificiel à hautes doses et l'administration de lait, de glace, de lavements alimentaires et d'injections vaginales chaudes.

L'autopsie, pratiquée vingt-quatre heures après la mort, ne nous a guère fait constater, macroscopiquement, que la coloration spéciale de tous les organes ; cependant quelques détails doivent être notés.

La rate était grosse, presque noire ; elle mesurait 12 centimètres sur 8. Le foie, de forme et de consistance normales, pesait 1700 grammes ; il paraissait sain bien qu'il fut de coloration verdâtre. La bile était épaisse et remarquablement riche en pigments.

Il existait une légère hypertrophie de tous les ganglions lymphatiques (cou, aisselles, médiastins, abdomen etc.) mais les follicules de l'intestin n'étaient pas tuméfiés. Les reins, de volume à peu près normal, du poids de 200 grammes chaque, présentaient une coloration très particulière, noirâtre, avec reflet brunâtre. Il était presque impossible d'y distinguer la substance médullaire de la corticale. La capsule n'en était pas adhérente.

Les organes génitaux étaient le siège de lésions qui permettent d'affirmer, croyons-nous, qu'ils ont subi pendant la vie des manœuvres directes.

La vessie était fortement injectée au niveau du trigone, mais totalement dépourvue d'ulcération.

Dans le cul-de-sac latéral gauche du vagin, au niveau de la paroi postérieure, on remarquait deux petites pertes de substance, gaufrées, saillantes, sales, qui avaient échappé lors de l'examen au spéculum.

Toute la muqueuse de la partie vaginale du col semblait être sphacelée; elle était jaune noirâtre, mais encore fortement adhérente au tissu sous-jacent. Plus haut, dans toute la moitié supérieure du col, il existait une vaste ulcération de forme circulaire, profonde, mettant à nu la tunique musculaire.

Le corps de l'utérus était volumineux, la cavité vide. Le fœtus avait été expulsé, mais l'insertion placentaire était encore très visible sur la paroi antérieure, au niveau de la corne droite.

L'utérus était en rétroflexion et la paroi postérieure en était fortement unie aux annexes.

La pièce comprenant la vessie, le vagin et l'utérus pesait 400 grammes. La grossesse était certainement plus avancée que ne l'avait dit la malade : elle remontait à trois mois et demi ou quatre mois.

La trompe gauche était kystique, allongée, contournée en cæcum ; le contenu en était faiblement hématique. L'ovaire du même côté disparaissait sous les adhérences ; il était dur, mais peu altéré.

La trompe droite était beaucoup moins modifiée et l'ovaire de ce côté portait un corps jaune de grosesse.

MESSIEURS,

Nous pouvons conclure de ces observations cliniques et anatomo-pathologiques que notre malade, parvenue au quatrième mois de sa grossesse, a été victime de manœuvres d'avortement. Il y a eu certainement des pratiques externes par la voie vaginale et peut-être, en outre, ingestion de drogues. Toujours est-il que l'avortement provoqué a été suivi d'altérations profondes du sang, caractérisées par une fonte globulaire.

L'état du sang a entraîné de l'anurie et la mort a été due en partie à l'urémie.

Aidé de notre interne M. Ghika, et de M. Carrion, notre préparateur pour les travaux chimiques, nous avons fait tous nos efforts pour élucider ce cas remarquable. Bien qu'il nous ait été impossible de trouver le corps du délit, je crois devoir vous faire profiter de nos recherches. Je vous les exposerai dans notre prochaine leçon.

QUARANTE-TROISIÈME LEÇON

SUR UN CAS DE MÉTHÉMOGLOBINÉMIE (SUITE).

MESSIEURS,

Les occasions de constater chez l'homme la production d'une méthémoglobinémie assez intense pour entraîner la mort sont fort heureusement rares, et il est probable que vous ne rencontrerez pas dans votre pratique un seul fait semblable à celui dont je vais aujourd'hui poursuivre avec vous l'étude.

Je pense, cependant, que cette étude ne manque pas d'intérêt, car un grand nombre de médicaments introduits dans ces dernières années dans la thérapeutique étant producteurs de méthémoglobine, tout médecin instruit doit connaître les données relatives à ce point intéressant de toxicologie.

Il me paraît opportun de vous rappeler les principales d'entre elles.

Chez l'homme, la méthémoglobine a été signalée dans le liquide de certains kystes hémorragiques, dans le sang extravasé, soit dans le tissu cellulaire, soit dans les cavités séreuses, dans l'urine hématurique ou hémoglobinurique. Jusqu'à présent la présence de cette substance dans le sang n'a été constatée que dans certains empoisonnements, dont quelques-uns étaient d'origine médicamenteuse. Il est possible qu'il puisse s'en produire dans les maladies infectieuses ; mais il n'existe pas, que je sache, d'observation clinique où cela ait été constaté. En admettant que, sous l'influence d'une profonde adultération du sang, une maladie infectieuse pût faire apparaître, soit dans les globules, soit dans le plasma, une certaine quantité de méthémoglobine, on peut affirmer d'après les faits cliniques et expérimentaux connus, qu'il n'existe aucun état infectieux capable de provoquer une méthémoglobinémie analogue, même de loin, à celle que nous avons observée chez notre malade.

Voilà pourquoi j'ai cru pouvoir affirmer l'empoisonnement. Vous ne serez donc pas étonnés d'apprendre que toutes les tentatives faites par M. Ghika pour obtenir une culture microbienne avec le sang de la malade sont restées infructueuses.

Mais quel est le poison qui est intervenu dans ce cas?

Bien qu'on puisse admettre que certains sujets sont plus que d'autres sensibles aux effets des substances méthémoglobinisantes, les phénomènes observés doivent attirer notre attention sur les corps les plus actifs.

Malgré ces indications, il nous a été impossible de mettre en évidence la substance employée. Ce résultat négatif ne manque pas d'intérêt, même au point de vue purement toxicologique.

Vous savez que les substances productrices de méthémoglobine sont très nombreuses. Nous aurons à tenir compte surtout, parmi les plus actives, de celles qui peuvent tomber entre les mains des malades et qui sont tout au moins d'un certain usage.

Je citerai les chlorates, les nitrites, le borax, les ferrocyanures, le permanganate de potasse, l'acide pyrogallique. L'acétanilide, la kairine, la thalline, l'hydroquinone, la pyrocatéchine, l'hydroxylamine, etc.

doivent être seulement mentionnés; ils ne peuvent être mis en cause.

La diversité du mode d'action de ces corps m'a permis de faire, des producteurs de méthémoglobine, un classement auquel j'attache une importance capitale. Il est fondé sur la manière dont se comportent les hématies en présence de ces substances. N'oubliez pas qu'il s'agit du sang humain, car les effets des poisons méthémoglobinisants peuvent varier dans une certaine suture suivant les espèces animales.

J'ai admis l'existence de deux classes de poisons méthémoglobinisants.

La première comprend les substances qui transforment l'hémoglobine *in situ*, c'est-à-dire dans le globule, sans détruire celui-ci, sans provoquer de déglobulisation.

Ce sont les corps les moins dangereux : nitrite d'amyle, kairine, etc.

Dans la seconde classe viennent prendre rang les corps qui détruisent plus ou moins activement les globules rouges.

Elle renferme plusieurs groupes :

1° Les corps qui forment de la méthémoglobine dans le globule et dans le plasma imprégné de matière colorante par suite de la dissolution globulaire. Nous trouvons ici le nitrite de sodium, le permanganate de potasse, l'acide pyrogallique, l'acide osmique, l'acétanilide ;

2° Le groupe des chlorates, corps qui exercent sur le sang une action lente, complexe et tout à fait particulière;

3° Le groupe des ferricyanures, dont les effets sont plus singuliers encore que ceux des chlorates. Ce sont des corps qui, incapables d'attaquer l'hémoglobine du globule, la transforment dès qu'elle est libérée dans le plasma. Il est possible que d'autres corps aient des propriétés analogues (1).

D'après ces renseignements, le poison dont notre malade a été victime est certainement un des corps de la seconde classe.

Les examens que nous avons faits en fournissent d'incontestables preuves.

Voici d'abord ceux qui concernent le sang.

Dès le 15 mars, le spectroscope permettait de reconnaître la présence d'une forte quantité de méthémoglobine. Le sang pur, examiné dans la cellule à rigole, montrait que les globules rouges étaient brunâtres, déformés et groupés par très petits îlots, comme dans les anémies intenses. Les globules blancs étaient très abondants.

Dans le sang préparé par dessiccation, les altérations globulaires étaient encore plus évidentes : les hématies étaient diversement déformées, en partie fragmentées et de coloration anormale.

Ce sont là les altérations qu'on observe dans les cas où la substance méthémoglobinisante s'attaque aux hématies et les détruit. Ces altérations ont été en diminuant jusqu'à la mort, en raison de l'épuisement de l'action toxique et de la destruction progressive des éléments les plus lésés.

Un fait remarquable et qu'il est difficile d'expliquer est celui-ci : le sang s'est détruit non seulement par raréfaction des éléments, mais pour ainsi dire en masse, malgré l'absence d'excrétion et de transsudation. Peut-

(1) Voir pour plus de détails sur ce sujet : *Du sang*, p. 357 et suiv., p. 869 et suiv.

être la malade avait-elle eu chez elle, avant d'entrer à l'hôpital, des évacuations considérables : vomissements, diarrhée, pertes sanguines. Toujours est-il que dès le 15, la malade paraissait exsangue et même déshydratée.

A cette réduction du contenu des vaisseaux s'ajoutait une déglobulisation considérable, ainsi qu'en témoignent les chiffres suivants.

Numération des éléments du sang :

Le 16 mars.	N = 1 320 600
	B = 48 600
Le 17 mars.	N = 1 057 100
	B = 50 500
Le 18 mars.	N = 1 426 000
	B = 78 000
Le 19 mars.	N = 1 202 800
	B = 72 000

La coloration du sang était trop anormale pour qu'on pût effectuer le dosage de l'hémoglobine.

Ces chiffres montrent que la déglobulisation, déjà très avancée au moment de l'entrée, est restée à peu près stationnaire. Vous remarquerez le degré assez élevé de leucocytose. Cette particularité ne prouve pas qu'il y eût infection. La leucocytose d'origine infectieuse est beaucoup moins prononcée. Il s'agit probablement d'une irritation d'ordre chimique (chimiotaxique), exercée par la substance toxique sur les organes producteurs de globules blancs (rate, ganglions lymphatiques, moelle des os).

L'étude des préparations de sang desséché, et soumises à l'action de divers colorants, a permis de vérifier l'exactitude de cette hypothèse.

Voici les principaux faits mis ainsi en évidence :

Les globules rouges sont de moyenne et de petite

taille. Ces derniers sont convexes ou plats et se colorent avec plus d'intensité que les biconcaves. Il existe d'ailleurs des éléments manisfestement décolorés; quelques-uns même réduits au stroma. On remarque un petit nombre de globules rouges nucléés; ils sont tous de petite taille et à noyau unique.

Les globules blancs présentent des altérations nombreuses. Beaucoup d'entre eux sont hypertrophiés ou de grande taille et ont été entraînés par la baguette à l'extrémité de la nappe sanguine étalée, de sorte qu'à ce niveau on croirait avoir sous les yeux une préparation provenant d'un cas de leucémie à gros éléments.

Les polynucléaires sont très abondants, mais relativement aux autres, en proportion moindre que normalement. Ils sont de taille très variable et assez fréquemment surchargés de granulations. La proportion des mononucléaires est notablement accrue. Cette augmentation porte principalement sur les éléments à protoplasma clair qui sont presque tous hypertrophiés; les plus volumineux présentent les caractères des myélocytes et sont semblables à ceux de la leucémie. Enfin on trouve peu de globules éosinophiles, mais il y a un nombre assez élevé d'éléments à granulations basophiles.

Cet état du sang ressemble donc singulièrement à celui de la leucémie et, comme il n'est pas douteux qu'il a été provoqué par la pénétration dans l'organisme d'un poison méthémoglobinisant, on peut voir dans ce fait intéressant un argument en faveur de l'origine toxique ou toxi-infectieuse de la leucémie (voir Leçon XXXIV).

Vous vous souvenez que M. Ghika n'a pu obtenir qu'à grand peine quelques gouttes de sang méthémoglobinisé par piqûre du doigt. Comme il importait de se procurer du sérum, il a été obligé le 15 et le 17 de retirer quelques centimètres cubes de sang par ponction capillaire de la veine médiane céphalique.

Le sang extrait ainsi le 15 s'est coagulé normalement en huit minutes. Le sérum a commencé à transsuder au bout de deux heures et demi ; il était d'emblée fortement laqué et d'une coloration brun noir, aussi foncée que celle du sang complet et que celle du caillot.

Au bout de quinze heures, la quantité de sérum produite était fort peu abondante, malgré l'état d'anémie; elle équivalait à peine au huitième de la masse totale du sang. La rétractilité du caillot était donc très faible. Aussi le sérum était-il collecté à la partie supérieure du caillot qui était resté adhérent au tube dans toute sa hauteur.

Ce sérum coloré présentait les caractères spectroscopiques de la méthémoglobine mélangée avec de l'oxyhémoglobine. Par addition de sulfhydrate d'ammoniaque, on obtenait immédiatement une bande de Stokes, avec disparition de la bande dans le rouge. Il n'y avait donc pas d'hématine. Plus tard, et progressivement, le caillot s'est beaucoup amoindri, en partie par rétraction, en partie par redissolution.

Le sang recueilli le 17 s'est coagulé en deux minutes. Au bout de deux heures le sérum a commencé à se séparer. Il était encore teinté en brun, mais il présentait un reflet jaunâtre quand on l'agitait et il renfermait de la bilirubine donnant la réaction de Gmelin et le spectre des pigments biliaires.

Au bout de dix-huit heures, la rétraction du caillot était faible, mais complètement achevée.

Les jours suivants, on a encore examiné le sang. On y

a constaté une diminution rapide de la méthémoglobine, et, au contraire, une augmentation progressive et considérable de la bilirubine.

En raison de l'intérêt qui s'attache à ces diverses constatations, laissez-moi vous énoncer encore les résultats fournis par l'étude des urines ou plutôt des liquides extraits de la vessie, par l'examen des garde robes et enfin par celui des lésions histologiques.

Urines. — Le 15 mars, la sonde a ramené trois à quatre centimètres cubes d'un liquide brun chocolat, qui renfermait de la méthémoglobine et de l'oxyhémoglobine et en suspension des globules blancs. Il n'y avait ni globules rouges reconnaissables, ni cylindres, ni cristaux urinaires.

Le 16 mars, la sonde ne ramène rien. Le 17, on n'obtient que deux centimètres cubes d'un liquide semblable au premier, mais moins riche en méthémoglobine ; il ne présente pas encore la réaction de Gmelin, alors que le sérum sanguin donne nettement cette réaction.

Le 18 mars, pour la première fois, on retire 20 centimètres cubes d'urine. La réaction du liquide est alcaline, l'odeur ammoniacale ; la teneur en urée s'élève à 5 grammes par litre, ce qui fait la quantité minime de 0,10 centigrammes pour les 20 centimètres cubes.

L'acide nitrique nitreux montre qu'il y a une forte quantité d'albumine comme dans les liquides brûnatres des jours précédents et un peu de bilirubine dans le dépôt, le microscope montre des globules blancs et des cellules épithéliales.

Dans la journée du 19, pas d'urine.

Le 20 mars, à l'autopsie, on trouve, dans la vessie, trente centimètres cubes d'un liquide rougeâtre, à reflet jaune sale, extrêmement trouble. Le dépôt est formé des mêmes éléments que précédemment. La partie liquide ne semble plus contenir de méthémoglobine ; il y a des traces d'oxyhémoglobine, beaucoup de bilirubine, sans urobiline, des flots d'albumine.

Garde-robes. — Dans toutes on a trouvé de la bile, mais celle-ci n'y a été abondante que le 17 et le 18.

Examens histologiques. — Les reins présentent des altérations qui méritent de fixer notre attention. (Pl. IV, fig. 1 et 2).

Examinées à un faible grossissement les coupes font voir qu'il n'est pas un seul tube, aussi bien dans la substance corticale que dans la médullaire, dont la lumière ne soit complètement obstruée, en divers points de son étendue, par une substance brun jaunâtre, réfringente, provenant du sang. Tous les tubes contournés sont très dilatés ; au niveau de la substance médullaire, quelques tubes sont également dilatés ; d'autres au contraire, dont la lumière est moins encombrée, sont comme tassés les uns contre les autres et plus ou moins rétractés.

Dans les anses de Henle, l'obturation est limitée à la partie ascendante.

Les capillaires sanguins gorgés de sang se différencient très mal des tubes voisins. Le tissu interstitiel paraît indemne. Les glomérules de Malpighi sont sains; les capsules de Bowmann ne renferment pas de sang extravasé.

A un plus fort grossissement (300 diam.) on note des lésions cellulaires intenses (Pl. IV, fig. 3).

Dans la substance corticale, l'épithélium des tubes contournés est profondément altéré ; le contour des cellules se voit à peine. Par places, celles-ci sont énormes, gonflées, troubles, comme diffluentes et bourrées de pigment brun, finement granuleux. Ailleurs les granulations d'origine hématique forment des blocs irréguliers, masquant les noyaux. En d'autres points encore les cellules sont détruites, le noyau refoulé à la périphérie se colore à peine et le protoplasma a presque totalement disparu.

La substance qui encombre la lumière des tubes est identique à celle qui infiltre les cellules. Elle forme des masses plus ou moins compactes, se présentant tantôt sous l'aspect de blocs occupant toute la cavité du tube, tantôt sous la forme de petits amas arrondis et irréguliers, tassés les uns contre les autres. Ce sont évidemment des dépôts pigmentaires provenant de l'élimination par les cellules du rein de l'hémoglobine solubilisée dans le plasma. Cette excrétion s'est faite sans entraîner de globules rouges reconnaissables.

L'intégrité des glomérules contraste avec les lésions des tubes.

Dans la substance médullaire, la cavité seule des tubes est obstruée par du pigment. L'épithélium est intact, mais fortement aplati par compression.

Tous les vaisseaux du rein sont fortement dilatés et bourrés de globules rouges altérés.

En traitant les coupes par le sulfhydrate d'ammoniaque ou par le ferrocyanure et l'acide chlorhydrique, on obtient, au niveau des blocs de pigment avec le premier réactif, une coloration noirâtre, avec le second bleu foncé. Il s'agit donc de pigment ferrugineux, dit pigment ocre. Quelques cellules peu altérées en apparence et ne renfermant pas de granulations pigmentaires visibles prennent, cependant, une coloration brune dans les coupes traitées par le premier réactif, bleue dans celles qui ont été soumises à l'action du second.

En somme, les altérations rénales expliquent bien l'anurie absolue. Elles étaient analogues à celles qui ont été trouvées dans les 3 cas d'hémoglobinurie suivis d'autopsie, publiés par MM. Dieulafoy et Widal, G. Lion, Dalché (1).

Dans le premier cas, les lésions étaient limitées aux épithéliums sécréteurs des tubes contournés et de la portion ascendante des anses de Henle. Elles étaient beaucoup moins prononcées que dans le cas actuel.

Le fait observé par M. Lion était relatif à une hémoglobinurie infectieuse, due au proteus. Les préparations qu'il a bien voulu nous montrer offraient avec les nôtres beaucoup d'analogie, bien que les altérations fussent très sensiblement moins dévéloppées.

Enfin dans l'observation de M. Dalché, concernant un cas d'empoisonnement par l'acide pyrogallique, on notait les mêmes lésions cellulaires, mais il y avait, en outre, de graves altérations glomérulaires, contrairement à ce que nous venons d'observer.

Les autres organes examinés au microscope étaient, dans notre cas, généralement peu altérés, à l'exception toutefois de la muqueuse stomacale.

Celle-ci était le siège d'une gastrite subaiguë intense permettant d'admettre l'absorption d'une substance toxique irritante.

Nous pouvons maintenant établir la filiation des phé-

(1) F. Widal, Exposé de titres. — G. Lion, Sur un cas d'hémoglobinurie infectieuse (*C. R. des sciences de la Soc. de biologie*, 29 déc. 1894, p. 866). — Dalché, Empoisonnement par l'acide pyrogallique. Hémoglobinurie toxique (*Bull. Soc. med. des hôpit.*, 22 mai 1896, p. 470).

nomènes pathologiques de la manière suivante : avortement et empoisonnement, L'expulsion du fœtus a dû se produire entre le 11 et le 13 mars.

Les effets du poison se sont fait sentir à peu près à la même époque. Ils ont porté principalement sur le sang dont les globules rouges ont été détruits en même temps que la matière colorante du sang était transformée partiellement en méthémoglobine. La méthémoglobinémie a entraîné de l'anurie par obstruction rénale et plus tard, à une période plus avancée, de l'ictère biliphéique.

Le mode de formation de cet ictère secondaire paraît être le suivant :

Tandis que le rein extrait l'hémoglobine et la méthémoglobine libérées dans le plasma en les laissant ensuite se précipiter dans les tubes sous forme de pigment ocre, le foie en fait du pigment biliaire, surtout lorsque l'organe est intact, ou à peu près, comme il l'était chez notre malade. La bile fortement épaissie donne lieu à un ictère par polycholie. Pareil fait se montre dans les expériences faites sur les animaux, toutes les fois qu'on provoque une destruction massive des globules rouges. C'est là l'ictère auquel on pourrait donner le nom d'hématogène. Vous voyez que lorsque le foie n'est pas sensiblement altéré, cette variété d'ictère est biliphéique, ce qui ne manque pas d'intérêt au point de vue de la pathogénie des ictères.

C'est donc avec raison que nous invoquons un poison de la seconde classe. Pouvons-nous aller plus loin et faire un choix parmi les corps de cette classe?

Les ferrocyanures (3e groupe) peuvent immédiatement être éliminés.

Les chlorates (2e groupe) se distinguent des autres à

certains égards, notamment par la lenteur avec laquelle ils agissent. Comme nous ne savions pas à que moment a eu lieu l'usage du poison, nous ne devions pas rejeter *à priori* l'hypothèse d'un empoisonnement par un chlorate. Mais il était nécessaire aussi de faire porter les investigations sur d'autres toxiques.

M. Carrion, qui a bien voulu faire ce travail, a recherché dans les divers liquides que nous avons recueillis, les chlorates, le borax, les nitrites, le permanganate de potasse, l'acide pyrogallique.

Tous les essais sont restés infructueux.

Nous avons alors examiné si, parmi les substances employées couramment dans les tentatives d'avortement, il n'en existait pas une capable de produire de la méthémoglobinémie.

Ce travail a été fait sur les animaux par notre interne, M. Ghika, avec la rue, la sabine, l'armoise, l'apiol, l'eau de javelle, une solution de savon noir ; les deux dernières substances sont, paraît-il, employées fréquemment en injections intra-utérines dans un but inavouable. Nous rappelant, d'autre part, que d'après le mari la malade avait peut-être absorbé de l'acide phénique, M. Ghika a également expérimenté l'acide phénique.

Toutes ces substances ont été incapables de fournir de la méthémoglobine en quantité notable.

Nous devons donc renoncer à découvrir la nature de l'agent toxique. Il s'agit d'une substance à laquelle nous n'avons pas pensé ou bien d'un corps qui avait été déjà éliminé avant l'entrée de la malade dans notre service.

Cette dernière hypothèse est vraisemblable.

Malgré la lacune regrettable, résultant de l'ignorance

où nous sommes sur la nature exacte du poison qui a produit les accidents mortels, ce fait clinique restera gravé, je l'espère, dans votre mémoire, comme un exemple frappant et, en somme, très complet au point de vue des symptômes et des lésions, de méthoglobinémie d'origine toxique.

QUARANTE-QUATRIÈME LEÇON

CYANOSE ET HYPERGLOBULIE CHEZ UN SUJET PRÉSENTANT UNE INVERSION VISCÉRALE (1).

Messieurs,

Je vous présente un malade entré récemment dans nos salles et que je me hâte d'étudier aujourd'hui, car son humeur vagabonde l'entraînera sans doute bientôt dans un autre service. C'est un homme de vingt-trois ans, d'apparence robuste, soi-disant journalier, mieux vaut dire sans profession. La face est animée, colorée d'une teinte bleuâtre très marquée au niveau des oreilles, des pommettes et du nez. Les extrémités des membres sont froides, violacées, mais sans le moindre œdème ; elles sont parfois le siège d'une certaine moiteur, de fourmillements et même d'une sorte d'engourdissement. Voyez les mains : elles sont d'un bleu plus foncé que les autres parties : les doigts, déformés, se terminent par une phalangette élargie, aplatie, recouverte d'un ongle large et épais. Il en est de même des pieds, du gros orteil surtout. Quant au tronc, l'aspect en est à peu près normal ; et cependant, si je fais une raie avec l'ongle, la trace en est dessinée par une ligne rouge bleuâtre qui s'efface lentement et qui, à la coloration près, rappelle la raie méningitique.

(1) Leçon du 22 décembre 1894, recueillie par M. Parmentier, chef de clinique, publiée in *Médecine moderne*, n° 50, 1895.

Malgré la cyanose évidente et la sensibilité au froid si accusée chez lui, la température centrale est à peine au-dessous de la normale.

Si le malade marche, l'état cyanique des extrémités s'accentue. Mais bientôt vous êtes frappé de l'apparition d'un nouveau phénomène, la dyspnée.

La respiration, déjà fréquente à l'état de repos, s'accélère et cette accélération se traduit par un symptôme subjectif, l'oppression, qui, si la marche se prolongeait, aboutirait à un véritable accès de suffocation. Ces accès peuvent, du reste, se manifester sans raison apparente, pendant le repos le plus complet. Souvent aussi, depuis l'enfance, des épistaxis surviennent, surtout à l'occasion d'un effort. Tout travail, tout exercice musculaire, la marche même, pour peu qu'elle soit prolongée, lui sont interdits sous peine d'une dyspnée douloureuse, dangereuse aussi. Et, si j'ajoute que le malade est illettré, vous comprendrez pourquoi je vous ai dit que cet homme, d'apparence vigoureuse, n'avait pas de profession. C'est littéralement un infirme.

L'examen de la poitrine et de l'appareil cardio-vasculaire va nous fournir la raison de cette dyspnée toujours imminente.

Le pouls, un peu faible, facile à déprimer, est à peu près régulier au repos, où il bat 70 fois par minute; de temps en temps il existe quelques intermittences. Il n'y a ni battements artériels ni frémissement dans les vaisseaux du cou. L'auscultation y révèle un léger bruit de souffle, plus marqué au niveau de la carotide droite que de la gauche. Le thorax, large, bien développé, présente à l'union des cartilages avec les côtes des traces de rachitisme qu'on retrouve également au niveau des tibias légèrement arqués. La partie droite montre une voussure étendue à toute la région mamelonnaire, et c'est dans le cinquième espace du même côté que l'on voit un battement isochrone au pouls. Fait singulier, le cœur est, en effet, *à droite* et cette curieuse anomalie s'accompagne d'une *inversion des viscères abdominaux*. Le foie est à gauche et l'estomac à droite. Quant au cæcum, je crois bien qu'il est à gauche sans pouvoir l'affirmer.

Mais revenons à l'examen du cœur. La percussion donne une matité large de quatre travers de doigt au niveau des deuxième, troisième et quatrième espaces intercostaux droits. Le cœur est donc volumineux, bien que l'impulsion précordiale ne soit pas forte. En appliquant l'oreille au niveau de la voussure, on entend un bruit de souffle intense qui commence avec le premier bruit du cœur, se prolonge pendant le petit silence et s'entend encore au moment du claquement du deuxième bruit. Rude, bien qu'on ne perçoive pas de frémissement cataire, il commence par un bruit de clapet et se termine par un bruit de râpe au moment même de la chute des valvules sigmoïdes. L'oreille a parfaitement la sensation que ce bruit anormal est superposé aux bruits normaux du cœur et que, par conséquent, il en est indépendant. Il règne dans tout l'espace compris entre les foyers d'auscultation de la base et de la pointe du cœur, c'est-à-dire depuis la deuxième côte droite jusqu'à la partie inférieure de la quatrième. En haut, il se propage vers les clavicules et s'entend dans les carotides. Vers l'aisselle il diminue d'intensité et, en dehors du mamelon, les bruits du cœur tendent à reparaître. Enfin, dans le dos et à droite, il est perçu tout le long de la colonne vertébrale depuis l'épine de l'omoplate jusqu'à la dixième dorsale. Avant de chercher l'interprétation de ce souffle, je poursuis mon examen.

Les poumons n'offrent rien de particulier à noter. Le foie, inversé comme la rate, n'est guère augmenté de volume. L'estomac n'est pas dilaté et ne présente pas de clapotage notable. L'appétit est irrégulier, la digestion souvent difficile. A plusieurs reprises, le malade a vomi à jeun des matières glaireuses et bilieuses, dont la quantité n'a pas dépassé le contenu d'un verre ; il vomit parfois aussi après ses repas et la douleur épigastrique qui précède alors le vomissement disparaît avec lui. Dans l'intervalle des repas, il a, de temps en temps, des nausées. Il se plaint également de pesanteur dans la région lombaire, sans relation apparente avec les troubles stomacaux. Voici la courbe évolutive du chimisme stomacal, dressée au moyen d'extractions successives à la quinzième, à la trentième et à la soixante-quinzième minute, après l'ingestion du repas d'Ewald :

	15′	30′	75′
A	0,070	0,132	0,207
H	0	0	84
C	0,068	0,128	0,135
H + C	0,068	0,128	0,219
T	0,232	0,295	0,350
F	0,164	0,167	0,131
$\frac{T}{F}$	1,40	1,76	1,99
α	1,02	1,03	0,91

Liquide abondant à chaque tubage, contenant beaucoup de résidus dans le premier.

La quantité d'urine par vingt-quatre heures est un peu au-dessous de la normale. L'urine est d'un jaune ambré, d'odeur faible, de réaction acide, sans sédiments ; la densité en est de 1021. Elle ne contient ni sucre, ni albumine, ni indican, ni peptones. Elle est légèrement urobilique. L'analyse a donné les résultats suivants pour 1 250 c. c. (chiffre des vingt-quatre heures) :

Acidité (Ph^2O^5)	1,026
Urée	19,215
Azote total	20,275
Chlorures (NaCl)	12,723
Acide phosphorique	2,355
Acide urique	0,237

D'autre part, l'examen du sang s'imposait et, comme vous le verrez, il présente un réel intérêt. Les globules rouges sont au nombre de 7 523 000 ; ils valent, au point de vue globulaire, 5 541 000 globules sains : la valeur d'un globule en hémoglobine est donc de 0,76. Le chiffre des globules blancs, 9 920, est un peu fort, mais il n'est cependant pas excessif. L'examen du sang frais n'offre rien de particulier. Sur les préparations de sang sec, j'ai trouvé les hématies de dimensions un peu inégales et d'un volume au-dessus de la normale. Le diamètre des globules rouges de moyenne taille est, en effet, de 8 μ,5.

Les hématoblastes sont également d'un grand diamètre. Il n'existe pas de globules rouges à noyau. Enfin, le sang se coagule dans l'espace de quinze à vingt minutes et le sérum ne présente aucune particularité.

Le malade, vous ai-je dit, a un caractère instable. Il est, de plus, peu intelligent; souvent ses réponses sont soulignées d'un rire niais. Il ne sait ni lire ni écrire.

Ses malformations furent, je crois, reconnues pour la première fois à son entrée au régiment, d'où il fut bientôt renvoyé dans ses foyers. Depuis lors, il n'a fait que visiter les différentes cliniques de Nancy et de Paris, et c'est ainsi qu'il est venu nous trouver.

Il se plaint de fréquents maux de tête qui reviennent avec persistance le soir. Pendant la marche, il est souvent pris d'étourdissements, de bourdonnements d'oreilles, de vertiges qui l'obligent à prendre un point d'appui contre le mur ou à se jeter sur un banc. Il lui est déjà arrivé de perdre connaissance dans ces conditions. L'état vertigineux n'est pas toujours provoqué par la fatigue ou les efforts; il survient même au lit. Il existe, en outre, de l'insomnie qu'on a combattue par la morphine, et c'est ainsi que, pour peu qu'on accède à ses désirs, le malade deviendra morphinomane. Il présente, en outre, une susceptibilité toute particulière à l'égard de l'alcool. Il s'enivre avec la plus grande facilité.

L'œil gauche est atteint de léger strabisme externe; la vision de ce côté est, en outre, affaiblie. M. Laforêt m'a remis la note suivante sur l'examen des yeux, dont il a bien voulu se charger :

O.D.M. 12 D., V — 0.3.

O.G. — perception lumineuse.

Œil gauche: myopie forte; choroïdite disséminée avec lésions maculaires et opacités du cristallin (par trouble de la nutrition, cataracte choroïdienne).

Œil droit: myopie forte; petit staphylome postérieur en croissant. Pas de lésions choroïdiennes. Les veines rétiniennes sont volumineuses, de couleur très foncée; les artères peu accusées.

Les autres sens n'offrent rien d'intéressant à noter. Il n'existe aucun trouble de la sensibilité générale. Les réflexes sont intacts, les masses musculaires bien développées, les organes génitaux normaux. Le système locomoteur, comme vous avez pu en juger, ne présente aucune anomalie importante.

J'en aurai fini avec l'histoire de ce malade quand je vous aurai dit un mot de ses antécédents héréditaires et du début de l'affection dont il est atteint. Sur ces deux points je serai bref. Son père est bien portant, sa mère est morte à un âge avancé; il a une sœur et deux frères en bonne santé : ce sont là les seuls renseignements que j'aie pu recueillir.

Quant au début de la maladie, il remonte à sa plus tendre enfance. Cet homme est incapable de nous dire s'il a cette teinte violacée de la face et des extrémités depuis sa naissance ; mais en revanche, il s'est toujours connu avec de l'oppression, des bourdonnements d'oreilles, des vertiges, des épistaxis, de la susceptibilité au froid, des engelures revenant chaque hiver. Il a vécu aidant un peu son père à cultiver la vigne en Bourgogne, jusqu'au jour où, comme je vous l'ai dit, il a été appelé au régiment et réformé. Vous connaissez ses dernières pérégrinations.

Et maintenant, quel diagnostic porter ? Comme vous le savez déjà, ce malade est atteint de *cyanose* et d'*inversion viscérale*.

La cyanose ou maladie bleue est une affection que nous voyons rarement chez les adultes, mais que les médecins d'enfants observent assez souvent. C'est une maladie presque toujours congénitale, caractérisée par une anomalie cardiaque et vasculaire, ou cardio-vasculaire.

Elle n'est guère connue que depuis Senac, qui publia son remarquable traité en 1749. Corvisart, Bouillaud en rapportèrent quelques observations ; le nombre en est aujourd'hui assez considérable.

Les lésions qui la commandent sont fort variables. Peacock, Pize et bien d'autres auteurs en ont dressé des tableaux. Voici celui de Pize, auquel j'ai ajouté les lésions ostiales et les modifications de calibre.

A. *Anomalies cardiaques.* — 1° Cœur à une cavité. Très rare. Observations peut-être douteuses ; 2° cœur à deux cavités. Très rare. Observations plus authentiques ; 3° cœur à trois cavités : deux oreillettes et un ventricule, deux ventricules et une oreillette ; 4° cœur à quatre cavités ; anomalie la plus fréquente. — *a*) Anomalie de la cloison interventriculaire : échancrure à la base, perforation (rare) ; *b*) anomalie de la cloison auriculaire : persistance du trou de Botal (la plus fréquente et la moins significative) ; *c*) communication entre les ventricules et les oreillettes en même temps : quelques rares observations.

B. *Anomalies artérielles.* — 1° Persistance du canal artériel ; 2° embouchures anormales ; 3° anomalies dans les embouchures et dans le calibre (rétrécissement et effacement de l'ouverture des vaisseaux).

C. *Anomalies cardiaques et vasculaires.* — Dans un cas de MM. Charrin et Lenoir on n'a pu retrouver l'artère pulmonaire ; elle était suppléée par une branche de l'aorte.

Les lésions de l'aorte sont infiniment plus rares que celles du cœur droit. J'en ai observé un cas en 1882 ; il se trouve reproduit dans la thèse de mon ancien interne Haranger sur les vices de conformation du cœur.

Souvent il existe en même temps des anomalies vasculaires et des anomalies cardiaques, comme si ces dernières étaient la conséquence des autres. Cruveilhier a insisté sur la fréquente combinaison de la persistance du canal artériel avec une communication entre les deux cœurs. On a pu cependant observer cette persistance sans anomalie cardiaque.

En raison de la grande variabilité des altérations du cœur, on doit s'attendre à ce que l'histoire clinique de ces anomalies soit peu uniforme. C'est, en effet, ce qui a lieu. Souvent elles sont incompatibles avec la vie ; la mort survient immédiatement ou peu après la naissance. Parfois, cependant, elles n'empêchent pas les sujets qui en sont atteints de vivre de longues années et même d'arriver à un âge avancé. C'est avec la persistance du trou de Botal qu'on observe la plus grande survie. Pour ma part, j'ai trouvé cette variété de cyanose chez deux malades de quarante ans, morts de maladie intercurrente, et chez plusieurs malades plus jeunes que j'ai perdus de vue. Mais divers auteurs, Ogle en particulier, ont rencontré souvent la persistance du trou de Botal chez des sujets n'ayant présenté pendant la vie aucun signe de cyanose.

Avec une même lésion, la cyanose peut être précoce ou tardive. D'autre part, il n'est pas inadmissible, ainsi que le soutient Féréol, que l'hypertrophie avec dilatation du ventricule droit puisse compenser certaines lésions et s'opposer à la production de la cyanose pendant longtemps.

Quoi qu'il en soit, quand la cyanose existe, quand la maladie bleue est constituée, on observe, quel que soit l'état du cœur, un ensemble de signes qu'on retrouve presque tous chez notre malade :

1° L'état cyanique avec ses conséquences : coloration bleuâtre des extrémités ; dilatation et flexuosités des capillaires du derme, distendus par du sang veineux (Chouppe) ; refroidissement des extrémités et parfois abaissement de la température centrale ; dyspnée d'effort avec angoisse et exagération de la cyanose; accès de suffocation; étourdissements, vertiges sans lésion-auriculaire; doigts en baguette de tambour; tendance aux hémorragies et surtout aux épistaxis; plus rarement production d'œdème; souvent tuméfaction du foie et de la rate;

2° Les modifications de la nutrition ont été peu étudiées. Mais on a noté chez les sujets cyaniques l'arrêt de développement du corps, l'infantilisme, le faible développement de l'intelligence et la tendance à la tuberculose comme dans le cas de rétrécissement de l'artère pulmonaire.

Notre malade fait exception pour le développement corporel; mais il a été incapable de s'instruire et son intelligence est au-dessous de la moyenne;

3° Les signes physiques sont très variables. Quelques-unes des anomalies, telles, par exemple, que la persistance du trou de Botal, ne donnent lieu à aucun bruit cardiaque. Fréquemment il existe une hypertrophie du cœur, un frémissement cataire, des souffles dits organiques : on peut alors arriver parfois au diagnostic de la lésion.

Dans le cas présent, je suis à peu près d'accord avec mon collègue, M. Barié, qui a présenté le malade à la Société médicale des hôpitaux, le 6 juillet dernier. M. Barié admet deux souffles, le premier causé par une perforation du septum interventriculaire, le second dû probablement à une sténose de l'orifice aortique. Pour moi, je ne trouve qu'un souffle. J'admets aussi la perforation interventriculaire et j'attribue la propagation de ce souffle vers la droite et dans les vaisseaux à la coexistence d'un rétrécissement aortique ou sous-aortique.

Il me reste encore deux points importants à discuter : 1° la cause de ces anomalies; 2° le mode de production de la cyanose et ses rapports avec l'état du sang.

Les premiers observateurs attribuèrent la lésion à une anomalie de développement, à une anomalie du germe (lésion tératologique par arrêt). Cruveilhier, par contre, invoque l'endocardite fœtale, portant sur le cœur droit et d'autres ont étendu cette théorie à tous les cas, même à ceux où il existe des anomalies du cœur gauche. C'est l'opinion qui a été développée par mon interne, Haranger, en 1882, et qui compte aujourd'hui le plus de partisans. Je la crois trop exclusive. Il est très difficile, par exemple, de comprendre ainsi les anomalies se traduisant par un cœur à deux ou trois cavités, les abouchements anormaux, tels que celui des veines pulmonaires dans l'oreillette droite, d'une des veines caves dans l'oreillette gauche, etc. S'il en est ainsi, M. Barié est peut-être allé un peu loin en disant que l'inversion viscérale est une simple coïncidence, une curiosité à signaler. Il se peut qu'il y ait ici un *cas tératologique complexe* et que les deux anomalies, malformation cardiaque et inversion viscérale, soient la conséquence d'un même vice originel de développement du germe. Je crois peu aux simples coïncidences en pareil cas, mais je me contente de poser la question, sans avoir les éléments pour la résoudre.

La cause de la cyanose a été aussi l'objet de nombreuses discussions. Corvisart, Gintrac l'attribuaient au mélange des deux sangs. Rien n'était plus simple et ne paraissait plus logique. Mais on observa des cas de communication intracardiaque sans cyanose (observations de Zehetmayer, Gilan, Miquel, Blake, etc.). On en vit d'autres où, la cause existant à la naissance, la cyanose fut tardive. Au contraire, on observa la cyanose dans des cas où le courant sanguin était dérivé de gauche à droite (Duroziez, Oulmont).

On en vint alors à invoquer la stase veineuse générale (Louis, Feréol, Bouillaud, etc.,) avec insuffisance de l'hématose (Oppolzer), c'est-à-dire à faire de la cyanose un état asphyxique analogue à celui de l'asystolie d'une maladie cardiaque quelconque.

Les choses en étaient là quand l'attention fut attirée sur l'état anatomique du sang par des observations récentes. En 1889, Krehl publia un cas de cyanose avec hyperglobulie. Le même fait fut bientôt retrouvé en France par M. Vaquez. Celui-ci a communiqué à la Société de biologie, il y a trois ans, un cas de cyanose avec hyperglobulie excessive et persistante qui lui a donné l'idée de rattacher l'hyperglobulie à une hyperactivité fonctionnelle des organes hématopoiétiques (1). Il a fait remarquer à ce propos que dans certains cas on trouve une hypertrophie du foie et de la rate. De plus, l'hyperglobulie ainsi produite lui a paru être une des causes de la cyanose et il a émis l'opinion qu'elle peut expliquer pourquoi, chez des malades ayant la même affection congénitale du cœur, la teinte asphyxique est tantôt précoce, tantôt tardive.

Le cas relaté par M. Vaquez avait été observé dans le service de M. Potain et concernait un homme de quarante ans, cyanosé depuis l'âge de trente ans. Il n'y avait pas de bruit de souffle dans la région du cœur, et l'origine congénitale de l'affection n'était que probable, en raison de l'absence d'autopsie. M. Vaquez

(1) H. Vaquez, Sur une forme spéciale de cyanose s'accompagnant d'hyperglobulie (*Bull. de la Societé de Biologie*, Séances du 7 mai 1892).

avait trouvé chez ce sujet jusqu'à 9 millions de globules rouges (de 7 500 000 à 9 130 000). Il a considéré la proportion des leucocytes comme normale et égale à 1 sur 300 globules rouges.

Permettez-moi de vous faire remarquer que le chiffre de 9 millions de globules rouges me paraît excessif et que le rapport indiqué pour les globules blancs donnerait (pour 9 millions d'hématies) 30 000 éléments, ce qui est certainement un chiffre anormal et non physiologique.

Toutefois, s'il est permis de n'admettre qu'avec une certaine réserve les chiffres en question, il est incontestable que la maladie bleue peut s'accompagner d'hyperglobulie, et chez le malade que je viens d'étudier avec vous, l'état du sang confirme les résultats déjà obtenus sur ce point par divers observateurs.

Mon interne, M. Bensaude, a effectivement trouvé les chiffres suivants : pour les globules rouges 7 millions en moyenne ; pour les globules blancs, 8 000 ; pour la valeur globulaire, 0,80.

Quant à l'hypothèse de M. Vaquez relativement à la participation de l'hyperglobulie dans la production de la cyanose, elle me paraît inacceptable : c'est, ce me semble, l'effet pris pour la cause.

Considérons la fonction des hématies. Ces petits corps sont, vous le savez, les vecteurs de l'oxygène; ils ont pour fonction de porter cet agent de vie dans les tissus. Or, dans la cyanose, la proportion d'oxygène contenue dans le sang est sensiblement diminuée.

Ne peut-on pas supposer logiquement que cet état pathologique incite l'organisme à fabriquer un plus grand nombre d'hématies? Les globules rouges se multiplieraient de telle sorte que, malgré l'insuffisance de l'hématose, la somme totale de l'oxygène renfermée dans un volume donné de sang fût en rapport avec les besoins des tissus. L'hyperglobulie serait ainsi le résultat d'un processus de lutte, de défense de l'organisme.

A l'appui de cette conception, je vous citerai les observations qui ont été faites récemment par M. Viault et depuis par quelques autres observateurs sur l'hyperglobulie des altitudes.

L'altitude diminue la tension de l'oxygène dans l'air et, par suite, dans le sang. Il en résulte une diminution dans la proportion d'oxygène contenue dans un volume de sang ramené à la pression normale. Comme, au contraire, elle tend à augmenter plutôt qu'à diminuer les besoins des tissus, il s'établit une sorte d'anhématose contre laquelle l'organisme se défend par une multiplication des éléments chargés du transport de l'oxygène.

L'anatomie comparée nous fournit des arguments de même ordre. Ce sont effectivement les animaux qui habitent les hauts plateaux, qui vivent sur les cimes élevées, qui ont le plus de globules rouges.

M. Vaquez place dans les organes hématopoiétiques (foie, rate) le siège de la suractivité formatrice des globules rouges. Il ne fait qu'appliquer ici une théorie courante, mais ai-je besoin de vous rappeler que cette théorie est en désaccord avec les nombreuses recherches que j'ai poursuivies pendant des années sur le mode de formation des globules rouges chez l'adulte?

La formation des globules rouges par les hématoblastes, qui seule peut expliquer la rénovation du sang à l'état physiologique et dans nombre de circonstances pathologiques, me paraît être, dans la cyanose, parfaitement suffisante. On ne trouve pas, chez notre malade, de globules rouges à noyau comme on devrait en voir si les organes hématopoiétiques prenaient une part quelconque à l'hyperglobulie. Au contraire, les hématoblastes y sont abondants et beaucoup d'entre eux sont hypertrophiés, comme chez les individus en état de crise hématoblastique.

Ces diverses considérations semblent bien établir que l'hyperglobulie est, ainsi que je vous le disais, une conséquence et non une cause de la cyanose. Celle-ci peut-être due à plusieurs des causes invoquées. Le mélange des deux sangs me paraît jouer probablement le rôle principal; car, en somme, la cyanose chronique de la maladie bleue a des caractères particuliers. Il n'est pas douteux, toutefois, que diverses causes adjuvantes n'interviennent. Il peut se faire, par exemple, que l'activité circulatoire du poumon compense pendant longtemps l'état asphyxique imminent, puis, qu'au bout d'un certain laps de temps, la circulation pulmonaire devienne languissante, ainsi que la circulation périphérique, et que la cyanose soit tardive.

Cette curieuse maladie est incurable. Notre malade, qui est infirme depuis l'enfance, est, de plus, impropre à tout travail. Il va errer de service en service jusqu'au jour où on le recueillera d'une manière définitive dans un hospice.

Addendum. — Le malade a succombé à une hémoptysie foudroyante le 13 décembre 1898, dans le service de M. Mathieu. Les résultats de l'autopsie ont été publiés par M. Sikora dans le bulletin de la société Médicale des Hôpitaux (1). On a trouvé des lésions tuberculeuses

(1) PIERRE SIKORA, Un cas de maladie bleue avec transposition totale des viscères (*Bull. de la Soc. med. des Hôp.*, 1899, p. 8, séance du 6 janvier 1899).

au sommet du poumon gauche, mais on n'a pu découvrir le point de départ de l'hémorragie.

Il existait une inversion totale des organes thoraciques et abdominaux, inversion qui se poursuivait sur les organes génitaux : le testicule droit était plus volumineux et descendait plus bas que le gauche.

Au niveau du cœur, la transposition n'était pas complète : les cavités du sang rouge étaient à droite et celles du sang noir à gauche, mais l'aorte naissait, comme à l'ordinaire, du ventricule gauche. L'orifice aortique avait conservé des dimensions normales. L'orifice de l'artère pulmonaire présentait au contraire un rétrécissement manifeste : les valvules sigmoïdes étaient soudées et formaient un cylindre membraneux qui faisait une saillie en cul-de-poule dans l'intérieur du vaisseau. Le diamètre de ce cylindre atteignait tout au plus 4 à 5 millimètres. Le cœur droit ne donnait naissance à aucun tronc artériel.

La cloison interventriculaire était perforée à la partie supérieure : l'orifice de communication entre les deux ventricules correspondait à la partie membraneuse de la cloison.

Ajoutons, enfin, que l'intestin était nettement séparé en deux masses : l'une droite comprenant le gros intestin, l'autre gauche comprenant tout l'intestin grêle. Cette disposition était attribuable à un arrêt de développement des mésentères et à la rétraction du mésocolon sigmoïde.

TABLE DES MATIÈRES

TABLE ALPHABÉTIQUE

H

I

L

M

N

Q

R

T

U

V

EXPLICATION DES FIGURES

PLANCHE I

Fig. 1. — Éléments du sang normal de l'homme, pris dans une préparation faite par dessication et colorée par l'aurantia et l'hématéine. — Grossissement 800 diamètres (1).

Préparation recouverte d'une lamelle, sans addition de baume.
a, globules rouges.
h, hématoblastes.
Divers globules blancs:
m, mononucléaires clairs, petits, moyens et *g*, grands.
l, mononucléaires opaques (lymphocytes). Polynucléaires.
e, éosinophile.

Fig. 2. — Globules blancs du sang normal de l'homme, pris dans diverses préparations, traitées par différents réactifs.

Rangées A et B. Préparation colorée par le triacide.
m, mononucléaires clairs de taille variable.
l, mononucléaires opaques (lymphocytes).
p, polynucléaires.
b, une cellule basophile dans une préparation traitée par la thionine.
e, une cellule éosinophile.
Rangée C. Préparation traitée par le bleu de méthylène, sans addition de baume.
m, mononucléaires clairs.
l, mononucléaires opaques (lymphocytes).

Fig. 3. — Globules blancs du sang normal du cheval, pris dans diverses préparations, traitées par différents réactifs.

Préparation traitée par le bleu de méthylène.
m, mononucléaires clairs.
l, mononucléaires opaques (lymphocytes).

(1) Tous les éléments du sang ont été représentes au grossissement uniforme de 800 diamètres.

p, polynucléaires.
e, éosinophiles.
Préparation traitée par la thionine.
m', monucléaires clairs.
l', mononucléaires opaques (lymphocytes).
p', polynucléaire.
b, éléments à grosses granulations basophiles.
e', éosinophiles dans une préparation traitée par l'éosine et l'hématoxyline.
e', éosinophiles dans une préparation traitée par le triacide.

Fig. 4. — Lymphocytes de la lymphe du cheval, colorés par le bleu de méthylène.

PLANCHE II

Fig. 1. — Globules rouges déformés et altérés, pris dans une préparation colorée par l'éosine et le vert de méthyle, et se rapportant à un cas d'anémie cancéreuse intense.

a, éléments très colorés, irrégulièrement gonflés, sans biconcavité.
b, éléments inégalement colorés, déformés; quelques-uns portent des prolongements tentaculaires qui étaient mobiles dans le sang humide.
c, les plus petits éléments, en forme de bâtonnets ou de têtards, étaient animés de mouvements de translation dans le sang humide (pseudo-parasites).

Fig. 2. — Éléments pris dans une préparation colorée par le triacide et se rapportant à un cas d'anémie symptomatique intense (non cancéreuse).

a, divers globules rouges déformés et inégalement colorés.
b, polynucléaires surchargés de granulations neutrophiles. Les éléments *b'* sont manifestement en voie d'atrophie.

Fig 3. — Globules blancs pris dans diverses préparations colorées par la thionine, se rapportant à des cas d'anémie cancéreuse.
a, mononucléaires clairs de taille et d'aspect variables.
b, mononucléaires opaques.
c, polynucléaires.
d, basophiles.
h, hématie avec vacuoles.

Fig. 4. — Sang normal de pigeon.
Préparation traitée par le bleu de méthylène.
a, globules rouges.
b, hématoblastes.

Fig. 5. — Sang de pigeon saigné.

Préparation traitée par le bleu de méthylène.

a, globules rouges adultes.

b, hématoblastes.

b', hématoblastes en voie de développement.

c, globules rouges à divers degrés de développement.

PLANCHE III

Fig. 1. — Globules rouges à noyau et globule géant.

Coloration par le bleu de méthylène.

a, b, c, d, divers types de globules rouges à noyau simple ou multiple, observés dans la leucémie.

e, globule géant, pris dans un cas d'anémie pernicieuse progressive.

f, globule rouge à noyau de grande taille, observé dans le même cas.

Fig. 2. — Globules blancs mononucléaires clairs, observés dans un cas de leucémie à petits éléments (forme dite lymphatique).

Coloration par l'éosine et le bleu de méthylène.

Préparation recouverte d'une lamelle, sans addition de baume.

a, mononucléaires clairs de diverses tailles.

b, un élément à noyau incisé.

c, noyaux libérés autour desquels on voit des traces de protoplasma écrasé, sous la forme de granulations.

d, mononucléaire opaque (lymphocyte).

Fig. 3. — Éléments divers, pris dans un cas de leucémie à gros éléments (forme dite myélogène), à prédominance d'éosinophiles.

Coloration par le triacide.

a, divers types de polynucléaires.

b, divers types de myélocytes.

c, éosinophiles.

c', éosinophiles éclatés à grains éparpillés.

d, globules basophiles (Mastzellen).

e, mononucléaire opaque (lymphocyte).

f, globule rouge à noyau.

Fig. 4. — Éléments divers, pris dans un cas de leucémie à gros éléments (forme dite myélogène), à prédominance de basophiles.

Coloration par la thionine.

a, divers types de polynucléaires.

b, polynucléaire hypertrophié.

c, myélocytes.

d̃, mononucléaires, à protoplasma basophile, de nature mal précisée.

e, divers types d'éléments à granulations basophiles.

é, basophiles dans lesquels les granulations ont échappé à l'action de la thionine.

f, mononucléaires opaques (lymphocytes).

g, globule rouge à noyau.

PLANCHE IV

Altérations des reins dans un cas de méthémoglobinurie.
Préparations colorées à l'éosine et à l'hématéine.

Fig. 1. — Couche corticale. Grossissement, 150 diamètres.

Les tubes contournés sont altérés par épanchement de grains hémoglobiques; les capsules de Bowmann et les glomérules sont indemnes.

Fig. 2. — Couche des pyramides. Même grossissement.

Fig. 3. — Portion de la couche corticale, représentée à un grossissement de 300 diamètres.

Infiltration des épithéliums par des granulations hémoglobiques et fonte partielle des éléments altérés.

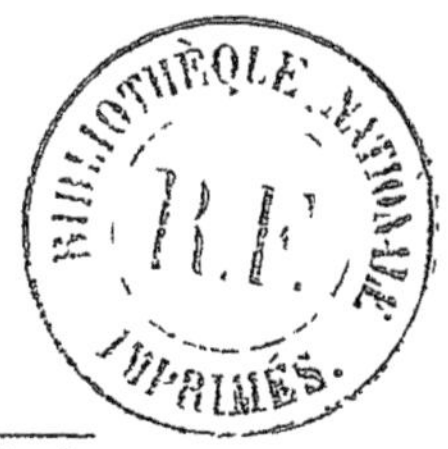

7155-99. — Corbeil. Imp. Ed Crété.

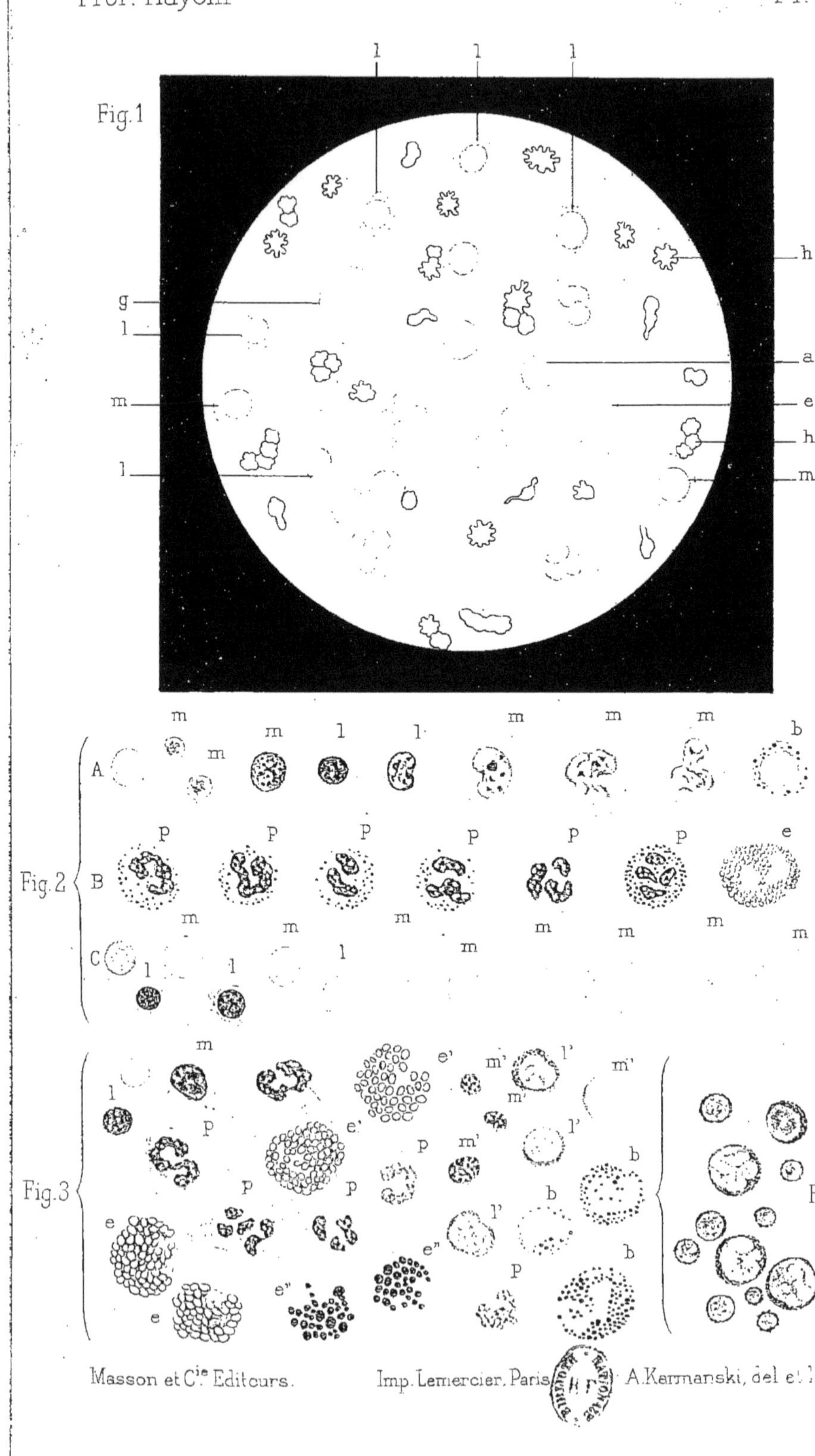

Masson et Cie Editeurs. Imp. Lemercier, Paris A. Karmanski, del et li

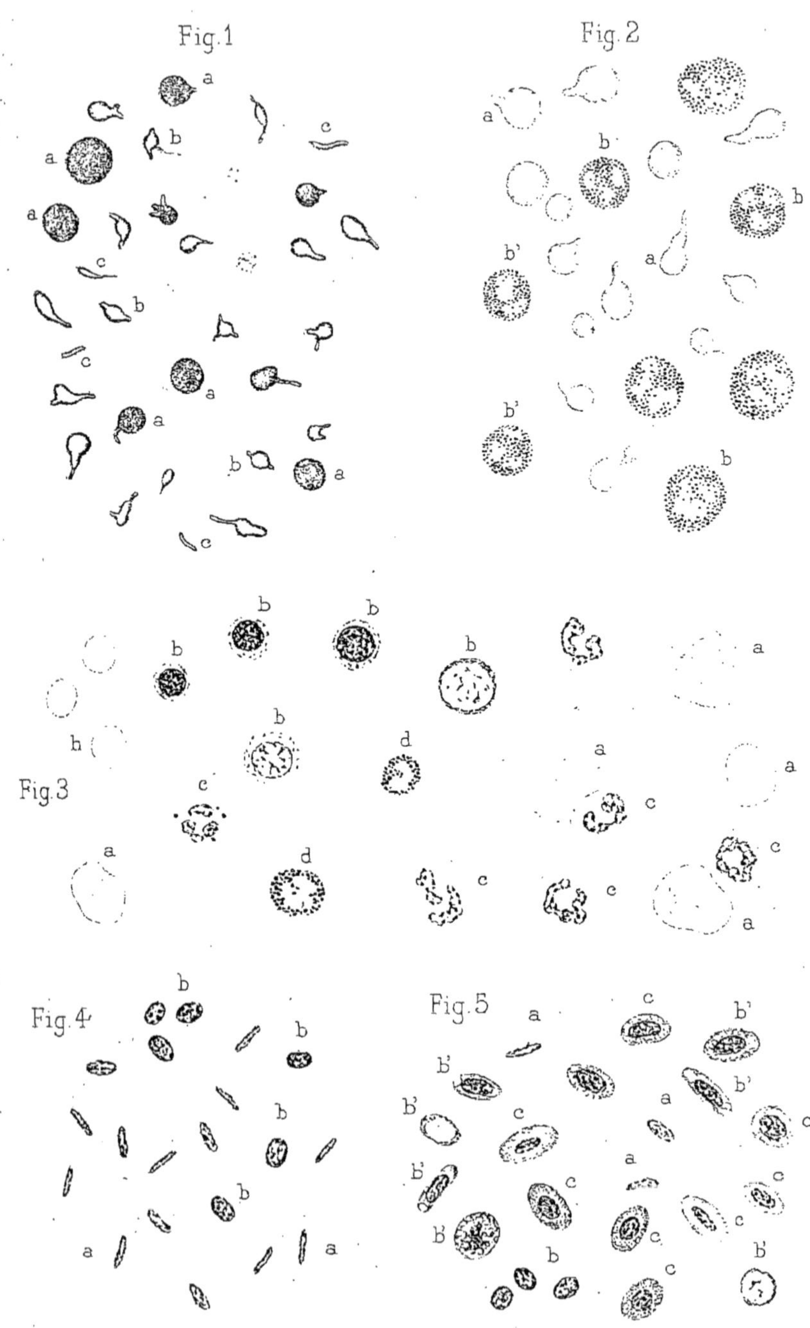

Masson et Cie Editeurs. Imp. Lemercier, Paris. A. Karmanski, del. et lith.

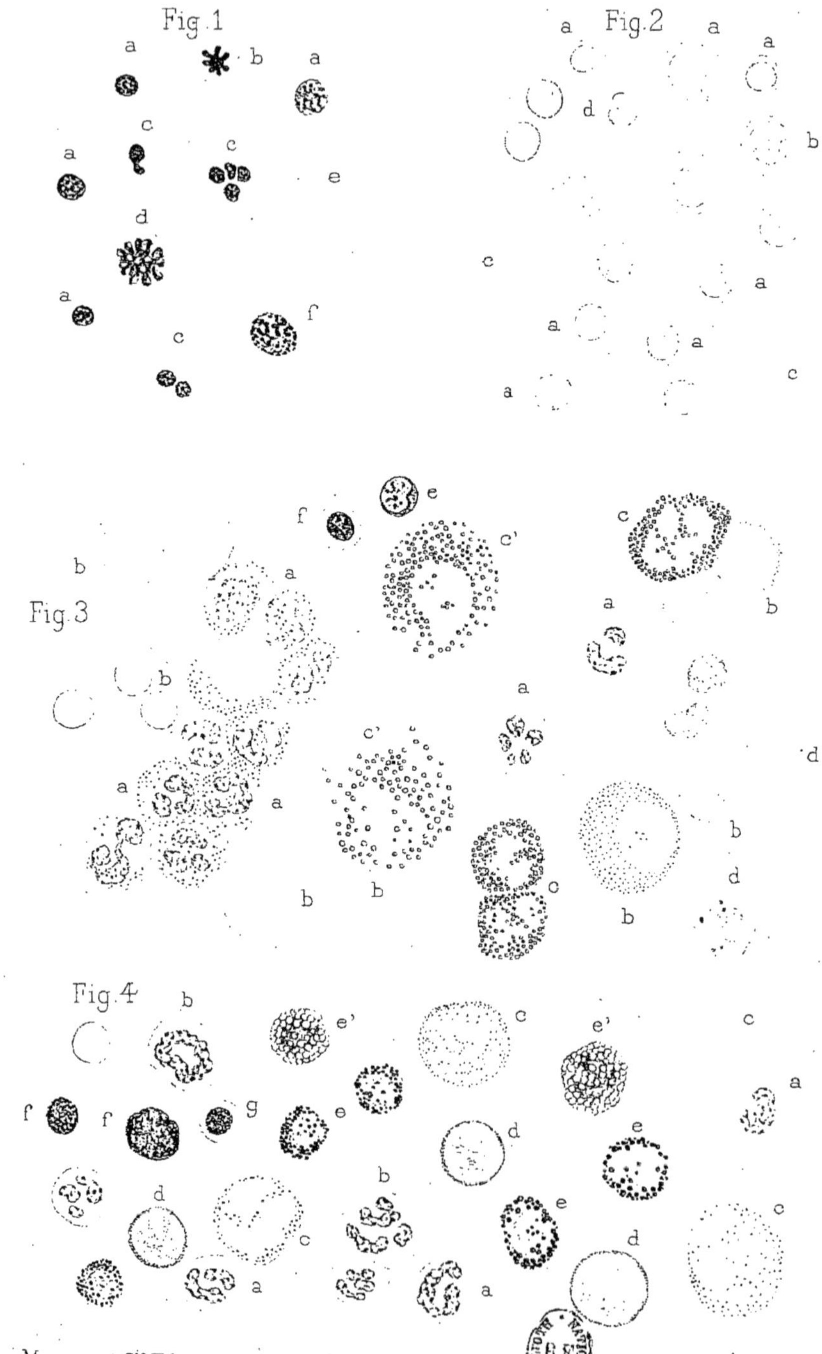

Masson et Cie Editeurs. Imp. Lemercier, Paris. A. Karmanski, del et lith.

Fig. 1

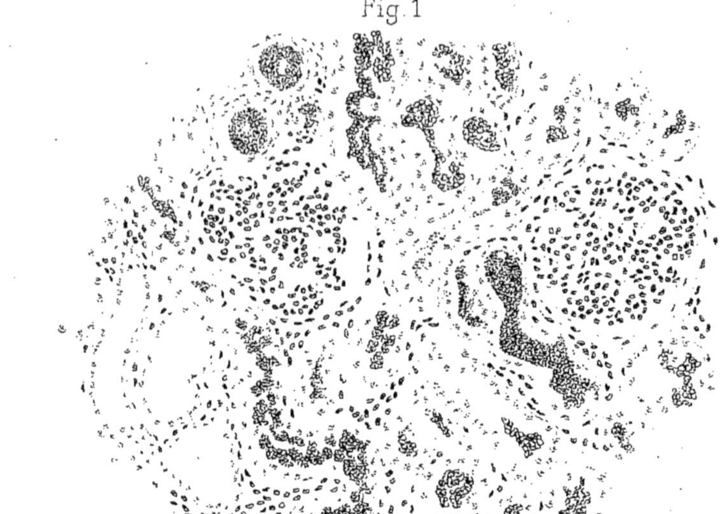

Fig. 2 Fig. 3

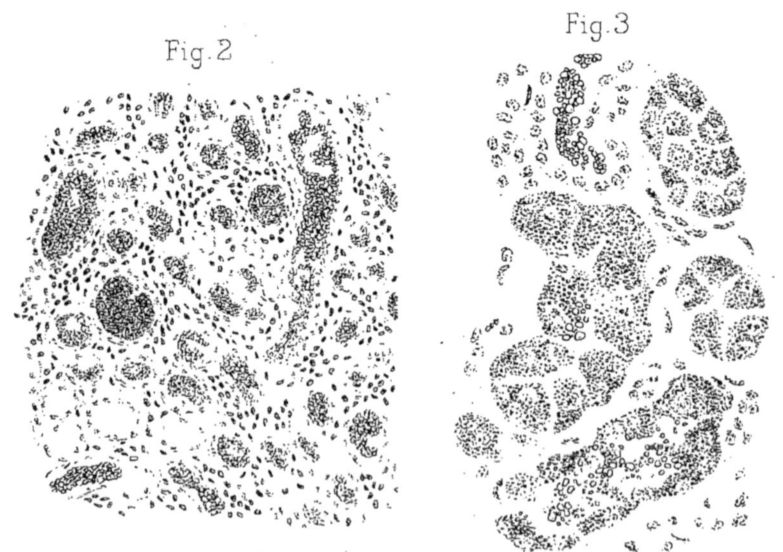

Masson et Cie Editeurs. Imp. Lemercier, Paris A. Karmanski, del. et lith.

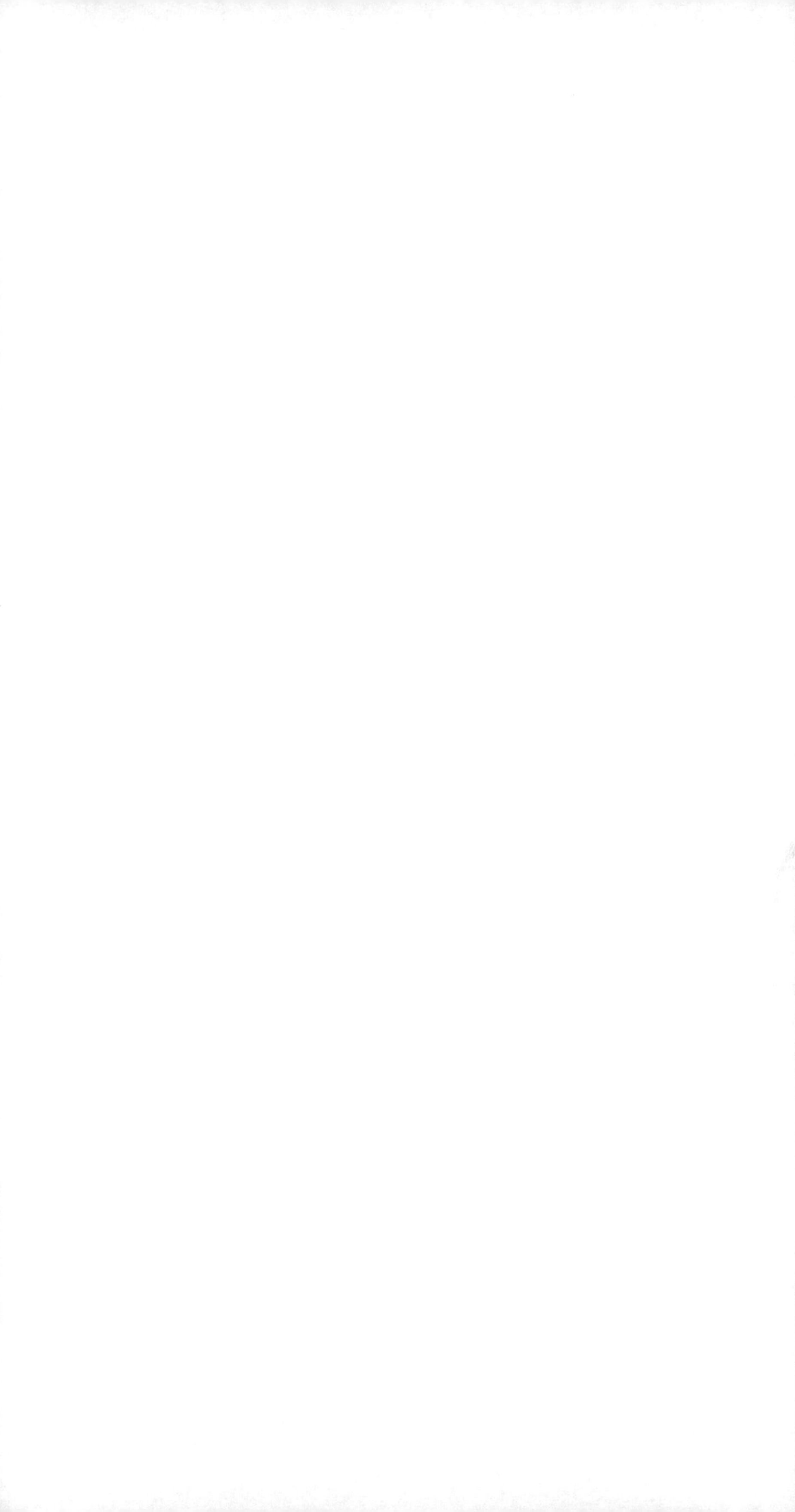

Corbeil. Imprimerie Ed. Crété.

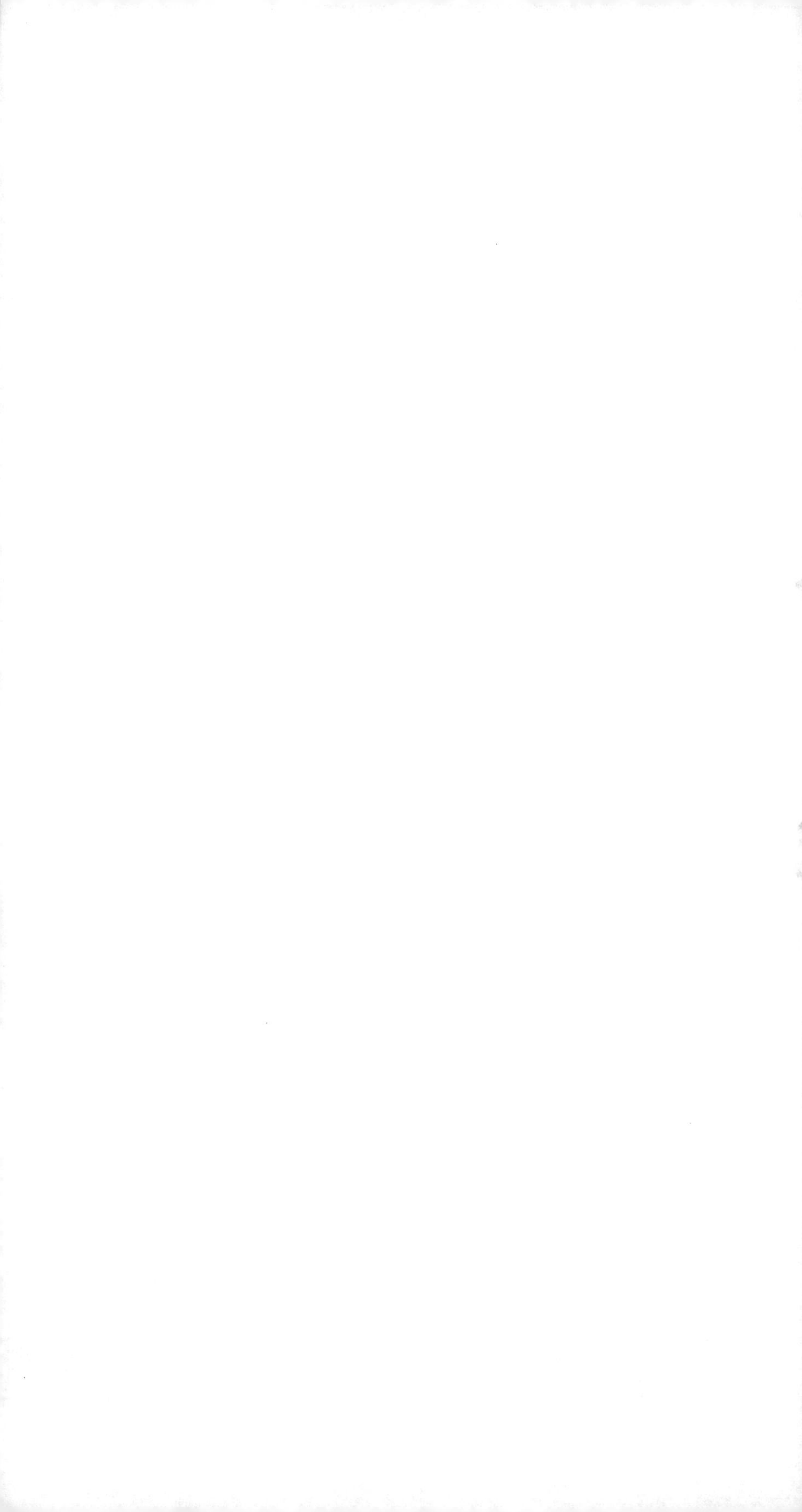

www.ingramcontent.com/pod-product-compliance
Ingram Content Group UK Ltd.
Pitfield, Milton Keynes, MK11 3LW, UK
UKHW020147250726
13967UKWH00002B/921